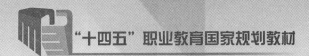

"十四五"职业教育国家规划教材

全国卫生职业教育康复治疗类应用技能型
人才培养"十三五"规划教材

供康复治疗技术、中医学、中西医临床医学及相关专业使用

神经病学

主　编　李　渤　杜　平　李恩耀

副主编　周满意　韩　雪　张海霞　陈　轶　周　越

编　委　（以姓氏笔画排序）

王丽婷　聊城职业技术学院

闫忠伟　齐齐哈尔医学院

朱　坤　莱芜职业技术学院

刘　尊　沧州医学高等专科学校

许晓惠　重庆城市管理职业学院

杜　平　齐齐哈尔医学院

杜乐乐　随州职业技术学院

李　渤　聊城职业技术学院

李恩耀　郑州大学第五附属医院

张海霞　聊城职业技术学院

陈　轶　大庆医学高等专科学校

邵　艳　太和医院

周　越　中国康复研究中心

周满意　湖南环境生物职业技术学院

韩　雪　沧州医学高等专科学校

潘志明　广州中医药大学顺德医院

华中科技大学出版社
http://press.hust.edu.cn
中国·武汉

内 容 提 要

本书是高等卫生职业教育康复治疗类应用技能型人才培养"十三五"特色教材。

本书介绍了神经专科病史采集，神经系统检查及辅助检查，神经系统疾病的病因、发病机制、临床表现、诊断及治疗等方面，增加了神经系统疾病的康复治疗部分内容。本书编写时既考虑了作为教材的科学性、系统性，又兼顾了先进性、实用性和普及性，具有取材全面，内容通俗、简练，重在临床的特点，以培养学生独立思考和解决实际问题的能力。

本书主要供高职高专康复治疗技术、中医学、中西医临床医学及相关专业使用。

图书在版编目(CIP)数据

神经病学/李渤，杜平，李恩耀主编. —武汉：华中科技大学出版社，2019.2(2024.8重印)
ISBN 978-7-5680-4324-3

Ⅰ.①神… Ⅱ.①李… ②杜… ③李… Ⅲ.①神经病学-高等职业教育-教材 Ⅳ.①R741

中国版本图书馆 CIP 数据核字(2018)第 208605 号

神经病学
Shenjingbingxue

李　渤　杜　平　李恩耀　主编

策划编辑：罗　伟
责任编辑：罗　伟
封面设计：原色设计
责任校对：张会军
责任监印：周治超
出版发行：华中科技大学出版社(中国·武汉)　　电话：(027)81321913
　　　　　武汉市东湖新技术开发区华工科技园　　邮编：430223
录　　排：华中科技大学惠友文印中心
印　　刷：武汉科源印刷设计有限公司
开　　本：880mm×1230mm　1/16
印　　张：23.25
字　　数：585 千字
版　　次：2024 年 8 月第 1 版第 7 次印刷
定　　价：69.80 元

全国卫生职业教育康复治疗类
应用技能型人才培养"十三五"规划教材

编委会

丛书顾问　文历阳　胡　野

主任委员　王左生

委员（按姓氏笔画排序）

马　金	辽宁医药职业学院	汪　洋	湖北中医药高等专科学校
马国红	天门职业学院	张　俊	重庆城市管理职业学院
王小兵	金华职业技术学院	张光宇	重庆三峡医药高等专科学校
左天香	安徽中医药高等专科学校	张志明	顺德职业技术学院
卢健敏	泉州医学高等专科学校	张绍岚	江苏医药职业学院
叶泾翔	皖西卫生职业学院	张维杰	宝鸡职业技术学院
任国锋	仙桃职业学院	陈春华	南阳医学高等专科学校
刘　洋	长春医学高等专科学校	范秀英	聊城职业技术学院
刘　敏	周口职业技术学院	尚　江	山东医学高等专科学校
刘　尊	沧州医学高等专科学校	罗　萍	湖北职业技术学院
刘　静	武汉民政职业学院	罗文伟	阿克苏职业技术学院
刘金义	随州职业技术学院	孟令杰	郑州铁路职业技术学院
刘勇华	黄河科技学院	赵其辉	湖南环境生物职业技术学院
刘铁英	长春医学高等专科学校	宫健伟	滨州医学院
许　萍	上海健康医学院	黄　薇	昆明卫生职业学院
许　智	湖北职业技术学院	黄先平	鄂州职业大学
杜　平	齐齐哈尔医学院	黄拥军	清远职业技术学院
李　渤	聊城职业技术学院	黄岩松	长沙民政职业技术学院
杨延平	陕西能源职业技术学院	崔剑平	邢台医学高等专科学校
肖文冲	铜仁职业技术学院	彭　力	十堰市太和医院
何　侃	南京特殊教育师范学院	税晓平	四川中医药高等专科学校
辛增辉	广东岭南职业技术学院	曾　西	郑州大学第一附属医院
汪　欢	随州职业技术学院	薛秀琍	郑州澍青医学高等专科学校

编写秘书　史燕丽　罗　伟

网络增值服务使用说明

欢迎使用华中科技大学出版社医学资源服务网yixue.hustp.com

1.教师使用流程

（1）登录网址：<u>http://yixue.hustp.com</u>（注册时请选择教师用户）

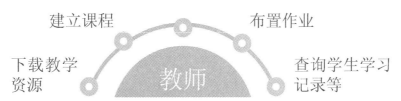

（2）审核通过后，您可以在网站使用以下功能：

管理学生

建立课程　　　　　　　　　布置作业

下载教学　　　　　　　　　查询学生学习
资源　　　　　教师　　　　记录等

2.学员使用流程

建议学员在PC端完成注册、登录、完善个人信息的操作。

（1）PC端学员操作步骤

①登录网址：<u>http://yixue.hustp.com</u>（注册时请选择普通用户）

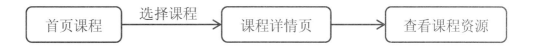

②查看课程资源

如有学习码，请在个人中心-学习码验证中先验证，再进行操作。

首页课程　→选择课程→　课程详情页　→　查看课程资源

（2）手机端扫码操作步骤

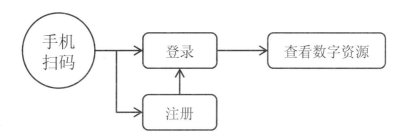

随着我国经济的持续发展和教育体系、结构的重大调整,职业教育办学思想、培养目标随之发生了重大变化,人们对职业教育的认识也发生了本质性的转变。我国已将发展职业教育作为重要的国家战略之一,高等职业教育成为高等教育的重要组成部分。作为高等职业教育重要组成部分的高等卫生职业教育也取得了长足的发展,为国家输送了大批高素质技能型、应用型医疗卫生人才。

康复医学现已与保健医学、预防医学、临床医学并列成为现代医学的四大分支之一。现代康复医学在我国发展有 30 多年历史,是一个年轻但涉及众多专业的医学学科,在我国虽然起步较晚,但发展很快,势头良好,在维护人民群众身体健康、提高生存质量等方面起到了不可替代的作用。

2017 年国务院办公厅发布的《关于深化医教协同进一步推进医学教育改革与发展的意见》中明确指出,高等医学教育必须"坚持质量为上,紧紧围绕人才培养质量要素,深化教育教学改革,注重临床实践能力培养","以基层为重点,以岗位胜任能力为核心,围绕各类人才职业发展需求,分层分类制订继续医学教育指南,遴选开发优质教材"。高等卫生职业教育发展的新形势使得目前使用的教材与新形势下的教学要求不相适应的矛盾日益突出,加强高职高专医学教材建设成为各院校的迫切要求,新一轮教材建设迫在眉睫。

为了更好地顺应我国高等卫生职业教育教学与医疗卫生事业的新形势和新要求,贯彻落实《国家中长期教育改革和发展规划纲要(2010—2020 年)》中"以服务为宗旨,以就业为导向"的思想精神,以及国家《职业教育与继续教育 2017 年工作要点》的要求,充分发挥教材建设在提高人才培养质量中的基础性作用,同时,也为了配合教育部"十三五"规划教材建设,进一步提高教材质量,在认真、细致调研的基础上,在全国卫生职业教育教学指导委员会专家和部分高职高专示范院校领导的指导下,我们组织了全国近40所高职高专医药院校的近200位老师编写了这套以医教协同为特点的全国卫生职业教育康复治疗类应用技能型人才培养"十三五"规划教材,并得到了参编院校的大力支持。

本套教材充分体现新一轮教学计划的特色,强调以就业为导向、以能力为本位、以岗位需求为标准的原则,按照技能型、服务型高素质劳动者的培养目标,坚持"五性"(思想性、科学性、先进性、启发性、适用性)和"三基"(基本理论、基本知识、基本技能)要求,着重突出以下编写特点:

(1)紧扣最新专业目录、教学计划和教学大纲,科学、规范,具有鲜明的高等卫生职业教育特色。

(2)密切结合最新高等职业教育康复治疗技术专业教育基本标准,紧密围绕执业资格标准和工作岗位需要,与康复治疗师资格考试相衔接。

(3)突出体现"医教协同"的人才培养模式,以及课程建设与教学改革的最新成果。

(4)基础课教材以"必需、够用"为原则,专业课程重点强调"针对性"和"适用性"。

(5)内容体系整体优化,注重相关教材内容的联系和衔接,避免遗漏和不必要的重复。

(6)探索案例式教学方法,倡导主动学习,科学设置章节(学习情境),努力提高教材的趣味性、可读性和简约性。

(7)采用"互联网+"思维的教材编写理念,增加大量数字资源,构建信息量丰富、学习手段灵活、学习方式多元的立体化教材,实现纸媒教材与富媒体资源的融合。

这套新一轮规划教材得到了各院校的大力支持和高度关注,它将为新时期高等卫生职业教育的发展作出贡献。我们衷心希望这套教材能在相关课程的教学中发挥积极作用,并得到读者的青睐。我们也相信这套教材在使用过程中,通过教学实践的检验和实际问题的解决,能不断得到改进、完善和提高。

高等卫生职业教育康复治疗类应用技能型人才培养
"十三五"特色教材编写委员会

　　神经病学是医学相关专业学生的临床课程之一,对培养医学生的临床知识和临床技能有重要作用,医学生对本门课程的掌握程度影响着其他课程的学习。神经病学是研究神经系统疾病与骨骼肌疾病的病因、发病机制、病理、临床表现、诊断、治疗和预防的一门临床学科。学习本课程的目的在于掌握神经病学的病史采集、神经系统检查法和神经科基本操作技能,掌握神经系统常见病、危重病的诊治原则,熟悉神经病学的定位和定性诊断,了解辅助检查的方法和意义、神经系统疾病的康复治疗,培养学生具有坚持人民至上、生命至上的理念,努力为人民提供更加贴心、高效、优质的医疗服务。本教材以《国家中长期教育改革和发展规划纲要(2010—2020)》《"健康中国 2030"规划纲要》和教育部《关于全面提高高等职业教育教学质量的若干意见》精神为依据,深入推进党的二十大精神进教材,落实立德树人根本任务,充分发挥高等职业教育在教学改革中的引领作用,为推进健康中国建设,发展壮大医疗卫生队伍,培养高素质技术技能型康复治疗技术人才,由华中科技大学出版社组织,全国高等职业院校联合编写,供康复治疗技术、中医学、中西医临床医学及相关专业使用。

　　本教材内容构成方面,基础理论知识少而精,专业知识具备针对性,实践知识注重实用性,适应"岗课赛证"融合育人的教学需要。本书依据学习规律,首先介绍神经系统解剖特点,叙述定位诊断,再阐述神经系统常见症状的主要病因,进而在不同章节中分述不同类别的神经系统疾病的病因、发病机制、临床表现、诊断及治疗等方面。同时,增加了更加贴近于康复治疗的相关章节,并对部分章节的内容进行了适当的调整和更新,使篇幅更为精练,语言更为准确,进一步增加了教材的临床实用性。

　　在本书编写过程中,聊城职业技术学院、齐齐哈尔医学院、郑州大学第五附属医院、随州职业技术学院、沧州医学高等专科学校、大庆医学高等专科学校、重庆城市管理职业学院、莱芜职业技术学院、中国康复研究中心、湖北医药学院（十堰市太和医院）等高等院校及医院的领导和同事们给予了大力的支持和帮助，同时华中科技大学出版社做了许多具体的组织工作，在此表示衷心的感谢！恳请兄弟院校的广大师生与专家学者对本书加以关注和呵护，在使用过程中若发现问题和不当之处，能及时地反馈给编者，以便今后修订与完善。

编　者

目　录

MULU

第一章 绪 论

　　神经病学(neurology)是研究中枢神经系统、周围神经系统及骨骼肌疾病的病因及发病机制、病理、临床表现、诊断、治疗及预防的一门临床医学学科。神经病学是神经科学(neuroscience)的一个重要组成部分,它的发展与组成神经科学的其他学科关系密切,如神经组织胚胎学、神经解剖学、神经生理学、神经生物化学、神经病理学、神经免疫学、神经药理学、神经遗传学、神经生物学、实验神经病学及神经分子生物学等。这些学科的发展与神经病学的进步息息相关,彼此间相互渗透,相互促进。

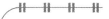

数字课件 1

　　神经系统是人体最精细,结构和功能最复杂的系统,按解剖结构分为中枢神经系统(脑、脊髓)和周围神经系统(脑神经、脊神经),前者主管分析、综合体内外环境传来的信息,并使机体做出适当的反应,后者主管传递神经冲动。按神经系统的功能又分为调整人体适应外界环境变化的躯体神经系统和稳定内环境的自主神经系统。

　　神经病学与心血管系统、呼吸系统、泌尿系统、消化系统、内分泌系统、外科、妇产科及眼科、耳鼻咽喉口腔科疾病密切相关,这些疾病均可出现神经病学问题,神经内科疾病也可首先表现为其他系统性疾病症状。诊治范围包括神经内科各种疾病,如血管性疾病(脑出血、脑梗死、蛛网膜下腔出血、颈动脉狭窄、颅内动脉狭窄等)、中枢神经系统感染性疾病、肿瘤、外伤、变性疾病、自身免疫性疾病、遗传性疾病、中毒性疾病、先天发育异常、营养缺陷、代谢障碍性疾病及各种神经内科疑难杂症。因此在学习神经系统疾病时,必须有整体观念,不论检查、诊断和治疗,都要结合全身情况综合分析。

　　神经系统疾病的主要症状表现为运动、感觉、反射和植物神经机能障碍,其原因则包括感染、中毒、外伤、肿瘤、变性、遗传因素、血管改变、代谢障碍、免疫异常、先天畸形等,传统上还包括神经肌肉接头疾病(如重症肌无力)和某些肌肉疾病(如多发性肌炎、周期性瘫痪等)。由于治疗上的需要或传统习惯,某些神经系统疾病又常不属于神经病学范畴之内,如外伤属于神经外科,脊髓前角灰质炎和脑膜炎双球菌性脑膜炎等又从属于传染病学范畴。

　　神经系统疾病的诊断要求先查明病变的部位(定位诊断),再查明病变的原因(定性诊断)。面对每一位患者,神经科医师面临的首要问题是如何对疾病做出准确的定位和定性诊断。定位诊断就是要确定神经系统病变的部位,如脑、脊髓、周围神经等,并应判定病变为弥散性、局灶性、多灶性还是系统性。要做到准确定位,不仅需要熟练掌握神经

Note

1

解剖学和神经生理学的理论基础,熟悉神经系统各种疾病的症状和体征,而且要掌握实验诊断的新技术,恰当地选择和运用先进的影像学技术,如 CT、MRI、DSA、SPECT、PET 等,并综合分析判断,明确病变的部位。定性诊断则是要根据病史特点、主要症状、体征及辅助检查结果,确定疾病的病因及性质,如血管病变、感染、肿瘤、外伤、变性、中毒、遗传性疾病、自身免疫、先天发育异常等。检测设备和技术手段的不断革新与改进,已使神经系统疾病的诊断获得了长足的进步。在临床工作中一定要把定位诊断和定性诊断结合起来,运用于系统而完整的疾病诊断过程中。

在治疗方面,神经系统疾病有些是可以完全治愈的,如多数感染性疾病、营养缺乏性疾病、早期或轻症的脑血管病、特发性面神经麻痹等;有些神经系统疾病虽不能根治,但经过治疗可使症状完全得到控制或缓解,如多发性硬化、重症肌无力、特发性癫痫等;还有少部分神经系统疾病目前尚缺乏有效的治疗方法,如神经系统变化疾病、遗传性疾病等。医师要具有高度的责任心,对可治愈的疾病,应及时给予积极有效的治疗;对能控制的疾病,应尽早采取措施使之缓解,延缓进展;对难治或目前尚无有效治疗方法的疾病,也应设法给予对症和支持治疗,并努力进行深入的研究。神经病学的发展需要我们一代又一代人的艰苦努力,相信对于目前无法攻克的疾病,将来一定能找到有效的治疗方法。

初学神经病学的学生们,可能会感到神经病学有些内容很抽象,很深奥,难以理解。但如能真正投入其中,将会体味到它的无穷乐趣。在学习过程中,要充分利用书中的插图和神经系统解剖的模型及标本,加深记忆和理解神经系统解剖及生理知识,为疾病的定位诊断打下坚实的理论基础。同时要特别注意密切联系临床实际,加强基本技能(神经系统检查方法、腰椎穿刺等)的训练,学会详细地询问病史,认真地观察病情,熟练系统地进行神经系统检查,并应有意识地培养对疾病的综合分析能力,根据病史及查体所获得的临床第一手资料,利用神经解剖和神经生理知识,以及辅助检查所取得的资料进行综合分析,准确地掌握神经系统疾病独特的定位、定性诊断方法,以及神经系统常见病的诊治要点及危重疾病的抢救,这样就可以迅速地提高临床诊疗能力,成功地面对复杂多变的临床问题。

近半个世纪以来,由于神经科学各相关学科的迅猛发展,新理论、新技术、新疗法的不断涌现,使临床神经病学得以空前地进步和发展。例如,在疾病病因和发病机制方面,由于神经分子生物学的发展,许多神经系统疾病的本质现象得以被重新认识;在疾病诊断方面,神经电生理学和神经影像学的进步,为临床神经系统疾病的诊断提供了有力的手段,使许多疾病的诊断准确率大大提高;在疾病治疗方面,新疗法和新药物的出现为许多疾病的治疗带来了曙光。但是必须意识到人类的健康依然面临着许多威胁,神经系统有些疾病,如脑血管病,仍然是造成人类死亡和残疾的主要原因,临床神经病学的发展仍然面临着许多严重的问题。希望能有更多的学生将来投身于神经病学的研究,开阔视野,展望未来,努力掌握新知识和新技术,以推动神经病学向更新、更高的目标发展。

(李　渤)

第二章 神经系统的解剖、生理及病损的定位诊断

学习目标

1. 掌握：脑神经、周围神经、运动系统、感觉系统的解剖结构及生理功能，中枢神经系统各部位损害的表现及定位诊断。

2. 熟悉：脑神经、周围神经、运动系统、感觉系统的病损及定位诊断；反射、脑与脊髓的血管解剖结构及生理功能、病损及定位诊断。

3. 了解：脑神经及周围神经的组成；运动系统及感觉系统的组成。

神经系统疾病的诊断包括定位诊断（病变部位诊断）和定性诊断（病因诊断）两个部分。在临床中医师根据解剖学、生理学和病理学知识及辅助检查结果对症状进行分析，推断其发病部位，称为定位诊断；在此基础上确定病变的性质和原因，这一过程称为定性诊断。

第一节 脑 神 经

脑神经（cranial nerves）为与脑相连的周围神经，共 12 对（图 2-1）。它们的排列序数是以出入脑的部位前后次序而定的，其中第Ⅰ、Ⅱ对脑神经属于大脑和间脑的组成部分，在脑内部分是其 2 级和 3 级神经元的纤维束，第Ⅲ～Ⅻ对脑神经与脑干相连。脑干内有与各脑神经相应的神经核，一般运动核靠近中线，感觉核在其外侧。其中第Ⅲ、Ⅳ对脑神经核在中脑，第Ⅴ、Ⅵ、Ⅶ、Ⅷ对脑神经核在脑桥，第Ⅸ、Ⅹ、Ⅺ、Ⅻ对脑神经核在延髓。只

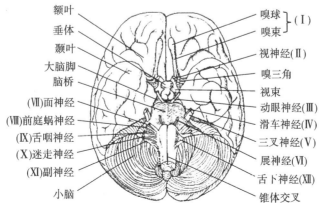

图 2-1　12 对脑神经进出脑的部位

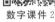

3

有副神经的一部分从颈髓的上 4 节前角发出。脑神经按功能可分为：①运动性神经（第Ⅲ、Ⅳ、Ⅵ、Ⅺ、Ⅻ对）；②感觉性神经（第Ⅰ、Ⅱ、Ⅷ对）；③混合性神经（第Ⅴ、Ⅶ、Ⅸ、Ⅹ对）。有些脑神经（第Ⅲ、Ⅶ、Ⅸ、Ⅹ对）中还含有副交感神经纤维。12 对脑神经除面神经核下部及舌下神经核只受对侧皮质脑干束支配外，其余脑神经运动核均受双侧支配。

脑神经的主要解剖及生理功能见表 2-1。

表 2-1　脑神经的解剖及生理功能

脑神经	性质	进出颅部位	连接脑部位	功能
嗅神经（Ⅰ）	感觉性	筛孔	端脑（嗅球）	传导嗅觉
视神经（Ⅱ）	感觉性	视神经孔	间脑（视交叉）	传导视觉
动眼神经（Ⅲ）	运动性	眶上裂	中脑（脚间窝）	支配提上睑肌、上直肌、下直肌、内直肌、下斜肌、瞳孔括约肌及睫状肌
滑车神经（Ⅳ）	运动性	眶上裂	中脑（前髓帆）	支配上斜肌
三叉神经（Ⅴ）	混合性	眶上裂（第一支）圆孔（第二支）卵圆孔（第三支）	脑桥（脑桥臂）	传导面部、鼻腔及口腔黏膜感觉，支配咀嚼肌
外展神经（Ⅵ）	运动性	眶上裂	脑桥延髓沟（中部）	支配外直肌
面神经（Ⅶ）	混合性	内耳门-茎乳孔	脑桥延髓沟（外侧部）	支配面部表情肌、泪腺、唾液腺，传导舌前 2/3 味觉及外耳道感觉
前庭蜗神经（Ⅷ）	感觉性	内耳门	脑桥延髓沟（外侧端）	传导听觉及平衡觉
舌咽神经（Ⅸ）	混合性	颈静脉孔	延髓橄榄后沟（上部）	传导舌后 1/3 味觉和咽部感觉，支配咽肌和腮腺
迷走神经（Ⅹ）	混合性	颈静脉孔	延髓橄榄后沟（中部）	支配咽、喉肌和胸腹内脏运动
副神经（Ⅺ）	运动性	颈静脉孔	延髓橄榄后沟（下部）	支配胸锁乳突肌和斜方肌
舌下神经（Ⅻ）	运动性	舌下神经管	延髓前外侧沟	支配舌肌

一、嗅神经

（一）解剖结构及生理功能

嗅神经（olfactory nerve，Ⅰ）为特殊内脏感觉神经，传导气味刺激所产生的嗅觉冲动，起于鼻腔上部（并向上鼻甲及鼻中隔上部延伸）嗅黏膜内的嗅细胞（1 级神经元）。嗅细胞是双极神经元，其中枢突集合成约 20 条嗅丝（嗅神经），穿过筛板的筛孔和硬脑膜达颅前窝，终止于嗅球（2 级神经元）。嗅球神经元发出的纤维再经嗅束至外侧嗅纹而终止于嗅中枢（颞叶钩回、海马回前部及杏仁核）。一部分纤维经内侧嗅纹及中间嗅纹分别终止于胼胝体下回及前穿质，与嗅觉的反射联络有关。嗅觉传导通路是唯一不在丘脑换神经元，而将神经冲动直接传到皮质的感觉通路（图 2-2）。

（二）病损表现及定位诊断

1. 嗅神经、嗅球及嗅束病变　颅前窝颅底骨折累及筛板，可撕脱嗅神经造成嗅觉障

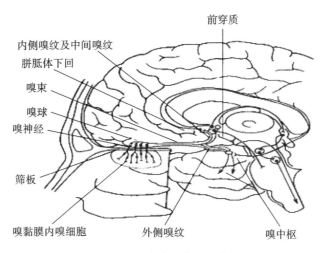

图 2-2　嗅神经传导通路

彩图 2-2

碍,可伴脑脊液流入鼻腔;额叶底部肿瘤或嗅沟病变压迫嗅球、嗅束,可导致一侧或两侧嗅觉丧失。

2. 嗅中枢病变　嗅中枢病变不引起嗅觉丧失,因左右两侧有较多的联络纤维。但嗅中枢的刺激性病变可引起幻嗅发作,患者常发作性地嗅到特殊的气味,如臭鸡蛋、烧胶皮的气味。可见于颞叶癫痫的先兆期或颞叶海马附近的肿瘤。

3. 鼻腔局部病变　鼻腔局部病变往往产生双侧嗅觉减退或缺失,与嗅觉传导通路无关,见于鼻炎、鼻部肿物及外伤等。

二、视神经

(一) 解剖结构及生理功能

视神经(optic nerve,Ⅱ)为特殊的躯体感觉神经,是由视网膜神经节细胞的轴突聚集而成,主要传导视觉冲动。视网膜内的神经细胞主要分三层:最外层为视杆细胞和视锥细胞,它们是视觉感受器,前者位于视网膜周边,与周边视野有关,后者集中于黄斑中央,与中央视野(视敏度)有关;第二层为双级细胞(1 级神经元);第三层为视网膜神经节细胞(2 级神经元)。神经节细胞的轴突在视乳头处形成视神经,经视神经孔进入颅中窝,在蝶鞍上方形成视交叉(optic chiasma),来自视网膜鼻侧的纤维交叉至对侧,而颞侧的纤维不交叉,继续在同侧走行。不交叉的纤维与来自对侧视网膜的交叉纤维合成视束(optic tract),终止于外侧膝状体(3 级神经元)。在外侧膝状体换神经元后再发出纤维,经内囊后部形成视放射(optic radiation),而终止于枕叶视皮质中枢(距状裂两侧的楔回和舌回),此区也称纹状区。黄斑的纤维投射于纹状区的中央部,视网膜周围部的纤维投射于纹状区的周边部。在视觉径路中,尚有光反射纤维,在外侧膝状体的前方离开视束,经上丘臂进入中脑上丘和顶盖前区,与两侧动眼神经副核联系,司瞳孔对光反射。

视神经从其构造来看,并无周围神经的神经鞘膜结构,故视神经不属于周围神经。因其是在胚胎发育时间脑向外突出形成视器的一部分,故视神经外面包有三层脑膜延续而来的三层被膜,脑蛛网膜下腔也随之延续到视神经周围,因此当颅内压增高时,常出现视乳头水肿;若视神经周围的蛛网膜下腔闭塞(炎症粘连等),则不出现视乳头水肿。

(二) 病损表现及定位诊断

1. 视神经不同部位损害所产生的视力障碍与视野缺损　视觉径路在脑内经过的路

5

线是前后贯穿全脑的,视觉径路的不同部位损害,可产生不同程度的视力障碍及不同类型的视野缺损(图2-3)。一般在视交叉以前的病变可引起单侧或双侧视神经麻痹,视交叉受损多引起双颞侧偏盲,视束病变多引起两眼对侧视野的偏盲(同向性偏盲)。

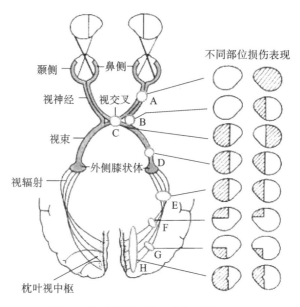

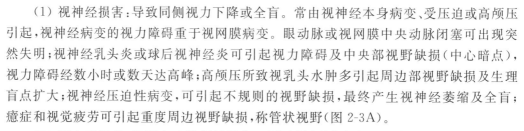

图 2-3　视觉传导通路及各部位损伤表现
A. 视神经损害　B. 视交叉外侧部损害　C. 视交叉正中部损害　D. 视束损害
E. 视辐射全部损害　F. 视辐射上部损害　G. 视辐射下部损害　H. 枕叶视中枢损害

(1)视神经损害:导致同侧视力下降或全盲。常由视神经本身病变、受压迫或高颅压引起,视神经病变的视力障碍重于视网膜病变。眼动脉或视网膜中央动脉闭塞可出现突然失明;视神经乳头炎或球后视神经炎可引起视力障碍及中央部视野缺损(中心暗点),视力障碍经数小时或数天达高峰;高颅压所致视乳头水肿多引起周边部视野缺损及生理盲点扩大;视神经压迫性病变,可引起不规则的视野缺损,最终产生视神经萎缩及全盲;癔症和视觉疲劳可引起重度周边视野缺损,称管状视野(图2-3A)。

(2)视交叉损害:①视交叉外侧部损害,引起同侧眼鼻侧视野缺损(图2-3B),见于颈内动脉严重硬化压迫视交叉外侧部;②视交叉正中部损害,可出现双眼颞侧偏盲(图2-3C),常见于垂体瘤、颅咽管瘤和其他鞍内肿瘤的压迫等;整个视交叉损害,可引起全盲,如垂体瘤卒中。

(3)视束损害:一侧视束损害出现双眼对侧视野同向性偏盲(图2-3D),偏盲侧瞳孔直接对光反射消失。常见于颞叶肿瘤向内侧压迫时。

(4)视辐射损害:视辐射全部受损,出现两眼对侧视野的同向偏盲(图2-3E),见于病变累及内囊后肢时。部分视辐射受损出现象限盲,如:视辐射下部受损,出现两眼对侧视野的同向上象限盲(图2-3G),见于颞叶后部肿瘤或血管病;视辐射上部受损,出现两眼对侧视野的同向下象限盲(图2-3F),见于顶叶肿瘤或血管病。

(5)枕叶视中枢损害:一侧枕叶视皮质中枢局限性病变,可出现对侧象限盲;一侧枕叶视中枢完全损害,可引起对侧偏盲,但偏盲侧对光反射存在,有黄斑回避现象(图2-3H);枕叶视中枢刺激性损害,可使对侧视野出现闪光型幻视;枕叶前部受损引起视觉失认。多见于脑梗死、枕叶出血或肿瘤压迫等。

2. 视乳头异常

（1）视乳头水肿（papilledema）：为颅内压增高的主要客观体征之一，是由于颅内压增高影响视网膜中央静脉和淋巴回流所致。眼底检查早期表现为视乳头充血、边缘模糊不清、生理凹陷消失、静脉淤血；严重时视乳头隆起、边缘完全消失及视乳头周边或视网膜上片状出血。见于颅内占位性病变（肿瘤、脓肿或血肿）、脑出血、蛛网膜下腔出血、脑膜炎、静脉窦血栓等引起颅内压增高的疾病。视乳头水肿尚需与其他眼部疾病相鉴别，见表 2-2。

表 2-2　视乳头水肿与其他眼部疾病的鉴别

症状和体征	视乳头水肿	视神经乳头炎	假性视乳头水肿	高血压性眼底改变
视力	早期常正常，晚期减退	早期迅速减退	正常	常不受影响
视野	晚期盲点扩大，周边部视野缺损	向心性视野缩小	正常	不定
视乳头隆起	>2 个屈光度	<2 个屈光度	<2 个屈光度	可达 3～6 个屈光度
视网膜血管	静脉淤血	动脉、静脉充血	血管充盈	动脉硬化改变明显
出血	可见点片状出血	出血少见	无	多见且广泛

（2）视神经萎缩（optic atrophy）：表现为视力减退或消失，瞳孔扩大，对光反射减弱或消失，可分为原发性和继发性。原发性视神经萎缩表现为视乳头苍白而界限清楚，筛板清晰，常见于视神经受压、球后视神经炎、多发性硬化及变性疾病等；继发性视神经萎缩表现为视乳头苍白，边界不清，不能窥见筛板，常见于视乳头水肿及视神经乳头炎的晚期。外侧膝状体后和视辐射的病变不出现视神经萎缩。

知识链接

　　高血压眼病以视网膜动脉收缩乃至视网膜、视乳头病变为主要表现，表现在视乳头周围 4～6 乳头直径的部位上，以视网膜灰色水肿，小动脉中心反射增强，动静脉交叉征，鲜红色火焰状出血，棉絮状白斑，黄白色发亮的硬性渗出及黄斑星状图谱为特征。

　　高血压眼病患者中约 70% 有眼底改变。眼底阳性率与性别无关，但与患者年龄有比较密切的联系，年龄愈大，阳性率愈高。临床常见的呈慢性经过的高血压病患者中，眼底阳性率与病程长短成正比；病程时间较长者，眼底阳性率亦较高。

三、动眼神经、滑车神经和展神经

（一）解剖结构及生理功能

　　动眼神经、滑车神经和展神经共同支配眼外肌，管理眼球运动，合称眼球运动神经，其中动眼神经还支配瞳孔括约肌和睫状肌。

　　1. 动眼神经（oculomotor nerve，Ⅲ）　为支配眼肌的主要运动神经，包括运动纤维和副交感纤维两种成分。动眼神经起自中脑上丘的动眼神经核，此核较大，可分为三部分。

　　（1）外侧核：为运动核，左右各一，位于中脑四叠体上丘水平的导水管周围腹侧灰质中；发出动眼神经的运动纤维走向腹侧，经过红核组成动眼神经，由中脑脚间窝出脑，在大脑后动脉与小脑上动脉之间穿过，向前与后交通动脉伴行，穿过海绵窦外侧壁经眶上

Note

7

裂入眶,支配上睑提肌、上直肌、内直肌、下斜肌、下直肌。

(2)正中核:或称佩利阿(Perlia)核,位于中线上,两侧埃-魏(Edinger-Westphal,E-W)核之间,不成对,发出动眼神经的副交感纤维到达两眼内直肌,主管两眼的辐辏运动。

(3)E-W核:位于正中核的背外侧,中脑导水管周围的灰质中,发出动眼神经的副交感神经节前纤维入睫状神经节交换神经元,其节后纤维支配瞳孔括约肌和睫状肌,司瞳孔缩小及晶状体变厚而视近物,参与缩瞳和调节反射。

2. 滑车神经(trochlear nerve,Ⅳ) 含运动性纤维,起自中脑动眼神经核下端、四叠体下丘的导水管周围腹侧灰质中的滑车神经核,其纤维走向背侧顶盖,在顶盖与前髓帆交界处交叉,经下丘下方出中脑,再绕大脑脚至腹侧脚底,穿过海绵窦外侧壁,与动眼神经伴行,经眶上裂入眶后,越过上直肌和上睑提肌向前走行,支配上斜肌。

3. 展神经(abducent nerve,Ⅵ) 含运动性纤维,起自脑桥中部被盖中线两侧的展神经核,其纤维从脑桥延髓沟内侧部出脑后,向前上方走行,越颞骨岩尖及鞍旁海绵窦的外侧壁,在颅底经较长的行程后,由眶上裂入眶,支配外直肌。

眼球运动是一项精细而协调的工作,在眼外肌中只有外直肌和内直肌呈单一水平运动,其他肌肉都有向几个方向运动的功能,既可互相抵消,又可互相协同,以完成眼球向某一方向的运动,保证影像投射在两侧视网膜的确切位置。如上直肌与下斜肌同时收缩时眼球向上,而其内收与外展的力量及内旋与外旋的力量正好抵消;上斜肌与下斜肌协同外直肌外展时,向下与向上的力量及内旋与外旋的力量正好抵消。眼球运动过程中眼外肌的功能也进行相应的协调。如眼球外旋23°时,上直肌变成了纯粹的提肌,下直肌变为纯粹的降肌;眼球极度内旋时,上斜肌则变为降肌,下斜肌变成了提肌。各眼外肌的主要收缩方向是复视检查的基础。

两眼的共同运动无论是随意性运动还是反射性运动永远都是同时和协调的,这就要求与眼球运动有关的所有神经核团间的相互紧密联系,这一功能是通过内侧纵束来实现的。两侧的内侧纵束,上自中脑背盖,下抵颈髓,紧靠中线,沿脑干下行,与皮质下的视觉中枢及听觉中枢(四叠体上丘及下丘)联系,并连接双侧动眼神经核和对侧展神经核,完成视听刺激引起的头及眼向刺激侧不随意的反射性转动。内侧纵束还接收来自颈髓、前庭神经核、网状结构以及来自皮质和基底核的神经冲动。

(二)病损表现及定位诊断

1. 不同部位的眼肌损害 根据损害部位不同可分为周围性、核性、核间性及核上性四种眼肌麻痹。如眼肌麻痹仅限于眼外肌而瞳孔括约肌功能正常,称眼外肌麻痹;相反瞳孔括约肌麻痹而眼外肌正常,称眼内肌麻痹;眼内肌与眼外肌均麻痹,称全眼肌麻痹。

1)周围性眼肌麻痹(peripheral ophthalmoplegia)

(1)动眼神经麻痹:完全损害时表现为上睑下垂,眼球向外下斜视(由于外直肌及上斜肌的作用),不能向上、向内、向下转动,复视,瞳孔散大,光反射及调节反射均消失。常见于颅内动脉瘤、结核性脑膜炎、颅底肿瘤等。

(2)滑车神经麻痹:单纯滑车神经麻痹少见,多合并动眼神经麻痹。其单纯损害表现为眼球位置稍偏上,向外下方活动受限,下视时出现复视。

(3)展神经麻痹:患侧眼球内斜视,外展运动受限或不能,伴有复视。常见于鼻咽癌颅内转移、脑桥小脑脚肿瘤或糖尿病等。因展神经在脑底行程较长,在高颅压时常受压于颞骨岩尖部,或受牵拉而出现双侧麻痹,此时无定位意义。

动眼神经、滑车神经及展神经合并麻痹很多见,此时眼肌全部瘫痪,眼球只能直视前方,不能向任何方向转动,瞳孔散大,光反射及调节反射消失,常见于海绵窦血栓及眶上裂综合征。

课堂互动
　请学生们以两人一组的形式,相互观察眼睛的运动情况。

2）核性眼肌麻痹（nuclear ophthalmoplegia）　是指脑干病变（血管病、炎症、肿瘤）致眼球运动神经核（动眼神经、滑车神经和展神经核）损害所引起的眼球运动障碍。核性眼肌麻痹与周围性眼肌麻痹的临床表现类似,但有以下特点:①双侧眼球运动障碍:动眼神经核紧靠中线,病变时常为双侧动眼神经核的部分受累,引起双侧眼球运动障碍;②脑干内邻近结构的损害:展神经核病变常损伤围绕展神经核的面神经纤维,故同时出现同侧的周围性面神经麻痹,同时累及三叉神经和锥体束,出现三叉神经麻痹和对侧偏瘫;③分离性眼肌麻痹:核性眼肌麻痹可表现为个别神经核团选择性损害,如动眼神经亚核多且分散,病变时可仅累及其中部分核团而引起某一眼肌受累,其他眼肌不受影响,称为分离性眼肌麻痹。动眼神经核性麻痹与核下性麻痹的鉴别见表 2-3。

表 2-3　动眼神经核性麻痹与核下性麻痹的鉴别

特征	动眼神经核性麻痹	动眼神经核下性麻痹
损伤范围	动眼神经核位于中线,两侧靠近,核性损伤多双侧	动眼神经除起始部外双侧距离较远,损伤多单侧
损伤程度	核群呈长柱状且分散,较小,损害多呈部分损伤,呈分离性眼肌麻痹	完全性损害,呈全眼肌麻痹
眼轮匝肌	动眼神经核有部分纤维至面神经核而支配眼轮匝肌,核性损害可伴眼轮匝肌麻痹	不伴眼轮匝肌麻痹
瞳孔括约肌	瞳孔括约肌受 E-W 核副交感纤维支配,核性损害可不累及 E-W 核,瞳孔括约肌正常	损伤 E-W 核加入动眼神经的副交感纤维,瞳孔括约肌受累
其他结构	多伴脑干邻近结构受累,出现相应症状	多伴动眼神经邻近结构受累,出现相应症状

3）核间性眼肌麻痹（internuclear ophthalmoplegia）　病变主要损害脑干的内侧纵束,故又称内侧纵束综合征。内侧纵束是眼球水平性同向运动的重要联络通路,它连接一侧动眼神经的内直肌核与对侧展神经核,同时还与脑桥的侧视中枢相连,而实现眼球的水平同向运动。核间性眼肌麻痹多见于脑干腔隙性梗死或多发性硬化。主要有以下三种类型:

（1）前核间性眼肌麻痹:病变位于脑桥侧视中枢与动眼神经核之间的内侧纵束上行纤维。表现为双眼向对侧注视时,患侧眼球不能内收,对侧眼球可外展,伴单眼眼震。辐辏反射正常,支配内聚的核上通路位置平面高些而未受损。双侧内侧纵束位置接近,同一病变也可使双侧内侧纵束受损,出现双眼均不能内收。

（2）后核间性眼肌麻痹:病变位于脑桥侧视中枢与展神经核之间的内侧纵束下行纤维。表现为两眼同侧注视时,患侧眼球不能外展,对侧眼球内收正常,刺激前庭,患侧可出现正常外展动作,辐辏反射正常。

（3）一个半综合征（one and a half syndrome）:侧脑桥被盖部病变,引起脑桥侧视中枢和对侧已交叉过来的联络同侧动眼神经内直肌核的内侧纵束同时受累。表现为患侧眼球水平注视时既不能内收也不能外展;对侧眼球水平注视时不能内收,可以外展,但有水平眼震。

Note

4）核上性眼肌麻痹（supranuclear ophthalmoplegia） 核上性眼肌麻痹亦称中枢性眼肌麻痹，是指大脑皮质眼球同向运动中枢、脑桥侧视中枢及其传导束损害，使双眼出现同向注视运动障碍。临床可表现出以下凝视麻痹：

（1）水平注视麻痹：①皮质侧视中枢（额中回后部）受损：可产生两眼侧视麻痹。破坏性病变（如脑出血）出现双眼向病灶对侧凝视麻痹，故表现双眼向病灶对侧共同偏视；刺激性病变（如癫痫）可引起双眼向病灶对侧共同偏视。②脑桥侧视中枢受损：位于展神经核附近的副展神经核，以及旁中线网状结构，发出的纤维到达同侧的展神经核和对侧的动眼神经内直肌核，支配双眼向同侧注视，并受对侧皮质侧视中枢控制。此处，破坏性病变可造成双眼向病灶侧凝视麻痹，向病灶对侧共同偏视。

（2）垂直注视麻痹：上丘是眼球垂直同向运动的皮质下中枢，上丘的上半部司眼球的向下运动，上丘的下半部司眼球的向下运动。上丘病变时可引起眼球垂直运动障碍。上丘上半部受损时，双眼向上同向运动不能，称帕里诺综合征（Parinaud syndrome），常见于松果体区肿瘤。上丘上半部刺激性病变可出现发作性双眼转向上方，称动眼危象。上丘下半部损害时，可引起两眼向下同向注视障碍。

核上性眼肌麻痹临床上有三个特点：①双眼同时受累；②无复视；③反射性运动仍保存，即患者双眼不能随意向一侧运动，但该侧突然出现声响时，双眼可反射性转向该侧，这是由于颞叶有纤维与第Ⅲ、Ⅳ和Ⅵ脑神经联系的缘故。

2. 不同眼肌麻痹导致的复视 复视（diplopia）是眼外肌麻痹时经常出现的表现，是指某一眼外肌麻痹时，眼球向麻痹肌收缩的方向运动不能或受限，并出现视物双影。其产生的原因主要是：当眼肌麻痹时患侧眼轴偏斜，注视物不能投射到双眼视网膜的对应点上，视网膜上不对称的刺激在视中枢引起两个影像的冲动，患者则感到视野中有一实一虚两个影像，即所谓的真像和假像。健眼能使外界物体的影像投射到黄斑区，视物为实像（即真像）；有眼肌麻痹的患眼则使外界物体的影像投射到黄斑区以外的视网膜上，视物为虚像（即假像）。

复视成像的规律是：一侧外直肌麻痹时，眼球偏向内侧，虚像位于实像外侧；一侧内直肌麻痹时，眼球偏向外侧，虚像位于实像内侧；支配眼球向上运动的眼肌麻痹时，眼球向下移位，虚像位于实像之上；支配眼球向下运动的眼肌麻痹时，眼球向上移位，虚像位于实像之下。复视最明显的方位出现在麻痹肌作用力的方向上。临床上可根据复视最明显的方位结合实像、虚像的位置关系来判断麻痹的眼外肌，如右侧外直肌麻痹，虚像在实像外侧，双眼向右侧转动时复视最明显。

3. 不同部位损害所致的瞳孔改变

（1）瞳孔的大小：是由动眼神经的副交感神经纤维（支配瞳孔括约肌）和颈上交感神经节发出的节后神经纤维（支配瞳孔散大肌）共同调节的，当动眼神经的副交感神经纤维损伤时出现瞳孔散大而交感神经纤维损伤时出现瞳孔缩小，在普通光线下瞳孔的直径为 3～4 mm，一般认为瞳孔直径小于 2 mm 为瞳孔缩小，大于 5 mm 为瞳孔散大。①瞳孔缩小：见于颈上交感神经径路损害。交感中枢位于下丘脑（1 级神经元），发出的纤维至 C_8～T_2 侧角的脊髓交感中枢（2 级神经元），交换神经元后纤维经胸及颈交感干至颈上交感神经节（3 级神经元），交换神经元后节后纤维经颈内动脉交感神经丛至上睑板肌、眼眶肌、瞳孔开大肌及汗腺和血管。一侧颈上交感神经径路损害常见于 Horner 综合征。如果损害双侧交感神经的中枢径路，则出现双侧瞳孔针尖样缩小，见于脑桥出血、脑室出血压迫脑干或镇静催眠药中毒等。②瞳孔散大：见于动眼神经麻痹。由于动眼神经的副交感神经纤维在神经的表面，所以当颞叶钩回疝时，可首先出现瞳孔散大而无眼外肌麻痹。

视神经病变失明及阿托品类药物中毒时瞳孔也可散大。

（2）瞳孔光反射异常：见于光反射通路损害。瞳孔对光反射是指受到光线刺激后瞳孔缩小的反射，分为直接光反射和间接光反射。其传导通路为：光线→视网膜→视神经→视交叉→视束→上丘臂→上丘→中脑顶盖前区→两侧 E-W 核→动眼神经→睫状神经节→节后纤维→瞳孔括约肌。传导径路上任何一部位损害均可引起瞳孔光反射消失和瞳孔散大。但由于司瞳孔光反射的纤维不进入外侧膝状体，所以外侧膝状体、视放射及枕叶视觉中枢损害引起的中枢性失明不出现瞳孔散大及光反射消失。

（3）辐辏及调节反射异常：辐辏及调节反射是指注视近物时双眼会聚（辐辏）及瞳孔缩小（调节）的反射，两者也合称集合反射。调节反射丧失见于白喉（损伤睫状神经）及脑炎（损伤中脑）。辐辏反射丧失见于帕金森综合征（由于肌强直）及中脑病变。

辐辏及调节反射的传导通路是：

（辐辏反射）两眼内直肌←动眼神经正中核 ←┐

视网膜→视神经→视交叉→视束→外侧膝状体→枕叶纹状区→顶盖前区

（调节反射）瞳孔括约肌、睫状肌←动眼神经 E-W 核 ←┘

（4）阿-罗瞳孔（Argyll-Robertson pupil）：表现为两侧瞳孔较小，大小不等，边缘不规则，光反射消失而调节反射存在。这是由于顶盖前区的光反射径路受损所致，常见于神经梅毒，偶见于多发性硬化及带状疱疹等。由于顶盖前区内支配瞳孔光反射和调节反射的神经纤维并不相同，所以调节反射仍然存在。

（5）埃迪瞳孔（Adie pupil）：又称强直性瞳孔（tonic pupil），多见于中年女性，表现为一侧瞳孔散大，直接、间接光反射及调节反射异常。在普通光线下检查，病变瞳孔光反射消失，但在暗处强光持续照射时，瞳孔可出现缓慢的收缩，光照停止后瞳孔又缓慢散大。调节反射也同样反应缓慢，以一般方法检查瞳孔不缩小，但让患者较长时间注视一近物后，瞳孔可缓慢缩小，而且比正常侧还小，停止注视后可缓慢恢复。伴有全身腱反射（特别是膝反射和跟腱反射）减弱或消失。若同时伴有节段性无汗及直立性低血压等，称为埃迪综合征（Adie syndrome），其病因和发病机制尚不清楚。

四、三叉神经

（一）解剖结构及生理功能

三叉神经（trigeminal nerve，Ⅴ）为混合性神经，含有一般躯体感觉和特殊内脏运动两种神经纤维。感觉神经司面部、口腔及头顶部的感觉，运动神经支配咀嚼肌的运动。

1. 感觉神经纤维　第 1 级神经元位于三叉神经半月节，三叉神经半月节位于颞骨岩尖三叉神经压迹处，颈内动脉的外侧和海绵窦的后方。三叉神经半月节与脊髓后根神经节相似，含假单极神经细胞，其周围突分为眼神经、上颌神经和下颌神经三个分支，分布于头皮前部和面部的皮肤及眼、鼻、口腔内黏膜，分别经眶上裂、圆孔及卵圆孔入颅。其中枢突进入脑桥后，深感觉纤维终止于三叉神经中脑核；触觉纤维终止于三叉神经感觉主核；痛温觉纤维沿三叉神经脊束下降，终止于三叉神经脊束核。三叉神经脊束核是最长的脑神经核，从脑桥至第二颈髓后角，来自面部中央区（口周）的痛温觉纤维止于脊束核的上部；来自面部周围区（耳周）的纤维止于此核的下部。这种节段特点，在临床上有较重要的定位意义。由感觉主核及脊束核的 2 级神经元发出的纤维交叉至对侧组成三叉丘系上升，止于丘脑腹后内侧核，从丘脑 3 级神经元发出的纤维经内囊后肢最后终止于中央后回感觉中枢的下 1/3 区（图 2-4）。

技能要点

　　瞳孔对光反射的检查方法需要掌握，要点为进行检查时患者的体位及操作手法。

Note

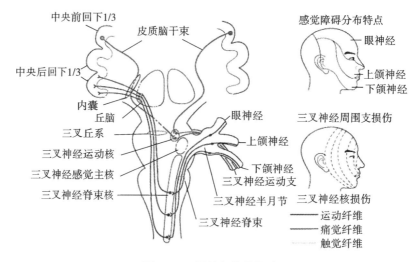

图 2-4 三叉神经传导通路

（1）眼神经（第 1 支）：接收来自颅顶前部头皮、前额、鼻背、上睑的皮肤以及鼻腔上部、额窦、角膜与结膜等处的黏膜感觉，经眶上裂入颅。眼神经是角膜反射的传入纤维。

（2）上颌神经（第 2 支）：分布于眼与口裂之间的皮肤、上唇、上颌牙齿和齿龈、硬腭和软腭、扁桃体窝前部、鼻腔、上颌窦及鼻咽部黏膜等，经圆孔入颅。

（3）下颌神经（第 3 支）：是混合性神经，与三叉神经运动支并行，感觉纤维分布于耳颞区和口裂以下的皮肤、下颌部的牙齿及牙龈、舌前 2/3、口腔底部黏膜、外耳道和鼓膜，经卵圆孔入颅。

2. 运动神经纤维　三叉神经运动纤维起自脑桥三叉神经运动核，发出纤维，在脑桥的外侧出脑，经卵圆孔出颅，走行于下颌神经内，支配咀嚼肌（颞肌、咬肌、翼内肌、翼外肌）和鼓膜张肌等，主要司咀嚼运动和张口运动。翼内、外肌的功能是将下颌推向前下，故一侧神经麻痹时，张口时下颌向患侧偏斜。三叉神经运动核受双侧皮质脑干束支配。

3. 角膜反射通路　刺激角膜通过以下通路引起闭眼反应：角膜→三叉神经眼支→三叉神经半月神经节→三叉神经感觉主核→两侧面神经核→面神经→眼轮匝肌（出现闭眼反应）。角膜反射是由三叉神经的眼神经与面神经共同完成的。当三叉神经第 1 支（眼神经）或面神经损害时，均可出现角膜反射消失。

（二）病损表现及定位诊断

1. 三叉神经核性损害

（1）感觉核：三叉神经脊束核损害表现为同侧面部洋葱皮样分离性感觉障碍，特点如下。①分离性感觉障碍：痛温觉缺失而触觉和深感觉存在。②洋葱皮样分布：三叉神经脊束核很长，当三叉神经脊束核上部损害时，出现口鼻周围痛温觉障碍，而下部损害时，则面部周边区及耳廓区域痛温觉障碍，可产生面部洋葱皮样分布的感觉障碍。常见于延髓空洞症、延髓背外侧综合征及脑干肿瘤等。

（2）运动核：一侧三叉神经运动核损害，产生同侧咀嚼肌无力或瘫痪，并可伴肌萎缩，张口时下颌向患侧偏斜，常见于脑桥肿瘤。

2. 三叉神经周围性损害　周围性损害包括三叉神经半月节、三叉神经根或三个分支的病变。刺激性症状主要表现为三叉神经痛；破坏性症状主要表现为三叉神经分布区域感觉减弱或消失，咀嚼肌麻痹，张口时下颌向患侧偏斜。多见于颅中窝脑膜瘤、鼻咽癌颅底转移及三叉神经节带状疱疹病毒感染等。

（1）三叉神经半月节和三叉神经根的病变：现为三叉神经分布区的感觉障碍，角膜反射减弱或消失，咀嚼肌瘫痪。多数合并有第Ⅶ、Ⅷ对脑神经和同侧小脑损伤的症状和体征。

（2）三叉神经分支的病变：表现为三叉神经各分支分布范围内的痛觉、温觉、触觉均减弱或消失。如为眼神经病变可合并角膜反射减弱或消失；如为下颌神经病变可合并同侧咀嚼肌无力或瘫痪，张口时下颌向患侧偏斜。

五、面神经

（一）解剖结构及生理功能

面神经（facial nerve，Ⅶ）为混合性神经，其主要成分是运动神经，司面部的表情运动，次要成分为中间神经，含有内脏运动纤维、特殊内脏感觉纤维和躯体感觉纤维，司味觉和腺体（泪腺及唾液腺）的分泌，以及内耳、外耳道等处的皮肤感觉（图 2-5）。

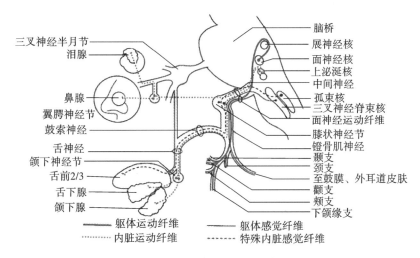

图 2-5　面神经分支及分布

彩图 2-5

1. 运动纤维　运动纤维发自位于脑桥下部被盖腹外侧的面神经核，其纤维行于背内侧，绕过展神经核，再向前下行，于脑桥下缘邻近听神经处出脑。此后与位听神经并行，共同进入内耳孔，在内听道底部，耳神经与位听神经分离，再经耳神经管下行，在面神经管转弯处横过膝状神经节，沿途分出镫骨肌神经和鼓索神经，最后经茎乳孔出颅，穿过腮腺，支配除了咀嚼肌和上睑提肌以外的面部诸表情肌及耳部肌、枕肌、颈阔肌及镫骨肌等。支配上部面肌（额肌、皱眉肌及眼轮匝肌）的神经元受双侧皮质脑干束控制，支配下部面肌（颊肌及口轮匝肌）的神经元受对侧皮质脑干束控制。

2. 感觉纤维　面神经的感觉纤维为中间神经，分为以下两种。

（1）味觉纤维：是感觉纤维中最主要的部分，味觉的第 1 级神经元在膝状神经节、周围突沿面神经下行，在面神经管内，离开面神经向前走，形成鼓索神经，参加到舌神经（三叉神经下颌支的分支）中，终止于舌前 2/3 味蕾，司舌前 2/3 味觉；中枢突形成面神经的中间神经，在运动支的外侧进入脑桥，与舌咽神经的味觉纤维一起，终止于孤束核（第 2 级神经元）。从孤束核发出纤维交叉至对侧，位于内侧丘系的内侧上行，终止于丘脑外侧核（第 3 级神经元），再发出纤维终止于中央后回下部。

（2）一般躯体感觉纤维：感觉细胞也位于膝状神经节内，接收来自鼓膜、内耳、外耳及外耳道皮肤的感觉冲动。这些纤维病变时则产生耳痛。

Note

13

3. 副交感神经纤维 副交感神经纤维司泪腺、舌下腺及颌下腺的分泌。从脑桥上泌涎核发出的副交感神经,经中间神经、鼓索神经、舌神经至颌下神经节,其节后纤维支配舌下腺及颌下腺的分泌。司泪腺分泌的纤维经中间神经加入岩浅大神经,至翼腭神经节,节后纤维支配泪腺。

（二）病损表现及定位诊断

面神经损伤根据不同部位分为中枢性及周围性,各有其特点。

1. 上运动神经元损伤所致的中枢性面神经麻痹 病变在一侧中央前回下部或皮质延髓束。临床仅表现为病灶对侧下面部表情肌瘫痪,即鼻唇沟变浅、口角轻度下垂,而上部面肌(额肌和眼轮匝肌)不受累,皱眉、皱额和闭眼动作均无障碍(图 2-6)。常见于脑血管病等。

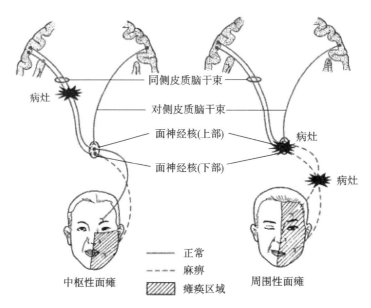

图 2-6 中枢性和周围性面神经麻痹

2. 下运动神经元损伤所致的周围性面神经麻痹 病变在面神经核或核以下周围神经。临床表现为同侧面肌瘫痪,即患侧额纹变浅或消失,不能皱眉,眼裂变大,眼睑闭合无力,用力闭眼时眼球向上外方转动,显露白色巩膜,称为贝尔(Bell)征,患者鼻唇沟变浅,口角下垂并歪向健侧,鼓腮漏气,不能吹口哨,食物易残存于颊部与齿龈之间(图2-6)。周围性面神经麻痹时,还可以进一步根据伴发的症状和体征确定病变的具体部位(图2-7)。

（1）面神经管前损害:①面神经核损害:表现除周围性面神经麻痹外,常伴有展神经麻痹,对侧锥体束征,病变在脑桥,常见于脑干肿瘤及血管病。②膝状神经节损害:表现为周围性面神经麻痹,舌前 2/3 味觉障碍及泪腺、唾液腺分泌障碍(鼓索受累),可伴有听觉过敏(镫骨肌神经受累),耳后部剧烈疼痛,鼓膜和外耳道疱疹,称亨特综合征(Hunt syndrome),见于膝状神经节带状疱疹病毒感染。

（2）面神经管内损害:表现为周围性面神经麻痹伴有舌前 2/3 味觉障碍及唾液腺分泌障碍,为面神经管内鼓索神经受累;如还伴有听觉过敏,则病变多在镫骨肌神经以上。

（3）茎乳孔以外病变:只表现为周围性面神经麻痹。

面神经麻痹的定位诊断,首先要区别是周围性面神经麻痹,还是中枢性面神经麻痹(表2-4)。如为周围性面神经麻痹,还要区分是脑干内还是脑干外。这种明确的定位对

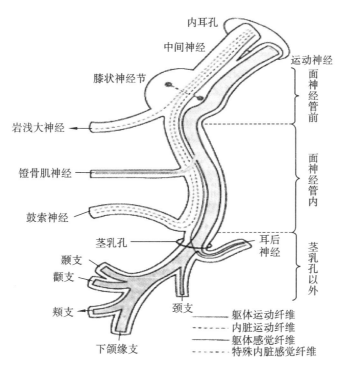

图 2-7　面神经各节段

彩图 2-7

疾病的定性诊断有重要价值。

表 2-4　周围性与中枢性面神经麻痹的鉴别

特征	周围性面神经麻痹	中枢性面神经麻痹
面瘫程度	重	轻
症状表现	面部表情肌瘫痪使表情动作丧失	病灶对侧下部面部表情肌瘫痪,鼻唇沟变浅和口角下垂,额支无损(两侧中枢支配),皱额、皱眉和闭眼动作无障碍;病灶对侧面部随意动作丧失而哭、笑等动作仍保存;常伴有病灶对侧偏瘫和中枢性舌下神经瘫
恢复速度	缓慢	较快
常见病因	面神经炎	脑血管疾病及脑部肿瘤

案例分析

　　患者,男,42 岁,左侧面颊动作不灵、嘴巴歪斜 2 天。该患者 2 天前清晨洗漱时突然发现面颊动作不灵,嘴巴歪斜,并伴有前额皱纹消失、眼裂扩大、鼻唇沟平坦、口角下垂,露齿时口角向健侧偏歪。患侧不能做皱额、蹙眉、闭目、鼓气和噘嘴等动作;两侧肢体功能均正常,无麻木、动作不能等表现。

　　分析:该患者属于哪种面神经损伤?

Note

六、前庭蜗神经

（一）解剖结构及生理功能

前庭蜗神经（vestibulocochlear nerve，Ⅷ）又称位听神经，是特殊躯体感觉性神经，由蜗神经和前庭神经组成。

1. 蜗神经　蜗神经（cochlear nerve）起自内耳螺旋神经节（蜗神经）的双极神经元（1级神经元），其周围突感受内耳螺旋器（Corti 器）毛细胞的冲动，中枢突进入内听道组成蜗神经，终止于脑桥尾端的蜗神经前后核（2级神经元），发出的纤维一部分经斜方体至对侧，一部分在同侧上行，形成外侧丘系，终止于四叠体的下丘（听反射中枢）及内侧膝状体（3级神经元），内侧膝状体发出纤维经内囊后肢形成听辐射，终止于颞横回皮质听觉中枢。蜗神经主要传导听觉。

2. 前庭神经　前庭神经（vestibular nerve）起自内耳前庭神经节的双极细胞（1级神经元），其周围突分布于三个半规管的椭圆囊、球囊和壶腹，感受身体和头部的空间移动。中枢突组成前庭神经，和蜗神经一起经内耳孔入颅腔，终止于脑桥和延髓的前庭神经核群（内侧核、外侧核、上核和脊髓核）（2级神经元）。发出的纤维一小部分经过小脑下脚止于小脑的绒球小结叶；由前庭神经外侧核发出的纤维构成前庭脊髓束，止于同侧前角细胞，调节躯体平衡；来自其他前庭神经核的纤维加入内侧纵束，与眼球运动神经核和上颈髓联系，调节眼球及颈肌反射性活动。前庭神经的功能为反射性调节机体的平衡，调节机体对各种加速度的反应。

（二）病损表现及定位诊断

1. 蜗神经　蜗神经损害时主要表现为听力障碍和耳鸣。
2. 前庭神经　前庭神经损害时可表现为眩晕、眼球震颤及平衡障碍。

七、舌咽神经和迷走神经

舌咽神经（glossopharyngeal nerve，Ⅸ）和迷走神经（vagus nerve，Ⅹ）均为混合性神经，都包括特殊内脏运动、一般内脏运动（副交感）、一般内脏感觉和躯体感觉四种成分，另外，舌咽神经还包含特殊内脏感觉纤维。两者有共同的神经核（疑核和孤束核）、共同的走行和共同的分布特点。疑核发出的纤维随舌咽神经和迷走神经支配软腭、咽、喉和食管上部的横纹肌，舌咽神经和迷走神经的一般内脏感觉纤维的中枢突终止于孤束核。

（一）解剖结构及生理功能

1. 舌咽神经

（1）感觉神经：①特殊内脏感觉纤维：其胞体位于下神经节，中枢突止于孤束核，周围突分布于舌后1/3味蕾，传导味觉。②一般内脏感觉纤维：其胞体亦位于下神经节，中枢突止于孤束核，周围突接收咽、扁桃体、舌后1/3、咽鼓管和鼓室等处黏膜，接收黏膜的感觉；分布于颈动脉窦和颈动脉小球的纤维（窦神经）与呼吸、血压和脉搏的调节有关。③一般躯体感觉纤维：其胞体位于上神经节，其周围突分布于耳后皮肤，中枢突到三叉神经脊束核，接收耳部皮肤的一般感觉。

（2）特殊内脏运动纤维：起自延髓疑核，经颈静脉孔出颅，支配茎突咽肌，功能是提高咽穹窿，与迷走神经共同完成吞咽动作。

（3）副交感纤维：为一般内脏运动纤维，起自下泌涎核，经鼓室神经、岩浅小神经，终止于耳神经节，其节后纤维分布于腮腺，司腮腺分泌。

2. 迷走神经　迷走神经是行程最长、分布范围最广的脑神经。

（1）感觉纤维：①一般躯体感觉纤维：其胞体位于上神经节（颈静脉神经节）内，中枢突止于三叉神经脊束核，周围突分布于外耳道、耳廓凹面的一部分皮肤（耳支）及硬脑膜。②一般内脏感觉纤维：其胞体位于下神经节（结状神经节）内，中枢突止于孤束核，周围突分布于咽、喉、食管、气管及胸腹腔内诸脏器（图2-8）。

（2）特殊内脏运动纤维：起自疑核，由橄榄体的背侧出延髓，经颈静脉孔出颅，支配软腭、咽及喉部的横纹肌（图2-8）。

（3）副交感纤维：为一般内脏运动纤维，起自迷走神经背核，其纤维终止于迷走神经丛的副交感神经节，发出的节后纤维分布于胸腹腔诸脏器，控制平滑肌、心肌和腺体的活动（图2-8）。

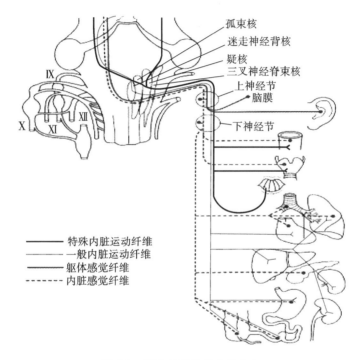

图 2-8　迷走神经的分支及分布

彩图 2-8

（二）病损表现及定位诊断

1. 舌咽神经、迷走神经共同损伤　舌咽神经、迷走神经彼此邻近，有共同的起始核，常同时受损，表现有声音嘶哑、吞咽困难、饮水呛咳及咽反射消失，称延髓麻痹（真性延髓麻痹）。临床上也习惯称为球麻痹，一侧损伤时症状较轻，张口时可见瘫痪一侧的软腭弓较低，腭垂偏向健侧，患者发"啊"音时患侧软腭上抬受限，患侧咽部感觉缺失，咽反射消失，见于吉兰-巴雷综合征及 Wallenberg 综合征等。舌咽神经、迷走神经的运动核受双侧皮质脑干束支配，当一侧损害时不出现球麻痹症状，当双侧皮质延髓束损伤时才出现构音障碍和吞咽困难，而咽反射存在，称假性球麻痹，常见于两侧大脑半球的血管病变，真性球麻痹与假性球麻痹的鉴别见表2-5。

表 2-5　真性球麻痹与假性球麻痹的鉴别

特征	真性球麻痹	假性球麻痹
病变部位	舌咽神经、迷走神经（一侧或两侧）	双侧皮质脑干束

Note

续表

特征	真性球麻痹	假性球麻痹
下颌反射	消失	亢进
咽反射	消失	存在
强哭强笑	无	有
舌肌萎缩	可有	无
双锥体束征	无	常有

2. 舌咽神经、迷走神经单独受损 舌咽神经麻痹主要表现为咽部感觉减退或丧失、咽反射消失、舌后 1/3 味觉丧失和咽肌轻度瘫痪；迷走神经麻痹时出现声音嘶哑、构音障碍、软腭不能提升、吞咽困难、咳嗽无力和心动过速等。出现舌咽神经或迷走神经单独受损的症状，而无脑干受损的长束体征，提示脑干外神经根病变。

八、副神经

（一）解剖结构及生理功能

副神经（accessory nerve, XI）为运动神经，由延髓支和脊髓支两部分组成，分别包括特殊内脏运动纤维和躯体运动纤维。延髓支起自延髓疑核，颅内部分在颈静脉孔处与脊髓部分相分离，加入迷走神经，构成喉返神经，支配声带运动；脊髓支起自颈髓第 1～5 节段前角腹外侧细胞柱，其纤维经枕大孔入颅，与延髓支汇合，再经颈静脉孔出颅，支配胸锁乳突肌和斜方肌，胸锁乳突肌的功能是使头转向对侧，斜方肌支配耸肩动作。双侧胸锁乳突肌同时收缩时颈部前屈，双侧斜方肌同时收缩时头向后仰。

（二）病损表现及定位诊断

1. 一侧副神经核或其神经损害 一侧副神经核或其神经损害表现为同侧胸锁乳突肌和斜方肌萎缩，患者向病变对侧转颈不能，患侧肩下垂并耸肩无力。颅后窝病变时，副神经常与迷走神经和舌咽神经同时受损（颈静脉孔综合征）。出颈静脉孔后，副神经主干和分支可因淋巴结炎、颈部穿刺以及外科手术等受损。由于副神经受两侧皮质脑干束支配，故一侧皮质脑干束损害，不出现副神经受损症状。

2. 双侧副神经核或其神经损害 双侧副神经核或其神经损害表现为双侧胸锁乳突肌均力弱，患者头前屈无力，直立困难，多呈后仰位，仰卧位时不能抬头。

九、舌下神经

（一）解剖结构及生理功能

舌下神经（hypoglossal nerve, XII）为躯体运动神经，支配舌肌运动，位于延髓第四脑室底舌下神经三角深处的舌下神经核发出轴突在橄榄体与椎体之间出脑，经舌下神经管出颅，分布于同侧舌肌。舌向外伸出主要是颏舌肌向前牵拉的作用，舌向内缩回主要是舌骨舌肌的作用。舌下神经只受对侧皮质脑干束支配。

（二）病损表现及定位诊断

1. 舌下神经核上性病变 一侧病变时，伸舌偏向病灶对侧。此因正常时两侧颏舌肌运动将舌推向前方，若一侧颏舌肌肌力减弱，则健侧肌运动将舌推向偏瘫侧，无舌肌萎缩及肌束颤动，称中枢性舌下神经麻痹，常见于脑血管病等。

2. 舌下神经及核性病变　一侧病变表现为患侧舌肌瘫痪，伸舌偏向患侧；两侧病变则伸舌受限或不能，同时伴有舌肌萎缩。舌下神经核的病变可伴有肌束颤动，见于肌萎缩侧索硬化或延髓空洞症等。

第二节　运 动 系 统

运动系统（movement system）由上运动神经元（锥体系统）、下运动神经元、锥体外系统和小脑组成，要完成各种精细而协调的复杂运动，需要整个运动系统的互相配合与协调。此外，所有运动都是在接收了感觉冲动以后所产生的冲动，通过深感觉动态地感知使动作能准确执行。运动系统的任何部分损害均可引起运动障碍。运动系统中的"运动"一词是指骨骼肌的活动，包括随意运动和不随意运动。随意运动是指随本人意志而执行的动作，又称"自主运动"；不随意运动为不经意志控制的自发动作。

一、解剖结构及生理功能

（一）上运动神经元（锥体系统）

上运动神经元包括额叶中央前回运动区的大锥体细胞（Betz 细胞）及其轴突组成的皮质脊髓束（从大脑皮质至脊髓前角的纤维束）和皮质脑干束（从大脑皮质至脑干脑神经运动核的纤维束）。上运动神经元的功能是发放和传递随意运动冲动至下运动神经元，并控制和支配其活动。上运动神经元损伤后可产生中枢性（痉挛性）瘫痪。

皮质脊髓束和皮质脑干束经放射冠分别通过内囊后肢和膝部下行。皮质脊髓束经中脑大脑脚中 3/5、脑桥基底部，在延髓锥体交叉处大部分纤维交叉至对侧，形成皮质脊髓侧束下行，终止于脊髓前角；小部分纤维不交叉形成皮质脊髓前束，止于对侧脊髓前角；仅有少数纤维始终不交叉直接下行，陆续止于同侧前角。皮质延髓束在脑干各个脑神经核的平面上交叉至对侧，分别终止于各个脑神经运动核。注意：除面神经核下部及舌下神经核受对侧皮质延髓束支配外，其余脑干运动神经核均受双侧皮质脑干束支配。

锥体束主要支配对侧肢体，但仍有一小部分锥体束纤维始终不交叉，支配同侧脑神经运动核和脊髓前角运动神经元。如眼肌、咀嚼肌、咽喉肌、额肌、颈肌及躯干肌等这些习惯左右同时进行运动的肌肉有较多的同侧支配。所以一侧锥体束受损，不引起以上肌肉的瘫痪，中枢性脑神经受损仅出现对侧舌肌和面肌下部瘫痪。而且，因四肢远端比近端的同侧支配更少，锥体束损害导致的四肢瘫痪一般远端较重。

另外，在大脑皮质运动区即 Brodmann 第四区，身体各部分均有相应的代表位置，其排列呈手足倒置关系，即头部在中央前回最下面，大腿在其最上面，小腿和足部则在大脑内侧面的旁中央小叶，呈"倒人形"排列。代表区的大小与运动精细和复杂程度有关，与躯体所占体积无关。上肢尤其是手和手指的区域特别大，躯干和下肢所占的区域最小。肛门及膀胱括约肌的代表区在旁中央小叶。

（二）下运动神经元

下运动神经元包括脊髓前角细胞、脑神经运动核及其发出的神经轴突。它是接收锥体系统、锥体外系统和小脑系统各方面冲动的最后通路，是冲动到达骨骼肌的唯一通路，其功能是将这些冲动组合起来，通过周围神经传递至运动终板，引起肌肉的收缩。由脑神经运动核发出的轴突组成的脑神经直接到达它们所支配的肌肉。由脊髓前角运动神经元发出的轴突经前根、神经丛（颈丛，$C_1 \sim C_4$；臂丛，$C_5 \sim T_1$；腰丛，$L_1 \sim L_4$；骶丛，$S_5 \sim C_0$）、周围神经到达所支配的肌肉。每一个前角细胞支配 $50 \sim 200$ 根肌纤维，每个运动神经元及其所支配的一组肌纤维称为一个运动单位，它是执行运动功能的基本单元。下运动神经元损伤后可产生周围性（弛缓性）瘫痪。

当肌肉被动牵拉引起梭内肌收缩时，其传入冲动经后根进入脊髓，激起脊髓前角 α 运动神经元，使梭外肌收缩，肌张力增高，即牵张反射。人体要执行准确的随意运动，还必须维持正常的肌张力和姿势，它们与牵张反射有关。维持肌张力的初级中枢主要在脊髓，但又受脊髓以上的中枢调节。脑部多个区域（如大脑皮质、前庭核、基底核、小脑和脑干网状结构等）可分别通过锥体束、前庭脊髓束或网状脊髓束等对牵张反射起易化或抑制作用。锥体束和前庭脊髓束主要起易化作用，而网状脊髓束主要起抑制作用。由锥体束下行的冲动先激起脊髓前角 γ 运动神经元，使梭内肌收缩，然后传入冲动经后根进入脊髓，一方面激起脊髓前角 α 运动神经元，使梭外肌收缩，肌张力增高，另一方面激动其他节段的中间神经元，使支配拮抗肌的 α 运动神经元受到抑制，使拮抗肌的张力降低，以此形成了一组随意肌调节的完善反馈系统，使各种随意运动执行自如。正常情况下这些易化和抑制作用保持着平衡，维持正常的肌张力，当牵张反射的任何结构和脊髓以上的中枢及下行纤维受到损害，这种平衡则受到破坏，引起肌张力改变。当中枢下行纤维对脊髓 γ 运动神经元的抑制作用减弱或消失时，就引起肌张力增高，而脊髓参与牵张反射的结构受损则出现肌张力降低。

（三）锥体外系统

1. 广义的锥体外系统（extrapyramidal system） 是指锥体系统以外的所有躯体运动的神经系统结构，包括纹状体系统和前庭小脑系统。目前锥体外系统的解剖生理尚不完全明了，其结构复杂，纤维联系广泛，涉及脑内许多结构，包括大脑皮质、纹状体、丘脑、丘脑底核、中脑顶盖、红核、黑质、脑桥、前庭核、小脑、脑干的某些网状核以及它们的联络纤维等。这些结构共同组成了多条复杂的神经环路：①皮质—新纹状体—苍白球—丘脑—皮质纹路；②皮质—脑桥—小脑—皮质环路；③皮质—脑桥—小脑—丘脑—皮质环路；④新纹状体—黑质—新纹状体环路；⑤小脑齿状核—丘脑—皮质—脑桥—小脑齿状核环路等。

2. 狭义的锥体外系统 主要指纹状体系统，包括纹状体（尾状核、壳核和苍白球）、红核、黑质及丘脑底核，总称为基底核。大脑皮质（主要是额叶）发出的纤维，止于新纹状体（尾状核和壳核），由此发出的纤维止于旧纹状体（苍白球），旧纹状体发出的纤维分别止于红核、黑质、丘脑底核和网状结构等处。由红核发出的纤维组成红核脊髓束，由网状结构发出的纤维组成网状脊髓束，均止于脊髓前角运动细胞，调节骨骼肌的随意运动。

3. 锥体外系统的主要功能 调节肌张力，协调肌肉运动；维持和调整体态姿势；担负半自动的刻板动作及反射性运动，如走路时两臂摇摆等联带动作、表情动作、防御反应和饮食动作等。锥体系统和锥体外系统在运动功能方面是相互不可分割的整体，只有在锥体外系统使肌肉保持稳定协调的前提下，锥体系统才能完成某些精确的随意运动，如绘画、写字及刺绣等。另外锥体外系统对锥体系统有一定的依赖性。如有些习惯性动作先由锥体系统发动起来，再在锥体外系统的管理下完成，如上述走路时两臂摆动的联合动作及表情动作等。

4. 锥体外系统损伤的主要表现 肌张力变化和不自主运动两大类症状：苍白球和黑

质病变多表现为运动减少和肌张力增高症候群,如帕金森病;尾状核和壳核病变多表现为运动增多和肌张力减低症候群,如丘脑底核病变可发生偏侧投掷运动。

（四）小脑

小脑是协调随意运动的重要结构,它并不发出运动冲动,而是通过传入纤维和传出纤维与脊髓、前庭、脑干、基底核及大脑皮质等部位联系。达到对运动神经元的调节作用。小脑的主要功能是维持躯体平衡、调节肌张力及协调随意运动。小脑受损后主要出现共济失调与平衡障碍两大类症状。

二、病损表现及定位诊断

运动系统病变时,临床上常常产生瘫痪、肌萎缩、肌张力改变、不自主运动和共济失调等症状。其中运动传导通路受损可以分为上运动神经元性瘫痪和下运动神经元性瘫痪两大类,本节主要叙述两种瘫痪的定位诊断。

（一）上运动神经元性瘫痪

特点为肌张力增高、腱反射亢进,出现病理反射,无肌肉萎缩,但病程长者可出现失用性肌肉萎缩。上运动神经元各部位病变时瘫痪的特点如下。

1. 皮质型　因皮质运动区呈一条长带,故局限性病变时可出现一个上肢、下肢或面部的中枢性瘫痪,称单瘫。可见于肿瘤压迫、动脉皮质支梗死等。

2. 内囊型　内囊是感觉、运动等传导束的集中地,损伤时出现"三偏"综合征,即偏瘫、偏身感觉障碍和偏盲。多见于急性脑血管病。

3. 脑干型　出现交叉性瘫痪,即病变侧脑神经麻痹和对侧肢体中枢性瘫痪。多见于脑干肿瘤和（或）脑干血管闭塞。

4. 脊髓型　脊髓横贯性损害时,因双侧锥体束受损而出现双侧肢体的瘫痪,如截瘫或四肢瘫。多见于脊髓炎、外伤或肿瘤产生的脊髓压迫症等。

案例分析

患者,女,72岁,因左侧肢体活动不灵5天入院。该患者意识尚清,查体合作,左侧上肢肌张力Ⅲ级,左下肢肌张力Ⅳ级,左侧上下肢感觉障碍,视力检查出现左侧忽略现象。

根据患者的临床表现,分析该患者属于上运动神经元哪个部位的病变引起的瘫痪。

（二）下运动神经元性瘫痪

特点为肌张力降低,腱反射减弱或消失,肌肉萎缩,无病理反射。下运动神经元各部位病变时瘫痪的特点如下。

1. 脊髓前角细胞　表现为节段性、弛缓性瘫痪而无感觉障碍。如 C_5 前角损害引起三角肌瘫痪和萎缩、$C_8 \sim T_1$ 损害引起手部小肌肉萎缩、L_3 损害使股四头肌萎缩无力,L_5 损害则使踝关节及足趾背屈不能。急性起病多见于脊髓灰质炎,缓慢进展性疾病还可出现肌束震颤,见于运动神经元病等。

2. 前根　损伤节段呈弛缓性瘫痪,亦无感觉障碍。常同时损害后根而出现根性疼痛和节段性感觉障碍。见于髓外肿瘤的压迫、脊膜的炎症或椎骨病变。

3. 神经丛　神经丛含有运动纤维和感觉纤维,病变时常累及一个肢体的多数周围神经,引起弛缓性瘫痪感觉障碍及自主神经功能障碍,可伴有疼痛。

4. 周围神经 神经支配区的肌肉出现弛缓性瘫痪,同时伴有感觉及自主神经功能障碍或疼痛,多发性周围神经病时出现对称性四肢远端肌肉瘫痪,伴手套和袜套样感觉障碍。

第三节 感 觉 系 统

感觉(sensory)是指脑对直接作用于感觉器官的客观事物的个别属性的反映。感觉包括两大类:一般感觉(浅感觉、深感觉和复合感觉)和特殊感觉(视觉、听觉、味觉和嗅觉)。感觉障碍是神经系统疾病常见的症状和体征,并对神经系统损伤的定位诊断有重要意义。特殊感觉在本章第一节已分别介绍,本节仅讨论一般感觉。

一般感觉可分为以下三种:①浅感觉:指来自皮肤和黏膜的痛觉、温度觉及触觉。②深感觉:指来自肌腱、肌肉、骨膜和关节的运动觉、位置觉和振动觉。③复合感觉:又称皮质感觉,指大脑顶叶皮质对深浅感觉分析、比较、整合而形成的实体觉、图形觉、两点辨别觉、定位觉和重量觉等。

一、解剖结构及生理功能

(一)各种感觉传导通路

各种一般感觉的神经末梢分别有其特异的感受器,接收刺激后经周围神经、脊髓(脊神经)或脑干(脑神经)间脑传至大脑皮质的感觉中枢。

1. 痛觉、温度觉传导通路 第1级神经元位于脊神经节内,周围突构成脊神经的感觉纤维,中枢突从后根外侧部进入脊髓后角,起始为第2级神经元,经白质前连合交叉至对侧外侧索,组成脊髓丘脑侧束,终止于丘脑腹后外侧核,再起始于第3级神经元,轴突组成丘脑皮质束,至中央后回的中上部和旁中央小叶的后部。

2. 触觉传导通路 第1级神经元位于脊神经节内,周围突构成脊神经的感觉纤维,分布于皮肤触觉感受器,中枢突从后根内侧部进入脊髓后索,其中传导精细触觉的纤维随薄束、楔束上行,走在深感觉传导通路中。传导粗略触觉的纤维入后角固有核,其轴突大部分经白质前连合交叉至对侧前索,小部分在同侧前索,组成脊髓丘脑前束上行,至延髓中部与脊髓丘脑侧束合成脊髓丘脑束(脊髓丘系),以后行程同脊髓丘脑侧束。

3. 深感觉传导通路 由三级神经元组成。第1级神经元位于脊神经节内,周围突分布于躯干、四肢的肌肉、肌腱、骨膜、关节等处的深部感受器;中枢突从后根内侧部入后索,分别形成薄束和楔束。薄束和楔束起始第2级神经元,交叉后在延髓中线两侧和锥体后方上行,形成内侧丘系,止于丘脑腹后外侧核。由此发出第3级神经元,形成丘脑皮质束,经内囊后肢,投射于大脑皮质中央后回的中上部及旁中央小叶后部。

(二)脊髓内感觉传导束的排列

脊髓内感觉传导束主要有传导浅感觉的脊髓丘脑束(脊髓丘脑侧束、脊髓丘脑前束)、传导深感觉的薄束和楔束及脊髓小脑束等。感觉传导束在髓内的排列不尽相同。脊髓丘脑侧束的排列由内向外依次为来自颈、胸、腰、骶的纤维;薄束和楔束位于后索,薄束在内,楔束在外,由内向外依次由来自骶、腰、胸、颈的纤维排列而成,髓内感觉传导束的这种层次排列特点对脊髓的髓内、髓外病变的诊断具有重要价值。如颈段的髓内肿瘤,浅感觉障碍是按颈、胸、腰、骶的顺序自上向下发展;而如为颈段的髓外肿瘤,感觉障碍的发展顺序则相反。

（三）节段性感觉支配

每个脊神经后根的输入纤维来自一定的皮肤区域,该区域称为皮节。共有 31 个皮节,与神经根节段数相同。绝大多数的皮节由 2~3 个神经后根重叠支配,因此单一神经后根损害时感觉障碍不明显,只有两个以上后根损伤才出现分布区的感觉障碍。因而脊髓损伤的上界应比查体的感觉障碍平面高出 1~2 个节段。这种节段性感觉分布现象在胸段最明显,如乳头平面为 T_4、脐平面为 T_{10}、腹股沟为 T_{12} 和 L_1 支配。上肢和下肢的节段性感觉分布比较复杂,但也仍有其节段性支配的规律,如上肢的桡侧为 $C_5 \sim C_7$,前臂及手的尺侧为 C_8 及 T_1,上臂内侧为 T_2,股前为 $L_1 \sim L_3$,小腿前面为 $L_4 \sim L_5$,小腿及股后为 $S_1 \sim S_2$,肛周鞍区为 $S_4 \sim S_5$ 支配。脊髓的这种节段性感觉支配对临床定位诊断有极重要的意义。

（四）周围性感觉支配

若干相邻的脊神经前支在颈部和腰骶部组成神经丛,如颈丛、腰丛和骶丛,再通过神经纤维的重新组合和分配,从神经丛发出多支周围神经,每支周围神经含多个节段的脊神经纤维,因此周围神经在体表的分布与脊髓的节段性分布不同。这是临床上鉴别周围神经损害和脊髓损害的一个重要依据。

二、病损表现及定位诊断

感觉传导通路受损导致感觉障碍,可以分为抑制性症状和刺激性症状两大类。感觉传导通路不同部位受损导致的感觉障碍的分布和特征也不同,这为定位诊断提供了重要的线索。根据受损部位,可分类如下(图 2-9)。

（一）神经干型感觉障碍

神经干型感觉障碍表现为受损害的某一神经干分布区内各种感觉均减退或消失,如桡神经麻痹、腓总神经损伤及股外侧皮神经炎等单神经病。

（二）末梢型感觉障碍

末梢型感觉障碍表现为四肢对称性的末端各种感觉障碍(痛觉、温觉、触觉和深感觉),呈手套-袜套样分布,远端重于近端,常伴有自主神经功能障碍,见于多发性神经病等。

（三）后根型感觉障碍

后根型感觉障碍表现为单侧节段性感觉障碍,感觉障碍范围与神经根的分布一致。常伴有剧烈的放射性疼痛(神经痛),如腰椎间盘脱出、髓外肿瘤等。

（四）髓内型感觉障碍

1. 后索型 后索的薄束、楔束损害,则受损平面以下深感觉障碍和精细触觉障碍,出现感觉性共济失调。见于糖尿病、脊髓结核或亚急性联合变性等。

2. 侧索型 因影响了脊髓丘脑侧束,表现为病变对侧平面以下痛觉、温觉缺失而触觉和深感觉保存(分离性感觉障碍)。

3. 后角型 后角损害表现为损伤侧节段性分离性感觉障碍,出现病变侧痛觉、温觉障碍,而触觉和深感觉保存,这是由于痛觉、温觉纤维进入后角,而一部分触觉和深感觉纤维不经过后角直接进入后索。见于脊髓内肿瘤等。

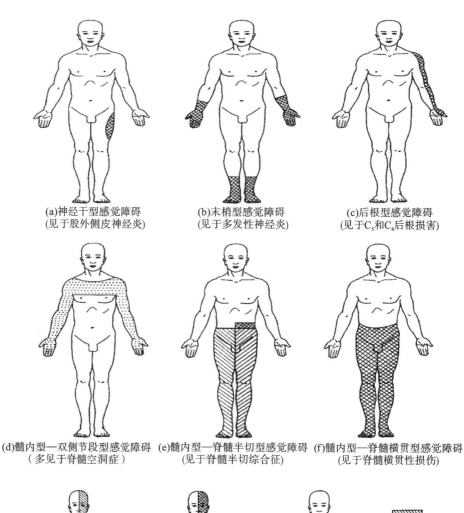

(a)神经干型感觉障碍
(见于股外侧皮神经炎)

(b)末梢型感觉障碍
(见于多发性神经炎)

(c)后根型感觉障碍
(见于C₅和C₆后根损害)

(d)髓内型—双侧节段型感觉障碍
（多见于脊髓空洞症）

(e)髓内型—脊髓半切型感觉障碍
(见于脊髓半切综合征)

(f)髓内型—脊髓横贯型感觉障碍
(见于脊髓横贯性损伤)

浅感觉障碍

深感觉障碍

深浅感觉障碍

分离性感觉障碍

(g)交叉型感觉障碍
(多见于延髓背外侧综合征)

(h)偏身型感觉障碍
(见于内囊病变)

(i)癔症型感觉障碍
(见于癔症)

图 2-9　各种类型感觉障碍分布

彩图 2-9

Note

4. 前连合型　前连合为两侧脊髓丘脑束的交叉纤维集中处,损害时出现受损部位双侧节段性分布的对称性分离性感觉障碍,表现为痛觉、温觉消失而深感觉和触觉存在。见于脊髓空洞症和髓内肿瘤早期。

5. 脊髓半切型　病变侧损伤平面以下深感觉障碍及上运动神经元性瘫痪,对侧损伤平面以下痛觉、温觉缺失,亦称脊髓半切综合征(Brown-Sequard syndrome)。见于髓外占位性病变、脊髓外伤等。

6. 脊髓横贯型　即病变平面以下所有感觉（温觉、痛觉、触觉、深感觉）均缺失或减弱，平面上部可能有过敏带。如在颈胸段可伴有锥体束损伤的体征，表现为截瘫或四肢瘫、大小便功能障碍。常见于脊髓炎和脊髓肿瘤等。

7. 马尾圆锥型　主要为肛门周围及会阴部呈鞍状感觉缺失，马尾病变出现后根型感觉障碍并伴剧烈疼痛，多见于肿瘤、炎症等。

（五）脑干型感觉障碍

该型感觉障碍为交叉性感觉障碍。延髓外侧和脑桥下部一侧病变损害脊髓丘脑侧束及三叉神经脊束和脊束核，出现同侧面部和对侧半身分离性感觉障碍（痛觉、温觉缺失而触觉存在），如 Wallenberg 综合征等；延髓内部病变损害内侧丘系引起对侧的深感觉缺失，而位于延髓外侧的脊髓丘脑束未受损，故痛觉、温觉无障碍，即出现深、浅感觉分离性障碍；而脑桥上部和中脑的内侧丘系、三叉丘系和脊髓丘脑束已合并在一起，损害时出现对侧面部及半身各种感觉均发生障碍，但多伴有同侧脑神经麻痹，见于炎症、脑血管病、肿瘤等。

（六）丘脑型感觉障碍

丘脑为深、浅感觉的第 3 级神经元起始部位，损害时出现对侧偏身（包括面部）完全性感觉缺失或减退。其特点是深感觉和触觉障碍重于痛觉、温觉，远端重于近端，并常伴发患侧肢体的自发性疼痛（丘脑痛）。多见于脑血管病。

（七）内囊型感觉障碍

内囊型感觉障碍为偏身感觉障碍，即对侧偏身（包括面部）感觉缺失或减退，常伴有偏瘫及偏盲，称为三偏综合征。见于脑血管病。

（八）皮质型感觉障碍

大脑皮质中央后回和旁中央小叶后部为皮质感觉中枢，受损时有以下两个特点。

1. 出现病灶对侧的复合感觉（精细感觉）障碍　如实体觉、图形觉、定位觉、两点辨别觉和对各种感觉强度的比较障碍，而痛觉、温觉障碍轻。

2. 皮质感觉区范围广　如部分区域损害，可出现对侧一个上肢或一个下肢部分的感觉缺失或减退，称为单肢感觉减退或缺失。如为刺激性病灶，则出现局限性感觉性癫痫（发作性感觉障碍）。

技能要点

　　感觉系统病损表现及定位诊断的检查方法需要掌握，即检查部位的确定。

第四节　反　　射

反射（reflex）是最简单也是最基本的神经活动，是在中枢神经系统参与下，机体对内外环境刺激所做出的规律性反应。反应可为肌肉的收缩、肌肉张力的改变、腺体分泌或内脏反应。临床上主要研究肌肉收缩的反射。

一、解剖结构及生理功能

反射的解剖学基础是反射弧。反射弧的组成是：感受器→传入神经元（感觉神经元）→中间神经元→传出神经元（脊髓前角细胞或脑干运动神经元）→周围神经（运动纤维）→效应器官（肌肉、分泌腺等）。反射活动需依赖于完整的反射弧而实现，反射弧中任何

Note

一处中断,均可引起反射的减弱和消失。同时反射弧还接受高级神经中枢的抑制和易化,因次,当高级中枢病变时,可使原本受抑制的反射(深反射)增强,受易化的反射(浅反射)减弱。

每个反射弧都有其固定的脊髓节段及周围神经,故临床上可通过反射的改变判定病变部位。反射活动的强弱在正常个体间差异很大,但在同一个体两侧上下基本相同,因此在检查反射时要本身左右侧或上下肢对比。一侧或单个反射减弱、消失或增强,则临床意义更大。反射的普遍性消失、减弱或增强不一定是神经系统受损的表现。生理反射是正常人应具有的反射,包括深反射和浅反射两大类。

1. 深反射(deep reflex) 是刺激肌腱、骨膜的本体感受器所引起的肌肉迅速受损反应,亦称腱反射或肌肉牵张反射,其反射弧是由感觉神经元和运动神经元直接连接组成的单突触反射弧。通常叩击肌腱引起深反射,肌肉收缩反应在被牵张的肌肉最明显。临床上常做的腱反射有肱二头肌反射($C_5 \sim C_6$)、肱三头肌反射($C_6 \sim C_7$)、桡骨膜反射($C_5 \sim C_8$)、膝腱反射($L_2 \sim L_4$)、跟腱反射($S_1 \sim S_2$)等。

2. 浅反射(superficial reflex) 是刺激皮肤、黏膜及角膜引起的肌肉快速收缩反应。浅反射的反射弧比较复杂,除了脊髓节段性的反射弧外,还有冲动到达大脑皮质(中央前、后回),然后随锥体束下降至脊髓前角细胞。因此中枢神经系统病变及周围神经系统病变均可出现浅反射的减弱或消失。临床上常用的有腹壁反射($T_7 \sim T_{12}$)、提睾反射($L_1 \sim L_2$)、跖反射($S_1 \sim S_2$)、肛门反射($S_4 \sim S_5$)、角膜反射和咽反射等。

二、病损表现及定位诊断

(一)深反射减弱或消失

反射弧径路的任何部位损伤均可引起深反射的减弱或消失,如脊髓前根、后根、后根节,脊髓前角、后角,脊髓后索的病变。深反射减弱或消失是下运动神经元性瘫痪的一个重要体征。在脑和脊髓损害的断联休克期深反射消失;肌肉本身或神经肌肉接头处发生病变也影响深反射,如重症肌无力或周期性瘫痪等;精神紧张或注意力集中在检查部位的患者也可出现深反射受到抑制;镇静安眠药物、深睡、麻醉或昏迷等也可出现深反射减弱或消失。

(二)深反射增强

正常情况下,运动中枢对深反射的反射弧有抑制作用,当皮质运动区或锥体束损害而反射弧完整的情况下,损害水平以下的腱反射弧失去来自上运动神经元的下行抑制作用而出现释放症状,表现为腱反射增强或扩散现象(刺激肌腱以外区域也能引起腱反射的出现)。深反射亢进是上运动神经元损害的重要体征。神经系统兴奋性普遍增高的神经症、甲状腺功能亢进、手足搐搦症及破伤风等患者虽然也可以出现腱反射增强,但并无反射区的扩大。霍夫曼征(Hoffmann 征)和 Rossolimo 征的本质应属牵张反射,一侧出现时有意义,常提示椎体束损害,双侧对称出现无意义。临床上深反射的节段定位见表2-6。

表 2-6 深反射定位

反射	检查法	反应	肌肉	神经	节段定位
下颌反射	轻叩微张的下颌中部	下颌上举	咀嚼肌	三叉神经下颌支	脑桥
肩胛反射	叩击两肩胛间	胛骨向内移动	大圆肌、肩胛下肌	肩胛下神经	$C_5 \sim C_6$

续表

反射	检查法	反应	肌肉	神经	节段定位
肱二头肌反射	叩击置于肱二头肌肌腱上的检查者的手指	肘关节屈曲	肱二头肌	肌皮神经	$C_5 \sim C_6$
肱三头肌反射	叩击鹰嘴上方肱三头肌肌腱	肘关节伸直	肱三头肌	桡神经	$C_6 \sim C_8$
桡骨膜反射	叩击桡骨茎突	肘关节屈曲、旋前和手指屈曲	桡肌 肱三头肌 旋前肌 肱二头肌	正中神经 桡神经 肌皮神经	$C_5 \sim C_8$
膝反射	叩击膝盖下髌韧带	膝关节伸直	股四头肌	股神经	$L_2 \sim L_4$
跟腱反射	叩击跟腱	足向跖面屈曲	腓肠肌	坐骨神经	$S_1 \sim S_2$
Hoffmann 征	弹刮中指指盖	其余各指屈曲	指深屈肌	正中神经	$C_7 \sim T_1$
Rossolimo 征	叩击足趾基底部跖面	足趾向跖面屈曲	足底肌	胫神经	$L_5 \sim S_1$

（三）浅反射减弱或消失

脊髓反射弧的中断或锥体束病变均可引起浅反射减弱或消失，故上运动神经元性和下运动神经元性瘫痪均可出现浅反射减弱或消失。需注意昏迷、麻醉、深睡、1 岁内婴儿浅反射也可消失，经产妇、肥胖者及老人腹壁反射往往不易引出。每种浅反射均有与节段相当的反射弧，因此，浅反射减弱或消失在临床上有一定的节段定位作用。临床上常用的浅反射及节段定位见表 2-7。

表 2-7　浅反射定位

反射	检查法	反应	肌肉	神经	节段定位
角膜反射	轻触角膜	闭眼	眼轮匝肌	三叉、面神经	脑桥
咽反射	轻触咽后壁	软腭上举或呕吐	诸咽喉肌	舌咽、迷走神经	延髓
上腹壁反射	划过腹部上部皮肤	上腹壁收缩	腹横肌	肋间神经	$T_7 \sim T_8$
中腹壁反射	划过腹部中部皮肤	中腹壁收缩	腹横肌	肋间神经	$T_9 \sim T_{10}$
下腹壁反射	划过腹部下部皮肤	下腹壁收缩	腹斜肌	肋间神经	$T_{11} \sim T_{12}$
提睾反射	刺激大腿上部内侧皮肤	睾丸上举	提睾肌	生殖股神经	$L_1 \sim L_2$
跖反射	轻划足底外侧	足趾及足向跖面屈曲	趾屈肌	坐骨神经	$S_1 \sim S_2$
肛门反射	轻划或针刺肛门附近	肛门外括约肌收缩	肛门括约肌	肛尾神经	$S_4 \sim S_5$

课堂互动

　　如何对患者进行腹壁反射检查？有哪些注意事项？

（四）病理反射

　　病理反射是锥体束损害的确切指征,常与下肢腱反射亢进、浅反射消失同时存在。巴宾斯基(Babinski)征是最重要的病理征,可由刺激下肢不同部位而产生。有时巴宾斯基征虽为阴性,但可引出其他形式的病理反射。常用的有巴宾斯基(Babinski)征、奥本海姆(Oppenheim)征、戈登(Gordon)征、查多克(Chaddock)征等。

　　1. 巴宾斯基征　检查方法同跖反射。阳性表现为踇趾背屈,其余四趾呈扇形散开。

　　2. 奥本海姆征　检查者用踇、示两指沿患者胫骨前缘向下加压推移,阳性表现同巴宾斯基征。

　　3. 戈登征　用踇指和其他四指分置于腓肠肌部位,然后以适度的力量捏压,阳性表现同巴宾斯基征。

　　4. 查多克征　用钝头竹签在外踝下方从后向前划至趾跖关节处。阳性表现同巴宾斯基征。

　　以上4种测试方法不同,但阳性结果表现及临床意义相同,一般情况下,在锥体束疾病时较易引出巴宾斯基征,但在表现可疑时应测试其余几种以协助诊断。

　　5. 霍夫曼征　检查者用左手托住患者腕部上方,以右手中指和示指夹持患者中指,稍向上提,使腕部处于轻度过伸位,然后用拇指迅速弹刮患者中指的指甲,此征为上肢锥体束征,但一般较多见于颈髓病变。

　　脊髓完全横贯性损害时可出现脊髓自动反射,它是巴宾斯基征的增强反应,又称防御反应或回缩反应。表现为刺激下肢任何部位均可出现双侧巴宾斯基征的双下肢回缩(髋膝屈曲、踝背屈)。若反应更加强烈时,还可合并大小便排空、举阳、射精、下肢出汗、竖毛及皮肤发红,称为总体反射。

第五节　中枢神经系统各部位损害的表现及定位

　　中枢神经系统(central nervus system,CNS)包括脑和脊髓,脑分为大脑、间脑、脑干和小脑等部分,脊髓由含有神经细胞的灰质和含上、下行传导束的白质组成。不同的神经结构受损后,其临床症状各有特点。

一、大脑半球

　　大脑半球(cerebral hemisphere)的表面由大脑皮质所覆盖,在脑表面形成脑沟和脑回,内部为白质、基底核及侧脑室。两侧大脑半球由胼胝体连接。每侧大脑半球借中央沟、大脑外侧裂和其延长线、顶枕沟和枕前切迹的连线分为额叶、顶叶、颞叶和枕叶,根据功能又有不同分法(图 2-10)。此外,大脑还包括位于大脑外侧裂深部的岛叶和位于半球内侧面的由边缘叶、杏仁核、丘脑前核、下丘脑等构成的边缘系统(图 2-11、图 2-12)。

　　两侧大脑半球的功能不完全对称,按功能分为优势半球和非优势半球。优势半球为在语言、逻辑思维、分析综合及计算功能等方面占优势的半球,多位于左侧,只有一小部分右利手和约半数左利手者可能在右侧。非优势半球多为右侧大脑半球,主要在音乐、美术、综合能力、空间、几何图形和人物面容的识别及视觉记忆功能等方面占优势。不同部位的神经病学损害可产生不同的临床症状。

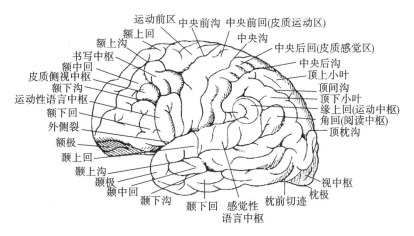

图 2-10　左侧大脑半球外侧面结构及功能区

彩图 2-10

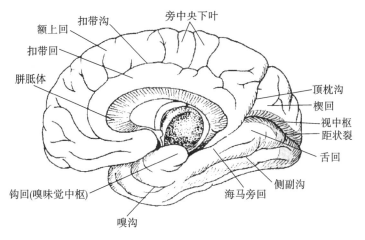

图 2-11　右侧大脑半球内侧面结构及功能区

彩图 2-11

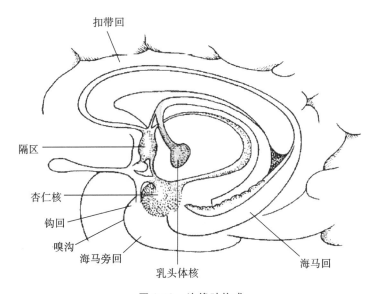

图 2-12　边缘叶构成

彩图 2-12

Note

（一）额叶

1. 解剖结构及生理功能　额叶(frontal lobe)占大脑半球表面的前1/3,位于外侧裂上方和中央沟前方,是大脑半球主要功能区之一。前端为额极,外侧面以中央沟与顶叶分界,底面以外侧裂与颞叶分界,内侧面以扣带沟与扣带回分界。中央沟前有与之略平行的中央前沟,两沟之间为中央前回,是大脑皮质运动区。中央前回前方从上向下有额上沟及额下沟,将额叶外侧面的其余部分分为额上回、额中回和额下回(图2-10)。

额叶的主要功能与精神、语言和随意运动有关。其主要功能区包括:

（1）皮质运动区:位于中央前回,该区大锥体细胞的轴突构成了锥体束的大部,支配对侧半身的随意运动。身体各部位代表区在此的排列由上向下呈"倒人状"(图2-13),头部在下,最接近外侧裂,足最高,位于额叶内侧面。

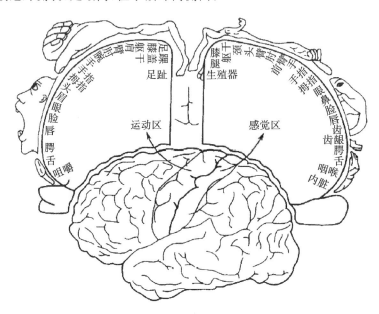

图 2-13　人体各部位在皮质运动区和感觉区的定位关系

（2）运动前区:位于皮质运动区前方,是锥体外系的皮质中枢,发出纤维到丘脑基底核和红核等处,与联合运动和姿势调节有关;该区也发出额桥小脑束,与共济运动有关;此外,该区也是自主神经皮质中枢的一部分,还包括肌张力的抑制区。此区受损瘫痪不明显,可出现共济失调和步态不稳等锥体外系症状。

（3）皮质侧视中枢:位于额中回后部,司双眼同向侧视运动。

（4）书写中枢:位于优势半球的额中回后部,与支配手部的皮质运动区相邻。

（5）运动性语言中枢(Broca区):位于优势半球外侧裂上方和额下回后部交界的三角区,管理语言运动。

（6）额叶前部:有广泛的联络纤维,与记忆、判断、抽象思维、情感和冲动行为有关。

2. 病损表现及定位诊断　额叶病变时主要引起以下症状和表现:

（1）外侧面:以脑梗死、肿瘤和外伤多见。①额极病变:以精神障碍为主,表现为记忆力和注意力减退,表情淡漠,反应迟钝,缺乏始动性和内省力,思维和综合能力下降,可有欣快感或易怒。②中央前回病变:刺激性病变可导致对侧上、下肢或面部的抽搐(Jackson癫痫)或继发全身性癫痫发作;破坏性病变多引起单瘫。中央前回上部受损产生对侧下肢瘫痪,下部受损产生对侧面、舌或上肢的瘫痪;严重而广泛的损害可出现对侧偏瘫。

③额上回后部病变：可产生对侧上肢强握反射和摸索反射。强握反射(grasp reflex)是指物体触及患者病变对侧手掌时，引起手指和手掌屈曲反应，出现紧握该物不放的现象；摸索反射(groping flex)是指当病变对侧手掌碰触到物体时，该肢体向各方向摸索，直至抓住该物紧握不放的现象。④额中回病变：刺激性病变引起双眼向病灶对侧凝视，破坏性病变双眼向病灶侧凝视；更后部位的病变产生书写不能。⑤优势侧额下回后部病变：产生运动性失语。

（2）内侧面：以大脑前动脉闭塞和矢状窦旁脑膜瘤多见。后部的旁中央小叶(paracentral lobule)病变可使对侧膝以下瘫痪，矢状窦旁脑膜瘤可压迫两侧下肢运动区而使其产生瘫痪，伴有尿便障碍，临床上可凭膝关节以下瘫痪严重而膝关节以下无瘫痪与脊髓病变相鉴别。

（3）底面：以额叶底面的挫裂伤、嗅沟脑膜瘤和蝶骨嵴脑膜瘤较为多见。病损主要位于额叶眶面，表现为饮食过量、胃肠蠕动过度、多尿、高热、出汗和皮肤血管扩张等症状。额叶底面肿瘤可出现同侧嗅觉缺失和视神经萎缩，对侧视乳头水肿，称为福斯特-肯尼迪综合征(Foster Kennedy syndrome)。

（二）顶叶

1. 解剖结构及生理功能 顶叶(parietal lobe)位于中央沟后、顶枕沟前和外侧裂延线的上方。前面以中央沟与额叶分界，后面以顶枕沟和枕前切迹的连线与枕叶分界，下面以外侧裂与颞叶分界。中央沟与中央后沟之间为中央后回，为大脑皮质感觉区。中央后回后面有横行的顶间沟，将顶叶分为顶上小叶和顶下小叶。顶下小叶由围绕外侧裂末端的缘上回和围绕颞上沟终点的角回组成(图2-10)。

顶叶的功能分区有：①皮质感觉区：中央后回为深、浅感觉的皮质中枢，接收对侧肢体的深浅感觉信息，各部位代表区的排列也呈"倒人状"(图2-13)，头部在下而足在顶端。顶上小叶为触觉和实体觉的皮质中枢。②运用中枢：位于优势半球的缘上回，与复杂动作和劳动技巧有关。③视觉性语言中枢：又称阅读中枢，位于角回，靠近视觉中枢，为理解看到的文字和符号的皮质中枢。

2. 病损表现及定位诊断 顶叶病变主要产生皮质性感觉障碍、失用和失认症等。

（1）中央后回和顶上小叶病变：破坏性病变主要表现为病灶对侧肢体复合性感觉障碍，如实体觉、位置觉、两点辨别觉和皮肤定位觉的减退和缺失。刺激性病变可出现病灶对侧肢体的部分性感觉性癫痫，如扩散到中央前回运动区，可引起部分性运动性发作，也可扩展为全身抽搐及意识丧失。

（2）顶下小叶(缘上回和角回)病变：①体象障碍：顶叶病变可产生体象障碍。②古茨曼综合征(Gerstmann syndrome)：为优势侧角回损害所致，主要表现有计算不能(失算症)、手指失认、左右辨别不能(左右失认症)、书写不能(失写症)，有时伴失读。③失用症：优势侧缘上回是运用功能的皮质代表区，发出的纤维至同侧中央前回运动中枢，再经胼胝体到达对侧右侧中央前回运动中枢，因此，优势侧缘上回病变时可产生双侧失用症。

（三）颞叶

1. 解剖结构及生理功能 颞叶(temporal lobe)位于外侧裂的下方，顶枕裂前方。以外侧裂与额叶、顶叶分界，后面与枕叶相邻。颞叶前端为颞极，外侧面有与外侧裂平行的颞上沟以及底面的颞下沟，两沟界限为颞上回、颞中回和颞下回(图2-10)。颞上回的一部分掩入外侧裂中，为颞横回。主要功能区包括：①感觉性语言中枢(Wernicke区)：位于优势半球颞上回后部。②听觉中枢：位于颞上回中部及颞横回。③嗅觉中枢：位于钩回

Note

31

和海马回前部,接收双侧嗅觉纤维的传入。④颞叶前部:与记忆、联想和比较等高级神经活动有关。⑤颞叶内侧面:此区域属边缘系统,海马是其中的重要结构,与记忆、精神、行为和内脏功能有关。

2. 病损表现及定位诊断 颞叶病变时主要引起听觉、语言、记忆及精神活动障碍。

(1)优势半球颞上回后部(Wernicke区)损害:患者能听见对方和自己说话的声音,但不能理解说话的含义,即感觉性失语(Wernicke aphasia)。

(2)优势半球颞中回后部损害:患者对于一个物品,能说出它的用途,但说不出它的名称。如对水杯,只能说出它是"喝水用的",但说不出"水杯"名称。如果告诉他这叫"水杯",患者能复述,但很快又忘掉,称之为命名性失语(anomic aphasia)。

(3)颞叶钩回损害:可出现幻嗅和幻味,做舔舌、咀嚼动作,称为钩回发作。

(4)海马损害:可发生癫痫,出现错觉、幻觉、自动症、似曾相识感、情感异常、精神异常、内脏症状和抽搐,还可以导致严重的近记忆障碍。

(5)优势侧颞叶广泛病变或双侧颞叶病变:可出现精神症状,多为人格改变、情绪异常、记忆障碍、精神迟钝及表情淡漠。

(6)颞叶深部的视辐射纤维和视束受损:可出现视野改变,表现为两眼对侧视野的同向上象限盲。

(四)枕叶

1. 解剖结构及生理功能 枕叶(occipital lobe)位于顶枕沟和枕前切迹连线的后方,为大脑半球后部的小部分。其后端为枕极,内侧面以距状裂分成楔回和舌回(图 2-11)。围绕距状裂的皮质为视中枢,亦称纹状区,接收外侧膝状体传来的视网膜视觉冲动。距状裂上方的视皮质接收上部视网膜传来的冲动,下方的视皮质接收下部视网膜传来的冲动。枕叶主要与视觉有关。

2. 病损表现及定位诊断 枕叶损害主要引起视觉障碍。

(1)视觉中枢病变:刺激性病变可出现闪光、暗影、色彩等幻视现象,破坏性病变可出现视野缺损。视野缺损的类型取决于视皮质损害范围的大小:①双侧视觉中枢病变产生皮质盲,表现为全盲,视物不见,但对光反射存在;②一侧视中枢病变可产生偏盲,特点为对侧视野同向性偏盲,而中心视力不受影响,称黄斑回避(macular sparing);③距状裂以下舌回损害可产生对侧同向性上象限盲,距状裂以上楔回损害可产生对侧同向性下象限盲。

(2)优势侧纹状区周围病变:患者并非失明,但对图形、面容或颜色等都失去辨别能力,有时需借助于触觉方可辨认。如给患者看钥匙不能认识,放在手上触摸一下即能辨认,称之为视觉失认。

(3)顶枕颞交界区病变:可出现视物变形。患者看到物体发生变大、变小、形状歪斜及颜色改变等现象,这些症状有时是癫痫的先兆。

(五)岛叶

岛叶(insular lobe)又称脑岛(insula),呈三角形岛状,位于外侧裂深面,被额叶、顶叶、颞叶所覆盖。岛叶的功能与内脏感觉和运动有关。刺激人的岛叶可以引起内脏运动改变,如唾液分泌增加、恶心、呃逆、胃肠蠕动增加和饱胀感等。岛叶损害多引起内脏运动和感觉的障碍。

(六)边缘叶

边缘叶(limbic lobe)由半球内侧面位于胼胝体周围和侧脑室下角底壁的一圆弧结构

构成,包括隔区、扣带回、海马回、海马旁回和钩回(图 2-11、图 2-12)。边缘叶与杏仁核、丘脑前核、下丘脑、中脑被盖、岛叶前部、额叶眶面等结构共同组成边缘系统。边缘系统与网状结构和大脑皮质有广泛联系,参与高级神经、精神(情绪和记忆等)和内脏的活动。边缘系统损害时可出现情绪及记忆障碍、行为异常、幻觉、反应迟钝等精神障碍及内脏活动障碍。

二、内囊

(一)解剖结构及生理功能

内囊(intenal capsule)是宽厚的白质层,位于尾状核、豆状核及丘脑之间,其外侧为豆状核,内侧为丘脑,前内侧为尾状核,由纵行的纤维束组成,向上呈放射状投射至皮质各部。在水平切面上,内囊形成尖端向内的钝角形,分为前肢、后肢和膝部。

内囊前肢位于尾状核与豆状核之间,上行纤维是丘脑内侧核至额叶皮质的纤维(丘脑前辐射),下行纤维是额叶脑桥束(额桥束);内囊膝部位于前、后肢相连处,皮质延髓束于此通过;内囊后肢位于丘脑与豆状核之间,依前后顺序分别为皮质脊髓束(支配上肢者靠前,支配下肢者靠后)、丘脑至中央后回的丘脑皮质束(丘脑中央辐射),其后为听辐射、颞桥束、丘脑后辐射和视辐射等(图 2-14)。

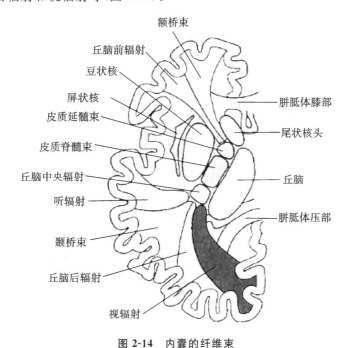

图 2-14　内囊的纤维束

彩图 2-14

(二)病损表现及定位诊断

1. 完全性内囊损害　内囊聚集了大量的上下行传导束,特别是锥体束在此高度集中,如完全损害,病灶对侧可出现偏瘫、偏身感觉障碍及偏盲,谓之"三偏"综合征,多见于脑出血及脑梗死等。

2. 部分性内囊损害　由于前肢、膝部、后肢的传导束不同,不同部位和程度的损害可出现偏瘫、偏身感觉障碍、偏盲、偏身共济失调、一侧中枢性面舌瘫或运动性失语中的1～2 个或更多症状。

三、基底神经节

（一）解剖结构及生理功能

基底神经节（basal ganglia）亦称基底核（basal nucleus），位于大脑白质深部，其主要由尾状核、豆状核、屏状核、杏仁核组成（图 2-15、图 2-16），另外红核、黑质及丘脑底核也参与基底核系统的组成。尾状核和豆状核合称为纹状体，豆状核又分为壳核和苍白球两部分。尾状核和壳核种系发生较晚，称为新纹状体；苍白球出现较早，称为旧纹状体；杏仁核是基底神经节中发生最古老的部分，与屏状核称为古纹状体。基底核是锥体外系统的中继站，各核之间有密切的纤维联系，其经丘脑将信息上传至大脑皮质，又经丘脑将冲动下传至苍白球，再通过红核、黑质、网状结构等影响脊髓下运动神经元。基底神经节与大脑皮质及小脑协同调节随意运动、肌张力和姿势反射，也参与复杂行为的调节。

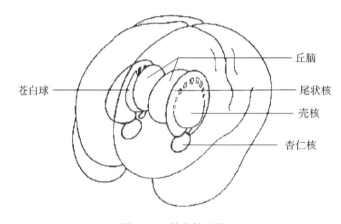

图 2-15　基底核结构

彩图 2-15

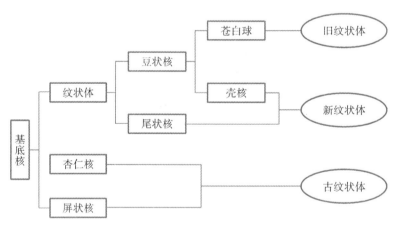

图 2-16　基底核构成

（二）病损表现及定位诊断

基底核病变主要产生运动异常（动作增多或减少）和肌张力改变（增高或降低）。

1. 新纹状体病变　可出现肌张力减低-运动过多综合征，主要产生舞蹈样动作、手足徐动症和偏身投掷运动等。壳核病变可出现舞蹈样动作，表现为不重复、无规律和无目的急骤运动；尾状核病变可出现手足徐动症，表现为手指、足趾的缓慢如蚯蚓蠕动样动作；丘脑底核病变可出现偏侧投掷运动，表现为一侧肢体大幅度、有力的活动。此类综合征可见于风湿性舞蹈病、遗传性舞蹈病、肝豆状核变性等。

2. 旧纹状体及黑质病变　可出现肌张力增高-运动减少综合征,表现为肌张力增高、动作减少及静止性震颤。此多见于帕金森病和帕金森综合征。

四、间脑

间脑(diencephalon)位于两侧大脑半球之间,是脑干与大脑半球连接的中继站。间脑前方以室间孔与视交叉上缘的连线为界,下方与中脑相连,两侧为内囊。左、右间脑之间的矢状窄隙为第三脑室,其侧壁为左、右间脑的内侧面。间脑包括丘脑(thalamus)、上丘脑(epithalamus)、下丘脑(hypothalamus)和底丘脑(subthalamus)四部分(图 2-17)。

间脑病变多无明显定位体征,此区占位病变与脑室内肿瘤相似,临床上常称为中线肿瘤。主要表现为颅内压增高症状,临床定位较为困难,需要全面分析。

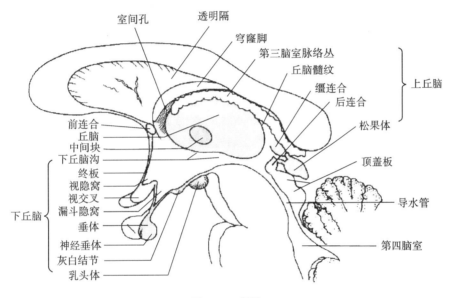

图 2-17　间脑

彩图 2-17

（一）丘脑

1. 解剖结构及生理功能　丘脑(thalamus)是间脑中最大的卵圆形灰质团块,对称分布于第三脑室两侧。丘脑前端隆突,称丘脑前结节;后端膨大,为丘脑枕,其下方为内侧膝状体和外侧膝状体(图 2-18)。丘脑被薄层 Y 形白质纤维(内髓板)分隔为若干核群,主要有前核群、内侧核群、外侧核群。丘脑是各种感觉(嗅觉除外)传导的皮质下中枢和中继站,其对运动系统、感觉系统、边缘系统、上行网状系统和大脑皮质的活动有着重要影响。

（1）前核群:位于丘脑内髓板分叉部的前上方,为边缘系统的中继站,与下丘脑、乳头体及扣带回联系,与内脏活动有关。

（2）内侧核群:位于内髓板内侧,包括背内侧核和腹内侧核。背内侧核与丘脑其他核团、额叶皮质、海马和纹状体等均有联系;腹内侧核与海马和海马回有联系。内侧核群为躯体和内脏感觉的整合中枢,与记忆功能和情感调节也有关。

（3）外侧核群:位于内髓板外侧,分为背侧核群和腹侧核群两部分。其中腹侧核群包括:①腹前核:接收小脑齿状核、苍白球、黑质等的传入,与额叶运动皮质联系,调节躯体运动。②腹外侧核:接收经结合臂的小脑丘脑束或红核丘脑束的纤维,并与大脑皮质运

Note

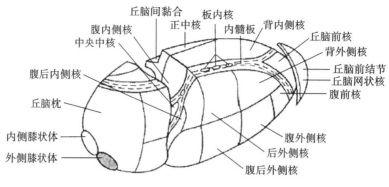

图 2-18　丘脑

动前区联系,与锥体外系的运动协调有关。③腹后外侧核:接收内侧丘系和脊髓丘脑束的纤维,由此发出纤维形成丘脑皮质束的大部,终止于大脑中央后回皮质感觉中枢,传导躯体和四肢的感觉。④腹后内侧核:接收三叉丘系及味觉纤维,发出纤维组成丘脑皮质束的一部分,终止于中央后回下部,传导面部的感觉和味觉。

另外,靠近丘脑枕腹侧的外侧膝状体和内侧膝状体也属于丘脑特异性投射核团,可以看作是腹侧核群向后方的延续。内侧膝状体接收来自下丘臂的传导听觉的纤维,发出纤维至颞叶的听觉中枢,参与听觉冲动的传导。外侧膝状体接收视束的传入纤维,发出纤维至枕叶的视觉中枢,与视觉有关。

2. 病损表现及定位诊断　丘脑病变可产生丘脑综合征,主要为对侧的感觉缺失和(或)刺激症状,对侧不自主运动,并可有情感与记忆障碍。丘脑受损主要产生以下症状:

(1)丘脑外侧核群尤其是腹后外侧核和腹后内侧核受损产生对侧偏身感觉障碍,具有如下特点:①各种感觉均发生障碍;②深感觉和精细触觉障碍重于浅感觉;③肢体及躯干的感觉障碍重于面;④可有深感觉障碍所导致的共济失调;⑤感觉异常;⑥对侧偏身自发性疼痛(丘脑痛),疼痛部位弥散、不固定;疼痛的性质多难以描述;疼痛可因各种情绪刺激而加剧;常伴有自主神经功能障碍,如血压增高或血糖增高。

(2)丘脑至皮质下(锥体外系统)诸神经核的纤维联系受累时产生面部表情分离性运动障碍,即当患者大哭大笑时,病灶对侧面部表情丧失,但令患者做随意动作时,面肌并无瘫痪。

(3)丘脑外侧核群与红核、小脑、苍白球的联系纤维受损产生对侧偏身不自主运动,可出现舞蹈样动作或手足徐动样动作。

(4)脑前核与下丘脑及边缘系统的联系受损产生情感障碍,表现为情绪不稳及强哭强笑。

(二)下丘脑

1. 解剖结构及生理功能　下丘脑(hypothalamus)又称丘脑下部,位于丘脑下沟的下方,由第三脑室周围的灰质组成,体积很小,占全脑重量的0.3%左右,但其纤维联系却广泛而复杂,与脑干、基底核、丘脑、边缘系统及大脑皮质之间有密切联系。下丘脑的核团分为4个区:①视前区:视前核所在,位于第三脑室两旁,终板后方,分为视前内侧核和视前外侧核,与体温调节有关。②视上区:内有两个核,视上核在视交叉之上,发出视上垂体束至神经垂体,与水代谢有关;室旁核在第三脑室两旁,前连合后方,与糖代谢有关。③结节区:内有下丘脑内侧核群的腹内侧核和背内侧核及漏斗核,腹内侧核是位于乳头体之前视上核之后的卵圆形灰质块,与性功能有关;背内侧核居于腹内侧核之上、第三脑室两旁及室旁核腹侧,与脂肪代谢有关。④乳头体区:含有下丘脑后核和乳头体核,下丘脑后核位于第三脑室两旁,与产热保温有关。

下丘脑是调节内脏活动和内分泌活动的皮质下中枢,下丘脑的某些细胞既是神经元又是内分泌细胞。下丘脑对体温、摄食、水盐平衡和内分泌活动进行调节,同时也参与情绪活动。

2. 病损表现及定位诊断　下丘脑损害可出现一系列十分复杂的症状和综合征。

(1)视上核、室旁核及其纤维束损害:可产生中枢性尿崩症,此症是由于抗利尿激素分泌不足引起的,表现为多饮烦渴、多尿、尿比重降低(一般低于1.006)、尿渗透压低于290 mmol/L,尿中不含糖。

(2)下丘脑的散热和产热中枢损害:可产生体温调节障碍,散热中枢在前内侧区,尤其是视前区,对体温的升高敏感。当体温增高时,散热功能被发动,表现为皮肤血管扩张和大量出汗,通过热辐射和汗液的蒸发散失多余的热量,以维持正常的体温。此区病变破坏了散热机制,表现为中枢性高热和不能忍受高温环境。下丘脑的产热中枢在后外侧区,对低温敏感,受到低于体温的温度刺激时,可发动产热机制,表现为血管收缩、汗腺分泌减少、竖毛、心率增加和内脏活动增强等,通过这些活动来减少散热和产生热量,以维持正常的体温。如此区病变破坏了产热机制,则可表现为体温过低。

(3)下丘脑饱食中枢和摄食中枢受损:可产生摄食异常,饱食中枢(下丘脑腹内侧核)损害,表现为食欲亢进、食量增大,往往导致过度肥胖,称下丘脑性肥胖;摄食中枢(灰结节的外侧区)损害,表现为食欲缺乏、厌食、消瘦甚至恶病质。

(4)下丘脑视前区与后区网状结构损害:可产生睡眠觉醒障碍,下丘脑视前区与睡眠有关,此区损害可出现失眠。下丘脑后区属网状结构的一部分,参与上行激活系统的功能,与觉醒有关,损害时可产生睡眠过度、嗜睡,还可出现"发作性睡病(narcolepsy)"。

(5)下丘脑腹内侧核和结节区损害:可产生生殖与性功能障碍,腹内侧核为性行为抑制中枢,病损时失去抑制,可出现性早熟、智力低下等。下丘脑结节区的腹内侧核是促性腺中枢,损害时促性腺激素释放不足,有时病损波及邻近的调节脂肪代谢的神经结构,常同时出现向心性肥胖,性器官发育迟缓,男性睾丸较小,女性原发性闭经等,称为肥胖性生殖无能症。

(6)下丘脑的后区和前区损害:可出现自主神经功能障碍,下丘脑的后区和前区分别为交感神经与副交感神经的高级中枢,损害时可出现血压不稳、心率改变、多汗、腺体分泌障碍及胃肠功能失调等,还可出现严重的胃肠功能障碍,有时可导致胃和十二指肠溃疡和出血。

(三)上丘脑

1. 上丘脑(epithalamus)　位于丘脑内侧,第三脑室顶部周围。主要结构有:①松果体:位于两上丘之间,长约1 cm,呈锥体形,其基底附着于缰连合。②缰连合:位于两上丘中间,松果体前方,由横行的纤维束组成。③后连合:位于松果体下方,亦由横行的纤维束组成。

2. 上丘脑的病变　常见于松果体肿瘤,可出现由肿瘤压迫中脑四叠体而引起的帕里诺综合征(Parinaud syndrome),表现为:①瞳孔对光反射消失(上丘受损);②眼球垂直同向运动障碍,特别是向上的凝视麻痹(上丘受损);③神经性聋(下丘受损);④小脑性共济失调(结合臂受损)。症状多为双侧。

(四)底丘脑

1. 底丘脑(subthalamus)　外邻内囊,位于下丘脑前内侧,是位于中脑被盖和背侧丘脑的过渡区域,红核和黑质的上端也伸入此区。主要结构是丘脑底核,属于锥体外系的一部分,接收苍白球和额叶运动前区的纤维,发出的纤维到苍白球、黑质、红核和中脑被盖,参与锥体外系的功能。

2. 丘脑底核损害 可出现对侧以上肢为重的舞蹈运动,表现为连续的不能控制的投掷运动,称偏身投掷运动(hemiballismus)。

五、脑干

脑干(brain stem)上与间脑、下与脊髓相连,包括中脑、脑桥和延髓。内部结构主要有神经核、上下行传导束和网状结构。

1. 解剖结构及生理功能

(1)脑干神经核:为脑干内的灰质核团(图 2-19、图 2-20)。中脑有第Ⅲ、Ⅳ对脑神经的核团;脑桥有第Ⅴ、Ⅵ、Ⅶ、Ⅷ对脑神经的核团;延髓有第Ⅸ、Ⅹ、Ⅺ、Ⅻ对脑神经的核团。除上述脑神经核以外还有传导深感觉的中继核(薄束核和楔束核)及与锥体外系有关的红核和黑质等。

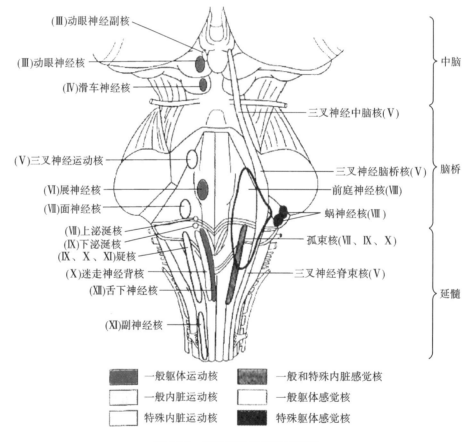

图 2-19 脑干脑神经核团(背面)

(2)脑干传导束:为脑干内的白质,包括深浅感觉传导束、锥体束、锥体外通路及内侧纵束等。

(3)脑干网状结构:脑干中轴内呈弥散分布的胞体和纤维交错排列的"网状"区域,称网状结构(reticular formation),其中细胞集中的地方称为网状核,与大脑皮质、间脑、脑干、小脑、边缘系统及脊髓均有密切而广泛的联系。在脑干网状结构中有许多神经调节

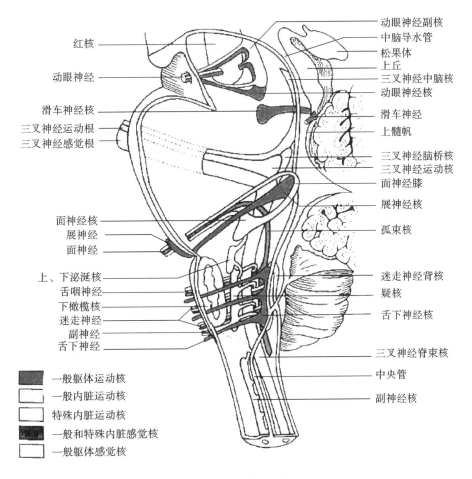

红核
动眼神经
滑车神经核
三叉神经运动根
三叉神经感觉根
面神经核
展神经
面神经
上、下泌涎核
舌咽神经
下橄榄核
迷走神经
副神经
舌下神经

动眼神经副核
中脑导水管
松果体
上丘
三叉神经中脑核
动眼神经核
滑车神经
上髓帆
三叉神经脑桥核
三叉神经运动核
面神经膝
展神经核
孤束核
迷走神经背核
疑核
舌下神经核
三叉神经脊束核
中央管
副神经核

■ 一般躯体运动核
□ 一般内脏运动核
□ 特殊内脏运动核
■ 一般和特殊内脏感觉核
□ 一般躯体感觉核

图 2-20　脑干脑神经核团（侧面）

彩图 2-20

中枢,如心血管运动中枢、血压反射中枢、呼吸中枢及呕吐中枢等,这些中枢在维持机体正常生理活动中起着重要的作用。网状结构的一些核团接收各种信息,又传至丘脑,再经丘脑非特异性核团中继后传至大脑皮质的广泛区域,以维持人的意识清醒,因此被称为上行网状激活系统。如网状结构受损,可出现意识障碍。

2. 病损表现及定位诊断　脑干病变大都出现交叉性瘫痪,即病灶侧脑神经周围性瘫痪和对侧肢体中枢性瘫痪及感觉障碍。病变水平的高低可依受损脑神经进行定位,如第Ⅲ对脑神经麻痹则病灶在中脑,第Ⅴ、Ⅵ、Ⅶ、Ⅷ对脑神经麻痹则病灶在脑桥,第Ⅸ、Ⅹ、Ⅺ、Ⅻ对脑神经麻痹则病灶在延髓。脑干病变多见于血管病、肿瘤和多发性硬化等。

1) 延髓(medulla oblongata)

(1) 延髓上段的背外侧区病变:可出现延髓背外侧综合征(Wallenberg syndrome)。主要表现为:①眩晕、恶心、呕吐及眼震(前庭神经核损害);②病灶侧软腭、咽喉肌瘫痪,表现为吞咽困难。构音障碍、同侧软腭低垂及咽反射消失(疑核及舌咽神经、迷走神经损害);③病灶侧共济失调(绳状体及脊髓小脑束、部分小脑半球损害);④Horner综合征(交感神经下行纤维损害);⑤交叉性感觉障碍,即同侧面部痛觉、温觉缺失(三叉神经脊束核损害),对侧偏身痛觉、温觉减退或丧失(脊髓丘脑侧束损害)。常见于小脑后下动脉、椎基底动脉或外侧延髓动脉缺血性损害(图 2-21)。

(2) 延髓中腹侧损害:可出现延髓内侧综合征(Dejerine syndrome)。主要的表现为:①病灶侧舌肌瘫痪及肌肉萎缩(舌下神经损害);②对侧肢体中枢性瘫痪(锥体束损害);

Note

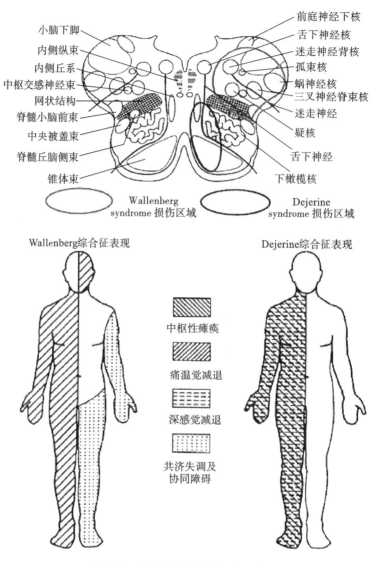

彩图 2-21

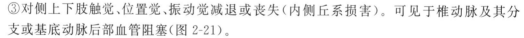

图 2-21 延髓综合征损伤部位及表现

③对侧上下肢触觉、位置觉、振动觉减退或丧失(内侧丘系损害)。可见于椎动脉及其分支或基底动脉后部血管阻塞(图 2-21)。

2)脑桥(pons)

(1)脑桥腹外侧部损害:可出现脑桥腹外侧综合征(Millard-Gubler syndrome),主要累及展神经、面神经、锥体束、脊髓丘脑束和内侧丘系。主要表现为:①病灶侧眼球不能外展(展神经麻痹)及周围性面神经麻痹(面神经核损害);②对侧中枢性偏瘫(锥体束损害);③对侧偏身感觉障碍(内侧丘系和脊髓丘脑束损害)。多见于小脑下前动脉阻塞(图 2-22)。

(2)脑桥腹内侧部损害:可出现脑桥腹内侧综合征,又称福维尔综合征(Foville syndrome)。主要累及展神经、面神经、脑桥侧视中枢、内侧纵束、锥体束,主要表现为:①病灶侧眼球不能外展(展神经麻痹)及周围面神经麻痹(面神经核损害);②两眼向病灶对侧凝视(脑桥侧视中枢及内侧纵束损害);③对侧中枢性偏瘫(锥体束损害)。多见于脑桥旁正中动脉阻塞。

(3)脑桥背外侧部损害:可出现脑桥被盖下部综合征(Raymond-Cestan syndrome),

Note

累及前庭神经核、展神经核、而神经核、内侧纵束、小脑中脚、小脑下脚、脊髓丘脑侧束和内侧丘系，见于小脑上动脉或小脑前动脉阻塞，又称小脑上动脉综合征。表现为：①眩晕、恶心、呕吐、眼球震颤（前庭神经核损害）；②患侧眼球不能外展（展神经损害）；③患侧面肌麻痹（面神经核损害）；④双眼患侧注视不能（脑桥侧视中枢及内侧纵束损害）；⑤交叉性感觉障碍，即同侧面部痛觉、温觉缺失（三叉神经脊束损害），对侧偏身痛觉、温觉减退或丧失（脊髓丘脑侧束损害）；⑥对侧偏身触觉、位置觉、振动觉减退或丧失（内侧丘系损害）；⑦患侧 Horner 综合征（交感神经下行纤维损害）；⑧患侧偏身共济失调（小脑中脚、小脑下脚和脊髓小脑前束损害）（图 2-22）。

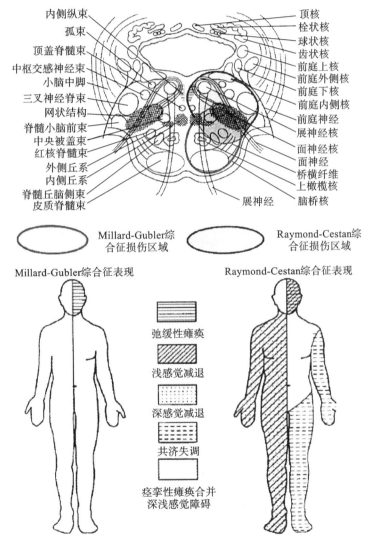

图 2-22　脑桥综合征损伤部位及表现

彩图 2-22

（4）双侧脑桥基底部病变：可出现闭锁综合征（locked-in syndrome），又称去传出状态，主要见于基底动脉脑桥分支双侧闭塞。患者大脑半球和脑干被盖部网状激活系统无损害，意识清醒，语言理解无障碍，出现双侧中枢性瘫痪（双侧皮质脊髓束和支配三叉神经以下的皮质脑干束受损），只能以眼球上下运动示意（动眼神经与滑车神经功能保留），眼球水平运动障碍，不能讲话，双侧面瘫，舌、咽、构音及吞咽运动均障碍，不能转颈耸肩，四肢全瘫，可有双侧病理反射，常被误认为昏迷。脑电图正常或有轻度慢波有助于和真

Note

性意识障碍区别。

3）中脑（mesencephalon）

（1）一侧中脑大脑脚脚底损害：可出现大脑脚综合征（Weber syndrome），损伤动眼神经和锥体束，又称动眼神经交叉瘫，多见于小脑幕裂孔疝。表现为：①患侧除外直肌和上斜肌外的所有眼肌麻痹，瞳孔散大（动眼神经麻痹）；②对侧中枢性面瘫和上下肢瘫痪（锥体束损害）（图 2-23）。

（2）中脑被盖腹内侧部损害：可出现红核综合征（Benedikt syndrome），侵犯动眼神经、红核、黑质和内侧丘系，而锥体束未受影响。表现为：①患侧除外直肌和上斜肌外的所有眼肌麻痹，瞳孔散大（动眼神经麻痹）；②对侧肢体震颤、强直（黑质损害）或舞蹈样、手足徐动及共济失调（红核损害）；③对侧肢体深感觉和精细触觉障碍（内侧丘系损害）（图 2-23）。

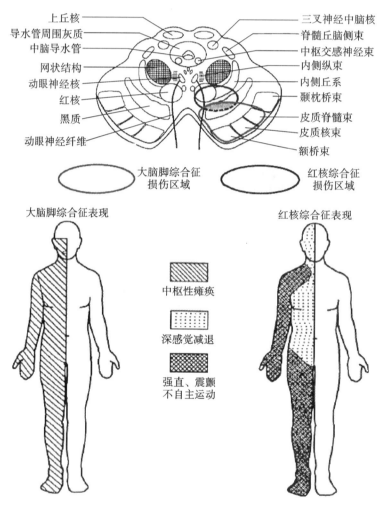

图 2-23 中脑综合征损伤部位及表现

六、小脑

（一）解剖结构及生理功能

小脑（cerebellum）位于颅后窝，小脑幕下方，脑桥及延髓的背侧。上方借小脑幕与枕叶隔开，下方为小脑延髓池，腹侧为脑桥和延髓，其间为第四脑室。小脑以小脑下脚（绳状体)、中脚(脑桥臂)、上脚(结合臂)分别与延髓、脑桥及中脑相连。

1. 解剖结构　小脑的中央为小脑蚓部,两侧为小脑半球。根据小脑表面的沟和裂,小脑分为三个主叶,即绒球小结叶、前叶和后叶(图 2-24)。小脑表面覆以灰质(小脑皮质),由分子层、浦肯野(Purkinje)细胞层和颗粒层三层组成。皮质下为白质(小脑髓质)。在两侧小脑半球白质内各有四个小脑核,由内向外依次为顶核、球状核、栓状核和齿状核(图 2-24)。顶核在发生学上最为古老,齿状核是四个核团中最大的一个。

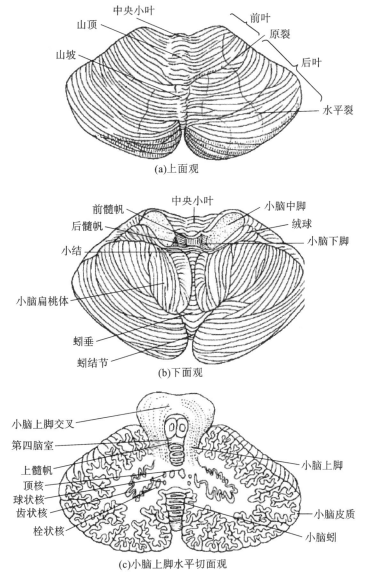

(a)上面观

(b)下面观

(c)小脑上脚水平切面观

图 2-24　小脑的外观和结构

2. 小脑的纤维及联系　小脑系统的纤维联系分为传入和传出两组。

(1)传入纤维:小脑的传入纤维来自大脑皮质、脑干和脊髓,组成了脊髓小脑束、前庭小脑束、脑桥小脑束和橄榄小脑束等。所有传入小脑的冲动均通过小脑的 3 个脚而进入小脑,终止于小脑皮质和深部核团。①脊髓小脑束:肌腱、关节的深感觉由脊髓小脑前、后束分别经小脑上脚和小脑下脚传至小脑蚓部。②前庭小脑束:将前庭细胞核发出的冲动经小脑下脚传入同侧绒球小结叶及顶核。③脑桥小脑束:大脑皮质额中回、颞中下回

Note

或枕叶的冲动传至同侧脑桥核,再组成脑桥小脑束交叉到对侧,经小脑中脚至对侧小脑皮质。④橄榄小脑束:将对侧下橄榄核的冲动经小脑中脚传至小脑皮质。

（2）传出纤维:小脑的传出纤维发自小脑深部核团(主要是齿状核、顶核),经过小脑上脚(结合臂)离开小脑,再经过中间神经元(前庭外侧核、红核、脑干的网状核和丘脑核团)而到达脑干的脑神经核及脊髓前角细胞。主要有:①齿状核红核脊髓束:自齿状核发出的纤维交叉后至对侧红核,再组成红核脊髓束后交叉至同侧脊髓前角,参与运动的调节。②齿状核红核丘脑束:自齿状核发出的纤维交叉后至对侧红核,再至丘脑,上传至大脑皮质运动区及运动前区,参与锥体束及锥体外系的调节。③顶核脊髓束:小脑顶核发出的纤维经小脑下脚至延髓网状结构和前庭核,一方面经网状脊髓束和前庭脊髓束至脊髓前角细胞,参与运动的调节,另一方面经前庭核与内侧纵束和眼肌神经核联系,参与眼球运动的调节。

3. 小脑的功能 小脑主要维持躯体平衡,控制姿势和步态,调节肌张力和协调随意运动的准确性。小脑的传出纤维在传导过程中有两次交叉,对躯体活动发挥同侧协调作用,并有躯体各部位的代表区,如小脑半球为四肢的代表区,其上半部分代表上肢,下半部分代表下肢,蚓部则是躯干代表区。

（二）病损表现及定位诊断

小脑病变最主要的症状为共济失调。此外,小脑占位性病变压迫脑干可发生阵发性强直性惊厥,或出现去大脑强直状态,表现为四肢强直,角弓反张,神志不清,称小脑发作。

小脑蚓部和半球损害时可产生不同症状:

1. 小脑蚓部损害 可出现躯干共济失调,即轴性平衡障碍。表现为躯干不能保持直立姿势,站立不稳、向前或向后倾倒及闭目难立征(Romberg sign)阳性。行走时两脚分开、步态蹒跚、左右摇晃,呈醉酒步态。睁眼并不能改善此种共济失调,这与深感觉障碍性共济失调不同,但肢体共济失调及眼震很轻或不明显,肌张力常正常,言语障碍常不明显。多见于儿童小脑蚓部的髓母细胞瘤等。

2. 小脑半球损害 一侧小脑半球病变时表现为同侧肢体共济失调,上肢比下肢重,远端比近端重,精细动作比粗略动作重,指鼻试验、跟膝胫试验、轮替试验笨拙,常有水平性或旋转性眼球震颤,眼球向病灶侧注视时震颤更加粗大,往往出现小脑性语言。多见于小脑脓肿、肿瘤、脑血管病、遗传变性疾病等。

小脑慢性弥漫性变性时,蚓部和小脑半球虽同样受损,但临床上多只表现躯干性和言语的共济失调,四肢共济失调不明显,这是新小脑的代偿作用所致。急性病变则缺少这种代偿作用,故可出现明显的四肢共济失调。

七、脊髓

（一）解剖结构及生理功能

脊髓(spinal cord)呈微扁圆柱体,位于椎管内,为脑干向下延伸部分。脊髓由含有神经细胞的灰质和含上、下行传导束的白质组成。脊髓发出 31 对脊神经分布到四肢和躯干,同时也是神经系统的初级反射中枢。正常的脊髓活动是在大脑的控制下完成的。

1. 脊髓外部结构 脊髓是中枢神经系统组成部分之一,是脑干向下延伸的部分,全长 42～45 cm,上端于枕骨大孔处与延髓相接,下端至第一腰椎下缘,占据椎管的上 2/3。脊髓自上而下发出 31 对脊神经,与此相对应,脊髓也分为 31 个节段,即 8 个颈节(C_1～

C_8)，12 个胸节($T_1 \sim T_{12}$)，5 个腰节($L_1 \sim L_5$)，5 个骶节($S_1 \sim S_5$)和 1 个尾节(Co)。每个节段有两对神经根——前根和后根。在发育过程中，脊髓的生长较脊柱生长慢，因此到成人时，脊髓比脊柱短，其下端位置比相应脊椎高(图 2-25)。颈髓节段较颈椎高 1 个椎骨；上中段胸髓较相应的胸椎高 2 个椎骨，下胸髓则高出 3 个椎骨；腰髓位于第 10～12 胸椎；骶髓位于第 12 胸椎和第 1 腰椎水平。由于脊髓和脊柱长度不等，神经根由相应椎间孔穿出椎管时，愈下位脊髓节段的神经根愈向下倾斜，腰段的神经根几乎垂直下降，形成马尾，由 L_2 至尾节 10 对神经根组成。

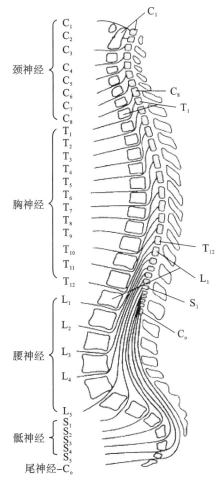

图 2-25　脊髓节段与椎骨序数的关系

彩图 2-25

　　脊髓呈前后稍扁的网柱形。全长粗细不等，有两个膨大部，颈膨大部始自 $C_5 \sim T_2$，发出支配上肢的神经根。腰膨大始自 $L_1 \sim S_2$，发出支配下肢的神经根。脊髓自腰膨大向下逐渐细削，形成脊髓圆锥，圆锥尖端发出终丝，终止于第 1 尾椎的骨膜。脊髓表面有 6 条纵行的沟裂，前正中裂深达脊髓前后径的 1/3，后正中沟伸入脊髓，将后索分为对称的左右两部分，前外侧沟与后外侧沟左右各一，脊神经前根由前外侧沟离开脊髓，后根由后外侧沟进入脊髓。

　　与脑膜相对应的脊髓膜，也有三层膜，最外层为硬脊膜，是硬脑膜在椎管内的延续，在骶髓节段水平，硬脊膜形成盲端；硬脊膜下面是一层薄而透明的蛛网膜；最内层为富有血管的薄膜，称为软脊膜，紧包于脊髓的表面。硬脊膜外面与脊椎骨膜之间的间隙为硬膜外腔，其中有静脉丛与脂肪组织；硬脊膜与蛛网膜之间为硬膜下腔，其间无特殊结构；

Note

蛛网膜与软脊膜之间为蛛网膜下腔,与脑的蛛网膜下腔相通,其间充满脑脊液。脊神经穿过蛛网膜附着于硬脊膜内面,为齿状韧带,脊神经和齿状韧带对脊髓起固定作用。

2. 脊髓内部结构　脊髓由灰质和白质组成。灰质呈灰红色,主要由神经细胞核团和部分胶质细胞组成,横切面上呈蝴蝶形或"H"形居于脊髓中央,其中心有中央管;白质主要由上下行传导束及大量的胶质细胞组成,包绕在灰质的外周。

1) 脊髓的灰质　可分为前部的前角、后部的后角及 $C_8 \sim L_2$ 和 $S_2 \sim S_4$ 的侧角(图 2-26)。此外还包括中央管前后的灰质前连合和灰质后连合,它们合称中央灰质。灰质内含有各种不同大小、形态和功能的神经细胞,是脊髓接收和发出冲动的关键结构。前角主要参与躯干和四肢的运动支配;后角参与感觉信息的中转;$C_8 \sim L_2$ 侧角是脊髓交感神经中枢,支配血管、内脏及腺体的活动(其中,$C_8 \sim T_1$ 侧角发出的交感纤维支配同侧的瞳孔扩大肌、睑板肌、眼眶肌、面部血管和汗腺),$S_2 \sim S_4$ 侧角为脊髓副交感神经中枢,支配膀胱、直肠和性腺。

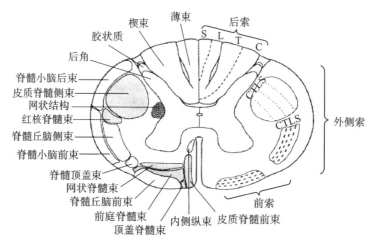

图 2-26　脊髓横断面感觉运动传导束的排列

彩图 2-26

2) 脊髓的白质　分为前索、侧索和后索三部,前索位于前角及前根的内侧,侧索位于前后角之间,后索位于后正中沟与后角、后根之间(图 2-26)。此外,灰质前连合前方有白质前连合,灰质后角基底部的灰白质相间的部分为网状结构。白质主要由上行(感觉)、下行(运动)传导束及大量的胶质细胞组成,上行纤维束将不同的感觉信息上传到脑,下行纤维束从脑的不同部位将神经冲动下传到脊髓。

(1) 上行纤维束:又称感觉传导束,将躯干和四肢的痛温觉、精细触觉和深感觉传至大脑皮质感觉中枢进行加工和整合。主要有:①薄束和楔束:走行在后索,传导肌肉、肌腱、关节的深感觉(位置觉、运动觉和振动觉)和皮肤的精细触觉至延髓的薄束核和楔束核,进而传至大脑皮质。②脊髓小脑束:分前、后束,分别位于外侧索周边的前、后部,将下肢和躯干下部的深感觉信息经小脑上、下脚传至小脑皮质,与运动和姿势的调节有关。③脊髓丘脑束:可分为脊髓丘脑侧束和脊髓丘脑前束,分别走行于外侧索的前半部和前索,两束将后根的传入信息向上传至丘脑腹后外侧核(侧束传导痛温觉,前束传导触压觉),进而传至中央后回和旁中央小叶后部进行整合,是感觉传导通路的重要部分。

(2) 下行纤维束:又称运动传导束,将大脑皮质运动区、红核、前庭、脑干网状结构及上丘的冲动传至脊髓前角或侧角,继而支配躯干肌和四肢肌,参与锥体束和锥体外系的形成,与肌肉的随意运动、姿势和平衡有关。主要有:①皮质脊髓束:分皮质脊髓侧束和皮质脊髓前束,分别走行于脊髓侧索和前索,将大脑皮质运动区的冲动传至脊髓前角

Note

的运动神经元,支配躯干和肢体的运动。②红核脊髓束:下行于脊髓的侧索,将红核发出的冲动传至脊髓前角,支配屈肌的运动神经元,协调肢体运动。③前庭脊髓束:走行于前索,将前庭外侧核发出的冲动传至脊髓中间带及前角底部,主要兴奋躯干和肢体的伸肌,以调节身体平衡。④网状脊髓束:走行于前索及外侧索,连接脑桥和延髓的网状结构与脊髓中间带神经元,主要参与躯干和肢体近端肌肉运动的控制。⑤顶盖脊髓束:在对侧前索下行,将中脑上丘的冲动传至上颈髓中间带及前角基底部,兴奋对侧颈肌及抑制同侧颈肌活动,是头颈反射(打瞌睡时颈部过低会反射性抬头)及视听反射(突然的光声刺激可引起转颈)的结构基础。⑥内侧纵束:位于前索,将中脑及前庭神经核的冲动传至脊髓上颈段中间带,继而支配前角运动神经元,协同眼球的运动和头颈部的运动,是眼震和头眼反射(头部向左右、上下转动时眼球向头部运动的相反方向移动)的结构基础。

3. 脊髓反射　许多肌肉、腺体和内脏反射的初级中枢均在脊髓,脊髓对骨骼肌、腺体和内脏传入的刺激进行分析,通过联络神经元完成节段间与高级中枢的联系,支配骨骼肌、腺体的反射性活动。主要的脊髓反射有两种:

(1)牵张反射:骨骼肌被牵引时,引起肌肉收缩和肌张力增高。当突然牵伸骨骼肌时,引起被牵伸的骨骼肌快速收缩,如膝反射或各种腱反射。骨骼肌持续被牵伸,出现肌张力增高,以维持身体的姿势即姿势反射。这两种反射弧径路大致相同。这种反射不仅有赖于完整的脊髓反射弧,还要受皮质脊髓束的抑制。如果皮质脊髓束的抑制作用被阻断,就会出现肌张力增高、腱反射亢进和病理反射,这是锥体束损害的主要征象。

(2)屈曲反射:当肢体受到伤害性刺激时,屈肌快速收缩,以逃避这种刺激,为一种防御反射。当屈肌活动时,牵张反射便被抑制,伸肌的肌张力降低。

4. 脊髓的功能　脊髓的功能主要表现在两方面:其一为上、下行传导通路的中继站,其二为反射中枢。脊髓中大量的神经细胞是各种感觉及运动的中转站,上、下行传导束在各种感觉及运动冲动的传导中起重要作用。此外,脊髓的独特功能即脊髓反射,分为躯体反射和内脏反射,前者指骨骼肌的反射活动,如牵张反射、屈曲反射和浅反射等,后者指一些躯体内脏反射、内脏内脏反射和内脏躯体反射,如竖毛反射、膀胱排尿反射和直肠排便反射等。

(二)病损表现及定位诊断

脊髓损害的临床表现主要为运动障碍、感觉障碍、反射异常及自主神经功能障碍,前两者对脊髓病变水平的定位很有帮助。

1. 不完全性脊髓损害

(1)前角损害:呈节段性下运动神经元性瘫痪,表现为病变前角支配的肌肉萎缩,腱反射消失,无感觉障碍和病理反射,常伴有肌束震颤,肌电图上出现巨大综合电位。常见于进行性脊肌萎缩,脊髓前角灰质炎等。

(2)后角损害:病灶侧相应皮节出现同侧痛温觉缺失、触觉保留的分离性感觉障碍,常见于脊髓空洞症、早期髓内胶质瘤等疾病。

(3)侧角损害:$C_8 \sim L_2$ 侧角是脊髓交感神经中枢,受损时出现血管舒缩功能障碍、泌汗障碍和营养障碍等,$C_8 \sim T_1$ 病变时产生 Horner 综合征(眼裂缩小、眼球轻微内陷、瞳孔缩小或伴同侧面部少汗或无汗)。$S_2 \sim S_4$ 侧角为副交感中枢,损害时产生膀胱直肠功能障碍和性功能障碍。

(4)中央管附近的损害:由于来自后角的痛温觉纤维向质前连合处交叉,该处病变产生双侧对称的分离性感觉障碍,痛温觉减弱或消失,触觉保留,常见于脊髓空洞症,脊髓中央管积水或出血等疾病。

（5）前索损害：脊髓丘脑前束受损造成对侧病变水平以下粗触觉障碍，刺激性病变出现病灶对侧水平以下难以形容的弥散性疼痛，常伴感觉过敏。

（6）后索损害：薄束、楔束损害时出现振动觉、位置觉障碍，感觉性共济失调，由于精细触觉障碍而不能辨别在皮肤上书写的字和几何图形。后索刺激性病变在相应的支配区可出现电击样剧痛。

（7）侧索损害：脊髓侧索损害导致对侧肢体病变水平以下上运动神经元性瘫痪和痛温觉障碍。

（8）脊髓束性损害：以选择性侵犯脊髓内个别传导束为特点，薄束、楔束损害可见深感觉障碍，锥体束损害可见中枢性瘫痪，脊髓小脑束损害可见小脑性共济失调。

（9）脊髓半侧损害：引起脊髓半切综合征（Brown-Sequard syndrome），主要特点是病变节段以下同侧上运动神经元性瘫痪、深感觉障碍、精细触觉障碍及血管舒缩功能障碍，对侧痛温觉障碍。由于后角细胞发出的纤维先在同侧上升 $2\sim3$ 个节段后再经白质前连合交叉至对侧组成脊丘脑束，故对侧传导束性感觉障碍平面较脊髓损害节段水平低。

2. 脊髓横贯性损害　脊髓横贯性损害多见于急性脊髓炎及脊髓压迫症，主要症状为受损平面以下各种感觉缺失，上运动神经元性瘫痪及括约肌障碍等。急性期往往出现脊髓休克症状，包括损害平面以下弛缓性瘫痪，肌张力减低，腱反射减弱，病理反射阴性及尿潴留。一般持续 $2\sim4$ 周后，反射活动逐渐恢复，转变为中枢性瘫痪，出现肌张力增高、反射亢进、病理征阳性和反射性排尿等。慢性压迫症状常因损害结构不同而症状各异。其主要节段横贯性损害的临床表现如下：

（1）高颈髓（$C_1\sim C_4$）：损害平面以下各种感觉缺失，四肢呈上运动神经元性瘫痪，括约肌障碍，四肢和躯干多无汗。常伴有枕部疼痛及头部活动受限，$C_3\sim C_5$ 节段受损将出现膈肌瘫痪，腹式呼吸减弱或消失。此外，如三叉神经脊束核受损，则出现同侧面部外侧痛、温觉丧失。如副神经核受累则可见同侧胸锁乳突肌及斜方肌无力和萎缩。如病变由枕骨大孔波及颅后窝，可引起延髓及小脑症状，如吞咽困难、饮水呛咳、共济失调和眼球震颤等。

（2）颈膨大（$C_5\sim T_2$）：两上肢呈下运动神经元性瘫痪，两下肢呈上运动神经元性瘫痪。病灶平面以下各种感觉缺失，可有肩部和上肢的放射性痛，尿便障碍。$C_8\sim T_1$ 节段侧角细胞受损可产生 Horner 综合征。上肢腱反射的改变有助于受损节段的定位，如肱二头肌反射减弱或消失，而肱三头肌反射亢进，提示病损在 C_5 或 C_6；肱二头肌反射正常而肱三头肌反射减弱或消失，提示病损在 C_7。

（3）胸髓（$T_3\sim T_{12}$）：$T_4\sim T_5$ 脊髓节段是血供较差而最易发病的部位，损害时，该平面以下各种感觉缺失，双下肢呈上运动神经元性瘫痪，括约肌障碍，受损节段常伴有束带感。如病变位于 $T_{10}\sim T_{11}$ 时可导致腹直肌下半部无力，当患者于仰卧位用力抬头时，可见脐孔被腹直肌上半部牵拉而向上移动，称比弗（Beevor）征。如发现上（$T_7\sim T_8$）、中（$T_9\sim T_{10}$）和下（$T_{11}\sim T_{12}$）腹壁反射消失，亦有助于各节段的定位。

（4）腰膨大（$L_1\sim S_2$）：受损时出现双下肢下运动神经元性瘫痪，双下肢及会阴部位各种感觉缺失，括约肌障碍。腰膨大上段受损时，神经根痛位于腹股沟区或下背部，下段受损时表现为坐骨神经痛。如损害平面在 $L_2\sim L_4$，则膝反射往往消失，如病变在 $S_1\sim S_2$，则踝反射往往消失。如 $S_1\sim S_3$ 受损则出现阳痿。

（5）脊髓圆锥（$S_3\sim S_5$ 和尾节）：支配下肢运动的神经来自腰膨大，故脊髓圆锥损害时无双下肢瘫痪，也无锥体束征。肛门周围和会阴部感觉缺失，呈鞍状分布，肛门反射消失和性功能障碍。髓内病变可出现分离性感觉障碍。脊髓圆锥为括约肌功能的副交感中枢,因此圆锥病变可出现真性尿失禁。见于外伤和肿瘤。

（6）马尾神经根:马尾和脊髓圆锥病变的临床表现相似,但马尾损害时症状和体征可为单侧或不对称。根性疼痛和感觉障碍位于会阴部、股部和小腿,下肢可有下运动神经元性瘫痪,括约肌障碍常不明显。见于外伤性腰椎间盘脱出(L_1 或 L_2 以下)和马尾肿瘤。

▣ 案 例 分 析

患者,男,26 岁,双下肢功能障碍 2 天入院。该患者 2 天前在工地高空落下,出现双下肢无力,不能抬举。查体:意识尚清,双上肢肱二头肌反射减弱或消失,而肱三头肌反射亢进,双侧下肢无运动功能及感觉功能。

根据患者的临床表现,分析该患者属于脊髓哪个节段损伤引起的病变。

（陈　轶）

▣ 能 力 检 测

1. 第Ⅲ对脑神经的解剖结构及生理功能有哪些?
2. 运动系统的病损表现及定位诊断有哪些?
3. 如何确定大脑的损害表现及定位?
4. 不同眼肌麻痹导致的复视有哪些表现?
5. 小脑病损的表现有哪些?

考试要点

Note

第三章　神经系统疾病的病史采集和体格检查

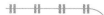

数字课件3

学习目标

1. 掌握：现病史重点问题；脑神经检查；反射检查。

2. 熟悉：病史采集主要内容；高级神经活动检查。

3. 了解：一般检查；感觉系统检查；自主神经功能检查。

4. 具有基本临床思维，能对常见神经系统疾病进行系统的体格检查，能规范地进行体格检查操作。

5. 能进行有效沟通，取得患者和家属理解和配合；能与相关医务人员进行团队交流与合作。

第一节　病史采集

病史采集对于神经系统疾病尤其是对于疾病的定性诊断至关重要。病史采集前，医师应当向患者明确表达提供服务的意愿，允许患者充分表述就诊目的。对病史的询问和记录包括一般情况（年龄、性别、职业、居住地、左利手或右利手）、主诉、现病史、发育情况（儿童患者）、系统回顾、既往病史、个人史和家庭史。

病史采集过程中应当注意：①系统完整；②客观真实；③重点突出；④避免暗示；⑤分析归纳。病史采集初步完成后，医师应当归纳患者最有关联的症状特点，如果存在疑点应再进一步询问或核实。

一、主诉

主诉（chief complaint）是促使患者本次住院就诊的主要症状（体征）及其性质、持续时间或医疗保健需求，是患者在疾病过程中感受最痛苦的部分。

二、现病史

现病史（history of present illness）是主诉的注释和延伸，按症状出现的先后，包括从起病到就诊时疾病的发生、发展及其变化的经过和诊疗情况。

通常让患者以自己的语言叙述他们的症状。某些患者对自身疾病状态缺乏认识，或是表达能力受到疾病影响，通过家属或旁观者获得的信息尤其重要。认真对待患者以前的检查结果和意见，它们是现病史的组成部分，可能对鉴别诊断有价值。对以往的诊断应持怀疑态度，需重新加以分析和判断。

Note

（一）病史采集过程中应重点询问的问题

1. 症状发生的情况　包括首发症状的发生时间、起病方式和患者能够想到的可能原因或诱因。

2. 症状的特点　包括症状的性质、部位、范围和严重程度。

3. 症状的发展和演变　病程中症状加重、减轻或是无变化，以及症状加重或减轻的变化过程及其影响因素。

4. 伴随症状及其相互关联　主要症状之外的伴随症状的特点、发生时间以及相互影响。

5. 既往诊治情况　包括病程各阶段的检查发现、曾经的诊断、具体治疗方法及其疗效。

（二）神经系统疾病常见症状

1. 头痛　头痛是神经系统疾病常见症状，询问时需重点了解。

（1）头痛部位：了解是整个头部疼痛、局部头痛还是部位变幻不定的疼痛。如为局部头痛，应具体询问是在哪一侧，前额、头顶还是枕后。颅外结构病变引起的头痛部位可以相当精确，如三叉神经痛、枕神经痛和颞动脉炎引起的头痛。发作性一侧头痛常见于偏头痛。部位变幻不定的头痛高度提示良性病变。

（2）头痛发生形式：了解是突然发生还是缓慢加重；是发作性还是持续性；头痛发作常在凌晨还是夜间；如有周期性发作，则应注意与季节、气候、饮食和睡眠的关系，女性患者尚应询问与月经周期的关系。

（3）头痛性质：了解是胀痛、钝痛、隐痛、钻痛或跳痛，还是箍紧痛、爆裂痛、刀割痛或烧灼痛。血管性头痛常为跳痛；颅内肿瘤多为钝痛或胀痛；蛛网膜下腔出血多为爆裂痛；三叉神经痛和舌咽神经痛呈闪电样刀割痛；紧张性头痛常为钝痛和箍紧痛。

（4）头痛加重因素：过度劳累、睡眠缺乏、气候改变或月经期诱发头痛提示良性病因；洗脸、咀嚼诱发颜面痛提示三叉神经痛；吞咽引起咽后壁痛可见于舌咽神经痛；用力、低头、咳嗽和打喷嚏等可使颅内高压引起的头痛加重。

（5）头痛伴发症状：了解有无恶心、呕吐、视物不清、耳鸣、失语和瘫痪等，对于头痛病因的鉴别诊断有较大价值。

（6）头痛先兆症状：暗点、闪光和异彩等视觉先兆，是诊断偏头痛的依据之一。

2. 疼痛　躯体疼痛也是神经系统疾病常见症状，询问时应注意。

（1）疼痛部位：了解是浅表还是深部，是皮肤、肌肉、关节还是难以准确描述，是固定的还是游走的，特别注意有无沿着神经根或周围神经分配区放射的现象。

（2）疼痛性质：了解是酸痛、胀痛、刺痛、烧灼痛还是闪电样疼痛，是放射性疼痛、扩散性疼痛还是牵涉性疼痛。

（3）疼痛的发生情况：了解是急性疼痛还是慢性疼痛，是发作性疼痛还是持续性疼痛。

（4）疼痛的影响因素：了解触摸、握压是否加重疼痛，躯体或肢体特定部位的活动是否诱发或加重疼痛，疼痛与气候和冷暖变化有无关系等。

（5）疼痛的伴随症状：了解是否伴有肢体瘫痪，如急性四肢迟缓性瘫痪伴有小腿肌肉酸痛多见于吉兰-巴雷综合征；是否伴有感觉减退，如四肢远端刺痛伴有感觉减退常见于多发性周围神经病。

3. 眩晕　眩晕是一种主观症状，患者感到自身和（或）周围物体旋转、漂浮或翻滚，属运动性幻觉（也有学者认为是运动性错觉）。询问病史时应注意与头晕鉴别，后者为头重脚轻、眼花、站立不稳感，但无外界物体或自身位置变化的幻觉（或错觉）。对主诉眩晕的患者,尚应询问有无恶心、呕吐、面色苍白、出汗、耳鸣、听力减退、血压和脉搏的改变,以及发作的诱因和持续的时间,这对于鉴别周围性眩晕和中枢性眩晕有重要价值。

三、既往史

既往史(history of previous illness)的采集同内科疾病,但应特别注意与神经系统疾病有关的病史,如心脑血管病、高血压、糖尿病、甲亢、头部外伤以及手术史等。除了曾经明确诊断的疾病,还应注意询问曾经发生但未接受诊治的疾病表现。须对发生时间、详细过程和医疗处置情况加以记录。对婴幼儿患者还应询问胚胎期和出生时情况。

应当仔细分析患者既往病史特点及其与现在疾病的关系。药物也可能造成神经系统损害,应注意询问患者既往用药情况。

四、个人史

个人史(personal profile)的基本内容包括出生地、居住地、文化程度、职业、是否到过疫区、生活习惯和性格特点等。对儿童患者应询问围生期和生长发育的情况。对女性患者应询问月经史和婚育史。

五、家族史

有许多神经系统疾病是遗传性或与遗传有关的,询问家族史(family history)对于确定诊断有重要价值。

第二节　神经系统体格检查

病史采集完成后,随之对患者进行神经系统体格检查(neurological examination)和全身体格检查。

神经系统体格检查包括七部分:一般状态、脑神经、运动功能、感觉、反射、特殊体征和自主神经功能。检查前需要准备一些必要的工具。一般情况下,应按身体自上而下的部位顺序检查。对于肢体而言,最好按运动、感觉和反射的顺序检查。

一、一般检查

某些情况下神经系统症状是全身性疾病的部分表现,因此不能忽视全身体格检查。

（一）一般情况

观察患者意识是否清晰,检查是否配合,应答是否切题,有无痛苦面容、异常步态等,观察全身营养状况。

（二）精神状态

观察患者衣着是否整洁,主动和被动接触是否良好,对疾病的自知力是否存在,有无错觉、幻觉、联想散漫、思维迟缓、情感淡漠或倒错、精神运动性兴奋或抑制等。

（三）头部和颈部

1. 头颅　观察有无头颅畸形,有无颅骨内陷,有无局部肿块或压痛。对婴幼儿患者注意检查囟门张力,颅缝有无分离,头皮静脉有无怒张。

2. 面部　注意有无面部发育异常、血管痣、眼睑水肿、眼球突出、巩膜黄染等。

3. 颈部　注意有无头部活动受限或不自主运动。头位异常可见于痉挛性斜颈和强迫头位(由后颅凹占位病变、颈椎疾病等引起)。

4. 颅颈部血管杂音　检查时患者取坐位,使用钟形听诊器,在眼眶、颞部、乳突、锁骨上窝和下颌角下方颈总动脉分叉处听诊。

（四）脊柱和四肢

对脊柱应重点观察有无活动受限,如前凸、后凸和侧弯,棘突有无压痛或叩痛,脊柱活动是否诱发或加重疼痛及其部位。注意有无肢体的活动受限,有无发育畸形、肢端肥大和弓形足等。

二、高级神经活动检查

（一）意识障碍及其检查

意识是指个体对外界环境、自身状况以及它们相互联系的确认。意识活动包括觉醒和意识内容两方面,前者是指与睡眠呈周期性交替的清醒状态,后者是指感知、思维、记忆、注意、智能、情感和意志活动等心理活动。

1. 以觉醒度改变为主的意识障碍

（1）嗜睡(somnolence):是一种病理性觉醒障碍,表现为睡眠状态过度延长。当呼唤或推动患者的肢体时即可转醒,并能进行正确的交谈或执行指令。停止刺激后患者又继续入睡。

（2）昏睡(stupor):是一种比嗜睡程度深的觉醒障碍。一般的外界刺激不能使其觉醒,给予较强烈的刺激时可有短时的意识清醒,醒后可简短回答提问,当刺激减弱后又很快进入睡眠状态。

（3）昏迷(coma):是指意识完全丧失,无自发睁眼,缺乏觉醒-睡眠周期,任何感觉刺激均不能唤醒的状态。按其程度可分为:

①浅昏迷:表现为睁眼反应消失或偶见半闭合状态,无自发言语和有目的活动。疼痛刺激时有回避动作和痛苦表情,脑干反射(瞳孔对光反射、角膜反射、咳嗽反射和吞咽反射等)基本保留。

②中度昏迷:对外界一般刺激无反应,强烈疼痛刺激时可见防御反射活动,角膜反射减弱或消失,呼吸节律紊乱,可见到周期性呼吸或中枢神经性过度换气。

③深昏迷:对任何刺激均无反应,全身肌肉松弛,眼球固定,瞳孔散大,脑干反射消失,生命体征发生明显变化,呼吸不规则。

（4）昏迷患者的检查:重点检查四方面,即昏迷程度、眼部体征、运动功能和呼吸形式。需要强调的是,在进行检查的同时即应开始对患者的救治。

①昏迷程度:首先观察患者的自发活动和身体姿势,是否有拉扯衣服、自发咀嚼、眨眼或打哈欠,是否有对外物的注视或视觉追随,是否自发改变姿势。可给予刺激(棉絮轻触鼻黏膜、针刺皮肤、压迫眶上神经)后观察患者的反射活动。

为了较准确地评价意识障碍的程度,国际通用 Glasgow 昏迷评定量表。最高得分 15 分,最低得分 3 分,分数越低,病情越重。通常情况 8 分或以上恢复机会较大,7 分以下预后较差,3~5 分并伴有脑干反射消失的患者有潜在死亡危险。

②眼部体征:

a. 瞳孔:对瞳孔大小、形态、对称性以及直接和间接对光反射的检查有重要的价值。一侧瞳孔散大和对光反射消失见于各种原因造成的动眼神经麻痹,以及外伤、手术或白内障等局部病变。一侧瞳孔缩小、上睑下垂和面部无汗(Horner 综合征)可能是幕上点位病变压迫下丘脑后最先出现的体征。双侧瞳孔散大和对光反射消失见于严重的中脑损害或胆碱能拮抗剂中毒。

b. 角膜反射:特别注意反射是否对称。如果高位脑桥和中脑未受病变累及,刺激角膜会引起眼球向上活动(Bell 现象)。一侧角膜反射消失见于同侧三叉神经或延髓病变,双侧角膜反射消失表明昏迷程度较深。

c. 眼球运动:分离性斜视见于脑干不同层面损害和小脑损害。眼球游动提示大脑半球病变而脑干功能保留。眼球浮动提示脑桥下部病变。

③运动功能:判断昏迷患者是否存在肢体瘫痪的方法如下。a. 肢体坠落试验:将患者上肢抬高后让其自然下落,瘫痪侧下落速度较快;患者取仰卧位,检查者使其被动屈髋和屈膝后突然松手,瘫痪侧下肢较快坠于床面。b. 下肢外旋征:患者仰卧,双下肢伸直位,瘫痪侧下肢外旋。c. 痛刺激试验:针刺肢体皮肤,健侧可见回避动作,瘫痪侧回避动作消失或明显减弱。d. 肌张力比较:瘫痪侧肢体肌张力异常改变。

④呼吸形式:通过观察患者呼吸形式的变化,可以帮助判断病变部位和病情严重程度。患者是否有过度换气后呼吸暂停、潮式呼吸(Cheyne-Stokes 呼吸)、中枢神经源性过度通气、长吸式呼吸、失调呼吸等。

2. 以意识内容改变为主的意识障碍

(1) 意识模糊(confusion):注意力减退,定向障碍,情感淡漠,随意活动减少,言语不连贯,嗜睡。对声、光、疼痛等刺激能表现有目的简单动作反应。

(2) 谵妄状态(delirium):对客观环境的认识能力及反应能力均有下降,注意力涣散,定向障碍,言语增多,思维不连贯,多伴有觉醒-睡眠周期紊乱。病情夜间加重,白天减轻。发作时意识障碍明显,间歇期可完全清楚。

3. 特殊类型的意识障碍

(1) 最低意识状态(minimally conscious state):意识内容受到严重损害,意识清晰度明显降低,但其行为表明存在微弱而肯定的对自身和环境刺激的认知,有自发的睁眼和觉醒-睡眠周期。

(2) 去大脑皮质状态(decorticate state):大脑皮质广泛损害导致皮质功能丧失,而皮质下结构的功能仍然存在。患者表现双眼凝视或无目的活动,无任何自发言语,呼之不应,貌似清醒,实无意识。存在觉醒-睡眠周期,但时间是紊乱的。患者缺乏随意运动,但原始反射活动保留。情感反应缺乏,偶有无意识哭叫或自发性强笑。四肢腱反射亢进,病理反射阳性。大小便失禁,腺体分泌亢进。患者表现特殊的身体姿势,双前臂屈曲和内收,腕及手指屈曲,双下肢伸直,足跖屈。

(3) 植物状态(vegetative state):患者表现对自身和外界的认知功能完全丧失,呼之不应,不能与外界交流,有自发性或反射性睁眼,偶可发现视觉追踪,可有自发的无意义哭笑,对疼痛刺激有回避动作,存在咀嚼和吞咽等原始反射,大小便失禁。缺乏昼醒夜眠节律,觉醒期和睡眠期持续时间长短不定,因此不同于正常觉醒-睡眠周期。持续植物状态(persistent vegetative state)是指颅脑外伤后植物状态持续 12 个月以上,非外伤性病因导致的植物状态持续 3 个月以上。

知识链接

脑　死　亡

脑死亡(brain death)是指全脑(包括大脑、小脑和脑干)功能的不可逆性丧失。现代医学观点认为一旦发生脑死亡,即意味着生命的终止。患者必须同时具备三项基本条件:深昏迷、脑干反射全部消失以及无自主呼吸。目前我国尚未颁布脑死亡的判定标准,须待国家有关法规正式实施后才能诊断脑死亡。

(二) 言语障碍、失用症、失认症及其检查

失语症和构音障碍是神经系统疾病常见的言语障碍形式,可以是疾病唯一的或首发的症状,也可是多种症状和体征的组成部分。

1. 失语症(aphasia)　是指在意识清楚的情况下,由于优势侧大脑半球语言中枢的病变导致的语言表达或理解障碍。

1) 失语症的分类

(1) 运动性失语:由优势侧半球额下回后部的运动性语言中枢(Broca zone)病变引起,又称表达性失语或 Broca 失语。患者能够理解他人言语,能够发音,但言语产生困难或不能言语,或用词错误,或不能说出连贯的句子而呈电报式语言。患者能够理解书面文字,但不能读出或读错。

(2) 感觉性失语:由优势侧半球颞上回后部的感觉性语言中枢(Wernicke zone)病变引起,又称听感觉性失语或 Wernicke 失语。患者听力正常,但不能理解他人和自己的言语。不能对他人提问或指令做出正确反应。

(3) 命名性失语:由优势侧半球颞中回后部病变引起。患者对语言的理解正常,自发言语和言语的复述较流利,但对物体的命名发生障碍。表现能够叙述某物的性状和用途,也能对他人称呼该物名称的对错做出正确判断,但自己不能正确说出该物名称。

(4) 失写症:由优势侧半球额中回后部病变引起,又称书写不能。患者手部运动功能正常,但丧失书写的能力,或写出的内容存在词汇、语义和语法方面的错误,抄写能力保留。多合并运动性和感觉性失语。

(5) 失读症:由优势侧半球顶叶角回病变引起。患者并无失明,但不能辨识书面文字,不能理解文字意义。轻者能够朗读文字材料,但常出现语义错误,如将"桌子"念成"椅子",将"上"念成"下"等。重者将口头念的文字与书写的文字匹配的能力也丧失。

2) 失语症的检查　应首先确定患者意识清楚,检查配合,不存在可能影响检查结果的运动和感觉障碍。包括语言表达能力检查和语言理解能力检查。

2. 构音障碍(dysarthria)　是和发音相关的中枢神经、周围神经或肌肉疾病导致的一类言语障碍的总称。上运动神经元损害,不同部位病变导致的构音障碍特点如下:

(1) 上运动神经元损害:单侧皮质延髓束病变造成对侧中枢性面瘫和舌瘫,主要表现为双唇和舌承担的辅音部分不清晰,发音和语音共鸣正常。

双侧皮质延髓束损害导致咽喉部肌肉和声带的麻痹(假性球麻痹),表现为说话带鼻音、声音嘶哑和言语缓慢。

(2) 基底节病变:由于唇、舌肌张力增高以及声带不能完全张开,导致构音缓慢而含糊,声调低沉,发音单调,音节颤抖样融合,言语断节,口吃样重复言语。

(3) 小脑病变:小脑蚓部或脑干内与小脑联系的神经通路病变,导致发音和构音器官

Note

肌肉运动不协调。表现为构音含糊,音节缓慢拖长,声音强弱不等甚至呈暴发样,言语不连贯,呈吟诗样或分节样,又称共济失调性构音障碍。

(4)下运动神经元损害:支配发音和构音器官肌肉的脑神经核和(或)脑神经,以及司呼吸肌的脊神经病变,可造成弛缓性构音障碍,共同特点为发音费力和声音强度减弱。

(5)肌肉病变:重症肌无力、进行性肌营养不良症或强直性肌病等累及发音和构音相关的肌肉时可造成构音障碍,表现类似下运动神经元损害,按原发病不同伴随其他相应的临床症状。

3. 失用症(apraxia) 是后天习得的技能性运动的运用障碍。这种运用能力障碍并非由于肌力下降、肌张力异常、运动协调性障碍、感觉缺失、视空间障碍、语言理解困难或注意力差所致。根据症状产生机制不同,将失用症分为意念性失用、意念运动性失用、结构性失用和穿衣失用。前两者又称运用障碍。运用障碍多见于左侧脑损伤,且常合并失语。

失用症检查包括执行指令(嘱其伸手、握拳、吹哨、打电话等)、模仿动作(模仿举手、敬礼、脱衣扣等)和实物演示(嘱其梳头、刷牙、写字、画图、划火柴等)、复制几何图形、复制图画等。

4. 失认症(agnosia) 是指患者在意识清楚、基本感知功能正常的情况下,不能通过特定感觉辨识以往熟悉的物体。

(三)记忆和智能障碍及其检查

记忆和智能是认知活动的重要方面,记忆和智能障碍是中枢神经系统疾病的常见和重要表现之一。对记忆和智能障碍的判定及其特点的分析有助于疾病的诊断,因此神经内科医师必须掌握其检查方法。

1. 记忆障碍及其检查 记忆是既往经验在脑内贮藏和再现的心理过程,包括信息的识记、保持和再现三个环节。

1)记忆障碍的分类

(1)记忆减退(hypomnesia):识记、保持和再现能力普遍降低。早期往往表现对日期、年代、专有名词、术语和概念等的回忆障碍,且以近事记忆减退较多见。随病情的进展逐渐波及对远事的回忆。

(2)遗忘(amnesia):局限于某一事件或某一时期经历回忆的丧失,也即"回忆的空白"。可分为:①顺行性遗忘(anterograde amnesia)指不能回忆疾病发生以后一段时间内所经历的事件。②逆行性遗忘(retrograde amnesia)是指不能回忆疾病发生之前某一阶段经历的事件。③进行性遗忘(retrograde amnesia)是指随病情发展遗忘范围扩大,包括不能回忆的时间段逐渐延长和涉及的经历事件逐渐增加。

(3)错构(paramnesia):是一种记忆的错误。患者对过去生活中经历事件的时间、地点或人物回忆错误,并坚信是事实,并伴有相应的情感反应。

(4)虚构(confabulation):也是一种记忆的错误。患者在遗忘的基础上,将过去事实上从未有过的经历说成是确有其事,以此来填补遗忘阶段回忆的空白。

2)记忆的检查方法

(1)单项记忆测验:①数字广度记忆测验:3~12个随机数字,检查者以每秒一个数的速度念出,要求受试者按相同顺序重复。正常成人能够正确复述5~9个数字。②关联词组记忆测验:相关词10对,无关词10对,检查者将每一对词念过后,让受试者复述一遍并尽量记住。然后由检查者说出一对词中的一个,请受试者说出相应的另一个。最后统计正确回答数、错答数和忘记数。可重复检测 3 次求其均数。正常成人正确回答数：相关词 8～10 对，无关词 7 对以上。③图形记忆测验：采用 15 张简单图形的卡片，将各卡片分别呈现给受试者约 5 秒，移去卡片后要求受试者将看过的图形默画在一张白纸上。每一默画的图形按错误记分，主要图形保留且容易辨认的错误不超过 2 处计 0 分，主要图形保留但容易辨认的错误超过 2 处计 1 分，或省略或增添而导致主要图形错误（如将四边形画成五边形或三角形）计 2 分，图形出现旋转或倒置计 3 分。15 张图形错误分越高表明记忆成绩越差。正常成人 15 张图形的错误总分＜4 分。

（2）成套记忆测验：国内常用临床记忆量表（clinical memory scale）和韦氏记忆量表（Wechsler memory scale）。

2. 智能障碍及其检查　智能是指认识客观事物并运用知识解决实际问题的能力，包括：①抽象智能：指理解和运用概念、符号的能力。②机械智能：指理解、创造和运用机械的能力。③社会智能：指在社会环境中采取恰当行为的适应能力。

1）智能障碍的分类

（1）精神发育迟滞（mental retardation）：在胎儿期、出生时或婴幼儿时期，由于各种原因造成脑发育障碍而导致智能水平停滞在一定的阶段。

（2）痴呆（dementia）：脑发育正常成熟后，在成年期由于各种疾病因素造成脑损害而导致智能减退，属于获得性智能障碍。

2）智能的检查方法

（1）一般智能检查：对于无明显脑损害症状的患者通常只需要进行一般智能状况检查。首先询问患者日常生活、社会交往和工作能力有无明显变化，大致了解智能活动的基本情况。再可选择下述检查：①数学计算力，让患者计算 11＋29、65－7、5×13 和 58÷2 等。②抽象能力，请患者阐述一对词组的相似性，如：橘子/香蕉、马/牛、桌子/书架、牛奶/汽水等。③判断力，如：500 g 铁和 500 g 棉花重量是否相同？④信息能力，如：请患者说出现任国家主席是谁、前任国家主席是谁、一年有多少个星期以及所在省份的省会城市等。⑤结构性能力，如：请患者画出 11 点 15 分的时钟表面，临摹一个简单的三维结构图形等。

（2）成套智能测验：对怀疑存在智能障碍的患者，为评价其严重程度和有利于随访观察，须采用智能量表评定。简易精神状态检查（mini-mental state examination，MMSE）由 Folstein 编制于 1975 年，是目前国内使用最普遍的认知功能障碍筛查工具之一。我国张明园等修订的中文版，总分范围为 0～30 分，提出按接受教育程度判定认知功能缺损的分界值：文盲组（未受教育）17 分，小学组（受教育年限≤6 年）20 分，中学及以上组（受教育年限＞6 年）24 分。得分低于按受教育程度分组的分界值提示存在认知功能缺损。

三、脑神经检查

（一）嗅神经检查

嘱患者闭目，并用手指压住一侧鼻孔，然后用醋、酒、茶叶、牙膏等带有气味的物品分别放于鼻孔前，让患者说出所嗅到的气味。同法检查对侧。嗅觉正常时可明确分辨出测试物品的气味。如一侧嗅觉减退或丧失，则为同侧的嗅球、嗅束、嗅丝的损害。

（二）视神经检查

视神经检查包括视力、视野和眼底检查。通过远、近视力表检查视力。视野是指患者正视前方，眼球不动时所能看到的范围。检查时一般可先用手试法，分别检查两侧视

Note

野。嘱患者背光与医师对坐,相距为 60～100 cm,各自用手遮住相对眼睛(患者遮左眼,医师遮右眼),对视片刻,保持眼球不动,医师用手指分别自上、下、左、右由周边向中央慢慢移动,嘱患者一看到棉签即报告,注意手指位置应在检查者与患者之间,如医师视野正常,患者应与检查者同时看到手指,如患者视野变小或异常时应进一步作视野计检查。视野的异常改变提示视神经通路的损害,对定位诊断有重要意义。通过直接检眼镜或裂隙灯显微镜进行眼底检查。

（三）动眼神经检查

动眼神经支配提睑肌、上直肌、下直肌、内直肌及下斜肌的运动,检查时如发现上睑下垂,眼球向内、上、下方向活动受限,均提示有动眼神经麻痹。

（四）滑车神经检查

滑车神经支配眼球的上斜肌,如眼球向下及外展运动减弱,提示滑车神经有损害。

（五）三叉神经检查

1. 运动功能　三叉神经支配咀嚼肌群,包括颞肌、咬肌、翼内肌和翼外肌。首先观察两侧颞肌有无萎缩,然后以双手同时触摸颞肌或咬肌,嘱患者做咀嚼动作,检查者体会颞肌和咬肌收缩力量的强弱并左右比较。再嘱患者张口,以上下门齿的中缝线为参照,观察下颌有无偏斜。一侧三叉神经运动支病变时,患侧咀嚼肌肌力减弱,张口下颌偏向患侧,病程较长时可能出现肌肉萎缩。

2. 感觉功能　用针、棉絮和盛冷、热水的玻璃试管测试面部皮肤的痛觉、触觉和温度觉,注意两侧对比,评价有无感觉过敏、感觉减退或消失,并划出感觉障碍的分布区域。

3. 反射

（1）角膜反射:嘱患者向一侧注视,检查者以捻成细束的棉絮由侧方轻触其注视方向对侧的角膜,避免让患者看见,注意勿触及睫毛、巩膜或瞳孔前面。正常反应为双侧的瞬目动作,触及角膜侧为直接角膜反射,未触及侧为间接角膜反射。角膜反射的传入通过三叉神经眼支,中枢在脑桥,传出经由面神经,反射径路任何部位病变均可使角膜反射减弱或消失。

（2）下颌反射:嘱患者微张口,检查者将拇指置于患者下颏正中,用叩诊锤叩击手指。反应为双侧颞肌和咬肌的收缩,使张开的口闭合。下颌反射的传入和传出均经三叉神经,中枢在脑桥。正常反射动作不明显,双侧皮质脑干束病变时反射亢进。

（六）展神经检查

展神经支配眼球的外直肌,检查时将目标物分别向左右两侧移动,观察眼球向外转动情况。展神经受损时眼球外展障碍。

（七）面神经检查

包括运动和味觉检查两部分。运动检查:首先观察患者在安静、说话和做表情动作时有无双侧面肌的不对称,如睑裂、鼻唇沟及口角两侧是否对称。其次可嘱患者作皱眉、闭眼、露齿、鼓腮或吹口哨等动作,观察左右两侧差异。受损时患侧动作有障碍,常见于面神经瘫痪及脑血管病变。味觉检查:准备不同的试液(如糖水、盐水、醋酸溶液等),嘱患者伸舌,检查者以棉签分别依次蘸取上述试液,轻涂于患者舌面上,让其辨味。每试一侧后即需漱口,两侧分别试之。面神经损害时舌前 2/3 味觉丧失。

（八）前庭蜗神经检查

听力检查:粗略的检查可用耳语、表音或音叉,准确的检查需借助电测听计。位听神经检查包括听力检查和前庭功能检查,它是用于判断耳蜗及前庭神经是否发生病变的检查。

(九) 舌咽神经检查

检查时嘱患者张口,先观察腭垂是否居中,两侧软腭高度是否一致,然后嘱患者发"a"音,观察双侧软腭位置是否对称及动度是否正常,悬雍垂偏向健侧。

(十) 迷走神经检查

迷走神经有许多功能与舌咽神经密切相关,检查时嘱患者张口发"a"音,若一侧软腭不能随之上抬及腭垂偏向健侧,则为迷走神经麻痹的表现。

(十一) 副神经检查

支配胸锁乳突肌和斜方肌的随意运动。一侧胸锁乳突肌收缩使头部转向对侧,双侧同时收缩使颈部前屈;一侧斜方肌收缩使枕部向同侧倾斜,抬高和旋转肩胛并协助上臂上抬,双侧收缩时头部后仰。首先观察患者有无斜颈或塌肩,以及胸锁乳突肌和斜方肌有无萎缩。然后嘱患者做转头和耸肩动作,检查者施加阻力以测试胸锁乳突肌和斜方肌肌力的强弱,并左右比较。

(十二) 舌下神经检查

舌下神经检查支配同侧舌肌,其作用是伸舌向前,并推向对侧。检查时嘱患者伸舌,观察有无舌偏斜、舌缘两侧厚薄不相等及颤动等。出现以上现象提示舌下神经核病变,舌向一侧偏斜常见于脑血管病变。

四、运动系统检查

(一) 肌肉容积(muscle bulk)

观察肌肉有无萎缩或假性肥大。可用软尺测量肢体周径,以便左右比较和随访观察。左右肢体应选择对称点测量周径,以避免测量误差。

(二) 肌张力(muscle tone)

肌张力是指肌肉在静止松弛状态下的紧张度。检查时根据触摸肌肉的硬度和被动活动的阻力进行判断。肌张力降低,见于肌肉、周围神经、脊髓前角和小脑病变。肌张力增高,根据肢体被动活动的阻力情况可分为折刀样肌张力增高、铅管样肌张力增高和齿轮样肌张力增高。

(三) 肌力(muscle strength)

肌力是受试者主动运动时肌肉产生的收缩力。

1. 肌力分级　采用0~5级的6级肌力记录法,具体如表3-1。

表 3-1　肌力的分级

分级	表现
0 级	肌肉无任何收缩现象(完全瘫痪)
1 级	肌肉可轻微收缩,但不能活动关节,仅在触摸肌肉时感觉到
2 级	肌肉收缩可引起关节活动,但不能对抗地心引力,肢体不能脱离床面
3 级	肢体能抬离床面,但不能对抗阻力
4 级	能对抗阻力的活动,但较正常差
5 级	正常肌力

2. 肌群肌力检查方法 检查各关节活动情况,具体如表 3-2。

表 3-2 肌群肌力的检查

关节	活动情况
肩	外展、内收
肘	屈、伸
腕	屈、伸
指	屈、伸
髋	屈、伸、外展、内收
膝	屈、伸
踝	背屈、跖屈
趾	背屈、跖屈
躯干	不借助上肢活动,于仰卧位抬头和肩,测试腹肌收缩力;于俯卧位抬头和肩,测试脊柱旁肌肉的收缩力

3. 肌肉肌力检查方法 各块肌肉肌力的检查需要测试相应的具体动作的力量。并非对每一患者均要测试所有肌肉的肌力,需针对病情选择重点检查。

4. 轻瘫试验 对轻瘫的患者采用一般方法不能确定时,可进行下述轻瘫试验。

(1)上肢:①上肢平举试验:患者平伸上肢,掌心向上,持续数十秒钟后可见轻瘫侧上肢逐渐下垂,前臂旋前,掌心向内。②数指试验:嘱患者手指全部屈曲,然后依次伸直,做计数动作,或手指全部伸直后顺次屈曲,轻瘫侧动作笨拙或不能。③指环试验:嘱患者拇指分别与其他各指组成环状,检查者以一手指穿入环内快速将其分开,测试各指肌力。

(2)下肢:①外旋征:嘱患者仰卧,双下肢伸直,轻瘫侧下肢呈外旋位。②膝下垂试验:嘱患者俯卧,维持双膝关节屈曲 90°,持续数十秒钟后轻瘫侧下肢逐渐下落。③足跟抵臀试验:嘱患者俯卧,尽量屈曲膝部,使双侧足跟接近臀部,轻瘫侧不能抵近臀部。④下肢下垂试验:嘱患者仰卧,双下肢膝、髋关节均屈曲成直角,数十秒钟后轻瘫侧下肢逐渐下垂。

(四)共济运动(coordination movement)

1. 一般观察 观察患者穿衣、扣纽扣、取物、写字和步态等动作的准确性以及言语是否流畅。

2. 指鼻试验 嘱患者外展伸直一侧上肢,以示指尖触摸自己的鼻尖,先睁眼后闭眼重复相同的动作。注意两侧上肢动作的比较。小脑半球病变时患侧指鼻不准,接近鼻尖时动作变慢,并可出现动作性震颤,睁、闭眼无明显差别。感觉性共济失调引起的指鼻不准在睁眼和闭眼时有很大差别,睁眼时动作较稳准,闭眼时很难完成动作(图 3-1)。

3. 误指试验 患者上肢向前平伸,示指掌面触及检查者固定不动的手指,然后维持上肢伸直并抬高,使示指离开检查者手指至一定高度的垂直位置,再次下降至检查者的手指上。先睁眼后再闭眼重复相同动作,注意睁、闭眼动作以及两侧动作准确性的比较。前庭性共济失调者,双侧上肢下落时示指均偏向病变侧;小脑病变者,患侧上肢向外侧偏斜;深感觉障碍者,闭眼时不能触及目标。

4. 轮替试验 观察患者快速、往复动作的准确性和协调性:①前臂的旋前和旋后,嘱患者用手掌和手背快速交替接触床面或桌面。②伸指和握拳,快速交替进行。小脑性共济失调患者动作缓慢、节律不匀和不准确。

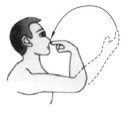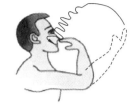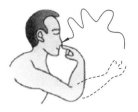

(a)正常　　　　　　　(b)小脑性共济失调　　　　　(c)感觉性共济失调

图 3-1　指鼻试验的正常和异常表现

5. 跟膝胫试验　嘱患者仰卧,抬高一侧下肢,屈膝后将足跟置于对侧膝盖上,然后贴胫骨向下移动至踝部。小脑性共济失调患者抬腿和触膝时动作幅度大,不准确,贴胫骨下移时摇晃不稳。感觉性共济失调患者难以准确触及膝盖,下移时不能保持和胫骨的接触。

6. 反跳试验　嘱患者用力屈时,检查者握其腕部向相反方向用力,随即突然松手,正常人因为对抗肌的拮抗作用而使前臂屈曲迅即终止。小脑病变时缺少对抗肌的拮抗作用,屈肘力量使前臂或掌部碰击到自己的身体。

7. 闭目难立征(Romberg sign):嘱患者双足并拢直立,双手向前平伸,先睁眼后闭眼,观察其姿势平衡。感觉性共济失调患者表现睁眼时能保持稳定的站立姿势,而闭目后站立不稳,称 Romberg 征阳性。小脑性共济失调患者无论睁眼还是闭眼都站立不稳。一侧小脑病变或前庭病变时向患侧倾倒,小脑蚓部病变时向后倾倒。

(五) 不自主运动(involuntary movement)

观察患者有无不能随意控制的痉挛发作、抽动、震颤、肌束颤动、舞蹈样动作、手足徐动、扭转痉挛等,观察和询问不自主运动的形式、部位、程度、规律和过程,以及与休息、活动、情绪、睡眠和气温等的关系,并注意询问家族史。

(六) 姿势和步态(stance and gait)

观察步态时可嘱患者按指令行走、转弯和停止,注意其起步、抬足、落足、步幅、步基、方向、节律、停步和协调动作的情况。根据需要尚可嘱其足跟行走、足尖行走和足跟挨足尖呈直线行走。常见步态异常有以下几种。

1. 痉挛性偏瘫步态　瘫痪侧上肢屈曲、内旋,行走时下肢伸直向外、向前呈划圈动作,足内翻,足尖下垂(图 3-2(a))。见于一侧锥体束病变。

2. 痉挛性剪式步态　双下肢强直内收,行走时一前一后交叉呈剪刀样,足尖拖地(图 3-2(b))。常见于脊髓横贯性损害或两侧大脑半球病态。

3. 蹒跚步态　行走时步基增宽,左右摇晃,前扑后跌,不能走直线,犹如醉酒者,故又称为"醉汉步态"(图 3-2(c))。见于小脑、前庭或深感觉传导路病变。

4. 慌张步态　行走时躯干前倾,双上肢缺乏连带动作,步幅小,起步和停步困难。由于躯干重心前移,致患者行走时往前追逐重心,小步加速似慌张不能自制,又称"前冲步态"(图 3-2(d))。见于帕金森病。

5. 肌病步态　由于骨盆带肌群和腰肌无力,行走缓慢,腰部前挺,臀部左右摇摆(图 3-2(e))。见于肌营养不良症。

6. 跨阈步态　足尖下垂,行走时为避免足趾摩擦地面,需过度抬高下肢,如跨越门槛或涉水时之步行姿势(图 3-2(f))。见于腓总神经病变。

61

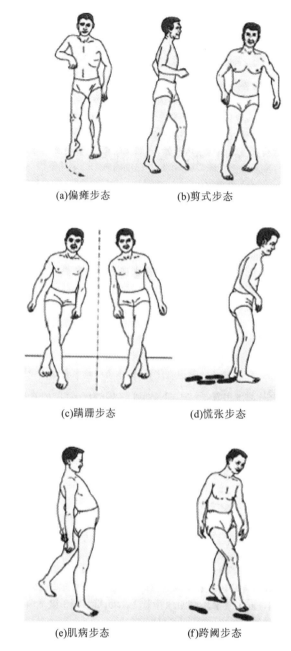

(a)偏瘫步态   (b)剪式步态

(c)蹒跚步态   (d)慌张步态

(e)肌病步态   (f)跨阈步态

图 3-2　异常步态

五、感觉系统检查

　　检查感觉系统功能时,患者必须意识清楚,且愿意主动配合检查。因此,检查前应当耐心向患者解释检查目的、过程和要求,以取得患者的充分合作。检查应当在安静环境中进行,使患者能够全神贯注,认真回答对各种刺激的感受。检查过程中应嘱患者闭目,切忌暗示性提问,以避免影响患者的真实性感受。检查时应注意两侧对比、上下对比、远端和近端对比,以及不同神经支配区的对比。痛觉检查应先由病变区开始,向健康区移行(如感觉过敏则应由健区向患区检查)。先查出大概范围,再仔细查出感觉障碍的界限,并应准确画图记录其范围,必要时需多次复查核实。

（一）浅感觉

1. 痛觉　用大头针轻刺皮肤，询问有无疼痛及疼痛程度。如果发现局部痛觉减退或过敏，嘱患者比较与正常区域差异的程度。

2. 触觉　用一束棉絮轻触皮肤或黏膜，询问是否有察觉及感受的程度。也可嘱患者口头计数棉絮接触的次数。

3. 温度觉　分别用盛冷水（5～10 ℃）和热水（40～45 ℃）的玻璃试管接触皮肤，嘱患者报告"冷"或"热"。

（二）深感觉

1. 运动觉　嘱患者闭目，检查者轻轻捏住患者指（趾）的两侧，向上、向下移动 5°左右，嘱其说出移动的方向。如果患者判断移动方向有困难，可加大活动的幅度。如果患者不能感受移动，可再试较大的关节，如腕、肘、踝和膝关节等。

2. 位置觉　嘱患者闭目，检查者移动患者肢体至特定位置，嘱患者报告所放位置，或用对侧肢体模仿移动位置。

3. 振动觉　将振动的音叉放于患者骨隆起处，如足趾、内外踝、胫骨、髌骨、髂嵴、肋骨、脊椎棘突、手指、尺桡骨茎突、锁骨和胸骨等部位，询问有无振动的感觉，两侧对比，注意感受的程度和时限。

（三）复合感觉

1. 实体觉　嘱患者闭目，将患者熟悉的常用物体，如钥匙、纽扣、钢笔、硬币或手表等，放在患者手中让其触摸和感受，说出物体的大小、形状和名称。

2. 定位觉　嘱患者闭目，用竹签轻触患者皮肤，让患者用手指出触及的部位。正常误差在 10 cm 以内。

3. 两点分辨觉　嘱患者闭目，检查者将钝脚的两脚规分开，两脚同时接触患者皮肤。如果患者能感受到两点，则缩小两脚间距离，直到两脚接触点被感受为一点为止，此前一次两脚间距离即为患者所能分辨的最小两点间距离。个体差异较大，注意两侧对比。

4. 图形觉　嘱患者闭目，用竹签在患者的皮肤上画各种简单图形，如圆形、方形、三角形等，请患者说出所画图形。

六、反射检查

反射活动的强弱存在个体差异，两侧不对称或两侧明显改变时意义较大。为客观比较两侧的反射活动情况，检查时应做到两侧肢体的姿势一样，叩击或划擦的部位和力量一样。根据反射改变分为亢进、增强、正常、减弱、消失和异常反射等。

（一）深反射

1. 肱二头肌肌腱反射（颈 5～6，肌皮神经）　患者取坐位或卧位，肘部半屈，检查者将左手拇指或中指置于患者肱二头肌肌腱上，右手持叩诊锤叩击手指（图 3-3）。反射活动表现为肱二头肌收缩，前臂屈曲。

2. 肱三头肌肌腱反射（颈 6～7，桡神经）　患者取坐位或卧位，肘部半屈，检查者以左手托住其肘关节，右手持叩诊锤叩击鹰嘴上方的肱三头肌肌腱（图 3-4）。反射活动表现为肱三头肌收缩，前臂伸展。

3. 桡骨膜反射（颈 5～8，桡神经）　患者取坐位或卧位，肘部取半屈半旋前位，检查者用叩诊锤叩击其桡侧茎突（图 3-5）。反射活动表现为肱桡肌收缩，肘关节屈曲，前臂旋

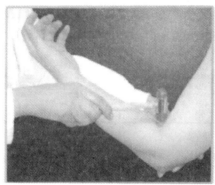
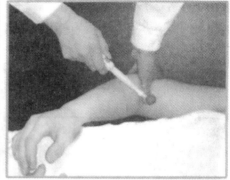

(a)坐位检查法　　　　　　　　　　　(b)卧位检查法

图 3-3　肱二头肌肌腱反射的检查方法

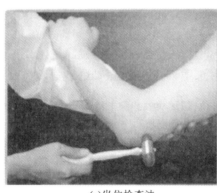
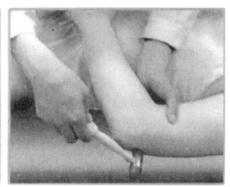

(a)坐位检查法　　　　　　　　　　　(b)卧位检查法

图 3-4　肱三头肌肌腱反射的检查方法

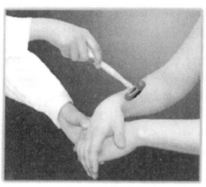
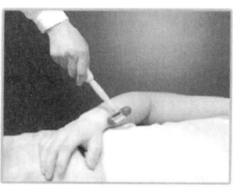

(a)坐位检查法　　　　　　　　　　　(b)卧位检查法

图 3-5　桡骨膜反射的检查方法

前,有时伴有手指屈曲动作。

　　4. 膝反射(腰 2～4,股神经)　患者取坐位时膝关节屈曲 90°,小腿自然下垂;仰卧位时检查者左手托其膝后使膝关节呈 120°屈曲。叩诊锤叩击膝盖下方的股四头肌肌腱(图 3-6)。反射活动表现为股四头肌收缩,小腿伸展。

　　5. 踝反射(骶 1～2,胫神经)　患者取仰卧位或俯卧位,屈膝 90°;或跪于椅面上。检查者左手使其足背屈,右手持叩诊锤叩击跟腱(图 3-7)。反射活动表现为腓肠肌和比目鱼肌收缩,足跖屈。

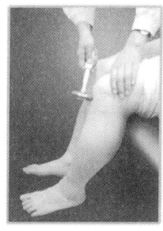
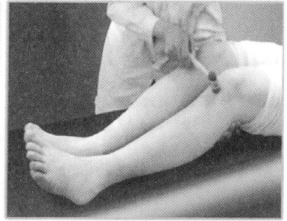

(a)坐位检查法 (b)卧位检查法

图 3-6 膝反射的检查方法

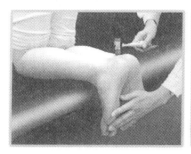
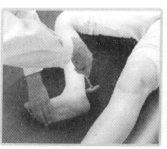
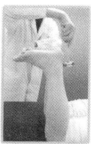

(a)跪位检查法 (b)仰卧位检查法1 (c)仰卧位检查法2

图 3-7 踝反射的检查方法

6. 阵挛 阵挛是腱反射亢进的表现,正常时不出现,见于锥体束病变的患者。常见于:①髌阵挛:患者仰卧,下肢伸直,检查者以一手的拇指和示指按住其髌骨上缘,另一手扶着膝关节下方,突然而迅速地将髌骨向下推移,并继续保持适当的推力,阳性反应为股四头肌有节律地收缩使髌骨急速上下移动(图 3-8(a))。②踝阵挛:患者仰卧,检查者以左手托其小腿后使膝部半屈曲,右手托其足底快速向上用力,使其足背屈,并继续保持适当的推力,阳性反应为踝关节节律性地往复伸屈动作(图 3-8(b))。

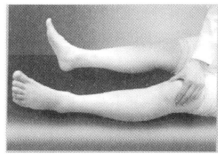
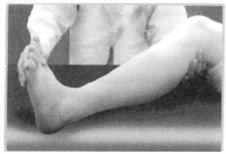

(a)髌阵挛 (b)踝阵挛

图 3-8 阵挛的检查方法

(二)浅反射

1. 腹壁反射($T_7 \sim T_{12}$,肋间神经) 患者仰卧,双膝半屈,腹肌松弛。检查者用竹签

Note

沿肋缘（$T_7 \sim T_8$）、平脐（$T_9 \sim T_{10}$）和腹股沟上（$T_{11} \sim T_{12}$），由外向内轻而快速地划过腹壁皮肤，反射活动表现为上、中、下腹壁肌肉的收缩。

2. 提睾反射（$L_1 \sim L_2$，闭孔神经传入，生殖股神经传出） 男性患者，仰卧，双下肢微分开。检查者用竹签在患者股内侧近腹股沟处，由上到下或由下而上轻划皮肤。反射活动表现为同侧提睾肌收缩，睾丸上提。

3. 肛门反射（$S_4 \sim S_5$，肛尾神经） 患者取胸膝卧位或侧卧位，检查者用竹签轻划患者肛门周围皮肤，反射活动表现为肛门外括约肌的收缩。

（三）病理反射

1. 巴宾斯基征（Babinski 征） 用竹签轻划患者足底外侧，由足跟向前至小趾跟部转向内侧，正常（阴性）反应为所有足趾的屈曲，阳性反应为踇趾背屈，其余各趾呈扇形展开（图 3-9）。

2. 夏道克征（Chaddock 征） 用竹签自后向前轻划足背外下缘，阳性反应同 Babinski 征（图 3-10）。

3. 欧本海姆征（Oppenheim 征） 拇指和示指用力沿径骨前缘自上而下推移至踝上方，阳性反应同 Babinski 征（图 3-10）。

4. 高登征（Gordon 征） 用手挤压腓肠肌，阳性反应同 Babinski 征（图 3-10）。

5. 契夫征（Shaeffer 征） 用手捏压跟腱，阳性反应同 Babinski 征（图 3-10）。

6. 普瑟征（Pussep 征） 用竹签自后向前轻划足背外缘，阳性反应同 Babinski 征（图 3-10）。

7. 弓达征（Gonda 征） 紧压外侧两趾使之向下，数秒钟后突然放松，阳性反应为踇趾背屈（图 3-10）。

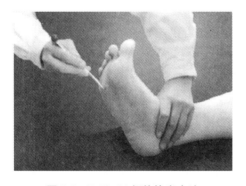

图 3-9　Babinski 征的检查方法

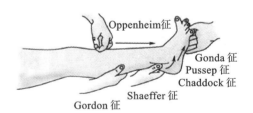

图 3-10　几种病理反射的检查方法

下述 Hoffmann 征实际上属牵张反射，但阳性反应常提示锥体束病变，因此习惯上也归为病理反射。

8. 霍夫曼征（Hoffmann 征）（颈 7 ～ 胸 1，正中神经） 检查者以左手握住患者腕上方，使其腕部略背屈，右手示指和中指夹住患者中指第二指节，拇指向下迅速弹刮患者的中指指盖，阳性反应为除中指外其余各指的屈曲动作（图 3-11）。

七、脑膜刺激征检查

软脑膜和蛛网膜的炎症，或蛛网膜下腔出血，使脊神经根受到刺激，导致其支配的肌肉反射性痉挛，从而产生一系列阳性体征，统称脑膜刺激征。

1. 颈强直 患者仰卧，双下肢伸直，检查者轻托患者枕部并使其头部前屈。如颈有

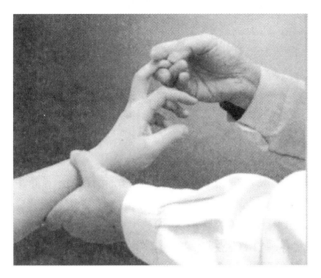

图 3-11　Hoffmann 征的检查方法

抵抗,下颏不能触及胸骨柄,则表明存在颈强直。颈强直程度可用下颏与胸骨柄间的距离(几横指)表示。

2. 克尼格征(Kernig 征)　患者仰卧,检查者托起患者一侧大腿,使髋、膝关节各屈曲约 90°角,然后一手固定其膝关节,另一手握住足跟,将小腿慢慢上抬,使其被动伸展膝关节。如果患者大腿与小腿间夹角不到 135°就产生明显阻力,并伴有大腿后侧及腘窝部疼痛,则为阳性。

3. 布鲁津斯基征(Brudzinski 征)　患者仰卧,双下肢伸直,检查者托其枕部并使其头部前屈。如患者双侧髋、膝关节不自主屈曲,则为阳性。

八、自主神经功能检查

（一）一般检查

1. 皮肤　注意观察色泽、温度、质地、汗液分泌和营养情况。有无苍白、潮红、发绀、色素沉着或色素脱失;有无局部温度升高或降低;有无变硬、增厚、菲薄或局部水肿;有无潮湿或干燥;有无溃疡或压疮。

2. 毛发与指甲　观察有无多毛、脱发及毛发分布异常,有无指甲变形、变脆及失去正常光泽等。

3. 括约肌功能　有无尿潴留或尿失禁,有无大便秘结或大便失禁。

（二）自主神经反射

1. 眼心反射　压迫眼球引起心率轻度减慢的变化称为眼心反射。嘱患者安静卧床10 min 后计数 1 min 脉搏。再请患者闭眼后双眼下视,检查者用手指压迫患者双侧眼球(压力不致产生疼痛为限),20～30 s 后再计数脉搏。迷走神经功能亢进者每分钟脉搏减慢 12 次以上,迷走神经麻痹者脉搏无变化,交感神经功能亢进者脉搏不减慢甚至加快。

2. 卧立试验　受试者由平卧突然直立,变换体位后如果每分钟脉搏增加超过 12 次,提示交感神经功能亢进;再由直立转为平卧,变换体位后如果每分钟脉搏减慢超过 12次,提示副交感神经功能亢进。

3. 皮肤划痕试验　用竹签适度加压在受试者皮肤上划一条线,数秒钟后出现先白后红的条纹为正常。如果出现白色条纹持续时间超过 5 min,提示交感神经兴奋性增高;如果红色条纹增宽、隆起,持续数小时,提示副交感神经兴奋性增高或交感神经麻痹。

4. 立毛反射 搔划或用冰块刺激受试者颈部(或腋下)皮肤,引起立毛反射,7～10 s 最明显,15～20 s后消失。立毛反射扩展至脊髓横贯性损害的平面即停止,可帮助判断脊髓病灶部位。

(李 渤)

能 力 检 测

1. 肌力如何分级?
2. 简述上下运动神经元损伤的鉴别。
3. 简述不同类型感觉障碍的临床定位。

第四章 神经系统疾病的辅助检查

学习目标

1. 掌握：脑脊液检查的适应证与禁忌证；脑电图、脑诱发电位及肌电图的主要临床应用；X 线、CT、MRI 检查在神经系统中的临床应用及常见神经病的异常表现；TCD 检查的主要临床应用。

2. 熟悉：腰椎穿刺的方法；诱发电位的常用检查；放射性核素检查的临床应用；颈动脉超声检查的临床应用。

3. 了解：脑脊液的实验室检查；脑电图的异常表现；SPECT 和 PET 的工作原理；脑、神经肌肉活组织检查；基因诊断技术。

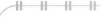

数字课件 4

案例引导

患者邓某，男，52 岁，2 天前因出现肢体乏力跌倒而入院，入院症见：嘴歪眼斜，肢体无力，不能完成指定动作，自诉头晕头痛。现患者精神疲倦，口角向右侧歪斜，伸舌右偏，左侧鼻唇沟变浅，鼓腮无漏气，示齿向右侧偏歪，构音清，饮水无咳呛。双上肢肌张力正常，双下肢肌张力增高，左上肢肌力 4 级，左下肢肌力 4^+ 级，右侧上下肢肌力 5^- 级；生理反射存在，左侧巴宾斯基征阳性。问题：

1. 患者入院时为明确诊断，可进行哪些神经系统辅助检查？

2. 为进一步明确病灶，患者现时应该完善哪些神经系统辅助检查？

第一节 腰椎穿刺和脑脊液检查

脑脊液（cerebrospinal fluid, CSF）是由各脑室微血管内的血浆透过脑室脉络丛后产生的无色透明液体，对中枢神经系统具有重要作用，除保护脑和脊髓免受外来损失，还参与营养代谢，完成神经组织与体液间的物质交换。脑脊液主要由侧脑室脉络丛产生，约占总脑脊液的 95%。脑脊液经室间孔进入第三脑室、中脑导水管、第四脑室，最后经第四脑室正中孔和两个侧孔流到脑和脊髓表面的蛛网膜下腔和脑池。

成年脑脊液总量为 110～200 mL，平均量为 130 mL，每日生产量约 500 mL。正常情

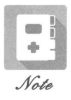

Note

况下血液中的各种成分只能选择性地进入脑脊液中,由脑组织毛细血管内皮细胞紧密连接构成的血脑屏障起到选择性的过滤作用。病理情况下,血脑屏障被破坏及通透性增高,可使脑脊液理化性质、细胞学及微生物学的异常改变。中枢神经疾病患者,在详细询问病史和正确的神经系统检查的基础上,通过脑脊液的颜色、浊度、细胞数目及化学成分的变化,可对神经系统疾病进行诊断和鉴别。

一、腰椎穿刺

腰椎穿刺(lumbar puncture)是神经科临床常用的检查方法之一,主要用于中枢性神经系统疾病诊断及鉴别诊断。腰椎穿刺的操作相对简便易行,但如适应证和禁忌证掌握不当或没有合理处理并发症,可使原有病情加重,甚至危及生命安全。

(一)适应证

(1)中枢神经系统炎症性疾病的诊断与鉴别诊断:包括化脓性脑膜炎、结核性脑膜炎、病毒性脑膜炎、霉菌性脑膜炎、乙型脑炎等。

(2)脑血管意外的诊断与鉴别诊断:包括脑出血、脑梗死、蛛网膜下腔出血等。

(3)肿瘤性疾病的诊断与治疗:用于诊断脑膜白血病,并通过腰椎穿刺鞘内注射化疗药物治疗脑膜白血病。

(4)测定颅内压或通过注入或放出脑脊液以维持颅内压平衡。

(5)椎管内给药或椎管内注入人工造影剂进行脑、脊髓扫描。

(二)禁忌证

(1)穿刺部位化脓性感染、脊椎结核或开放性损伤。

(2)颅内压明显增高、明显视乳头水肿、有脑疝形成迹象或怀疑后颅窝肿瘤者。

(3)有明显出血倾向或休克等危重患者。

(4)脊髓压迫症的脊髓功能处于即将丧失的临界状态。

(三)并发症及处理

1. 头痛 头痛是腰椎穿刺术后最常见的并发症,是腰椎穿刺后脑脊液的变化和血管扩张引起低颅压综合征所表现出的症状。患者于坐起后头痛明显加剧,平卧或头低位时头痛便缓解。目前认为,头痛的发生与患者的性别(女性多于男性)、年龄、体型相关。另外,穿刺中选用小口径的穿刺针,合理的穿刺方向及采用低枕卧位都能有效降低腰椎穿刺后头痛的发生率。一旦出现头痛等低颅压综合征,可口服补液治疗,严重者可每天静脉滴注生理盐水并服用止痛药。对于保守治疗无效或效果不理想者,可硬膜外间隙注入自体血液补片(AEBP)。

2. 脑疝 在颅内压增高的情况下,如果腰椎穿刺放液过多或过快时,在穿刺当时或术后数小时内容易发生脑疝,故应严加注意和防范。因此操作前患者必须做好充分影像学检查,操作者严格掌握腰椎穿刺适应证与禁忌证。有颅内压增高征兆者,可快速静脉输入20%甘露醇等脱水剂后,以细针穿刺,缓慢滴出数滴脑脊液进行化验检查。一旦出现脑疝,应立即采取相应抢救措施,如静脉注射高渗利尿脱水剂以降低颅内压,并采用呼吸、心跳支持措施维持生命体征稳定。

3. 脊髓、神经根症状 多见于脊髓压迫症,因腰椎穿刺放液后导致椎管内脊髓、神经根和脑脊液之间的压力平衡改变所致。可产生根性疼痛、截瘫及大小便障碍等症状,高颈段脊髓压迫症则可发生呼吸困难与骤停。症状不严重者,可口服补液或向椎管注入生理盐水;疗效不佳或严重者,应请外科会诊后考虑手术处理。

4. 其他并发症　因穿刺不当引起的出血、颅内感染和马尾部的神经根损伤等,相对少见。

（四）操作

通常取弯腰侧卧位(多选用左侧卧位),从 L_2 至 S_1 间隙选择穿刺点,通常选用腰椎 3～4 个间隙。局部常规消毒及麻醉后,戴橡皮手套,用 20 号穿刺针(小儿用 21～22 号)沿棘突方向缓慢刺入,进针过程中针尖遇到骨质时,应将针退至皮下待纠正角度后再进行穿刺。成人进针 4～6 cm(小儿 3～4 cm)时,即可穿破硬脊膜而达蛛网膜下腔,抽出针芯流出脑脊液,测压和缓慢放液后(不超过 3 mL),再放入针芯拔出穿刺针。穿刺点稍加压止血,敷以消毒纱布并用胶布固定。术后平卧 4～6 h。若初压超过 2.94 kPa(300 mmH_2O)时则不宜放液,仅取测压管内的脑脊液送细胞计数及蛋白定量即可。

1. 穿刺体位　患者取侧卧位,背部与床边垂直,头颈向前屈曲,屈髋抱膝,使腰椎后凸,椎间隙增宽,以利于进针。

2. 压力测定　常规采用测压管进行测量,腰椎穿刺成功后接上压力管,叮嘱患者充分放松,脑脊液在压力管中上升到一定的高度而不再继续上升,此时的压力即为初压。放出一定量的脑脊液后再测的压力为终压。侧卧位的正常压力一般成人为 80～180 mmH_2O,压力大于 200 mmH_2O 提示颅内压增高,少于 70 mmH_2O 提示颅内压降低。压力增高见于颅内占位性病变、脑水肿、颅内感染、蛛网膜下腔出血、脑外伤、静脉窦血栓形成、良性颅内压增高以及心力衰竭、肺功能不全等;颅内压降低主要见于椎管梗阻、脱水、休克、脊髓蛛网膜下腔梗阻和脑脊液渗漏等。

3. 压颈试验和压腹试验　脊髓病变怀疑有椎管阻塞可选用压力动力学检查,包括压颈试验和压腹试验。在压颈试验前先做压腹试验,检查者以拳头或手掌用力压迫患者腹部,如脑脊液压力迅速上升,解除压迫后压力迅速下降,说明穿刺针头确实在椎管内。如穿刺针不通畅或穿刺不到位,压腹试验 CSF 压力不升。压颈试验又称奎肯试验(Queckenstedt test),指腰椎穿刺时,用手同时按压双侧颈静脉或用血压计袖带缚于颈部充气加压,使双侧颈静脉充血,观察颅内压升降情况。正常情况下压颈 10 s 后 CSF 压力迅速上升 100～200 mm H_2O,解除压颈后,压力迅速下降至初压水平,提示椎管畅通。如在穿刺部位以上有椎管梗阻,压颈时压力不上升(提示完全梗阻),或上升、下降缓慢(提示部分梗阻),称为压颈试验阳性。颅内压升高或怀疑颅后窝有占位性病变者,禁行压颈试验,以免发生脑疝威胁生命。

二、脑脊液检查

（一）脑脊液性状

正常脑脊液为无色透明液体,血色或粉红色脑脊液常见于穿刺损伤或出血性病变,区别方法:用三管连续接取脑脊液,如果管中红色依次变淡,最后转清,则为穿刺损伤出血,如各管皆为均匀一致的血色则为血性病变。血性脑脊液如离心后变为无色,可能为新鲜出血或穿刺损伤;离心后为黄色则为陈旧出血。脑脊液浑浊呈云雾状,多为细菌感染导致细胞数增多所致,见于细菌性脑膜炎;结核性脑膜炎抽取的脑脊液放置后可见纤维蛋白膜现象;化脓性脑膜炎的脑脊液如米汤样。

（二）脑脊液实验室检查

1. 细胞数和白细胞检查　正常 CSF 白细胞数为 $(0～5)×10^6/L$,主要为单核细胞。白细胞数增加多见于脑膜、脊髓膜和脑实质的炎性病变;白细胞明显增加且以多个核细胞为主见于急性化脓性脑膜炎；白细胞轻度或中度增加，且以单个核细胞为主，见于病毒性脑炎；大量淋巴细胞或单核细胞增加为主多为亚急性或慢性感染；脑的寄生虫感染时可见较多的嗜酸性粒细胞。

2. 蛋白质检查 腰椎穿刺脑脊液的正常蛋白质含量为 0.15～0.45 g/L(15～45 mg/dL)，蛋白质明显增高常见于化脓性脑膜炎、结核性脑膜炎、格林巴列综合征、中枢神经系统恶性肿瘤、脑出血、蛛网膜下腔出血及椎管梗阻等，CSF 蛋白质降低见于腰穿或硬膜损伤引起脑脊液丢失、极度虚弱和营养不良者。

3. 糖检查 脑脊液中糖含量正常值为 2.5～4.4 mmol/L(50～75 mg/dL)，为血糖的 50%～70%。糖含量显著降低见于化脓性脑膜炎，轻至中度降低见于结核性或真菌性脑膜炎(特别是隐球菌性脑膜炎)以及脑膜癌病；糖含量增高见于糖尿病。

4. 病原学检查 如脑脊液涂片发现致病细菌、真菌、寄生虫及脱落肿瘤细胞等，可提供病原学诊断。

5. 酶学检查 正常的脑脊液中的谷草及谷丙转氨酶(GOT、GPT)、乳酸脱氢酶(LDH)和肌酸磷酸激酶(CK)含量均显著低于血清。患有某些中枢神经系统疾病时，脑脊液的酶含量可增高，但缺乏特异性；多发性肌炎 CK 常增高。

第二节　神经系统电生理检查

电生理检查是运用电生理仪器及设备记录或测定人体的器官组织、神经和细胞离子通道等的膜电位改变、传导速度和离子通道的活动的方法。神经系统电生理检查是研究神经系统和肌肉电活动并协助诊断临床相关疾病的技术。

一、脑电图

脑电图(electroencephalography，EEG)是通过精密的电子仪器，从头皮上用电极将脑部的自发性生物电位加以放大并记录而获得的脑细胞群的自发性、节律性电活动图形的电生理方法。由于脑电图的改变与疾病的发病形式、严重性，病变的部位、大小及病程等诸多因素相关，所以正常脑电图不能代表脑功能的正常。在疾病的急性期或较严重的脑部病变，脑电图通常是异常的，而慢性的、轻度且较小的脑病变，脑电图则可显示为正常。脑电图常用于癫痫的诊断和分类。

（一）检查方法

电极的安放常采用国际 10～20 系统放置法(图 4-1)，其特点是电极的排列按照与头颅的大小及形状所成的比例。电极名称与脑解剖分区相符，可放置 21 个电极，也可根据实际情况增减电极数量。当患者进行开颅手术时电极可直接放置于大脑皮质表面或更深层部位。脑电图检查还可通过过度换气、闪光刺激、睡眠等特殊手段进行。

（二）脑电图的描记和诱发试验

脑电图的描记要在安静、闭目、清醒或睡眠状态下进行记录，房间温度不宜过高或过低。常采用诱发试验诱发不明显的异常电活动，提高脑电图的阳性率。常用的诱发方法及临床意义如下：睁闭眼诱发试验；过度换气；闪光刺激；睡眠诱发；其他，包括药物诱发等。常用的诱发癫痫药物有戊四氮和贝美格等。

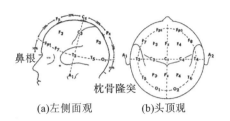

鼻根

枕骨隆突

(a)左侧面观　　(b)头顶观

图 4-1　国际 10～20 系统的电极位置

（三）正常脑电图

（1）正常成人 EEG 在清醒、安静和闭眼放松状态下，脑电图的基本节律为 8～13 Hz，波幅为 20～100 μV，主要分布在枕部和顶部；β 活动的频率为 14～25 Hz，波幅 5～20 μV，主要分布在额叶和颞叶；部分正常人在大脑半球前部可见少量 4～7 Hz 的 θ 波；自频率在 4 Hz 以下称为 δ 波，清醒状态下的正常人几乎没有该节律波，但入睡可出现，而由浅入深逐渐增多。频率为 8 Hz 以下的脑电波称为慢波。

（2）儿童脑电图与成人不同的是以慢波为主，随着年龄的增加慢波逐渐减少，而快波逐渐增多，14～18 岁接近于成人脑电波。

（3）睡眠脑电图根据眼球运动可分为快速眼动相睡眠和非快速眼动相睡眠（图 4-2）。快速眼动相睡眠又称快波睡眠，又称为异相睡眠；非快速眼动相睡眠又称为慢波睡眠或安静睡眠。

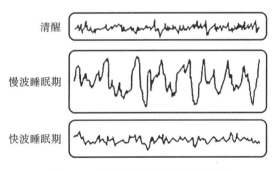

清醒

慢波睡眠期

快波睡眠期

图 4-2　人体不同状态下 EEG 表现

（四）常见的异常脑电图

异常脑电图即偏离正常范围的脑电图，异常脑电图仅说明一种脑功能状态，只有结合临床，比较和观察患者在检查前后的临床征象后，才有明确的诊断意义。常见的异常脑电图包括以下几类。

1. 弥漫性慢波　背景活动为弥漫性慢波，是常见的异常表现，无特异性。见于各种原因所致的弥漫性脑损害、缺氧性脑病、中枢神经系统变性病及脱髓鞘性脑病等。

2. 局灶性慢波　是局部脑实质功能障碍所致。常见于局灶性癫痫、脑脓肿、单纯疱疹脑炎、局灶性硬膜下或硬膜外血肿等。

3. 三相波　一般为中至高波幅、频率为 1.3～2.6 Hz 的负-正-负波或正-负-正波。多见于肝性脑病、各种原因引起的脑缺氧或其他中毒代谢性脑病。

4. 癫痫样放电　包括棘波、尖波、棘慢综合波、尖慢综合波、多棘慢综合波。最常见于癫痫，但亦可见于肿瘤、外伤、炎症及变性疾病等。

5. 弥漫性、周期性尖波　通常指在弥漫性慢活动的基础上出现周期性尖波，可见于

Note

73

变性、缺氧-缺血性、代谢性脑病患者的脑电图。

二、脑磁图

人的颅脑周围也存在着磁场,这种磁场称为脑磁场。通过特殊的仪器刺激后可测出颅脑的极微弱的脑磁波,再用记录装置把这种脑磁波记录下来,形成图形,这种图形便称作脑磁图(MEG)。

MEG 的工作原理是使用 SQUID 多通道传感探测系统,探测神经元兴奋性突触后电位产生的电流形成的生物电磁场。脑磁图可以反映脑的磁场变化,此与脑电图反映脑的电场变化不同,脑磁图对脑部损伤的定位诊断比脑电图更为准确,加之脑磁图不受颅骨和过多电活动的影响,图像清晰易辨,具有良好的空间分辨能力,定位误差小,灵敏度高等优势,而且可与 MRI 和 CT 等解剖学影像信息结合进行脑功能区定位和癫痫放电的病灶定位,对癫痫的外科治疗帮助甚大。脑磁图对脑部疾病的诊断是一项崭新的技术,因为该检查价格昂贵,目前仅少数医院应用。

三、诱发电位

诱发电位(evoked potential,EP)是神经系统的自发电活动或在受到外来刺激(电、光、声等)时产生的局部电位变化,又称为诱发反应。绝大多数诱发电位(又称信号)的波幅很小,仅 $0.1 \sim 20 \, \mu V$,容易被自发脑电活动(波幅 $25 \sim 80 \, \mu V$)或各种伪迹(统称噪声)覆盖,必须在特定的部位采用特定的技术才能检测出来。目前主要对躯体感觉、视觉和听觉等感觉通路以及运动通路、认知功能进行检测。

(一)躯体感觉诱发电位

躯体感觉诱发电位(SEP)是刺激肢体末端感觉神经,在躯体感觉上行通路不同部位记录的电位。一般用表面电极刺激周围神经干体表部位,常用的刺激部位为上肢的正中神经或尺神经,下肢为踝部的胫神经或腓神经,刺激强度为有感觉但不引起运动。

1. 基本波形 SEP 各波的命名原则是极性＋正常平均潜伏期(波峰向下为 P,向上为 N),例如潜伏期为 21 ms,波峰向上的波称为 N21。如在腕部可以记录到 N9 波,在踝部可记录到 P27 波。

2. 异常的判断标准和影响因素 SEP 异常的判断标准:①潜伏期＞平均值＋3 个标准差;②波幅明显降低伴波形分化不良或波形消失;③双侧各相应波幅差值＞50%。影响因素主要是年龄、性别和温度、身高等。

3. 临床应用 可用于检测周围神经、神经根、脊髓、脑干、丘脑以及大脑的功能,主要用于格林巴列综合征(GBS)、颈椎病、后侧索硬化综合征、多发性硬化(MS)、亚急性联合变性等,还可用于脑死亡的判断和脊髓手术的监护等。

(二)视觉诱发电位

视觉诱发电位(VEP)是对视神经进行光刺激时,经头皮记录的枕叶皮质产生的电活动。检测方法有模式翻转刺激和闪光刺激,前者的优点是波形简单、易于分析、阳性率高和重复性好,而闪光刺激受视敏度影响小,适用于前者检测不能合作者。

1. 基本波形 基本波形较为简单,有 N1、P1、N2 等主波,或称为 N75、P100、N145,其中 P100 的波幅最大,潜伏最稳定而且波幅高,是分析 VEP 的最常用波形。

2. 异常的判断标准和影响因素 VEP 异常的判断标准:①潜伏期＞平均值＋3 个标准差;②波幅＜3 μV 以及波形分化不良或消失;③两眼间 P100 潜伏期差值大于 8～10

ms。VEP 主要受视力、性别和年龄的影响。

3. 临床应用　主要用于视通路病变,特别对多发性硬化(MS)患者可提供早期视神经损害的客观依据。

(三) 脑干听觉诱发电位

脑干听觉诱发电位(brainstem auditory evoked potential,BAEP)是指耳机传出的短声刺激听神经,经头皮记录的电位。BAEP 不受检查者意识状态的影响。检查时记录与参考电极分别置于外耳道和耳垂上,使用耳机或耳塞给予 $100\sim200\,\mu$s 的短声刺激,刺激频率为 10 Hz 左右,可单一刺激患侧或双侧刺激。

1. 基本波形　典型波形主要是以罗马数字命名的 Ⅰ~Ⅴ 波。

2. 异常的判断标准和影响因素　各波潜伏期延长>3 个标准差,或波间期延长>平均值+3 个标准差;波形消失或 Ⅰ 和 Ⅴ 波幅值相比值>200;(Ⅲ~Ⅴ)/(Ⅰ~Ⅲ)>1.0。

3. 临床应用　主要用于客观评价听力、脑桥小脑脚肿瘤、多发性硬化(MS)、脑死亡的诊断以及手术监护等。

除上述诱发电位检查外,还有运动诱发电位(MEP)和事件相关电位(ERP)检查,都有其特定的波形和电位分布。检查时受检者取坐位或卧位,争取放松全身肌肉,避免情绪波动以取得更准确的检测结果。

四、肌电图

肌电图(electromyography,EMG)是神经系统的重要辅助检查,狭义的肌电图是指同心圆针肌电图,广义的肌电图还包括神经传导速度(nerve conduction velocity,NCV)、重复神经电刺激(repeating nerve stimulation,RNS)等,通常两者或多者联合应用,其适应证是脊髓前角细胞及以下病变,主要用于周围神经、神经肌肉接头和肌肉病变的诊断。

(一) 肌电图

常规肌电图是指用同心圆针插入肌肉并记录肌肉安静和不同的收缩状态下所产生的电活动的技术。

1. 检测步骤及正常 EMG 表现

(1)肌肉静息状态:观察插入电位和自发电位。针电极插入肌肉时引起的短暂电位发放即插入电位,停止移动针电极时插入电活动也迅速消失,于 300 ms 左右恢复静息状态;自发电位是终板噪音和终板电位,后者波幅较高,常伴疼痛,动针后疼痛消失。

(2)肌肉轻收缩状态:观察运动单位动作电位(motor unit action potential,MUAP)。它是单个前角细胞支配的所有肌纤维同步放电的总和。就 MUAP 的时限、波幅、波形及多相波百分比而言,不同肌肉各有其不同的正常值范围。

(3)肌肉大力收缩状态:观察募集现象,指肌肉在大力收缩时运动单位多少及发放频率快慢。肌肉轻收缩时只有阈值较低的 Ⅰ 型纤维运动单位发放,频率为 $5\sim15$ Hz;大力收缩时原已发放的运动电位频率加快,同时阈值高的 Ⅱ 型纤维参与发放,肌电图呈干扰相,为许多密集的相互重叠难以分辨基线的运动单位电位。

2. EMG 的临床意义　①诊断及鉴别诊断神经源性损害、肌源性损害和神经肌肉接头病变;②发现亚临床病灶或易被忽略病灶,如早期运动神经元病、深部肌萎缩、肥胖儿童肌萎缩,并对病变节段进行定位诊断;③结合神经传导速度的结果,有助于对脊髓前角细胞、神经根和神经丛病变进行定位。

Note

（二）神经传导速度

神经传导速度是用于评定周围神经传导功能的诊断技术，主要包括运动神经传导速度（MCV）和感觉神经传导速度（SCV）的测定。

1. 检测方法

（1）MCV测定：①电极放置：刺激电极置于神经干，记录电极置于肌腹，参考电极置于肌腱；地线置于刺激电极和记录电极之间。②MCV的计算：超强刺激神经干远端和近端，在该神经支配的肌肉上可记录到2次复合肌肉动作电位（CMAP），测定其不同的潜伏期，用远端和近端之间的距离除以两点间潜伏期差，即为神经的传导速度。计算公式为：神经传导速度（m/s）＝两点间距离（cm）×10/两点间潜伏期差（ms）。波幅的测定通常取峰-峰值。

（2）SCV测定：①电极放置：刺激手指或脚趾末端，顺向性地在近端神经干收集（顺向法），或刺激神经干而逆向地在手指或脚趾末端收集（逆向法）；地线固定于刺激电极和记录电极之间。②SCV计算：记录潜伏期和感觉神经动作电位（SNAP），用刺激电极与记录电极之间的距离除以潜伏期即为SCV。

2. 异常NCV的表现及临床意义　MCV和SCV异常表现为传导速度减慢和波幅降低。前者主要反映髓鞘损害，后者反映神经轴索损害。神经传导测定对于鉴别脱髓鞘性周围神经病变和轴索损害相关疾病具有重要作用。另外，节段性运动神经传导测定和位移（inching）技术的开展，提高了对多灶性运动神经病、急性炎性脱髓鞘性神经根周围神经病和慢性炎性脱髓鞘性神经根周围神经病的诊断水平。

（三）F波与H反射

1. F波（F-wave）　F波是以超强电刺激神经干在M波后的一个晚成分，由运动神经回返放电引起，因最初在足部肌肉上记录而得名。F波的特点是波幅不随刺激量变化而改变，重复刺激时变异较大。

（1）测定方法：①电极放置：同MCV测定，不同的是阴极放在近端。②潜伏期测定：通常连续测定10～20个F波，然后计算其平均值，F波的出现率为80％～100％，当出现率减少或潜伏期延长即提示异常。

（2）临床意义及应用：F波有助于周围神经病的早期诊断以及病变部位的确定。由于F波可以反映运动神经的功能，对神经病变的诊断有重要意义，可以弥补MCV的不足，临床上可结合神经传导速度进行确定。H反射对格林巴列综合征（GBS）可进行早期诊断，还可用于遗传性运动感觉神经病、神经根型颈椎病等诊断。

2. H反射（H-reflex）　H反射是利用较小电量刺激神经，冲动经感觉神经纤维向上传导至脊髓，再经单一突触连接传入下运动神经元而引发肌肉电活动。

（1）测定方法：刺激电极置于腘窝胫神经处，记录电极放置在腓肠肌或肱二头肌肌腹，也可在尺侧腕屈肌肌腹，根据个人反应情况从弱到强选择刺激强度，引起类似于跟腱反射的电生理反射。

（2）临床意义及应用：H反射相对稳定地出现于正常成人 S_1 根所支配的肌肉，部位则较少见。若H反射消失则表示该神经根或其相关的反射弧病损。临床上常用于上运动神经元疾病、腰骶神经根病变的诊断。

（四）重复神经电刺激

重复神经电刺激（repeating nerve stimulation，RNS）是指超强重复刺激神经干后在相应肌肉记录复合肌肉动作电位，是检测神经肌肉接头功能的重要手段。RNS可根据刺激的频率分为低频(≤5 Hz)RNS和高频(10～30 Hz)RNS。

1. 测定方法 ①电极放置:刺激电极置于神经干,记录电极置于该神经所支配的肌肉,地线置于两者之间。②临床通常选择面神经-眼轮匝肌、副神经-斜方肌、腋神经-三角肌、尺神经-小指展肌。

2. RNS 的临床意义 检测神经肌肉接头的功能状态,主要用于重症肌无力的诊断以及和 Lambert-Eaton 综合征的鉴别。重症肌无力表现为低频或高频刺激波幅递减,而后者表现为低频刺激波幅递减,高频刺激波幅递增。

第三节　神经系统影像学检查

一、头颅和脊柱 X 线检查

头颅和脊柱 X 线检查是利用 X 线检查颅内和脊柱病变的基本方法,目前广泛采用的计算机 X 线摄影和数字 X 线摄影,可极大地提高图像的清晰度及对比度,还可进行透视和动态观察。

(一) 头颅 X 线检查

头颅 X 线检查操作方法简单,价格便宜,常用的有正位和侧位摄片(图 4-3),其次有颅底、内听孔、舌下神经孔等特殊部位摄片。头颅 X 线检查主要观察颅骨的厚度、密度及各部位结构的完整性、颅缝连接状态、颅内钙化灶等,适用于颅骨外伤、先天性畸形等颅骨疾病的诊断。

由于 X 线摄片价格便宜,对头颅骨、脊柱疾病的诊断价值较大,因此,目前仍不失为神经系统基本的检查手段之一。近几年产生了计算机 X 线摄影和数字 X 线摄影,大大提高了图像清晰度、对比度以及信息的数字化程度。

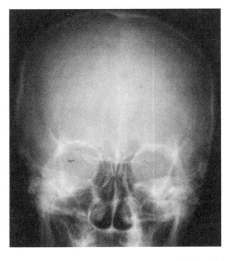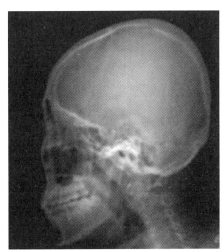

图 4-3　头颅正侧位平片

(二) 脊柱 X 线检查

脊柱 X 线检查包括正位、侧位和斜位,主要观察脊柱的生理弯曲,椎体有无发育异

Note

常、骨质破坏、骨折、脱位、变形或骨质增生、椎弓根的形态及椎弓根间距有无变化，以及椎间孔有无扩大、椎间隙有无狭窄、椎板及棘突有无破裂或脊柱裂、脊椎横突有无破坏、椎旁有无软组织阴影等。如无椎骨改变或改变不明显者，需根据患者情况进行特殊检查以明确诊断。

二、脊髓造影

脊髓造影也称椎管造影，是利用水溶性碘剂等显影剂，注入蛛网膜下腔，操作后及时行 X 线摄片或 CT 等检查以显示其中病变的检查法。脊髓造影可诊断椎管内占位性病变和因创伤所致椎管的形态变化以及与脊髓的相互关系。目前随着 MRI 技术的发展，使用 MRI 显像可以无创并且更好地显示神经根等结构，因此脊髓造影基本被 MRI 检查取代。

三、数字减影血管造影

数字减影血管造影（digital substraction angiography，DSA）是通过电子计算机进行辅助成像的血管造影方法的新型技术，在脑血管疾病的诊断和治疗方面具有重要的作用。其原理是将 X 线投照人体所得到的光学图像，经影像增强视频扫描及数模转换，最终经数字化处理后，骨骼、脑组织等影像被减影除去，而充盈造影剂的血管图像保留，产生实时动态的血管图像。由于 DSA 是一种创伤性检查，所以对脑血管病不应作为首选或常规检查方法，需要掌握好适应证和禁忌证，并做好有关准备工作。

> **知识链接**
>
> **神经外科历史教育**
>
> 1965 年，中国第一部神经外科专著《脑血管造影术》出版，推动了中国神经外科的发展。我国王忠诚院士等老一辈神经外科专家在建国初期条件和设备非常简陋的情况下，不畏艰辛，勇于担当，带领中国神经外科从无到有，从弱到强，推动我国神经外科走向世界作出了不可磨灭的贡献。作为新时期的医学生应该向专家们学习的不仅是专业知识，而更应该学习他们的敬业，爱国精神。

四、电子计算机断层扫描

电子计算机断层扫描（computed tomography，CT）是一种发展迅速的影像学检查技术，是利用精确准直的 X 线束、γ 射线等，与灵敏度极高的探测器一同围绕人体的某一部位做一个接一个的断面扫描，具有扫描范围大、时间快、分辨率高等特点，可用于多种疾病的检查，对中枢神经系统疾病有重要的诊断价值。

对于神经系统疾病，CT 扫描主要用于脑梗死、脑出血、蛛网膜下腔出血、脑肿瘤、脑血管畸形、颅脑外伤以及某些椎管内疾病的诊断。由于 CT 检查具有成本低、时间短、安全性高等特点，临床上将其作为神经科急诊的重要检查之一，特殊情况下还可用碘造影剂增强组织显影，以明确诊断。

五、磁共振成像

磁共振成像（magnetic resonance imaging，MRI）是利用原子核在磁场内共振所产生的信号经重建成像的一种成像技术。与 CT 相比，MRI 能更清楚显示人体的软组织，如滑膜、血管、神经、肌肉、肌腱、韧带和透明软骨等，使得病变同解剖结构的关系更加明确。MRI 具有分辨率高、无骨性伪影等特点，可清楚显示脊髓、脑干和后颅窝等病变。目前研究表明，MRI 无电离辐射，对人体无放射性损害。但 MRI 检查时间较长，部分患者容易受噪音影响，甚至出现幽闭空间恐惧反应，并且体内有金属植入物者不能接受 MRI 检查。

　　MRI 可提供冠状位、矢状位和横位的三维图像，图像清晰度高，主要用于脑梗死、脑出血、脑炎、脑肿瘤、颅脑先天发育畸形和颅脑外伤等的诊断；除此之外，MRI 图像对脑灰质与脑白质可产生明显的对比度，常用于脱髓鞘疾病、脑白质病变及脑变性疾病的诊断；对脊髓病变如脊髓肿瘤、脊髓空洞症、椎间盘脱出、脊椎转移瘤和脓肿等诊断更有明显的优势。但是在检查急性颅脑损伤、颅骨骨折、急性出血病变和钙化灶等方面，MRI 不如 CT。

> **知识链接**
>
> 　　核磁共振是一门发展非常迅速的科学，是根据有磁的原子核，在磁场的作用下会引起能级分裂，若有相应的射频磁场作用时，在核能级之间将引起共振跃迁，从而得到化学结构信息的一门新技术。最早于 1946 年由哈佛大学的伯塞尔（E. M. Purcell）和斯坦福大学的布洛赫（F. Bloch）等人用实验所证实，两人由此共同分享了 1952 年诺贝尔物理学奖。核磁共振技术可以提供分子的化学结构和分子动力学的信息，在物理、化学、生物、医药、食品等领域得到广泛应用，在化学中更是常规分析不可少的手段。从 20 世纪 70 年代开始，在磁共振频谱学和计算机断层扫描技术等基础上，又发展起一项崭新的医学诊断技术，即核磁共振成像技术，引发了医学诊断史上的重大革命。

第四节　头颈部血管超声检查

一、经颅多普勒超声检查

　　经颅多普勒（transcranial Doppler，TCD）超声检查是利用人体头颅骨相对薄弱的部位作为检测声窗，采用低频率（1.6～2.0 MHz）的脉冲波探头对颅内动脉病变所产生的血流动力学变化进行的一种无创性检测技术。运用 TCD 超声检查可通过对血管深度、血流速度、血流搏动指数、血流频谱形态、血流音频等指标进行检测评估脑血管功能，同时可通过对血流方向的变化判断颅内动脉侧支循环的开放情况。异常的 TCD 超声检查表现主要包括：血流信号消失、血流速度加快或减慢、两侧血流不对称、动脉指数增高或降低、血流方向异常等。临床上 TCD 超声检查主要用于下列疾病的辅助检查。

　　（一）颅内动脉狭窄或闭塞

　　1. 适应证　①偏身感觉、运动障碍，交叉性感觉或运动障碍；②感觉性、运动性言语障碍；③头痛眩晕、平衡障碍；④视物模糊、复视、偏盲；⑤构音障碍、吞咽困难等。

Note

2. 检测方法　主要通过对双侧大脑半球的供血动脉与椎-基底动脉的流速、频谱、血流信号的连续性进行检查。

3. 异常表现　①典型血管狭窄的特点是节段性血流速度异常,其中狭窄段流速加快,狭窄段近端流速正常或相对降低,狭窄段远端流速降低。②颅内动脉急性闭塞时可见无血流信号,慢性闭塞时可以检测到低流速、低搏动指数的血流频谱,随检测深度变化血流信号不连续。③椎动脉(VA)闭塞时一侧血流频谱测不到,另外一侧血流速度代偿性增快。

(二)颅外段颈内动脉狭窄(重度)和闭塞

1. 适应证　①偏身感觉、运动障碍;②单眼一过性黑矇,是颈内动脉病变典型症状;③感觉性、运动性言语障碍;④头痛、头晕;⑤视物模糊、复视。

2. 检测方法　检测颅外段颈总动脉(CCA)、颈外动脉(ECA)以及颈内动脉(ICA)的血流情况,必要时使用颈动脉压迫试验,判断颅内动脉侧支循环是否建立。颈动脉压迫试验:用特制的颈动脉压迫装置或用手指压迫患侧锁骨上窝水平的颈总动脉近端,直到颞浅动脉搏动消失,用以鉴别所检查的动脉和颅内动脉侧支循环功能状态。

3. 异常表现　以颈内动脉狭窄≥70%病变程度为标准所检测到的典型血流动力学特征包括:①病变侧血流速度异常加快,快于健侧同名动脉流速的150%以上;②患侧颅外段颈内动脉的血流音频高调粗糙,可闻及湍流形成的紊乱音频或血管杂音;③颅外段颈内动脉闭塞时,血流信号消失,颅内动脉血流动力学变化与颈内动脉狭窄基本一致。

(三)脑血管痉挛

1. 适应证　突发全脑头痛伴恶心呕吐、意识障碍、脑膜刺激征等,临床诊断蛛网膜下腔出血者;脑动脉瘤术后或介入治疗后患者出现突发性的一侧肢体活动障碍;脑外伤患者临床症状加重,怀疑脑血管痉挛者;各种脑肿瘤术后出现迟发性脑缺血症状者;明确蛛网膜下腔出血,影像学检查结果提示无新鲜出血但临床症状加重者。

2. 检测方法　多数患者可在床边进行 TCD 检测,对患者双侧颅内动脉和颅外段颈内动脉的血流速度变化进行动态观察,1～2 次/天,根据患者病情采用连续或间断血流速度检测;动态观察血管搏动指数及大脑中动脉与颅外段颈内动脉流速比值的变化。

3. 异常表现　前循环重点观察大脑中动脉主干血流速度变化,平均血流速度在120～150 cm/s 时可认为轻-中度血管痉挛,平均血流速度＞150 cm/s 时提示血管重度痉挛。后循环重点观察椎-基底动脉的血流变化,椎动脉血流平均流速＜80 cm/s 或基底动脉平均流速＜95 cm/s 则可诊断为血管痉挛。

(四)脑动静脉畸形

1. 适应证　偏头痛进行性加重;进行性神经功能障碍,一侧肢体发育不良,反复发作的肢体功能障碍等;头痛伴视盘水肿、颅内压升高;CT/MRI 提示颅内血管畸形,使用TCD 了解供血动脉状况;已经确诊为脑动静脉畸形或接受外科手术或介入治疗的患者进行复查的需要。

2. 检测方法　通过检测双侧颅内动脉血流,确定参与脑动静脉畸形(AVM)的供血动脉,记录双侧颅内前循环及后循环各支动脉血流速度,比较供血动脉与非供血动脉的血管搏动指数。

3. 异常表现　畸形的供血动脉收缩期峰值流速(V_s)与舒张期(V_d)血流速度非对称性增加,血流速度比值(V_s/V_d)＜2∶1(正常动脉 V_s/V_d 为 2∶1～2.4∶1)。血流频谱形态也出现异常,可出现频谱增宽,频谱内血流信号强度分布不均;血流音频紊乱,高低强度音频混杂,呈低搏动性改变。

（五）颅内压增高

1. 适应证　各种原因导致的重症脑病患者。

2. 检测方法　持续性或间断性监测双侧颅内动脉血流,通常采用双侧大脑中动脉为监测血管,连续观察各项血流参数变化。

3. 异常表现　随着颅内压增高,脑动脉血流速度逐渐减低,早期舒张末期流速下降明显,平均流速相对减低。晚期患者收缩期流速明显下降,舒张期血流速度接近基线水平。颅内压增高也会导致血管搏动指数进行性增加,TCD 血流频谱呈现高阻力型改变。

（六）脑死亡

1. 适应证　多种原因所导致的脑功能不可逆性丧失,而心跳、呼吸、血压等生命体征尚存的状态;各种原因引起的重症昏迷患者,都有可能因病情加重进入脑死亡状态。我国脑死亡判断标准草案中将 TCD 列为脑死亡三项确认试验之一,TCD 对脑死亡的临床监测有重要参考价值。

2. 检测方法　首先检查患者是否实施去骨瓣减压术,及其对双侧颅内血流速度对称性的影响;检测颅内、外所有动脉的血流信号,其中前循环以大脑中动脉为主要判断血管,后循环以基底动脉为主。

3. 异常表现　TCD 显示颅内前循环和后循环血流呈振荡波、尖小的"钉子"收缩波或血流信号消失;脑死亡血流指数(DFI)<0.8 可以判定为脑死亡血流改变。

（七）脑血流微栓子的检测

1. 适应证　潜在心源性栓塞的疾病,如房颤、风湿性心脏病、房间隔缺损、心脏外科手术后等;动脉栓塞源性疾病,如颈动脉狭窄、颈动脉夹层、颈动脉瘤等;血管检查或介入治疗,脑血管造影和血管内成形术等。

2. 检测方法　首先根据所要检查的目的和栓子源的位置选择所要监测的血管,通常选用颅内大动脉,尤其是大脑中动脉;必须选用具有微栓子监护软件的 TCD 仪器;有症状的患者持续监测记录 30 min,无症状的监测记录 30～60 min。

3. 异常表现　短时程<300 ms,信号强度大于或等于背景 3 dB,单方向出现在频谱中,伴有尖锐的鸟鸣音,此时再应用双深度探头监测微栓子信号,如出现一道斜形的高强度的轨迹则可判断为微栓子信号。

二、经颅彩色多普勒超声检查

经颅彩色多普勒超声(transcranial color-code real time sonography,TCCS)检查是使用低频探头发出声束,使声束通过人体头颅声窗(如颅骨缺损区、眼眶、枕骨大孔等)而显示颅内实质及血管结构,检测颅底血管血流动力学的一种无创检查方法。

（一）适应证

（1）脑动静脉畸形。

（2）颅内动脉瘤。

（3）颈动脉海绵窦瘘。

（4）脑动脉狭窄和闭塞。

（5）烟雾病。

（6）硬脑膜动静脉瘘。

（7）其他脑血管病：广义上脑血管病均可用经颅彩色多普勒超声检查，了解血流动力学信息。

（二）禁忌证和局限性

由于成人颅骨较厚，超声衰减严重，透声窗有限，检查时存在一定盲区，尤其对额、顶、枕叶及小脑的部分血管病变显示亦较困难。

（三）检查方法

儿童及成年人采用颞窗、枕窗、眼窗及颅骨缺损区作为透声窗。

1. 颞窗 操作时患者取侧卧位，探头置于颧弓上方与颅骨表面垂直，进行横断面扫查，同时适当调整探头位置及角度，寻找 Willis 环血管的彩色血流图案。

2. 枕窗 于枕外隆突下 2～3 cm、项中线左右旁开 2 cm 区域进行操作，患者取俯卧位或坐位，头部尽量前屈，探头置于枕外隆突下方的凹陷部位，经枕骨大孔进行探测，主要检查双侧椎动脉与基底动脉近段。

3. 眼窗 位于眼球上方，受检者取仰卧位，眼睑闭合，将探头轻置于眼睑上（图 4-4），声束对准眶上裂，清晰显示球后三角。根据探头放置的位置可分为眶前后窗及眶斜窗，显示眼动脉、眼静脉、ICA 虹吸部。正常的眼动脉呈红色的血流信号，为外周血管高阻型频谱。正常的眼上静脉呈蓝色血流影像，为低速连续的静脉频谱。

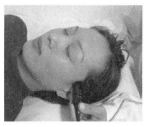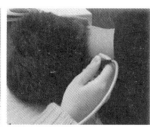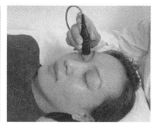

图 4-4 颞窗、枕窗、眼窗检查操作示意图

4. 颅骨缺损区 进行检查时，按照缺损部位采取适当的体位后，探头轻置于缺损处，沿手术骨缝多方向转动探头，能够清晰显示颅内血管的全貌，获取颅内血流动力学信息。

5. 超声造影 又称为声学造影，是利用造影剂使背向散射回声增强，能有效地增强心肌、肝、肾、脑等实质性器官的二维超声影像和血流多普勒信号，反映和观察正常组织和病变组织的血流灌注情况，明显提高超声诊断的分辨力、敏感性和特异性的技术。利用造影增强彩色多普勒超声检查的技术可应用于脑动脉瘤、脑动静脉畸形、颅内动脉狭窄和闭塞等脑血管病的诊断与鉴别诊断。

（四）评价标准

常用观察参数有：采样深度、声束角度、最大血流速度（V_{max}，峰值流速）、最小血流速度（V_{min}，舒张末期流速）、平均流速（V_{mean}）、阻力指数（RI）、搏动指数（PI）等。

三、颈部动脉多普勒超声检查

颈部血管多普勒超声检查是运用彩色多普勒血流显像和脉冲多普勒频谱分析等技术，评估颈部血管正常解剖结构和血流动力学信息的一项无创检测方法。颈部血管多普勒超声检查已被广泛应用于临床中，可客观检测颈部血管走行是否正常，管腔有无扩张、狭窄、扭曲和受压，以及动脉硬化斑块形态，对缺血性脑血管病诊断有重要意义。颈部血管多普勒超声检查部位主要包括颈动脉（颈总动脉、颈内动脉、颈外动脉）、椎动脉和颈内静脉。

（一）适应证

（1）正常人群或脑血管疾病的高危人群（高血压、糖尿病、高脂血症等）的筛查。

（2）对脑卒中、短暂性脑缺血发作（TIA）、黑矇等神经系统疾病的患者进行评价。

（3）对无症状性颈部血管杂音，伴有心脏杂音或拟行心血管手术患者进行评价。

（4）对颈动脉内膜剥脱术的患者进行术前、术中评价及术后的随访。

（5）对颈部动脉、脑血管病变手术或介入治疗的患者进行评价及术后随访。

（6）对不能进行脑血管造影（DSA）的患者，颈部血管多普勒超声检查是首选方法。

（7）对颈部搏动性肿块、怀疑或确定颈部血管疾病（如颈动脉狭窄）患者进行评价及随访。

（二）禁忌证和局限性

颈部血管多普勒超声检查通常无禁忌证，但出现以下情况时存在一定的局限性。

（1）重症脑血管病、不合作患者及不能耐受检查者。

（2）颈部术后伤口敷料等影响超声检查者。

第五节　放射性核素检查

将放射性核素标记在药物上，通过注射或口服方式引入体内时，以正常组织与病变组织对药物的吸收、代谢有所差异为基础，不同的脏器或组织间会有不同的药物分布情况。用放射性探测仪器测得放射性在脏器中变化的影像，获得定量参数便可用于评估脏器功能和诊断疾病。

临床中部分神经疾病可能仅表现出脑功能的变化而无明显的脑组织结构或形态改变，应用放射性核素显像方法能比以显示形态结构为主的 CT、MRI、超声等检查较早地发现和诊断疾病。常用的显像仪器检查方法包括单光子发射计算机断层扫描（SPECT）和正电子发射计算机断层扫描（PET）。

放射性核素显像按显像的方式不同分为静态和动态显像两种：①静态显像：在放射性药物引入人体一定时间之后进行脑组织的显像，主要是观察脑部的形态、大小、位置和病变的有无、数量和大小。②动态显像：在放射性药物引入人体后连续地或多次间断显像，通过一系列的影像来观察放射性在脑组织聚集和排出的速度和量，以此监测脑部的血流灌注、血容量、脑功能等动态变化，并可通过计算机处理获得需要的参数。

一、单光子发射计算机断层扫描

单光子发射计算机断层扫描（single photon emission computed tomography，SPECT）所用的三维显像方法可反映脑部血流灌注情况，为某些神经科疾病的辅助诊断提供准确、可靠的信息。SPECT 相对 PET 而言，价格便宜，放射剂量低，操作更为简单，临床适用性广泛。

1. 基本原理　利用放射性核素或药物注入或吸入人体，通过显像仪的探头对准所要检查的部位接收发出的射线，再通过光电倍增管将光电脉冲放大转化成信号，经计算机连续采取信息进行图像的处理和重建，最后以三维显像技术使被检部位成像。

2. 临床应用　放射性核素检查可用于检查脑血流与脑代谢情况,对颅内占位性病变诊断阳性率可达 80%。对脑膜瘤、血运丰富或恶性程度高的脑肿瘤诊断敏感性高,对急性脑血管疾病、癫痫、帕金森病和痴呆的分型及脑生理功能研究有重要价值。

二、正电子发射计算机断层扫描

正电子发射计算机断层扫描(position emission computed tomography,PET)是无创性研究人脑生化过程的技术,近年来受到临床与科研的广泛重视。该技术使用仪器十分精密,检测高度敏感,仪器设备和放射性标志物价格均昂贵。PET 与其他影像技术相比,能弥补单纯解剖形态成像不足,在疾病还未引起脑部结构改变时就能发现局部组织的代谢异常,为疾病的早期诊断与分析病情进展提供重要依据。

1. 基本原理　当人体内含有发射正电子的核素时,正电子在人体中很短的路程内(小于几毫米)即可和周围的负电子发生湮灭而产生一对运动方向相反的 γ 光子。用两个位置相对的探测器分别探测这两个光子,并进行复合测量对脑部成像,再利用计算机进行断层图像重建得到脑代谢和功能的图像,还可显示神经受体的位置、密度及分布。

2. 临床应用　PET 可用于脑肿瘤恶性程度分级判断、脑肿瘤复发或残存的鉴别诊断、脑肿瘤组织与放射治疗后辐射坏死组织鉴别、癫痫病灶定位、痴呆的定位与分型鉴别、帕金森病的早期诊断和病情严重程度的评估。

知识链接

> PET-CT 是 PET 和 CT 的组合体。单纯使用 PET 进行核医学显像时,因药物及其原理所限,其定位精度不够好,将 PET 和 CT 设计为一体,由一个工作站控制,可以同时获得功能及解剖的融合影像,提高综合诊断能力。
>
> PET-MR 是 PET 与 MRI 两者融合一体的新型大型影像诊断设备,是功能影像与分子影像学发展的最前沿技术之一,其具备 MR 和 PET 的检查功能,可实现解剖与功能影像最大程度的优势互补,相比 PET-CT 而言,PET-MR 有提高软组织分辨率、避免高剂量 X 射线辐射等优点。由于 MRI 可提供清晰的解剖定位、优良的软组织对比及 MR 波谱等功能信息,因此目前 PET-MR 的临床应用热点主要集中在肿瘤、心脏疾病及脑神经科学等领域中。

第六节　脑、神经和肌肉活组织检查

很多神经病变早期表现不典型,凭借影像学和临床症状难以得到准确的定性诊断,进而难以选择最有效的治疗,这时便需要进行活组织检查。脑、神经和肌肉活组织检查可以明确病因或做出特异性诊断,并且通过病理检查的结果进一步解释临床和神经电生理的改变。随着病理诊断技术的不断提升,活组织病理诊断阳性率不断提高,是临床可获得的最可靠信息的诊断方法。但是活组织检查受取材的部位、大小和病灶分布不规律等因素的限制,也有一定的局限性,有时即使病理结果阴性,也应结合患者具体情况慎下结论。

一、脑活组织检查

脑活组织检查(biopsy of brain tissue),简称脑活检,是在局部脑组织取材进行病理检查的一种方法,可为某些脑部疾病的诊断提供重要的依据。脑活检是一种创伤性检查,有可能造成脑功能损伤等严重后果,临床上必须权衡利弊后使用,特别是脑功能区更应慎重。主要适用于:①颅内炎症的病因学诊断,颅内感染性疾病病原体不能确定或抗感染治疗效果不好需要进一步查明病因;②颅内局部占位性病变但性质不明需要确诊,鉴别肿瘤、炎症及脱髓鞘等;③颅内弥漫性病变性质不明,各种类型痴呆如阿尔茨海默病、Pick 病和路易小体痴呆,先天遗传代谢性脑病如多灶性白质脑病、脑白质营养不良等。禁忌证包括:有出血倾向者;头皮有感染者;生命体征不稳定者。

脑活检取材方式取决于病变的部位,病变部位较浅或靠近大脑皮质的可采用骨钻钻孔后切开脑膜,进行锥形切除或穿刺采取脑组织标本。脑深部或重要功能区的局灶性病变,宜采用立体定向穿刺活检,在头部 CT 或 MRI 引导下,用穿刺针在不同深度多点取材。脑活检后的标本要根据临床需要和组织特性进行特殊的病理技术处理,制成冰冻切片或者石蜡切片等,再用不用的染色技术观察。在神经外科手术同时进行脑部组织取材,具有针对性,同时能避免脑部多次损伤。

二、神经活组织检查

神经活组织检查(nerve biopsy)为创伤性检查,对周围神经病变进行病因诊断和判断病变程度均有重要意义,甚至可以发现某些特异性病理改变。为避免严重影响神经功能,只能取纯感觉神经检查,临床上最常用的取材部位是踝部腓肠神经,因其行走表浅容易寻找和进行操作,同时取材后造成的后遗症较轻微,仅留有足背外侧小部分皮肤感觉缺失。神经活组织检查主要适用于:①诊断各种类型炎性周围神经病。②确定和鉴别节段性脱髓鞘性和轴索变性周围神经病。③发现各种特殊病因周围神经病,如淀粉样变性神经病和结节病神经病等。④探索和证实遗传代谢性神经系统疾病,如异染性白质营养不良和肾上腺白质营养不良性的周围神经改变。另外,周围神经病的原因较为复杂,采用腓肠神经活检也有局限性,因为腓肠神经为纯感觉神经,不能全面反映纯运动神经病变或以运动神经损害为主的神经病理变化。一些中毒、代谢及遗传性周围神经病缺乏特异性病理改变,需要结合临床症状和其他实验室检查结果进行分析诊断。

取活检时避免牵拉、挤压、揉搓神经活检标本,以免产生伪差,影响病理诊断;标本可经石蜡和树脂包埋,切片后根据诊断的要求进行常规组织学染色后,分别进行常规病理、电镜及组织化学检查;如踝部皮肤溃疡、感染者不宜做活检;小腿神经营养障碍或缺血性改变时要慎重。取神经活检后宜给予抗生素预防感染,促进愈合。

三、肌肉活组织检查

肌肉活组织检查(muscle biopsy)是临床常用的病理检查手段,为了诊断或鉴别诊断神经肌肉疾病,在人体内通过手术切开取出一小粒骨骼肌进行显微镜或电镜下检查。取出肌肉的部位,由肌病的性质和病情发展程度所决定,通常取黄豆粒大小的样本。肌肉活检是创伤性检查,在肌肉疾病诊断中非常重要,包括基因检查在内的所有辅助检查也不能取代肌肉活检。主要的临床适应证包括:①肌肉疾病的诊断与鉴别诊断,如炎症性疾病包括多发性肌炎、皮肌炎等,肌营养不良,先天性肌病,代谢性肌病如脂质沉积病等;②鉴别神经源性或肌源性肌损害,如脊肌萎缩症的鉴别;③用于诊断系统性疾病(如内分泌性肌病等)、癌性疾病等。

关于肌肉活检的取材,慢性进行性病变时应选择轻至中度受累的肌肉,急性病变应选择受累较重甚至伴疼痛的肌肉。切忌选择肌力低下明显或严重萎缩的肌肉,因为这样的肌肉肌纤维残存较少或已经被脂肪、结缔组织所代替,难以获得充分的病理信息;因针刺部位可能伴有炎性细胞浸润而易导致误诊为肌炎,也要避免在肌电图检测部位附近取材。最常用的取材部位包括肱二头肌、三角肌、股四头肌和腓肠肌等。

肌肉活检标本常温下保存一般不超过 2 h,可放在湿盐水纱布中保存几个小时,避免浸入盐水或其他液体当中。标本根据需要进行处理和染色,制成冷冻切片在光镜或电镜下观察,选择何种染色主要取决于所患疾病,染色方法主要有组织学染色、组织化学染色、免疫组化染色和生物化学染色等,根据病情需要还可进一步行免疫组化染色,如用于肌营养不良的抗肌萎缩蛋白及相关蛋白染色。

肌肉活检后患者局部可出现肿胀、疼痛等症状,必须让患者充分休息避免过度活动,如出现感染时对症处理。肌肉病理检查因受取材位置和方式等方面的限制,给临床诊断带来一定局限性,必须结合患者家族史、临床表现和其他检查的结果等综合分析得出疾病诊断。

第七节　基因诊断技术

基因诊断技术也称为分子生物学诊断技术,是传统诊断技术的一个有效补充,是利用生物学的方法检测分析患者的基因,进而对疾病做出预防、诊断和治疗的方法。几乎所有的疾病都可在基因水平找到答案,通过基因诊断技术对相应基因进行检测,可以达到早检测、早预防、早发现、早治疗的目的。同时,基因诊断技术具有特异性强、灵敏度高和适用范围广等特点,可以弥补临床(表型)诊断不足,为疾病分类提供新方法和可靠依据。

一、基因诊断常用技术

基因诊断中常用的技术包括:①核酸分子杂交:核酸杂交是从核酸分子混合液中检测特定大小的核酸分子的传统方法,又称为核酸印迹杂交。②聚合酶链反应(PCR):临床中很多情况下,核酸杂交无法检测到大量的靶分子得到理想的样品量,这时可以用聚合酶链反应来扩增靶分子以特异性地增加靶分子量,达到提高敏感性的目的。③核酸序列分析法:这是最确切的基因诊断分析法,它通过测定碱基排列序列而发现 DNA 的具体变异情况。核酸序列分析法有两种:化学裂解法和双脱氧核苷酸末端终止法。④其他基因诊断技术:基因芯片技术,用于高通量基因变异的筛查;mRNA 差异显示,用于基因转录水平的分析等。

二、基因诊断的临床意义

基因诊断目前主要应用于:①病原生物侵入疾病,如艾滋病、病毒性肝炎等。②癌症:根据 DNA 杂交原理,探测某种基因的存在与否、有无变异,区别变异基因属良性或恶性,从而达到诊断癌症的目的。③器官移植:通过分析和显示基因型,更好地完成组织配型,从而提高了器官移植的成功率。④遗传病:遗传病是指遗传物质(基因)的异常所导致的疾病,因此遗传病的诊断,最本质和最直接的方法是检测出异常的基因。目前已经知道的人类遗传病有数千种,神经系统性遗传病约占60%,包括单基因遗传病、多基因遗传病、染色体遗传病以及线粒体遗传病等。基因诊断在神经系统遗传病中主要应用于单基因遗传病、多基因遗传病、染色体遗传病,如脊髓小脑性共济失调(SCA)、Duchenne型进行性肌营养不良、强直性肌营养不良、脊髓性肌萎缩、遗传性肌张力障碍等。

随着基因诊断学的发展,使得遗传病的诊断由临床水平过渡到基因水平(包括产前基因诊断、症状前基因诊断、临床基因诊断等不同层次)。另外,现代分子生物学的研究表明,基因缺陷是导致神经系统疾病的重要因素,因此可以通过基因检测有效地评估受检者患有各项神经系统疾病的遗传风险,预防神经系统疾病的发生。

由于基因检测领域之间交流渗透的不足,造成彼此数据库之间没有形成共通。这使得许多需要进行大数据比对的基因检测结果只能在有限的数据空间内进行。因此很有必要建立数据互通的基因检测、疾病表型、患者信息可共享的高层面大数据库,从而可以大幅度提高诊断速度和诊治的准确性。

(潘志明)

能 力 检 测

1. 腰椎穿刺的适应证、禁忌证和并发症分别是什么?
2. 肌电图检查的临床意义有哪些?
3. 脑梗死和脑出血的CT表现分别是什么?
4. MRI在神经系统中常用于哪些疾病的检查?
5. TCD的临床应用范围是什么?
6. SPECT和PET的临床应用有哪些?

Note

第五章 神经系统疾病的诊断原则

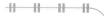
数字课件 5

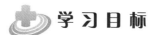 **学习目标**

1. 掌握：神经系统疾病诊断的基本步骤，定位诊断和定性诊断的方法步骤。
2. 熟悉：神经系统病变按其损害部位或病灶的分布分类及临床特征。
3. 了解：临床思维的注意事项。

 案例引导

患者王某，男，60 岁。高血压病史 10 年，因"突发后右侧肢体活动障碍伴有头痛、眩晕和呕吐"而入院。

体格检查：T 37.8 ℃，P 90 次/分，R 21 次/分，BP 210/120 mmHg。神经系统检查：神志清楚，双侧额纹对称，对光反射灵敏，右侧同向偏盲，右侧偏瘫，身体感觉减退，针刺肢体、面部时反应较另一侧迟钝。右侧鼻唇沟变浅，右侧肢体肌力 2 级，腱反射减弱，双侧病理征未引出。问题：

分析患者病因，提出诊断意见。

第一节 诊疗程序

神经系统疾病患者的病史往往涉及头晕、头痛、无力、麻木、抽搐等，在临床诊断疾病过程中，临床医生首先应收集整理临床资料，包括采集详尽病史、神经系统检查、必要的辅助检查，加以客观分析，判断机体哪个系统的损害，提出神经系统疾病的初步诊断假设。对确认为神经系统疾病之后，用神经解剖学和生理学知识，分析临床及相关资料，来认识疾病、诊断及鉴别诊断，以确定病变部位，一旦做到定位，再根据个人病史、病程、家族史、起病方式、辅助检查等临床资料，分析筛选可能病因，确定病变就相当于缩小了定性的疾病范畴。因此，在神经系统疾病的诊断过程中，特别强调确定病变性质，这一过程称为定性诊断。在神经系统疾病中，应该做到"先定位、后定性"，前者确定病变部位，后者确定病因及病变性质。

Note

一、定位诊断

定位诊断（topical diagnosis）是根据疾病所表现的神经系统症状、体征等临床资料提供的线索，确定神经系统疾病损害的部位。由于不同部位神经系统病变的临床表现不同，需要再结合神经解剖、神经生理和神经病理等方面的知识确定疾病损害的部位。病史中的首发症状及症状演变过程，有助于推测病变的始发部位及分析病变的扩展方式和范围。例如，在观察蝶鞍区病变患者的视野变化时，如先发现双颞侧上象限盲，而后变为双颞侧偏盲，提示病变由视交叉之下向上生长，鞍内肿瘤（sellar tumour）可能性大；反之，如先观察到双颞侧下象限盲，而后变为双颞侧偏盲，则表示病变自上而下生长，应考虑鞍上病变、三脑室附近病变，如颅咽管瘤（craniopharyngioma）。许多神经系统病变的发生都具有与一定解剖部位相关的特征，定位诊断一旦确定，也为定性诊断提供了重要的诊断信息。

（一）定位诊断的原则

1. 一元论原则　定位诊断通常要遵循一元论原则，即尽量用一个局限性病灶解释患者的全部临床表现，如果不合理或无法解释，再考虑多灶性或弥漫性病变可能。

2. 定位体征指示不一定存在相应的病灶　例如结核性脑膜炎引起显著的 ICP 升高时出现一侧或两侧外展神经麻痹，通常为 ICP 升高引起的假性定位体征，不具有定位意义。

3. 某些体征不代表真正的病灶水平灶　部分神经系统疾病发病之初或疾病进展过程中出现的某些体征，可能不代表真正的病灶水平灶。例如临床发现患者感觉障碍平面在胸髓水平，MRI 却显示颈髓外占位性病变，这与病变尚未压迫到颈髓的上行感觉纤维，使感觉障碍平面未上升到病灶水平有关。

4. 患者可能存在某些先天性异常　如先天性眼睑下垂、眼球震颤、内斜视等。

5. 特殊情况　临床常遇到以往无任何病史，检查未发现神经系统症状、体征的患者，但 CT 或 MRI 检查却意外发现脑部病变。如无症状性脑梗死、临床完全被忽略的脑出血、脑肿瘤等。可见，辅助检查对神经系统疾病诊断是完全必要的，如 EMG 发现胸锁乳突肌失神经电位，可支持运动神经元病的诊断，并可以和颈椎病进行鉴别。

（二）定位诊断的方法和步骤

1. 病史采集　以患者的主诉为线索，按各症状发生的时间顺序逐一进行描述，全面、真实地反映出患者的发病经过和既往诊疗过程，采集一份完整而有价值的病史。对定位诊断而言，病史仔细、完整非常重要。例如：脊髓病变患者，若先出现左下肢麻木，而后逐渐向上累及躯干、上肢，并自觉右颈枕部疼痛，则可推测病灶在右侧颈髓髓外；反之，如患者并无根痛，麻木从左上肢开始逐渐向躯干、左下肢蔓延，则可推测病灶在右侧颈髓内。

2. 神经系统检查　神经系统检查是在病史询问之后，对疾病有了初步的定位、定性诊断之后的评估。建立在体格检查的基础上，最低限度的神经系统检查应该包括一般情况、颅神经、四肢肌力、肌张力、共济运动、深浅反射、病理反射、脑膜刺激征及感觉检查等。神经系统检查可以发现或排除神经系统的器质性病变（包括早期病变），可基本避免临床工作中的漏诊。

3. 体格检查　最低限度的神经系统检查往往不足以做出精确的定位诊断，如发现神经系统某部位有可疑病变，即需要进行下一步的重点体格检查。如发现患者有单侧下肢疼痛，则应进一步检查有无坐骨神经压痛，完成直腿抬高试验等；对于同时出现共济失调和帕金森病样表现的中老年患者,应进一步测量卧立位血压以寻找多系统萎缩(mutiplesystematrophy,MSA)的证据。因此,往往在临床定位之后有了初步定性,而初步定性反过来又可指导补充重点体格检查的内容。

4. 辅助检查　神经系统检查结果为诊断者提供了初步的定位信息,但是对于疾病的精细定位,还需借助相关的辅助检查。如患者表现为四肢肌无力,除了详细地询问病史、进行神经系统检查外,还须进一步完善血清肌酶学、肌电图检查,对病损部位(周围神经、神经肌肉接头和肌肉)进行精细定位;诱发电位能对躯体感觉、视觉和听觉等感觉通路以及运动通路进行检测,为早期疾病的定位诊断提供依据;定位诊断也能通过辅助检查加以验证,如患者表现为左侧肢体自发性疼痛、轻偏瘫、共济失调和同侧深感觉障碍,病损部位定位在右侧丘脑,完善头部 MRI 可见右侧丘脑梗死灶。定位诊断与检查结果一致,故此病灶为责任病灶。临床定位和辅助检查的不一致有时反而是疾病的特点,例如,神经系统变性疾病早期常有症状和体征,但辅助检查为阴性。

（三）确定病变的空间分布

临床医生需要根据病史采集、体格检查、神经系统检查及辅助检查所收集的临床资料,对病变部位的空间分布进行综合分析。通常来说,神经系统疾病病变分布分为局灶性、多灶性、弥漫性及系统性。

1. 局灶性病变　只累及神经系统一个部位,例如脑梗死、桡神经麻痹、面神经麻痹、脑肿瘤、横贯性脊髓炎、脑出血等。

2. 多灶性病变　分布于神经系统 2 个或 2 个以上部位,病变通常不对称,例如多发性脑梗死、视神经脊髓炎、麻风(多数有周围神经受累)、多发性硬化等。

3. 弥漫性病变　弥散地侵犯两侧对称结构(脑、周围神经或肌肉),如急性炎症性脱髓鞘性多发性周围神经病、代谢性或中毒性脑病、病毒性脑炎等。

4. 系统性病变　选择性损害某些功能系统或传导束,如脊髓亚急性联合变性、运动神经元病等。

（四）神经系统病损部位的特点

1. 大脑皮层和(或)皮层下病变　大脑皮层和(或)皮层下病变除可出现中枢性瘫痪、皮质性感觉障碍、皮质盲等局灶性症状外,最为突出的是可出现痫性发作及高级神经活动障碍(如意识障碍、认知功能障碍、失语、精神症状等)。各脑叶病变有各自不同的特点,如额叶(中央前回以前的区域)病变主要表现为随意运动障碍、运动性失语、认知功能障碍、局灶性癫痫等;顶叶病变主要表现为皮质型感觉障碍、失读、失用等;颞叶损害早期有可能出现上象限性盲。损害主要表现为精神症状如易暴怒、攻击行为、认知功能障碍、感觉性失语(丧失理解语言的能力)、精神运动性癫痫等;枕叶损害主要表现为视觉障碍,依病变范围的大小,呈现对侧视野的暗点、象限性盲和偏盲等,如颅内肿瘤、脑炎、脑血管疾病等疾病。

2. 基底节病变　主要功能是对运动起调节作用,按临床表现不同,分为肌张力增强-运动减少综合征和肌张力减退-运动过多综合征,如手足徐动症、舞蹈病、帕金森病等。内囊损害主要表现为偏瘫、偏身感觉障碍、偏盲(三偏征)等,如脑血管疾病等。

3. 脑干病变　主要特点是交叉性损害。脑干各平面病变的定位,主要依据受损脑神经平面做出判断。即病变同侧面部及对侧偏身痛温觉减退的交叉性感觉障碍;一侧脑干病变多出现病变同侧周围性脑神经麻痹和对侧肢体中枢性偏瘫,即交叉性瘫痪。如延髓腹侧综合征或橄榄前综合征、脑血管疾病等。脑干弥漫性病损则引起双侧多颅神经和双侧传导束受损症状,如脑干脑炎等。

4. 小脑病变　小脑损害时产生肌张力改变、共济失调和协调性运动障碍。小脑半球病的损害表现为四肢运动障碍,临床检查表现为指鼻试验、跟膝胫试验阳性,轮替运动不能。蚓部受损后发生平衡障碍,例如患者并足站立,出现不稳摇晃,醉汉步态,需要借助上肢举起保持平衡。弥漫性小脑病变主要表现为躯干和语言共济失调,如多系统萎缩、脊髓小脑性共济失调等。

5. 脊髓病变　特点是无脑神经损害。在解剖生理上脊髓灰质为节段性结构,因此灰质损害引起的是范围较小的节段性障碍,而白质损害引起的是范围广泛的传导束性障碍,即损害节段以下的功能缺失。脊髓损害水平的确定判断可根据节段性运动障碍、感觉障碍水平的上界、深浅反射的改变(特别是反射消失的部位)和自主神经功能障碍的检查。此外,还应注意脊椎棘突和脊髓节段的关系,才能做出进一步的检查和手术的准确部位。在脊髓横贯性病变中,在受损水平以下出现的运动、感觉及括约肌三大功能障碍,表现为不完全截瘫、四肢瘫或者完全性瘫痪,尿便功能障碍和传导束型感觉障碍,如急性脊髓炎等。当病变只损害脊髓平面的一侧时,引起病变平面以下对侧温、痛觉减退或丧失。同侧上运动神经元性瘫痪和深感觉减退或丧失,常见于脊髓压迫的早期,如脊髓肿瘤的压迫等。脊髓的部分性损害可仅有锥体束和前角损害症状如肌萎缩侧索硬化(amyotrophic lateral sclerosis,ALS),亦可仅有锥体束及后索损害症状,后索主要为深感觉传导束,受损可引起感觉性共济失调,如亚急性脊髓联合变性(subacute combined degeneration of spinal cord,SCD)。或可因后角、前联合受损仅出现节段性痛觉和温觉障碍,但轻触觉保留,呈分离性感觉障碍,在脊髓空洞症(syringomyelia)患者中可出现。

6. 周围神经病变　由于脊神经是混合神经,受损时在其支配区出现运动、感觉和自主神经的症状;感觉障碍的范围与受损的周围神经支配区一致,运动障碍为下运动神经元性瘫痪;前根、后根的损害分别出现根性分布的运动、感觉障碍;可见于多发性神经病、急性炎症性脱髓鞘性病变等。

7. 肌肉病变　主要表现为肌收缩力减退或消失以及肌肉萎缩等,病变损害肌肉或神经肌肉接头时,最常见的症状是肌无力。肌力弱的分布、进展的速度、症状持续存在或呈发作性、有无缓解等,对肌病的诊断、鉴别诊断价值较大。近端型肌力弱多见于肌病,远端型肌力弱多见于神经源性疾病。肌力弱在短期内迅速进展达到高峰,多见于多发性肌炎,并常有复发缓解交替。病程缓慢持续进展则多为进行性肌营养不良或其他变性病。发作性肌无力见于周期性瘫痪。另外还有肌痛与触痛、病态性疲劳、肌肉假性肥大及肌强直、肌肉萎缩等,无明显感觉障碍,可见于进行性肌营养不良、重症肌无力等。

二、定性诊断

不同类型的神经系统疾病有各自的演变规律。定性诊断的目的就是为疾病确定病因及病理性质的诊断过程。主要通过病史采集了解起病形式、病程中转归(进行性加重、逐渐好转、周期性发作等),体格检查和神经系统检查确定病损部位,运用病理生理学知识进行病因分析,最后再选择适当的辅助检查,进一步明确病变性质。对疑为其他系统疾病继发的或并发的神经系统病变患者,需进一步应用病史、体格检查、辅助检查等信息,明确其他系统疾病的诊断。不同的神经系统疾病,如急性血管性疾病、变性疾病、外伤性疾病、肿瘤性疾病、感染性疾病、脱髓鞘性疾病、代谢或营养障碍性疾病、先天性疾病、遗传性疾病、中毒性疾病等,有各自的发生与进展规律。通常,急性或亚急性起病,伴发热者,感染的可能性较大;突然或急性发病,以急性血管性疾病、外伤多见;隐匿或慢性发病,且呈进行性加重,则以变性或肿瘤为多;反复发作患者多见于癫痫、周期性瘫痪、偏头痛等,病程波动明显者应注意神经肌肉接头的疾病或脱髓鞘疾病。

神经系统常见疾病的病因及临床特点如下所述。

（一）急性血管性疾病

起病急骤,病程特点为短时间内（数秒、数分钟、数小时或数天）达到高峰,以脑卒中最为常见,一般经治疗后病情可逐渐好转或多留有后遗症。多见于中、老年人。危险因素常有高血压、心脏病、动脉粥样硬化、高脂血症或糖尿病等病史。神经系统症状表现为头痛、头晕、呕吐、瘫痪、意识障碍、失语等。辅助检查主要为计算机断层扫描（CT）、磁共振（MRI）、数字减影血管造影（DSA）等影像学检查,对于各类脑、脊髓血管疾病常可获得比较确切的神经系统损害证据。

（二）变性疾病

变性疾病为隐袭、缓慢起病,病程呈进行性发展、预后不良。多为老年期发病,有很多与遗传因素有关,但也有散发者,也可见于青少年、中青年发病。在病理学上以神经细胞变性为重要病变,选择性损害累及神经系统中的某一个或几个部位,而其他系统不被侵犯,因而临床症状表现也不同。临床常见的神经变性疾病有阿尔茨海默病（Alzheimer's disease, AD）、帕金森病（Parkinson's disease, PD）、肌萎缩侧索硬化（amyotrophic lateral sclerosis, ALS）等,这些疾病在病理上均有中枢神经不同部位及不同程度的神经元脱失和功能异常。阿尔茨海默病常于 60 岁以后起病,主要累及海马、颞叶等,主要表现为认知功能障碍;脊髓小脑性共济失调（spinocebellar ataxia, SCA）常于青少年与中青年发病,主要累及小脑、脊髓等,表现为小脑性共济失调等,多有家族史。

（三）外伤性疾病

有明确外伤史,起病急骤,在极短时间内症状达高峰,可直接引起症状,其中常合并有颅骨骨折、脊椎骨折和内脏器官损伤,这个可以作为鉴别诊断的重要依据。部分患者无明显外伤史或外伤较长一段时间后出现临床症状,需详细询问外伤经过,以区别其是否先发病而后受外伤,辅助检查 X 线及 CT 检查有助于诊断。例如酗酒者、老年人、脑卒中患者、痫性发作者等有时可无明确外伤史或外伤比较轻,经一段时间后出现神经系统症状体征,头痛、嗜睡、轻偏瘫或痫性发作等,临床易误诊。

（四）肿瘤性疾病

起病方式常较缓慢,病程呈进行性加重。少数病例病情暂时缓解,但某些肿瘤恶性程度较高,呈急性或亚急性发病,病程较短。脊髓肿瘤早期出现神经根痛和脊髓半切综合征,逐渐出现截瘫和尿便障碍,腰椎穿刺脑脊液蛋白含量增高。周围神经的肿瘤多可在局部发现包块。凡有颅内压增高、神经系统症状进行性加重的患者,应考虑颅内占位性病变的可能。通过详细了解病史和神经系统检查,有些病例可提示颅内肿瘤的诊断。颅内肿瘤除常有的肢体瘫痪和麻木、痫性发作等局灶定位症状外,还有头痛、呕吐、视乳头水肿等颅内压增高的征象。在临床上还应该注意鉴别某些脑肿瘤患者以卒中方式起病（瘤卒中）。另外,除原发于中枢神经系统的肿瘤外,还应注意身体其他部位肿瘤在颅内的转移,可呈弥漫性分布,这类情况早期除颅内压增高症状外,可无局灶性神经系统受累症状。辅助检查 CT、MRI 及 PET 检查可发现转移瘤来源,脑脊液检查可有蛋白含量增高,有时可检出肿瘤细胞。

（五）感染性疾病

起病一般为急性或亚急性,病程特点通常为数日或数周内达到高峰,少数病程为暴发性起病,在数小时到 1~2 天内就达到高峰。常伴有外周血白细胞增加或血沉增快、畏寒发热等全身感染中毒症状,神经系统损害的症状体征较弥散。通过血及脑脊液的微生物学、寄生虫学、免疫学等相关辅助检查有助于诊断,可明确感染的原因和性质,如脊髓灰质炎、病毒性脑炎、结核性脑膜炎等。

(六) 脱髓鞘性疾病

起病通常为急性或亚急性,常为缓解与复发交替,症状时轻时重。部分患者起病缓慢,呈进行性加重。实验室检查(脑脊液 CFS)、电生理检查(视觉诱发电位 VEP、体感诱发电位 SEP 等)、MRI、CT 有助于诊断。在定位诊断中,可发现多个病灶疾病,如急性播散性脑脊髓炎(acute disseminated encephalomyelitis,ADEM)、视神经脊髓炎、多发性硬化(multiple sclerosis,MS)等。

(七) 代谢或营养障碍性疾病

起病多为缓慢类型,病程相对较长,多在全身多系统疾病基础上出现神经系统症状,多数临床表现无特异性,治疗后可停止发展或逐渐恢复。可依据组织、体液中相应酶、蛋白质、脂质等的异常做出诊断。有的代谢性疾病也是遗传性疾病,具有遗传性疾病的特点。有些疾病常引起较固定的神经系统症状,如:糖尿病引起多发性周围神经病;维生素 B_1 缺乏常发生韦尼克-柯萨可夫综合征(Wernicke-Korsakoff syndrome)、多发性神经病;维生素 B_{12} 缺乏常发生亚急性脊髓联合变性。

(八) 先天性疾病

先天性畸形多在胎儿期由于受不良因素(环境因素、感染等)的刺激而产生,但神经症状则在幼儿期或青少年时期才出现。病情呈短时或一定阶段内进展,进展达到高峰后可有停止发展的趋势。辅助检查可确定相应的畸形,如扁平颅底、颅底畸形、寰枢椎脱位等。

(九) 遗传性疾病

家族中可有类似患者,疾病的相关症状和体征繁多,呈遗传异质性。家族遗传史对确立诊断有重要价值。多于儿童及青少年期起病,也可在中青年期起病,起病多为缓慢、进行性发展。还有部分疾病具有特征性,如先天性肌强直出现的肌强直、进行性肌营养不良的假性腓肠肌肥大、肝豆状核变性的角膜色素环等,为这类疾病的诊断也提供了重要依据。

(十) 中毒性疾病

呈急性、亚急性或慢性发病,多呈进行性加重过程,及时治疗后可能缓解或逐渐恢复。引起的原因主要是接触毒性物质而引起神经系统损害,诊断时需要结合病史调查及必要的血液生化检查和特殊检测方法才能确定。常见的中毒原因如食物、药物中毒,一氧化碳、毒气、生物毒素、重金属、化学品中毒等。

第二节　临床思维的注意事项

临床思维能力是临床诊治水平的重要保证,其高低是决定医疗水平的关键因素。当今世界科学技术的迅猛发展,极大地推动了医学科学的发展,使临床诊疗疾病水平大大提高。但是,现代科学技术永远不能代替临床思维,只有在日常诊疗中注重临床思维方

Note

法的基本训练,才能不断提高临床诊断的正确性及针对性强的有效治疗。临床实践活动如采集病史、体格检查、诊疗技术操作、观察病情等是认识及诊疗神经系统疾病的基础,而对具体的临床问题进行比较、推理、判断的过程,即将疾病的一般规律应用于判断特定个体所患疾病的思维过程,也就形成临床思维,对提高临床水平有十分重大的作用。

一、神经系统疾病诊疗临床思维方法

神经科医师临床思维培养主要遵循以下方法。

1. 整理资料　通过全面细致详细的问诊、神经系统检查及辅助检查等,收集翔实可靠的临床资料,剔除无关紧要的体征和不可靠的临床资料,避免其分散临床判断的注意力。

2. 定位诊断　详细的临床资料、全面的神经系统检查、必要的辅助检查,对神经系统疾病定位诊断有重要意义。此外,对获取的信息进行认真的综合分析,去粗取精及去伪存真,只要抓住病变的关键,就可以确定病变的部位或性质,同时,也应注意区别病变导致的继发性损害。

3. 定性诊断　结合起病形式、疾病进展演变过程、个人史、家族史、临床检查及辅助检查资料等综合分析,判断疾病的病因,做出定性诊断。

4. 制定方案　明确疾病性质后,制订合理的治疗方案。

5. 评估预后　根据疾病的病因、性质、部位、患者的综合状态等因素评估疾病对患者生理功能、心理状况、社会适应能力等,评估患者预后。

此外,由于神经科疾病的特殊性,在思考诊疗过程中,还要注意把握以下原则:①尽量用一个病灶或一种原因解释患者的全部临床表现与经过,如难以解释或解释不合理时,再考虑多病灶或多原因的可能。②首先考虑常见病、器质性疾病及可治性疾病,再考虑少见病或罕见病、功能性疾病及目前尚缺乏有效治疗的疾病;宁可优先考虑常见病的少见表现,也要少考虑少见病的常见表现。③病史、症状与体征是诊断资料的主要来源,也是临床思维导向的主要依据,仔细询问病史、症状与全面细致的神经系统检查是临床医生的基本功。④辅助检查的选项应体现临床思维的针对性和目的性,为肯定或排除诊断提供依据,应服从于临床思维而不可盲目检查;对一些价格昂贵或有创检查,在选择时应考虑费用/效益比或危险/效益比。⑤神经系统是人体的一部分,神经系统疾病可造成其他系统或器官的损害,反之机体其他系统的诸多疾病也可导致神经系统损害或功能障碍,在定性诊断中,要有全局观念,考虑到其间的因果关系。

二、神经系统疾病临床诊疗的注意事项

随着医学科学的发展,疾病的诊断也显露出一些不可避免的局限性,遵循上述的临床思维方法,在大多数情况下神经病学的诊断可以做出解剖学诊断。然而,即使是最严格地应用临床方法和实验室检查,仍然有许多患者诊断不明。

在这种情况下,我们还要注意以下事项:①集中分析主要的可靠而肯定的症状和体征,通常检查到的体征要比询问到的主观症状更可靠,运动系统或反射等体征比感觉系统的体征更肯定;②不能过早地局限于某些体征,忽略了其他诊断的可能,避免过早地下结论,病情在不断变化,诊断应当随着新资料的获得而加以调整;③当临床表现不符合所考虑的疾病特点时,应考虑另一种疾病的可能,一般情况下遇到常见病不典型表现的概率,要比遇见罕见病不典型的概率大得多;④临床定位应该建立在患者的主、客观整体反应基础上,绝不能认为神经系统检查的敏感度一定低于神经影像学检查;⑤尽可能进行

组织活检,获取细胞、组织病理学资料,这样有利于明确诊断。

神经系统疾病的定位诊断比其他任何学科更依赖于与临床、神经解剖之间的联系。临床医生通常可以明确一个诊断的范围来很大程度上解释患者描述的病情,通过神经影像学等技术,这一可能的范围将被进一步限定,诊断也将被进一步明确。神经影像等技术的发展不仅为神经科医生增添了有力的定位诊断工具,而且使得人们对疾病的认识更为全面、深入。最新的神经影像学发展为我们提供了大量新的重要的诊断技术,使我们在没有任何侵入性操作的基础上能快速、精确地看清大脑、脊髓的结构。以头颅 MRI 为例,3T 以下的常规 MRI,多发性硬化的病灶仅能分辨到白质部分;而在 3T 以上的 MRI,则可能发现皮层灰质的病灶信号,原来无病灶的白质区可能发现新的病灶;在 7T MRI 上则可分辨出在病理切片中才能看到的以小静脉为中心的病灶影像。MRI 的特殊显像技术,如弥散张量成像(DTI),可清晰地看出纤维束的走行及病灶对该纤维束的影响和比邻关系,极大地有助于神经外科手术或活检的施行。不同类型的 MRI 序列也有不同的敏感范围,超早期脑梗死的病灶在常规 MRI 中很难分辨,但在弥散加权成像(DWI)上可清楚看到。因此,神经影像的定位作用只有在临床医生充分更新知识体系,熟练运用各种影像技术之后才能充分发挥出来。

在现代诊断学快速发展的今天,有创的活检虽不一定是理想的检查手段,但在神经科临床工作中,尤其是神经肌肉病和一些脑部疾病的诊断过程中,活检仍然是最直接,也可能是最有效的诊断手段。神经分子病理是近年来在传统组织病理学基础上结合分子生物学技术发展而来,主要针对遗传性肌病致病基因及其所编码蛋白进行检测的定性诊断手段。随着越来越多神经遗传病致病基因的克隆,利用各种 DNA 分析技术对神经系统遗传性疾病进行的基因诊断也逐步得到推广。

(杜乐乐)

能 力 检 测

1. 在神经系统疾病诊断中,其基本步骤是什么,需要注意哪些要点?
2. 神经系统病变按其损害部位或病灶的分布,主要分哪几种类型,临床特征是什么?
3. 神经系统疾病的性质主要有哪几种类型,需要重视哪些特点?

思政学堂

人民健康是社会文明进步的基础,是民族昌盛和国家富强的重要标志,也是广大人民群众的共同追求。党的十八大以来,党中央把维护人民健康摆在更加突出的位置,召开全国卫生与健康大会,确立新时代卫生与健康工作方针,印发《"健康中国 2030"规划纲要》,发出建设健康中国的号召,明了建设健康中国的大政方针和行动纲领,人民健康状况和基本医疗卫生服务的公平性可及性持续改善。

——2020 年 9 月 22 日,习近平在教育文化卫生体育领域专家代表座谈会上的讲话

Note

第六章 神经系统疾病的常见症状

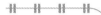

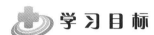

学习目标

1. 掌握：意识的解剖学基础、伴发的不同症状和体征；痫性发作与晕厥的鉴别。
2. 熟悉：不自主运动的临床特点。
3. 了解：震颤的分类及临床特点。

第一节 意识障碍

意识是指个体对周围环境及自身状态的感知能力。意识障碍是多种原因引起的一种严重的脑功能紊乱，可分为觉醒状态和意识内容与行为两方面。前者表现为嗜睡、昏睡和昏迷；后者表现为意识模糊和谵妄等。意识的维持依赖大脑皮质的兴奋。脑干上行网状激活系统（ascending reticular activating system）接收各种感觉信息的侧支传入，发放兴奋从脑干向上传至丘脑的非特异性核团，再由此弥散投射至大脑皮质，使整个大脑皮质保持兴奋，维持觉醒状态。因此，上行网状激活系统或双侧大脑皮质损害均可导致意识障碍。

一、以觉醒度改变为主的意识障碍

（一）嗜睡

嗜睡（somnolence）是意识障碍的早期表现。患者表现为睡眠时间过度延长，但能被叫醒，醒后可勉强配合检查及回答简单问题，停止刺激后患者又继续入睡。

（二）昏睡

昏睡（sopor）是一种比嗜睡重的意识障碍。患者处于沉睡状态，正常的外界刺激不能使其觉醒，须经高声呼唤或其他较强烈刺激方可唤醒，对言语的反应能力尚未完全丧失，可作含糊、简单而不完全的答话，停止刺激后又很快入睡。

（三）昏迷

昏迷（coma）是一种最为严重的意识障碍。患者意识完全丧失，各种强刺激不能使其觉醒，无有目的的自主活动，不能自发睁眼。昏迷按严重程度可分为三级。

1. 浅昏迷 意识完全丧失，仍有较少的无意识自发动作。对周围事物及声、光等刺激全无反应，对强烈刺激如疼痛刺激可有回避动作及痛苦表情，但不能觉醒。吞咽反射、咳嗽反射、角膜反射以及瞳孔对光反射仍然存在。生命体征无明显改变。

2. 中度昏迷　对外界的正常刺激均无反应,自发动作很少。对强刺激的防御反射、角膜反射和瞳孔对光反射减弱,大小便潴留或失禁。此时生命体征已有改变。

3. 深昏迷　对外界任何刺激均无反应,全身肌肉松弛,无任何自主运动。眼球固定,瞳孔散大,各种反射消失,大小便多失禁。生命体征已有明显改变,呼吸不规则,心律紊乱、血压波动等。

（四）脑死亡

脑死亡是脑干和脑干以上中枢神经系统永久地丧失功能为参照系而宣布死亡的标准。患者对外界任何刺激均无反应,无任何自主运动,但脊髓反射可以存在;脑干反射(包括对光反射、角膜反射、头眼反射、前庭眼反射、咳嗽反射)完全消失,瞳孔散大固定;自主呼吸停止,需要人工呼吸机维持换气;脑电图提示脑电活动消失,呈一直线;经颅多普勒超声检查提示无脑血流灌注现象;体感诱发电位提示脑干功能丧失;上述情况持续时间至少 12 h,经各种抢救无效;需除外急性药物中毒、低温和内分泌代谢疾病等。

二、以意识内容改变为主的意识障碍

（一）意识模糊

意识模糊(confusion)表现为注意力减退,情感反应淡漠,定向力障碍,活动减少,语言缺乏连贯性,对外界刺激可有反应,但低于正常水平。

（二）谵妄

谵妄(delirium)是一种急性的脑高级功能障碍,患者对周围环境的认识及反应能力均有下降,表现为认知、注意力、定向力、记忆功能受损,思维推理迟钝,语言功能障碍,错觉,幻觉,睡眠觉醒周期紊乱等,可表现为紧张、恐惧和兴奋不安,甚至可有冲动和攻击行为。病情常呈波动性,夜间加重,白天减轻,常持续数小时和数天。引起谵妄的常见神经系统疾病有脑炎、脑血管病、脑外伤及代谢性脑病等。其他系统性疾病也可引起谵妄,如酸碱失衡及水、电解质紊乱,营养物质缺乏,高热,中毒等。

三、特殊类型的意识障碍

（一）去皮质综合征

去皮质综合征(decorticated syndrome,apallic syndrome)多见于因双侧大脑皮质广泛损害而导致的皮质功能减退或丧失,皮质下功能仍保存。患者表现为意识丧失,但睡眠和觉醒周期存在,能无意识地睁眼、闭眼或转动眼球,但眼球不能随光线或物品转动,貌似清醒但对外界刺激无反应。光反射、角膜反射,甚至咀嚼动作、吞咽、防御反射均存在,可有吸吮、强握等原始反射,但无自发动作。大小便失禁。四肢肌张力增高,双侧锥体束征阳性。身体姿势为上肢屈曲内收,腕及手指屈曲,双下肢伸直,足屈,有时称为去皮质强直(decorticated rigidity)。该综合征常见于缺氧性脑病、脑炎、中毒和严重颅脑外伤等。

（二）无动性缄默症

无动性缄默症(akinetic mutism)又称睁眼昏迷(coma vigil),由脑干上部和丘脑的网状激活系统受损引起,此时大脑半球及其传出通路无病变。患者能注视周围环境及人物,貌似清醒,但不能活动或言语,二便失禁。肌张力降低,无锥体束征。强烈刺激不能改变其意识状态,存在觉醒-睡眠周期。本症常见于脑干梗死。

(三) 植物人

顾名思义,植物人如同植物一样,只有生命而无意识,主要因意外事故(如车祸、工伤、战伤、溺水、电击伤、烧伤、地震时的挤压伤等)及某些疾病(如中枢神经系统的感染、中毒、出血、肿瘤等)而处于临床死亡时,经抢救后心肺复苏或用呼吸机维持呼吸但大脑因缺血缺氧出现脑死亡而意识丧失,对各种刺激均无反应的人。

(四) 持续植物状态

持续植物状态(persistentvegetative status,PVS)是指因颅脑外伤或其他原因(溺水、中风、窒息等大脑缺血缺氧、神经元退行性病变等)引起的大脑半球严重受损而脑干功能相对保留的一种状态。表现为患者长期意识障碍,对自身和外界的认知功能全部丧失对环境毫无反应;有自发或反射性睁眼,偶可发现视物追踪,可有无意义哭笑,存在吸吮、咀嚼和吞咽等原始反射,有觉醒睡眠周期,大小便失禁。但无黑夜白天之分,不能随意移动肢体,完全失去生活自理能力;能保留躯体生存的基本功能,如新陈代谢、生长发育。

四、意识障碍的鉴别诊断

以下各综合征易被误诊为意识障碍,临床上应加以鉴别。

(一) 闭锁综合征

闭锁综合征(locked-in syndrome)又称去传出状态,病变位于脑桥基底部,双侧锥体束和皮质脑干束均受累。患者意识清醒,因运动传出通路几乎完全受损而呈失运动状态,眼球不能向两侧转动,不能张口,四肢瘫痪,不能言语,仅能以瞬目和眼球垂直运动示意与周围建立联系。本综合征可由脑血管病、感染、肿瘤、脱髓鞘病等引起。

(二) 意志缺乏症

意志缺乏症(abulia)是指患者处于清醒状态,运动感觉功能存在,记忆功能尚好,但因缺乏始动性而不语少动,对刺激无反应、无欲望,呈严重淡漠状态,可有额叶释放反射,如掌颏反射、吸吮反射等。本症多由双侧额叶病变所致。

(三) 木僵

木僵(stupor)表现为不语不动,不吃不喝,对外界刺激缺乏反应甚至出现大小便潴留,多伴有蜡样屈曲、违拗症,言语刺激或触及其痛处时可有流泪、心率增快等情感反应,缓解后多能清楚回忆发病过程。见于精神分裂症的紧张性木僵、严重抑郁症的抑郁性木僵、反应性精神障碍的反应性木僵等。

第二节 认知障碍

认知是指人脑接收外界信息经过加工处理,转换成内在的心理活动,从而获取知识或应用知识的过程。它包括记忆、语言、视空间、执行、计算和理解判断等方面。认知障碍是指上述学习记忆以及思维判断有关的大脑高级智能加工过程出现异常,从而引起严重学习、记忆障碍,同时伴有失语、失用、失认、失行等几项认知功能改变的病理过程。如影响个体的日常或社会能力时,可考虑为痴呆。

学习视频 6-2

一、记忆障碍

记忆是信息在脑内储存和提取的过程,一般分为瞬时记忆、短时记忆和长时记忆三类。瞬时记忆为大脑对事物的瞬时印象,有效作用时间不超过 2 s,所记的信息内容并不构成真正的记忆。瞬时记忆的信息大部分迅速消退,只有得到注意和复习的小部分信息才转入短时记忆中,短时记忆时间也很短,不超过 1 min,如记电话号码。短时记忆中的信息经过反复的学习、系统化,在脑内储存,进入长时记忆,可持续数分钟、数天,甚至终生。记忆障碍指个人处于一种不能记住或回忆信息或技能的状态,有可能是由于病理生理性的或情境性的原因引起的永久性或暂时性的记忆障碍。包括遗忘、记忆减退、记忆错误和记忆增强等不同表现。

(一)遗忘

遗忘(amnesia)是对识记过的材料不能再认与回忆,或者表现为错误的再认或回忆。根据遗忘的具体表现可分为顺行性遗忘、逆行性遗忘、进行性遗忘、系统成分性遗忘、选择性遗忘和暂时性遗忘等多种类型,其中前两者最为重要。

1. 顺行性遗忘　指回忆不起在疾病发生以后一段时间内所经历的事件,近期事件记忆差,不能保留新近获得的信息,而远期记忆尚保存。常见于阿尔茨海默病的早期、癫痫、双侧海马梗死、间脑综合征、严重的颅脑外伤等。

2. 逆行性遗忘　指回忆不起疾病发生之前某一阶段的事件,与时间梯度相关的过去的信息丢失。常见于脑震荡后遗症、缺氧、中毒、阿尔茨海默病的中晚期、癫痫发作后等。

(二)记忆减退

记忆减退是指识记、保持、再认和回忆普遍减退。早期往往是回忆减弱,特别是对日期、年代、专有名词、术语概念等的回忆发生困难,以后表现为近期和远期记忆均减退。临床上常见于阿尔茨海默病、血管性痴呆、代谢性脑病等。

(三)记忆错误

1. 记忆恍惚　包括似曾相识、旧事如新、重演性记忆错误等,与记忆减退过程有关。常见于颞叶癫痫、中毒、神经症、精神分裂症等。

2. 错构　指患者记忆有时间顺序的错误,如患者将过去生活中所经历的事件归之于另一无关时期,而患者并不自觉,并且坚信自己所说的完全正确。常见于更年期综合征、精神发育迟滞、乙醇中毒性精神病和脑动脉硬化症等。

3. 虚构　指患者将过去事实上从未发生的事或体验回忆为确有其事,患者不能自己纠正错误。常见于柯萨可夫综合征(Korsakoff syndrome),可以由脑外伤、乙醇中毒、感染性脑病等引起。

(四)记忆增强

记忆增强是指对远事记忆的异常性增加。患者表现出对很久以前所发生的、似乎已经遗忘的时间和体验,此时又能重新回忆起来,甚至一些琐碎的毫无意义的事情或细微情节都能详细回忆。多见于躁狂症、妄想或服用兴奋剂过量。

二、视空间障碍

视空间障碍是指患者因不能准确地判断自身及物品的位置而出现的功能障碍,表现为患者停车时找不到停车位,回家时因判断错方向而迷路,铺桌布时因不能对桌布及桌

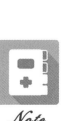

Note

角的位置正确判断而无法使桌布与桌子对齐,不能准确地将锅放在炉灶上而将锅摔到地上。患者不能准确地临摹立体图,严重时连简单的平面图都无法画出。生活中,可有穿衣困难,不能判断衣服的上下和左右,衣服及裤子反穿等。

三、执行功能障碍

执行功能是指确立目标、制订和修正计划、实施计划,从而进行有目的活动的能力,是一种综合运用知识、信息的能力。

执行功能障碍与额叶-皮质下环路受损有关。执行功能障碍时,患者不能作出计划,不能进行创新性的工作,不能根据规则进行自我调整,不能对多件事进行统筹安排。检查时,不能按照要求完成较复杂的任务。执行功能障碍常见于血管性痴呆、阿尔茨海默病、帕金森病痴呆、进行性核上性麻痹、路易体痴呆和额颞叶痴呆等。

四、计算力障碍

计算能力取决于患者本身的智力、先天对数字的感觉和数学能力以及受教育水平。计算力障碍是指计算能力减退,以前能做的简单计算无法正确做出。如"黄瓜 8 角 1 斤,3 元 2 角能买几斤"这样的问题,患者难以回答,或者要经过长时间地计算和反复地更正。日常生活中,患者买菜购物不知道该付多少钱,该找回多少。随着病情的进展,患者甚至不能进行如 2+3,1+2 等非常简单的计算,不能正确计算列算式,甚至不认识数字和算术符号。计算障碍是优势半球顶叶特别是角回损伤的表现。

五、失语

失语(aphasia)是指在神志清楚,意识正常,发音和构音没有障碍的情况下,大脑皮质语言功能区病变导致的言语交流能力障碍,表现为自发谈话、听理解、复述、命名、阅读和书写六个基本方面能力残缺或丧失,如患者构音正常但表达障碍,肢体运动功能正常但书写障碍,视力正常但阅读障碍,听力正常但言语理解障碍等。不同的大脑语言功能区受损可有不同的临床表现。迄今对失语症的分类尚未取得完全一致的意见,国内外较通用的是以解剖-临床为基础的分类法。由于汉语的特殊性,我国学者制订了汉语失语症分类法。下面简要介绍主要的失语类型。

(一) 外侧裂周围失语综合征

外侧裂周围失语综合征包括 Broca 失语、Wernicke 失语和传导性失语,病灶位于外侧裂周围,共同特点是均有复述障碍。

1. Broca 失语 又称表达性失语或运动性失语,由优势侧额下回后部(Broca 区)病变引起。临床表现以口语表达障碍最突出,谈话为非流利型、电报式语言,讲话费力,找词困难,只能讲一两个简单的词,且用词不当,或仅能发出个别的语音。口语理解相对保留,对单词和简单陈述句的理解正常,句式结构复杂时则出现困难。复述、命名、阅读和书写均有不同程度的损害。常见于脑梗死、脑出血等可引起 Broca 区损害的神经系统疾病。

2. Wernicke 失语 又称听觉性失语或感觉性失语,由优势侧颞上回后部(Wernicke区)病变引起。临床特点为严重听理解障碍,表现为患者听觉正常,但是不能听懂别人和自己的讲话。口语表达为流利型,语量增多,发音和语调正常,但言语混乱而割裂,缺乏实质词或有意义的词句,难以理解,答非所问。复述障碍与听理解障碍一致,存在不同程度的命名、阅读和书写障碍。常见于脑梗死、脑出血等可引起 Wernicke 区损害的神经系统疾病。

3. 传导性失语　　多数传导性失语患者病变累及优势侧缘上回、Wernicke 区等部位，一般认为本症是由于外侧裂周围弓状束损害导致 Wernicke 区和 Broca 区之间的联系中断所致。临床表现为流利性口语，患者语言中有大量错词，但自身可以感知到其错误，欲纠正而显得口吃，听起来似非流利性失语，但表达短语或句子完整。听理解障碍较轻，在执行复杂指令时明显。复述障碍较自发谈话和听理解障碍重，二者损害不成比例，是本症的最大特点。命名、阅读和书写也有不同程度的损害。

（二）经皮质性失语综合征

经皮质性失语综合征又称为分水岭区失语综合征，病灶位于分水岭区，共同特点是复述相对保留。

1. 经皮质运动性失语（TCMA）　　病变多位于优势侧 Broca 区附近，但 Broca 区可不受累，也可位于优势侧额叶侧面，主要由于语言运动区之间的纤维联系受损，导致语言障碍，表现为患者能理解他人的言语，但自己只能讲一两个简单的词或短语，呈非流利性失语，类似于 Broca 失语，但程度较 Broca 失语轻，患者复述功能完整保留。本症多见于优势侧额叶分水岭区的脑梗死。

2. 经皮质感觉性失语（TCSA）　　病变位于优势侧颞顶叶 Wernicke 区的脑梗死。表现为听觉理解障碍，对简单词汇和复杂语句的理解均有明显障碍，讲话流利，语言空洞，混乱而割裂，找词困难，经常是答非所问，类似于 Wernicke 失语，但障碍程度较 Wernicke 失语轻。复述功能相对完整，常能理解复述的含义。有时可将检查者故意说错的话完整复述，这与经皮质运动性失语患者复述时可纠正检查者故意说错的话明显不同。

3. 经皮质混合性失语（MTA）　　又称语言区孤立，为经皮质运动性失语和经皮质感觉性失语并存，突出特点是复述相对较好，其他语言功能均严重障碍或完全丧失。本症多见于优势侧大脑半球分水岭区的大片病灶，累及额、顶、颞叶。

（三）完全性失语

完全性失语也称混合性失语，是最严重的一种失语类型。临床上以所有语言功能均严重障碍或几乎完全丧失为特点。患者限于刻板言语，听理解严重缺陷，命名、复述、阅读和书写均不能。病变为优势半球大脑中动脉分布区大面积病灶。

（四）命名性失语

命名性失语又称遗忘性失语，由优势侧颞中回后部病变引起。主要特点为命名不能，表现为患者把词"忘记"，多数是物体的名称，尤其是那些极少使用的东西的名称。如令患者说出指定物体的名称时，仅能叙述该物体的性质和用途。别人告知该物体的名称时，患者能辨别对方讲的对或不对。自发谈话为流利型，缺实质词，赘语和空话多。听理解、复述、阅读和书写障碍轻。常见于脑梗死、脑出血等可引起优势侧颞中回后部或颞枕交界区损害的神经系统疾病。

（五）皮质下失语

皮质下失语是指丘脑、基底节、内囊、皮质下深部白质等部位病损所致的失语。本症常由脑血管病、脑炎引起。

1. 丘脑性失语　　由丘脑及其联系通路受损所致。表现为急性期有不同程度的缄默和不语，以后出现语言交流、阅读理解障碍，言语流利性受损，音量减小，可同时伴有重复语言、模仿语言、错语、命名不能等。复述功能可保留。

2. 内囊、基底节损害所致的失语 内囊、壳核受损时，表现为语言流利性降低，语速慢，理解基本无障碍，常常用词不当。能看懂书面文字，但不能读出或读错，复述也轻度受损，类似于 Broca 失语。壳核后部病变时，表现为听觉理解障碍，讲话流利，但语言空洞、混乱而割裂，找词困难，类似于 Wernicke 失语。

六、失用

失用（apraxia）是指在意识清楚、语言理解功能及运动功能正常情况下，患者丧失完成有目的的复杂活动的能力。临床上，失用可大致分为以下几种。

（一）观念性失用

常由双侧大脑半球受累引起。观念性失用（ideational apraxia）是指对复杂精细的动作失去了正确概念，导致患者不能把一组复杂精细动作按逻辑次序分解组合，使得各个动作的前后次序混乱的错误，无法正确完成整套动作。如冲糖水，应是取糖—入杯—倒水—搅拌，而患者可能直接向糖中倒水。该类患者模仿动作一般无障碍。本症常由中毒、动脉硬化性脑病和帕金森病等导致大脑半球弥漫性病变的疾病引起。

（二）观念运动性失用

病变多位于优势半球顶叶。观念运动性失用（ideomotor apraxia）是在自然状态下，患者可以完成相关动作，可以口述相关动作的过程，但不能按指令去完成这类动作。如向患者发出指令命其张口，患者不能完成动作，但给他苹果则会自然张嘴去咬。

（三）肢体运动性失用

病变多位于双侧或对侧皮质运动区。肢体运动性失用（melokinetic apraxia）主要表现为肢体，通常为上肢远端，失去执行精细熟练动作的能力，自发动作、执行口令及模仿均受到影响，如患者不能弹琴、书写和编织等。

（四）结构性失用

病变多位于非优势半球顶叶或顶枕联合区。结构性失用（constructional apraxia）是指对空间分析和对动作概念化的障碍。表现为患者绘制或制作包含有空间位置关系的图像或模型有困难，不能将物体的各个成分连贯成一个整体。

（五）穿衣失用

病变位于非优势侧顶叶。穿衣失用（dressing apraxia）是指丧失了习惯而熟悉的穿衣操作能力。表现为患者穿衣时上下颠倒，正反及前后颠倒，扣错纽扣，将双下肢穿入同一条裤腿等。

七、失认

失认（agnosia）是指患者无视觉、听觉和躯体感觉障碍，在意识正常的情况下，不能辨认以往熟悉的事物。临床上，失认可有以下几种。

（一）视觉失认

病变多位于枕叶。患者的视觉足以看清周围物体，但看到以前熟悉的事物时却不能正确识别、描述及命名，而通过其他感觉途径则可以认出，如患者看到手机不知为何物，但通过手的触摸和听到电话的来电立刻就可辨认出是手机。这种视觉性失认不是由于视力方面的问题导致的，多与枕叶视中枢损害有关。视觉失认包括：物体失认，不能辨别熟悉的物体;面容失认,不能认出既往熟悉的家人和朋友;颜色失认,不能正确地分辨红、黄、蓝、绿等颜色。

(二) 听觉失认

病变多位于双侧颞上回中部及其听觉联络纤维。听觉失认指患者听力正常但不能辨认以前熟悉的声音,如以前能辨认出来的手机铃声、动物叫声、汽车声、钢琴声等。

(三) 触觉失认

病变多位于双侧顶叶角回及缘上回。触觉失认即实体觉缺失,患者无初级触觉和位置觉障碍,闭眼后不能通过触摸辨别以前熟悉的物品,如牙刷、钥匙、手机等,但如睁眼看到或用耳朵听到物体发出的声音就能识别。本症患者一般少有主述,临床医师如不仔细检查很难发现。

(四) 体象障碍

病变多位于非优势半球顶叶。体象障碍指患者基本感知功能正常,但对自身躯体的存在、空间位置及各部位之间的关系失去辨别能力,临床可表现为:①偏侧忽视:对病变对侧的空间和物体不注意、不关心、似与己无关。②病觉缺失:患者对对侧肢体的偏瘫全然否认,甚至医生把患者偏瘫肢体出示给患者本人或者医生帮助患者用健侧肢体把偏瘫肢体出示给患者时,仍否认瘫痪的存在。③手指失认:不能辨别自己的双手手指和名称。④自体认识不能:患者否认对侧肢体的存在,或认为对侧肢体不是自己的。⑤幻肢现象:患者认为自己的肢体已不复存在,自己的手脚已丢失,或感到自己的肢体多出了一个或数个,例如认为自己有三只手等。

八、轻度认知障碍

轻度认知障碍(mild cognitive impairment,MCI)是介于正常衰老和痴呆之间的一种中间状态,是一种认知障碍综合征。与年龄和教育程度匹配的正常老年人相比,患者存在轻度认知功能减退,但日常能力没有受到明显影响。

轻度认知障碍的核心症状是认知功能的减退,根据病因或大脑损害部位的不同,可以累及记忆、执行功能、语言、运用、视空间结构技能等其中的一项或一项以上,导致相应的临床症状,其认知减退必须满足以下两点。

(1) 认知功能下降:符合以下任一条即可确认为认知功能下降。①主诉或者知情者报告的认知损害,客观检查有认知损害的证据;②客观检查证实认知功能较以往减退。

(2) 日常基本能力正常,复杂的工具性日常能力可以有轻微损害。

根据损害的认知域,轻度认知障碍症状可以分为两大类:①遗忘型轻度认知障碍:患者表现有记忆力损害。根据受累的认知域数量,又可分为单纯记忆损害型(只累及记忆力)和多认知域损害型(除累及记忆力,还存在其他一项或多项认知域损害),前者常为阿尔茨海默病的早期,后者可由阿尔茨海默病、脑血管病或其他疾病(如抑郁)等引起。②非遗忘型轻度认知障碍:患者表现为记忆功能以外的认知域损害,记忆功能保留。也可以进一步分为非记忆单一认知域损害型和非记忆多认知域损害型,常由额颞叶变性、路易体痴呆等的早期病变导致。

九、痴呆

痴呆(dementia)是由于脑功能障碍而产生的获得性、持续性智能损害综合征,可由脑退行性变(如阿尔茨海默病、额颞叶变性等)引起,也可由其他原因(如脑血管病、外伤、中毒等)导致。与轻度认知障碍相比,痴呆患者必须有两项或两项以上认知域受损,并导致患者的日常或社会能力明显减退。

痴呆患者除以上认知症状(如记忆、语言、视觉空间技能、执行功能、运用、计算等)外,还可以伴发精神行为的异常。精神情感症状包括幻觉、妄想、淡漠、意志减退、不安、抑郁、焦躁等;行为异常包括徘徊、多动、攻击、暴力、捡拾垃圾、藏匿东西、过食、异食、睡眠障碍等。有些患者还有明显的人格改变。

第三节　头　　痛

头痛(headache)是指头颅上半部包括眉弓、外眦、外耳道与枕外隆突连线以上部位的疼痛。引起头痛的病因可分为原发性(特发性)(如偏头痛、紧张性头痛)和继发性(如脑血管疾病、颅内感染、颅脑外伤、发热、离子紊乱、滥用精神活性药物等引起的头痛)两类。

各国对头痛的分类使用不同的标准。2018 年国际头痛协会(International Headache Society,IHS)正式公布了"第三版国际头痛疾病分类(the International Classification of Headache Disorders 3rd Edition,ICHD-Ⅲ)"。

头痛的主要临床表现为全头或局部的胀痛或钝痛、搏动性疼痛、头重感、戴帽感或勒紧感等,同时可伴有恶心、呕吐、眩晕和视力障碍等。临床上,多种疾病均可引起不同程度、不同种类的头部疼痛,根据发生的速度、疼痛的部位、发生及持续的时间、疼痛的程度、疼痛的性质及伴随症状等可对头痛进行诊断及鉴别诊断。

一、偏头痛

考试要点

偏头痛(migraine)是临床常见的原发性头痛,特征是偏侧、发作性、中重程度、搏动样疼痛,持续 4～72 h,可伴有头面部水肿、颞动脉突出、视物模糊、暗点、视物变形、苍白、出汗、多尿、全身不适、气味恐怖、疲劳感、恶心、呕吐,光、声刺激均可加重,安静、休息可缓解。

二、丛集性头痛

丛集性头痛(cluster headache)是一种原发性神经血管性头痛。可有家族史,男与女之比约为 4∶1。表现为无先兆的一日内固定时间的突然发生的一侧眶周、眶上、眼球后、颞部呈尖锐、爆炸样、非搏动性剧烈头痛,反复密集发作,伴同侧眼结膜充血、流泪、流涕、瞳孔缩小、眼睑下垂、头面部出汗等自主神经症状,可一次接一次地成串发作,持续数周至数月,春秋两季发病。

三、紧张性头痛

紧张性头痛(tension headache)是双侧枕部或全头部紧缩性或压迫性头痛,约占头痛患者的 40%。起病在 20 岁左右,男与女之比无差异。随着年龄的增长患病率增加,头痛部位不固定,可为全头部、双侧、双侧颞部、单侧、枕部、颈项部等不同部位。性质为持续性钝痛,有紧箍、压迫、沉重感或伴有头昏、恶心、失眠、焦虑、抑郁、畏光、畏声等症状。体检:疼痛部位有触痛或压痛点,牵拉头发也有疼痛,颈肩部肌肉僵硬,推拿按摩可使症状减轻。

Note

四、低颅压性头痛

低颅压性头痛（intracranial hypotension headache）是脑脊液压力降低（＜60 mmH$_2$O）导致的头痛，多为体位性，见于各种年龄。头痛有双侧枕部、额部、双颞部或全头痛，呈搏动样或钝痛，疼痛与体位有明显关系，立位时头痛出现或加重，卧位时头痛减轻或消失，一般在 15～30 min 内出现。可伴有后颈部疼痛或僵硬、恶心、呕吐、畏光或畏声、耳鸣、眩晕等。脑神经受压时可引起视物模糊或视野缺损（视神经或视交叉受压）、面部麻木或疼痛（三叉神经受压）、面瘫或面肌痉挛（面神经受压）。少数病例可合并硬膜下出血、意识障碍、帕金森病样症状、痴呆等。

第四节　痫性发作和晕厥

痫性发作和晕厥是临床上较为常见的发作症状，两者均可导致短暂的可逆性意识丧失，但二者具有不同的病理基础及临床特点，临床上需加以鉴别。

一、痫性发作

痫性发作（seizure）是指由于大脑皮质神经元异常放电而导致的短暂脑功能障碍。
临床表现如下。

1. 意识障碍　发作初始，可有突发意识丧失，发作结束后，可有短暂的意识模糊、定向力障碍等。

2. 运动异常　常见有肢体抽搐、阵挛等，依据发作性质（如局限性或全面性）可有不同表现，如单手不自主运动、口角及眼睑抽动、四肢强直阵挛等。

3. 感觉异常　发作时感觉异常可表现为肢体麻木感和针刺感，多发生于口角、舌、手指、足趾等部位。

4. 精神、情感异常　有些发作的类型可有精神异常，表现为记忆恍惚，如似曾相识和旧事如新等。情感异常，如无名恐惧和抑郁等，以及幻觉错觉等。

5. 自主神经功能异常　发作时自主神经功能异常可表现为面部及全身苍白、潮红、多汗、瞳孔散大及小便失禁等。

二、晕厥

晕厥（syncope）是由于大脑半球及脑干血液供应减少，导致伴有姿势张力丧失的发作性意识丧失。其病理机制是大脑及脑干的低灌注，与痫性发作有明显的不同。
临床表现如下。

1. 晕厥前期　晕厥发生前数分钟通常会有一些先兆症状，表现为乏力、头晕、恶心、面色苍白、大汗、视物不清、恍惚、心动过速等。

2. 晕厥期　患者意识丧失，并伴有血压下降、脉弱及瞳孔散大，心动过速转变为心动过缓，有时可伴有尿失禁。

3. 恢复期　晕厥患者得到及时处理很快恢复后，可留有头晕、头痛、恶心、面色苍白及乏力的症状。经休息后症状可完全消失。

三、痫性发作与晕厥的鉴别

痫性发作与晕厥有完全不同的病因及发病机制，但其临床表现存在一定的相似之

学习视频 6-3

Note

处,有时二者容易混淆。由于痫性发作与晕厥的治疗差别很大,因此对它们的鉴别尤为重要。

第五节 眩 晕

学习视频 6-4

眩晕(vertigo)是患者感到自身或周围环境物体旋转或摇动的一种主观感觉障碍,常伴有客观的平衡障碍,一般无意识障碍。主要由迷路、前庭神经、脑干及小脑病变引起,亦可由其他系统或全身性疾病而引起。

一、周围性眩晕(耳源性)

1. 梅尼埃病 发作性眩晕、耳鸣、听力减退、眼球震颤、恶心呕吐、面色苍白、出汗。

2. 迷路炎 多由于中耳炎并发,余症状同上,体检可见鼓膜穿孔。

3. 内耳药物中毒 如链霉素、庆大霉素等,可先有口唇及四肢发麻,后出现渐进性眩晕、耳鸣、听力减退等。

4. 前庭神经元炎 多继发于上呼吸道感染后出现头晕、恶心、呕吐,持续时间长,痊愈后很少复发。

5. 晕动病 见于晕车、晕船。

二、中枢性眩晕(脑源性眩晕)

1. 颅内血管性疾病 椎-基底动脉供血不足、锁骨下动脉盗血综合征、脑干梗死、延髓外综合征、脑动脉粥样硬化、高血压脑病、小脑梗死或出血等。

2. 颅内占位性病变 听神经纤维瘤、小脑肿瘤、第四脑室肿瘤等。

3. 颅内感染性疾病 颅后凹蛛网膜炎、小脑脓肿。

4. 颅内脱髓鞘疾病及变性疾病 多发性硬化、延髓空洞症。

5. 癫痫 略。

三、其他

1. 心血管疾病 低血压、高血压、阵发性心动过速、房室传导阻滞、心力衰竭。

2. 血液病 各种原因所致的贫血、出血。

3. 中毒性 急性发热性疾病、感染性疾病、低血糖、尿毒症、糖尿病、严重肝病等。

4. 眼源性 眼肌麻痹、屈光不正。

5. 头部或颈椎损伤后 略。

6. 神经官能症 略。

第六节 视 觉 障 碍

Note

视觉障碍(disturbance of vision)可由视觉感受器至枕叶皮质中枢之间的任何部位受损引起,分为两类:视力障碍和视野缺损。

一、视力障碍

视力障碍是指单眼或双眼全部视野的视力下降或丧失,可分为单眼及双眼视力障碍两种。

1. 单眼视力障碍

(1)突发视力丧失　可见于:①眼动脉或视网膜中央动脉闭塞。②一过性单眼视力障碍,又可称为一过性黑蒙。临床表现为患者单眼突然发生短暂性视力减退或缺失,病情进展快,几秒钟内达高峰,持续 $1\sim5$ min 后,进入缓解期,在 $10\sim20$ min 内恢复正常。主要见于颈内动脉系统的短暂性脑缺血发作。

(2)进行性单眼视力障碍　可在几小时或数分钟内持续进展并达到高峰,如治疗不及时,一般为不可逆的视力障碍。常见于:①视神经炎:亚急性起病,单侧视力减退,可有复发缓解过程。②巨细胞(颞)动脉炎:本病最常见的并发症是视神经前部的供血动脉闭塞,可导致单眼失明。③视神经压迫性病变:见于肿瘤等压迫性病变,可先有视野缺损,并逐渐出现视力障碍甚至失明。Foster-Kennedy 综合征是一种特殊的视神经压迫性病变,为额叶底部肿瘤引起的同侧视神经萎缩及对侧视乳头水肿,可伴有同侧嗅觉缺失。

2. 双眼视力障碍

(1)一过性双眼视力障碍　本症多见于双侧枕叶视皮质的短暂性脑缺血发作,起病急,数分钟到数小时可缓解,可伴有视野缺损。由双侧枕叶皮质视中枢病变引起的视力障碍又称为皮质盲(cortical blindness),表现为双眼视力下降或完全丧失、眼底正常、双眼瞳孔对光反射正常。

(2)进行性视力障碍　起病较慢,病情进行性加重,直至视力完全丧失。多见于原发性视神经萎缩、颅内高压引起的慢性视乳头水肿、中毒或营养缺乏性视神经病(乙醇、甲醇及重金属中毒,维生素 B_{12} 缺乏等)。

二、视野缺损

当眼球平直向前注视某一点时所见到的全部空间,称为视野。视野缺损是指视野的某一区域出现视力障碍而其他区域视力正常。视野缺损可有偏盲及象限盲等。

1. 双眼颞侧偏盲　多见于视交叉中部病变,此时,由双眼鼻侧视网膜发出的纤维受损,患者表现为双眼颞侧半视野视力障碍而鼻侧半视力正常。常见于垂体瘤及颅咽管瘤。

2. 双眼对侧同向性偏盲　视束、外侧膝状体、视辐射及视皮质病变均可导致病灶对侧同向性偏盲。此时,由双眼病灶同侧视网膜发出的纤维受损,患者表现为病灶对侧半视野双眼视力障碍而同侧半视力正常。枕叶视皮质受损时,患者视野中心部常保留,称为黄斑回避(macular sparing),其可能原因是黄斑区部分视觉纤维存在双侧投射,以及接收黄斑区纤维投射的视皮质具有大脑前-后循环的双重血液供应。

3. 双眼对侧同向上象限盲及双眼对侧同向下象限盲　双眼对侧同向上象限盲主要由颞叶后部病变引起,表现为病灶对侧半视野上半部分视力障碍。双眼对侧同向下象限盲主要由顶叶病变引起,表现为病灶对侧半视野下半部分视力障碍。常见于颞、顶叶的肿瘤及血管病等。

Note

第七节 听 觉 障 碍

听觉障碍可由听觉传导通路损害引起,表现为耳聋、耳鸣及听觉过敏。

一、耳聋

耳聋(deafness)即听力的减退或丧失,临床上有两种类型:传导性耳聋和感音性耳聋。

1. 传导性耳聋 传导性耳聋是由于外耳和中耳向内耳传递声波的系统病变引起的听力下降,声波不能或很少进入内耳 Corti 器从而引起神经冲动。临床特点:低音调的听力明显减低或丧失,而高音调的听力正常或轻微减低;Rinne 试验阴性,即骨导大于气导;Weber 试验偏向患侧;无前庭功能障碍。多见于中耳炎、鼓膜穿孔、外耳道耵聍堵塞等。

2. 感音性耳聋 感音性耳聋是由于 Corti 器、耳蜗神经和听觉通路病理改变所致。临床特点为:高音调的听力明显减低或丧失,低音调听力正常或轻微减低。Rinne 试验阳性,即气导大于骨导,但二者都降低;Weber 试验偏向健侧;可伴有前庭功能障碍。多见于迷路炎或听神经瘤等。双侧蜗神经核及核上听觉中枢径路损害可导致中枢性耳聋,如松果体瘤累及中脑下丘时可出现中枢性听力减退,一般程度较轻。

二、耳鸣

耳鸣(tinnitus)是指在没有任何外界声源刺激的情况下,患者听到的一种鸣响感,可呈发作性,也可呈持续性,在听觉传导通路上任何部位的刺激性病变都可引起耳鸣。耳鸣分主观性耳鸣和客观性耳鸣,前者指患者自己感觉而无客观检查发现,后者指患者和检查者都可听到,用听诊器听患者的耳、眼、头、颈部等处常可听到血管杂音。神经系统疾病引起的耳鸣多表现为高音调(如听神经损伤后、脑桥小脑角处听神经瘤或颅底蛛网膜炎),而外耳和中耳的病变多为低音调。

三、听觉过敏

听觉过敏(hyperacusis)是指患者对于正常的声音感觉比实际声源的强度大。中耳炎早期三叉神经鼓膜张肌肌支刺激性病变,导致鼓膜张肌张力增高而使鼓膜过度紧张时,可有听觉过敏。另外,面神经麻痹时引起镫骨肌瘫痪,使镫骨紧压在前庭窗上,小的振动即可引起内淋巴的强烈振动,产生听觉过敏。

第八节 眼 球 震 颤

眼球震颤(nystagmus)是指眼球注视某一点时发生的不自主的节律性往复运动,简称眼震。按照眼震节律性往复运动的方向可将眼震分为水平性眼震、垂直性眼震和旋转性眼震。眼震按照运动的节律又可分为钟摆样眼震和跳动性眼震。钟摆样眼震是指眼球运动在各个方向上的速度及幅度均相等,跳动性眼震是指眼球运动在一个方向上的速度比另一个方向快,因此有慢相和快相之分,通常用快相表示眼震的方向。神经系统疾病出现的眼震大多属于跳动性眼震。

眼震可以是生理性的,也可由某种疾病引起,脑部不同部位的病变产生的眼震表现不同,下面介绍几种常见的眼震类型。

一、眼源性眼震

眼源性眼震是指由视觉系统疾病或眼外肌麻痹引起的眼震,表现为水平摆动性眼震,幅度细小,持续时间长,可为永久性。本症多见于视力障碍、先天性弱视、严重屈光不正、先天性白内障、色盲、高度近视和白化病等。另外长期在光线不足的环境下工作也可导致眼源性眼震,如矿工井下作业等。

二、前庭性眼震

前庭性眼震是指由于前庭终末器、前庭神经或脑干前庭神经核及其传导通路、小脑等的功能障碍导致的眼震,分为周围性和中枢性两类。

1. 前庭周围性眼震　前庭系统周围部包括半规管、前庭神经节、前庭神经内听道部分。表现为水平性或水平旋转性眼震,一般无垂直性眼震,持续时间较短,多呈发作性,一般不超过 3 周,幅度较中枢性眼震细小。可伴有眩晕、恶心、呕吐等前庭功能障碍,可有听力异常。Romberg 征阳性,肢体和躯干偏向患侧,与头位有一定的关系。注视可以抑制眼震和眩晕,无中枢神经系统症状和体征。常见于梅尼埃综合征、中耳炎、迷路卒中、迷路炎、颞骨岩部外伤、链霉素等药物中毒等。

2. 前庭中枢性眼震　前庭中枢包括前庭神经颅内部分和前庭神经核,这部分病变可引起前庭中枢性眼震。另外,脑干、小脑等结构与前庭神经核有密切的联系,这部分的损害也可以导致前庭中枢性眼震。表现为眼震方向具有多样性,可为水平、垂直、旋转等,持续时间长、幅度大。除前庭神经核病变以外,眩晕程度轻,但持续时间长。听力及前庭功能一般正常。Romberg 征阳性,但倾倒方向无规律,与头位无一定的关系。注视一点时不能抑制眼震,常有脑干和小脑受损体征。常见于椎-基底动脉系统血管病、多发性硬化、蛛网膜炎、脑桥小脑角肿瘤、脑干肿瘤、梅毒等。

在前庭中枢性眼震的范畴中,脑干和小脑病变导致的眼震有其特征性,简述如下。

(1) 脑干病变的眼震　①延髓病变:多呈旋转性自发性眼震,例如:左侧延髓部病变时,呈顺时针性旋转性眼震;右侧延髓部病变时,呈逆时针性眼震。常见于延髓空洞症、血管性病变、延髓肿瘤或感染性疾病。②脑桥病变:多呈水平性,少数可为水平旋转性眼震,为内侧纵束受损所致。常见于脑桥肿瘤、血管性病变、多发性硬化等。③中脑病变:多为垂直性眼震,常常在后仰时眼震明显,向下垂直性眼震较向上者多见。见于中脑松果体肿瘤或血管病、脑炎、外伤等。还有一种垂直旋转性眼震,称为跷板性眼震,表现为一眼上转伴内旋同时另一眼下转伴外旋,交替升降。多为鞍旁肿瘤所致,也见于间脑-中脑移行区的病变。

(2) 小脑病变的眼震　小脑顶核、绒球和小结与前庭神经核联系密切,所以当小脑病变时眼震极为多见。小脑型眼震具有两个特点:一是眼震与头位明显相关,即当头处于某一位置时出现眼震;另一个特点是眼震方向不确定,多变,如由水平性变成旋转性等。小脑型眼震向病灶侧侧视时眼震更明显,速度更慢,振幅更大。

小脑蚓部病变可出现上跳性眼震,即快相向上的跳动性垂直眼震。绒球病变常出现水平性眼震,伴下跳性眼震成分,追随运动时明显。小结病变可出现快相向下下跳性眼震。小脑型眼震见于 Wernicke 脑病、延髓空洞症、Chiari 畸形、颅底凹陷症和延髓-颈连接区域的疾病。

第九节　构音障碍

学习视频 6-5

构音障碍(dysarthria)是和发音相关的中枢神经、周围神经或肌肉疾病导致的一类语言障碍的总称。患者具有语言交流、语言形成及接受能力,仅表现为口语的声音形成困难,主要为发音困难、发音不清,或者发声、音调及语速的异常,严重者完全不能发音。不同病变部位可产生不同特点的构音障碍,具体如下。

一、上运动神经元损害

单侧皮质脊髓束病变时,造成对侧中枢性面瘫和舌瘫,主要表现为双唇和舌承担的辅音部分不清晰,发音和语音共鸣正常。最常见于累及单侧皮质脊髓束的脑出血和脑梗死。双侧皮质延髓束损害导致咽喉部肌肉和声带的麻痹(假性球麻痹),表现为说话带鼻音,声音嘶哑和言语缓慢。由于唇、舌、齿功能受到影响,以及发音时鼻腔漏气,辅音发音明显不清晰,常伴有吞咽困难、饮水呛咳、咽反射亢进和强哭强笑等。主要见于双侧多发脑梗死、皮质下血管性痴呆、肌萎缩侧索硬化、多发性硬化、进行性核上性麻痹等。

二、基底核病变

此种构音障碍是由于唇、舌等构音器官肌张力高、震颤及声带不能张开所引起,导致说话缓慢而含糊,声调低沉,发音单调,音节颤抖样融合,言语断节及口吃样重复等。常见于帕金森病、肝豆状核变性等。

三、小脑病变

小脑蚓部或脑干内与小脑联系的神经通路病变,导致发音和构音器官肌肉运动不协调,称共济失调性构音障碍。表现为构音含糊,音节缓慢拖长,声音强弱不等甚至呈爆发样,言语不连贯,呈吟诗样或分节样。主要见于小脑蚓部的梗死或出血、小脑变性疾病和多发性硬化等。

四、下运动神经元损害

支配发音和构音器官的脑神经核和(或)脑神经、司呼吸肌的脊神经病变,导致受累肌肉张力过低或张力消失而出现迟缓性构音障碍,共同特点是发音费力和声音强弱不等。面神经病变影响唇音和唇齿音发音,在双侧病变时更为明显;舌下神经病变使舌肌运动障碍,表现为舌音不清、言语含糊,伴有舌肌萎缩和舌肌震颤;迷走神经喉返支单侧损害时表现为声音嘶哑和复音现象,双侧病变时无明显发音障碍,但可影响气道通畅而造成吸气性哮鸣;迷走神经咽支和舌咽神经损害时可引起软腭麻痹,说话带鼻音并影响声音共鸣;膈神经损害时造成膈肌麻痹,使声音强度减弱,发音费力,语句变短。该类型构音障碍主要见于进行性延髓麻痹、急性脊髓炎、吉兰-巴雷综合征、脑干肿瘤、延髓空洞、副肿瘤综合征以及各种原因导致的颅底损害等。

五、肌肉病变

发音和构音相关的肌肉病变时出现此类型构音障碍，表现类似下运动神经元损害，但多同时伴有其他肌肉病变，如重症肌无力、进行性肌营养不良和强制性肌病等。

第十节　瘫　痪

瘫痪(paralysis)是指个体随意运动功能的减低或丧失，可分为神经源性、神经肌肉接头性及肌源性等类型。本节主要叙述神经源性瘫痪。

学习视频 6-6

一、上运动神经元性瘫痪

上运动神经元性瘫痪也称痉挛性瘫痪(spastic paralysis)，是由于上运动神经元，即大脑皮质运动区神经元及其发出的下行纤维病变所致。其临床表现如下。

1. 肌力减弱　一侧上运动神经元受损所致瘫痪可表现为一侧上肢或下肢的瘫痪，称为单瘫；也可表现为一侧肢体的上下肢瘫痪，称为偏瘫。双侧上运动神经元受损时表现为双下肢瘫痪，称为截瘫；也可表现为四肢瘫。上述由上运动神经元受损导致的瘫痪一般只表现在受单侧上运动神经元支配的肢体，而一些双侧支配的运动可不受影响，如眼、下颌、咽喉、颈、胸和腹部等处的运动。该类型瘫痪还有一些特点：瘫痪时肢体远端肌肉受累较重，尤其是手、指和面部等，而肢体近端症状较轻，这是由于肢体近端的肌肉多由双侧支配而远端多由单侧支配；上肢伸肌群比屈肌群瘫痪程度重，外旋肌群比内收肌群重，手的屈肌比伸肌重，而下肢恰好与上肢相反，屈肌群比伸肌群重。

2. 肌张力增高　上运动神经元性瘫痪时，患侧肢体肌张力增高，可呈现特殊的偏瘫姿势，如上肢呈屈曲旋前，下肢则伸直内收。由于肌张力的增高，患肢被外力牵拉伸展，开始时出现抵抗，当牵拉持续到一定程度时，抵抗突然消失，患肢被迅速牵拉伸展，称之为"折刀"现象(clasp-knife phenomenon)。

3. 腱反射活跃或亢进　上运动神经元性瘫痪时，腱反射可活跃甚至亢进。还可有反射扩散，如敲击桡骨膜不仅可引出肱桡肌收缩，还可引出肱二头肌或指屈肌反射。此外，腱反射过度亢进时还有阵挛，表现为当牵拉刺激持续存在时，可诱发节律性的肌肉收缩，如髌阵挛、踝阵挛等。

4. 浅反射的减退或消失　浅反射通路经过皮质，并通过锥体束下传，因此，上运动神经元瘫痪时，损伤可导致浅反射的减退和消失，包括腹壁反射、提睾反射及跖反射等。

5. 病理反射　正常情况下锥体束对病理反射有抑制作用，当上运动神经元瘫痪时，锥体束受损，病理反射就被释放出来，包括 Babinski 征、Oppenheim 征、Gordon 征、Chaddock 征等。

6. 无明显的肌萎缩　上运动神经元性瘫痪时，下运动神经元对肌肉的营养作用仍然存在，因此肌肉无明显的萎缩。当长期瘫痪时，由于肌肉缺少运动，可表现为废用性肌萎缩。

二、下运动神经元性瘫痪

下运动神经元性瘫痪又称弛缓性瘫痪(flaccid paralysis)，指脊髓前角的运动神经元

Note

以及它们的轴突组成的前根、神经丛及其周围神经受损所致。脑干运动神经核及其轴突组成的脑神经运动纤维损伤也可造成弛缓性瘫痪。下运动神经元瘫痪临床表现为：①受损的下运动神经元支配的肌力减退；②肌张力减低或消失，肌肉松弛，外力牵拉时无阻力，与上运动神经元瘫痪时"折刀"现象有明显不同；③腱反射减弱或消失；④肌肉萎缩明显。

第十一节　肌　萎　缩

肌萎缩(muscular atrophy)是指由于肌肉营养不良而导致的骨骼肌体积缩小，肌纤维变细甚至消失，通常是下运动神经元病变或肌肉病变的结果。临床上，可分为神经源性肌萎缩和肌源性肌萎缩。

一、神经源性肌萎缩

神经源性肌萎缩是指神经肌肉接头之前的神经结构病变所引起的肌萎缩，此类肌萎缩常起病急、进展较快，但随病因而异。

（1）当损伤部位在脊髓前角细胞时，受累肢体的肌萎缩呈节段性分布，伴肌力减低、腱反射减弱和肌束震颤，一般无感觉障碍；延髓运动神经核病变时，可出现延髓麻痹、舌肌萎缩和肌束震颤。常见于急性脊髓灰质炎、进行性脊肌萎缩症和肌萎缩侧索硬化症等。

（2）当损伤部位在神经根或神经干时，肌萎缩常呈根性或干性分布。单纯前根损伤所引起的肌萎缩和脊髓前角的损害相似，但后根同时受累则出现感觉障碍和疼痛。常见于腰骶外伤、颈椎病等。

（3）多神经根或神经丛的损害常出现以近端为主的肌萎缩，常见于急性炎症性脱髓鞘性多发性神经病。

（4）单神经病变时，肌萎缩按照单神经支配的范围分布。神经源性肌萎缩肌电图显示病变部位纤颤电位或高大运动单位电位，肌肉活检可见肌纤维数量减少并变细、细胞核集中和结缔组织增生。

二、肌源性肌萎缩

肌源性肌萎缩是指神经肌肉接头突触后膜以后，包括肌膜、线粒体、肌丝等病变所引起的肌萎缩。肌萎缩分布不能以神经节段性、干性、根性或某一周围神经支配所能解释，多不伴皮肤营养障碍和感觉障碍，无肌束颤动。实验室检查血清酶如肌酸磷酸激酶等不同程度升高。肌电图呈肌源性损害。肌肉活检可见病变部位肌纤维肿胀、坏死，结缔组织增生，炎性细胞浸润等。常见于进行性肌营养不良、强直性肌营养不良和肌炎等。

除上述两种肌萎缩外，临床上还可见到由于脑血管病等上运动神经元损害引起的废用性肌萎缩以及肌肉血管病变引起的缺血性肌萎缩。

第十二节　躯体感觉障碍

躯体感觉(somatic sensation)是指作用于躯体感受器的各种刺激在人脑中的反应。

一般躯体感觉包括浅感觉、深感觉和复合感觉。感觉障碍可以分为抑制性症状和刺激性症状两大类。

一、抑制性症状

感觉通路被破坏时功能受到抑制,出现感觉(痛觉、温度觉、触觉和深感觉)减退或缺失。一个部位各种感觉缺失,称完全性感觉缺失。在意识清醒的情况下,某部位出现某种感觉障碍而该部位其他感觉保存者称分离性感觉障碍。患者深浅感觉正常,但无视觉参加的情况下,对刺激部位、物体形状、重量等不能辨别者,称皮质感觉缺失。当一神经分布区有自发痛,同时又存在痛觉减退者,称痛性痛觉减退或痛性麻痹。

二、刺激性或激惹性症状

感觉传导通路受到刺激或兴奋性增高时可出现以下情况。

1. 感觉过敏　指一般情况下对正常人不会引起不适感觉或只能引起轻微感觉的刺激,患者却感觉非常强烈,甚至难以忍受。常见于浅感觉障碍。

2. 感觉过度　一般发生在感觉障碍的基础上,具有以下特点:①潜伏期长:刺激开始后不能立即感知,必须经历一段时间才出现。②感受性降低,兴奋阈增高:刺激必须达到一定的强度才能感觉到。③不愉快的感觉:患者所感到的刺激具有爆发性,呈现一种剧烈的、定位不明确的、难以形容的不愉快感。④扩散性:刺激有扩散的趋势,单点的刺激患者可感到是多点刺激并向四周扩散。⑤延时性:当刺激停止后一定时间内患者仍有刺激存在的感觉,即出现"后作用",一般为强烈难受的感觉,常见于烧灼性神经痛、带状疱疹疼痛、丘脑的血管性病变。

3. 感觉倒错　指对刺激产生的错误感觉,如冷的刺激产生热的感觉,触觉刺激或其他刺激误认为痛觉等。常见于顶叶病变或癔症。

4. 感觉异常　指在没有任何外界刺激的情况下,患者感到某些部位有蚁行感、麻木、瘙痒、重压、针刺、冷热、肿胀,而客观检查无感觉障碍。常见于周围神经或自主神经病变。

5. 疼痛　疼痛是感觉纤维受刺激时的躯体感受,是机体的防御机制。常见的疼痛有以下几种:①局部疼痛:局部病变的局限性疼痛,如三叉神经痛。②放射性疼痛:中枢神经、神经根或神经干刺激病变时,疼痛不仅发生在局部,而且扩散到受累神经的支配区,如神经根受到肿瘤或椎间盘的压迫、脊髓空洞症的痛性麻痹。③扩散性疼痛:刺激由一个神经分支扩散到另一个神经分支而产生的疼痛,如牙痛时,疼痛扩散到其他三叉神经的分支区域。④牵涉性疼痛:内脏病变时出现在相应体表区的疼痛,如心绞痛可引起左胸及左上肢内侧痛,胆囊病变可引起右肩痛。⑤幻肢痛:截肢后,感到被切断的肢体仍然存在,且出现疼痛,这种现象称幻肢痛,与下行抑制系统的脱失有关。⑥灼烧性神经痛:剧烈的烧灼样疼痛,多见于正中神经或坐骨神经损伤后,可能是由于沿损伤轴突表面产生的异位性冲动,或损伤部位的无髓鞘轴突之间发生了神经纤维间接触。

第十三节　共济失调

共济运动是指在前庭、脊髓、小脑和锥体外系共同参与下完成运动的协调和平衡。

共济失调(ataxia)是指小脑、本体感觉以及前庭功能障碍导致的运动笨拙和不协调,累及躯干、四肢和咽喉肌时可引起身体平衡、姿势、步态及言语障碍。常见以下几种。

一、小脑性共济失调

小脑本身、小脑脚的传入或传出联系纤维、红核、脑桥或脊髓的病变均可产生小脑性共济失调。表现为随意运动的力量、速度、幅度和节律的不规则,即协调运动障碍,可伴有肌张力减低、眼球运动障碍及言语障碍。

1. 姿势和步态异常 小脑蚓部病变可引起头和躯干的共济失调,导致平衡障碍,姿势和步态的异常。患者站立不稳,步态蹒跚,行走时两腿分开呈共济失调步态,坐位时患者将双手和双腿呈外展位分开以保持身体平衡。上蚓部病变时患者向前倾倒,下蚓部病变时患者向后倾倒。小脑半球控制同侧肢体的协调运动并维持正常的肌张力,一侧小脑半球受损,行走时患者向患侧倾倒。

2. 随意运动协调障碍 小脑半球病变可引起同侧肢体的共济失调,表现为动作易超过目标(辨距不良),动作愈接近目标时震颤愈明显(意向性震颤),对精细运动的协调障碍,如书写时字迹愈来愈大,各笔画不匀等。

3. 言语障碍 由于发声器官如口唇、舌、咽喉等肌肉的共济失调,患者表现为说话缓慢、发音不清和声音断续、顿挫或爆发式,呈爆发性或吟诗样语言。

4. 眼球运动障碍 眼外肌共济失调可导致眼球运动障碍。患者表现为双眼粗大眼震,少数患者可见下跳性眼震、反弹性眼震等。

5. 肌张力减低 小脑病变时常可出现肌张力降低,腱反射减弱或消失,当患者取坐位时两腿自然下垂,叩击出现腱反射后,小腿不停摆动,像钟摆一样(钟摆样腱反射)。

二、大脑性共济失调

大脑额、颞、枕叶与小脑半球之间通过额桥束和颞枕桥束形成纤维联系,当其损害时可引起大脑性共济失调。由于大脑皮质和小脑之间纤维交叉,一侧大脑病变引起对侧肢体共济失调。大脑性共济失调较小脑性共济失调症状轻,多见于脑血管病、多发性硬化等损伤额桥束和颞枕桥束纤维联系的疾病。

1. 额叶性共济失调 由额叶或额桥小脑束病变引起。患者症状出现在对侧肢体,表现类似小脑性共济失调,如体位性平衡障碍,步态不稳,向后或一侧倾倒,但症状较轻,Romberg 征、辨距不良和眼震很少见。常伴有肌张力增高、病理反射阳性、精神症状、强握反射等额叶损害表现。见于肿瘤、脑血管病等。

2. 颞叶性共济失调 由颞叶或颞桥束病变引起。患者表现为对侧肢体的共济失调,症状较轻,早期不易发现,可伴有颞叶受损的其他症状或体征,如同向性象限盲和失语等。见于脑血管病及颅高压压迫颞叶时。

3. 顶叶性共济失调 表现为对侧患肢不同程度的共济失调,闭眼时症状明显,深感觉障碍多不重或呈一过性;两侧旁中央小叶后部受损可出现双下肢感觉性共济失调及大小便障碍。

4. 枕叶性共济失调 由枕叶或枕桥束病变引起。患者表现为对侧肢体的共济失调,症状轻,常伴有深感觉障碍,闭眼时加重,可同时伴有枕叶受损的其他症状或体征,如视觉障碍等。见于肿瘤、脑血管病等。

三、感觉性共济失调

深感觉障碍是指患者不能辨别肢体的位置及运动方向,出现感觉性共济失调。深感觉传导路径中脊神经后根、脊髓后索、丘脑至大脑皮质顶叶任何部位的损害都可出现深感觉性共济失调。表现为站立不稳,迈步的远近无法控制,落脚不知深浅,踩棉花感。睁眼时有视觉辅助,症状较轻,黑暗中或闭目时症状加重。感觉性共济失调无眩晕、眼震和言语障碍。多见于脊髓后索和周围神经病变,也可见于其他影响深感觉传导通路的病变等。

四、前庭性共济失调

前庭损害时因失去身体空间定向能力,产生前庭性共济失调。临床表现为站立不稳,改变头位可使症状加重,行走时向患侧倾倒。伴有明显的眩晕、恶心、呕吐、眼球震颤。四肢共济运动及言语功能正常。多见于内耳疾病、脑血管病、脑炎及多发性硬化等。

第十四节 步态异常

步态(gait)是指行走、站立的运动形式与姿态。机体很多部位参与维持正常步态,故步态异常的临床表现及发病因素多种多样。一些神经系统疾病,虽然病变部位不同,但可出现相似的步态障碍。常见有以下几种。

学习视频 6-7

一、痉挛性偏瘫步态

痉挛性偏瘫步态为单侧皮质脊髓束受损所致,表现为患侧上肢通常屈曲、内收、旋前,不能自然摆动,下肢伸直、外旋,迈步时将患侧盆骨部提得较高,或腿外旋画一半圈的环形运动,脚刮擦地面。常见于脑血管病或脑外伤恢复期及后遗症期。

二、痉挛性截瘫步态

痉挛性截瘫步态又称"剪刀样步态",为双侧皮质脊髓束受损步态。表现为患者站立时双下肢伸直位,大腿靠近,小腿略分开,双足下垂伴有内旋。行走时两大腿强烈内收,膝关节几乎紧贴,足前半和趾底部着地,用足尖走路,交叉前进,似剪刀状。常见于脑瘫的患者。慢性脊髓病变也表现为典型的剪刀样步态,如多发性硬化、脊髓空洞症、脊髓压迫症、脊髓外伤或血管病及炎症恢复期、遗传性痉挛性截瘫等。

三、慌张步态

慌张步态表现为身体前屈,头向前探,肘、腕、膝关节屈曲,双臂略微内收于躯干前;行走时起步困难,第一步不能迅速迈出,开始行走后,步履缓慢,后逐渐速度加快,小碎步前进,双上肢自然摆臂减少,停步困难,极易跌倒;转身时以一脚为轴,挪蹭转身。慌张步态是帕金森病的典型症状之一。

四、摇摆步态

摇摆步态又称"鸭步",指行走时躯干部,特别是臀部左右交替摆动的一种步态,是由

Note

于躯干及臀部肌群肌力减退,行走时不能固定躯干及臀部,从而造成摆臀现象。多见于进行性肌营养不良症,也可见于进行性脊肌萎缩症、少年型脊肌萎缩症等疾病。

五、跨阈步态

跨阈步态又称"鸡步",是由于胫前肌群病变或腓总神经损害导致足尖下垂,足部不能背曲,行走时,为避免上述因素造成的足尖拖地现象,向前迈步抬腿过高,脚悬起,落脚时总是足尖先触及地面,如跨门槛样。常见于腓总神经损伤、脊髓灰质炎或进行性腓骨肌萎缩等。

六、感觉性共济失调步态

感觉性共济失调步态是由于关节位置觉或肌肉运动觉受损引起,传入神经通路任何水平受累均可导致感觉性共济失调步态,如周围神经病变、神经根病变、脊髓后索受损、内侧丘系受损等病变。表现为肢体活动不稳,晃动,行走时姿势屈曲,仔细查看地面和双腿,寻找落脚点及外周支撑。腿部运动过大,双脚触地粗重。失去视觉提示(闭眼或黑暗)时,共济失调显著加重,闭目难立征阳性,夜间行走不能。多见于脊髓小脑变性疾病、慢性乙醇中毒、副肿瘤综合征、脊髓亚急性联合变性、脊髓压迫症、多发性神经病及多发性硬化等。

七、小脑步态

小脑步态是由于小脑受损所致。小脑步态表现为行走时两腿分开,步基宽大,行走不稳且向一侧倾斜,站立时向一侧倾倒。倾倒方向与病灶相关,一般当一侧小脑半球受损时,患者行走向患侧倾倒,双足拖地,步幅、步频规律性差。小脑步态多见于遗传性小脑性共济失调、小脑血管病和炎症等。

第十五节 不自主运动

学习视频 6-8

不自主运动(involuntary movement)是指患者在意识清楚的情况下,出现的不受主观控制的无目的的异常运动。常见的有以下几种。

一、震颤

震颤(tremor)是主动肌与拮抗肌交替收缩引起的人体某一部位有节律的振荡运动。节律性是震颤与其他不随意运动的区别,主动肌和拮抗肌参与的交替收缩可与阵挛(一组肌肉短暂的、闪电样的收缩)区别。本节主要叙述病理性震颤。

1. 静止性震颤(static tremor) 静止性震颤是指在安静和肌肉松弛的情况下出现的震颤。表现为安静时出现,活动时减轻,睡眠时消失,手指有节律地抖动,每秒 4～6 次,呈"搓药丸样",严重时可发生于头、下颌、唇舌、前臂、下肢及足等部位。常见于帕金森病。

2. 动作性震颤(action tremor)

(1)姿势性震颤(postural tremor):这种震颤在随意运动时不出现,当运动完成,肢体和躯干主动保持在某种姿势时才出现,如当患者上肢伸直,手指分开,保持这种姿势时

Note

可见到手臂的震颤。肢体放松时震颤消失,当肌肉紧张时又变得明显。姿势性震颤以上肢为主,头部及下肢也可见到。常见于特发性震颤、慢性乙醇中毒、肝性脑病、肝豆状核变性等。

（2）运动性震颤:又称意向性震颤(intention tremor),是指肢体有目的地接近某个目标时,在运动过程中出现的震颤,越接近目标震颤越明显。当到达目标并保持姿势时,震颤有时仍能持续存在。多见于小脑病变,丘脑、红核病变时也可出现此种震颤。

二、舞蹈样运动

舞蹈样运动(choreic movement)多由尾状核和壳核的病变引起,为肢体不规则、无节律和无目的的不自主运动,表现为耸肩转颈、伸臂、抬臂、摆手和手指伸屈等动作,上肢比下肢重,远端比近端重,随意运动或情绪激动时加重,安静时减轻,入睡后消失。头面部可出现挤眉弄眼、噘嘴伸舌等动作。病情严重时肢体可有粗大的频繁动作。见于小舞蹈病或亨廷顿病等,也可继发于其他疾病,如脑炎、脑内占位性病变、脑血管病、肝豆状核变性等。

三、手足徐动症

手足徐动症(athetosis)又称指划动作或易变性痉挛。表现为由于上肢远端的游走性肌张力增高或降低,而手腕及手指做缓慢交替性的伸屈动作。如腕过屈时,手指常过伸,前臂旋前,缓慢过渡为手指屈曲,拇指常屈至其他手指之下,而后其他手指相继屈曲。有时出现发音不清和鬼脸,亦可出现足部不自主运动。多见于脑炎、播散性脑脊髓炎、核黄疸和肝豆状核变性等。

四、扭转痉挛

扭转痉挛(torsion spasm)的病变位于基底节,又称变形性肌张力障碍,表现为躯干和四肢发生的不自主的扭曲运动。躯干及脊旁肌受累引起的围绕躯干或肢体长轴的缓慢旋转性不自主运动是本症的特征性表现。颈肌受累时出现的痉挛性斜颈是本症的一种特殊局限性类型。本症可为原发性遗传疾病,也可见于肝豆状核变性及某些药物反应等。

五、偏身投掷

偏身投掷(hemiballismus)为一侧肢体猛烈的投掷样的不自主运动,运动幅度大,力量强,以肢体近端为重,为对侧丘脑底核损害所致,也可见于纹状体至丘脑底核传导通路的病变。

六、抽动症

抽动症(tics)为单个或多个肌肉的快速收缩动作,固定一处或呈游走性,表现为挤眉弄眼、面肌抽动、鼻翼扇动、噘嘴。如果累及呼吸和发音肌肉,抽动时会伴有不自主的发音,或伴有秽语,故称抽动秽语综合征。本病常见于儿童,病因及发病机制尚不清楚,部分病例由基底节病变引起,有些是与精神因素有关。

Note

第十六节　尿便障碍

尿便障碍包括排尿障碍和排便障碍,主要由自主神经功能紊乱所致,病变部位在皮质、下丘脑、脑干和脊髓。

一、排尿障碍

排尿障碍是自主神经系统病变的常见症状之一,主要表现为排尿困难、尿频、尿潴留、尿失禁及自动性排尿等,由排尿中枢或周围神经病变所致,也可由膀胱或尿路病变引起。由神经系统病变导致的排尿障碍可称为神经源性膀胱,主要有以下类型。

1. 感觉障碍性膀胱　病变损害脊髓后索或骶神经后根,导致脊髓排尿反射弧的传入障碍,又称感觉性无张力膀胱。早期表现为排尿困难,膀胱不能完全排空,晚期膀胱感觉丧失,毫无尿意,尿潴留或尿液充盈至一定程度不能排出而表现为充盈性尿失禁。尿动力学检查,膀胱内压力很低,为 $5\sim10$ cmH$_2$O,容量显著增大,达 $500\sim600$ mL,甚至可达 1000 mL 以上,残余尿增多,为 $400\sim1000$ mL。

2. 运动障碍性膀胱　病变损害骶髓前角或前根,导致脊髓排尿反射弧的传出障碍,又称运动性无张力膀胱。膀胱冷热感和膨胀感正常,尿意存在。早期表现为排尿困难,膀胱不能完全排空,有膀胱冷热感和膨胀感,尿意存在,严重时有疼痛感,晚期表现为尿潴留或充盈性尿失禁。尿动力学检查发现膀胱内压低,为 $10\sim20$ cmH$_2$O,容量增大,达 $400\sim500$ mL,残余尿增多,为 $150\sim600$ mL。本症多见于急性脊髓灰质炎、吉兰-巴雷综合征等。

3. 自主性膀胱　病变损害脊髓排尿反射中枢($S_2\sim S_4$)或马尾或盆神经,使膀胱完全脱离感觉、运动神经支配而成为自主器官。临床表现为尿不能完全排空,咳嗽和屏气时可出现压力性尿失禁,早期表现为排尿困难、膀胱膨胀,后期为充盈性尿失禁。若不及时处理,膀胱进行性萎缩,一旦合并膀胱感染,萎缩会加速发展。患者常诉鞍区麻木,感觉消失。尿动力学检查发现膀胱冷热感及膨胀感消失,膀胱内压随容量增加直线上升,膀胱容量略增大,为 $300\sim400$ mL,残余尿增多,为 100 mL 以上。本症多见于腰骶段的损伤、肿瘤或感染导致的 $S_2\sim S_4$ 脊髓中枢的膀胱反射区马尾或盆神经损害而出现的排尿反射弧中断。

4. 反射性膀胱　当骶髓以上的横贯性病变损害两侧锥体束时,完全由骶髓中枢控制排尿,并引起排尿反射亢进,又称为自动膀胱。由于从排尿高级中枢发出至骶部的传出纤维紧靠锥体束,故不仅丧失了外括约肌控制的能力,而且引起排尿动作所需的牵张反射亢进,导致尿频、尿急及间歇性尿失禁。除急性偏瘫可出现短暂性的排尿障碍外,一侧锥体束损害一般不引起括约肌障碍。尿动力学检查,膀胱冷热感及膨胀感消失,膀胱内压随容量增加,不断出现无抑制性收缩波,且收缩压力逐渐升高,至一定压力时即行排尿。膀胱容量大小不定,一般小于或接近正常;有残余尿,一般 100 mL 以内。本症为骶段以上脊髓横贯性损害所致,多见于横贯性脊髓炎、脊髓高位横贯伤或脊髓占位性病变。

5. 无抑制性膀胱　无抑制性膀胱是由于皮层和锥体束病变使其对骶髓排尿中枢的抑制减弱所致。临床表现为尿频、尿急、尿失禁,常不能抑制,每次尿少,排完后膀胱膨胀感存在。尿动力学检查发现膀胱冷热感及膨胀感正常,膀胱内压高于 10 cmH$_2$O,膀胱不断出现无抑制性收缩波,膀胱内压随之升高,膀胱容量小于正常,无残余尿。其病变部位位于旁中央小叶、内囊或为弥漫性病变,多见于脑肿瘤特别是旁中央小叶附近的中线肿瘤、脑血管病、多发性硬化、颅脑手术后及脊髓高位损伤恢复期。

二、排便障碍

排便障碍是以便秘、大便失禁、自动性排便及排便急迫为主要表现的一组症状,可由神经系统病变引起,也可为消化系统或全身性疾病引起。本节主要叙述由神经系统病变引起的排便障碍。

1. 便秘　便秘是指 2～3 日或数日排便 1 次,粪便干硬。主要表现为便量减少、过硬及排出困难,可伴有腹胀、纳差、直肠会阴坠胀及心情烦躁等症状,严重时可有其他并发症,如排便过分用力时可诱发排便性晕厥、脑卒中及心肌梗死等。便秘主要见于如下情况:①大脑皮质对排便反射的抑制增强,如脑血管病、颅脑损伤、脑肿瘤等;②S_2～S_4 及以上的脊髓病变,如横贯性脊髓炎、多发性硬化、多系统萎缩等。

2. 大便失禁　大便失禁是指粪便在直肠肛门时,肛门内、外括约肌处于弛缓状态,大便不能自控,粪便不时地流出。在神经系统疾病中,大便失禁常见于深昏迷或癫痫发作患者。另外,大便失禁也是先天性腰骶部脊膜膨出、脊柱裂患者的主要表现之一。

3. 自动性排便　当脊髓病变时,由于中断了高级中枢对脊髓排便反射的抑制,排便反射增强,引起不受意识控制的排便,患者每日自动排便 4～5 次或更多,主要见于各种脊髓病变,如脊髓外伤、横贯性脊髓炎等。

4. 排便急迫　由神经系统病变引起的排便急迫较为罕见,本症多由躯体疾病引起,有时可见于腰骶部神经刺激性病变,此时常伴有鞍区痛觉过敏。

第十七节　颅内压增高和脑疝

颅内压(intracranial pressure)是指颅腔内容物对颅腔内壁的压力。脑脊液循环通畅时,通常以侧卧位腰段蛛网膜下腔穿刺的脑脊液静水压力为代表,正常为 80～180 mmH_2O,女性稍低,儿童 40～100 mmH_2O。

颅腔内容物与颅腔容积相适应是维持正常颅内压的条件。颅腔内容物主要为脑组织、脑脊液和血液,三者的体积分别占颅腔容积的 80％～90％、10％ 和 2％～11％。脑脊液是颅内三种内容物中最易改变的成分,因此在颅腔空间代偿功能中发挥较大的作用;脑的自动调节功能(压力和代谢)主要是通过改变脑血流量来发挥作用的;而脑组织是相对恒定的,不会迅速改变体积来适应颅内压力的改变。三种内容物中任何一种体积变化必然导致其他两种内容物代偿性改变,以确保颅内压力的稳定。但是,这种空间的代偿能力是有限的,当超过一定范围后,就会导致颅内压的异常。

一、颅内压异常

(一) 颅内压增高

颅内压增高(intracranial hypertension)是指在病理状态下颅内压力超过 200 mmH_2O,常以头痛、呕吐、视乳头水肿为主要表现,多为颅腔内容物的体积增加并超出颅内压调节代偿的范围,是颅内多种疾病所共有的临床综合征。

1. 颅内压增高的常见机制和病因

(1) 脑组织体积增加:指脑组织水分增加导致的体积增大,即脑水肿,是颅内压增高的最常见原因。根据脑组织水肿机制的不同分为以下两种。

①血管源性脑水肿:临床最常见,为血管屏障破坏所致,以脑组织间隙的水分增加为主,常见于颅脑损伤、炎症、脑卒中及脑肿瘤等。

②细胞毒性脑水肿:由缺氧、缺血、中毒等原因所致的细胞膜结构受损,水分聚积于细胞内,常见于窒息、一氧化碳中毒、尿毒症、肝性脑病、药物及食物中毒等。

(2) 颅内占位性病变:为颅腔内额外增加的颅内容物,病变可为占据颅内空间位置的肿块,如肿瘤(原发或者转移)、血肿、脓肿、肉芽肿、脑脊液通路梗阻等。

(3) 颅内血容量增加:见于引起血管床扩张和脑静脉回流受阻的各种疾病,如各种原因造成的血液中二氧化碳蓄积、严重颅脑外伤所致的脑血管扩张、严重胸腹挤压伤所致上腔静脉压力剧增及颅内静脉系统血栓形成等。

(4) 脑脊液增加(脑积水):①脑脊液的分泌增多,如脉络丛乳头状瘤;②吸收障碍,如蛛网膜下腔出血后红细胞阻塞蛛网膜颗粒;③循环受阻,如发育畸形(导水管狭窄或闭锁、枕骨大孔附近畸形等)、肿瘤压迫、炎症、出血后粘连阻塞脑脊液循环通路所致。

(5) 颅腔狭小:见于颅缝过早闭合致颅腔狭小的狭颅症等。

2. 颅内压增高的类型

(1) 弥漫性颅内压增高:多由弥漫性脑实质体积增大所致,其颅腔部位压力均匀升高而不存在明显的压力差,故脑组织无明显移位,即使颅内压力很高,也不至于发生脑疝。解除压力后,神经功能恢复也较快。见于弥漫性脑膜脑炎、弥漫性脑水肿、交通性脑积水、蛛网膜下腔出血等。

(2) 局限性颅内压增高:多由颅内局灶性病变所致,其病变部位压力首先增高,与邻近脑组织形成压力差,脑组织通过移位将压力传递至邻近部位,故易发生脑疝。压力解除后,神经功能恢复较慢。见于颅内占位性病变、大量脑出血、大面积脑梗死等。

3. 颅内压增高的临床表现 临床上根据颅内压增高的速度将颅内压增高分为急性和慢性两类,具体临床表现及鉴别见表 6-1。

表 6-1 急性和慢性颅内压增高临床表现及鉴别

临床表现	急性颅内压增高	慢性颅内压增高
头痛	极剧烈	持续钝痛,阵发性加剧,夜间痛醒
视乳头水肿	不一定出现	典型而具有诊断价值
单侧或双侧展神经麻痹	多无	较常见
意识障碍及生命体征改变	出现早且明显,甚至去脑强直	不一定出现,如出现则为缓慢进展
癫痫	多有,可为强直阵挛发作	可有,多为部分性发作
脑疝	发生快,有时数小时即可出现	缓慢发生甚至不发生
常见原因	蛛网膜下腔出血、脑出血、脑膜炎、脑炎等	颅内肿瘤、炎症及出血后粘连

4. 良性颅内压增高 良性颅内压增高(benign intracranial hypertension)是指以颅内压增高为特征的一组综合征,又称为假脑瘤。临床表现为颅内压增高,伴头痛、呕吐及视力障碍,神经系统检查除视乳头水肿、展神经麻痹外,无其他神经系统定位体征,腰穿

压力＞200 mmH$_2$O,头颅 CT 或 MRI 显示无脑室扩大或颅内占位病变,预后良好。

主要病因如下:①内分泌和代谢紊乱,如肥胖、月经不调、妊娠或产后(除外静脉窦血栓)、肾上腺功能亢进、甲状腺功能减低等;②颅内静脉窦血栓形成;③药物及毒物,如维生素 A、四环素等;④血液及结缔组织病;⑤脑脊液蛋白含量增高,如脊髓肿瘤和多发性神经炎;⑥其他疾病,如假性脑膜炎、空蝶鞍综合征及婴儿期的快速增长等;⑦原因不明。

(二) 颅内压降低

颅内压降低(intracranial hypotension)是指脑脊液压力降低(低于 60 mmH$_2$O)而出现的一组综合征又称低颅压。临床常有头痛、头晕、恶心、呕吐、疲倦乏力、精神障碍等。常见病因为长期使用脱水剂、胰岛素休克治疗后、颅内血管痉挛致脉络丛分泌受抑制使脑脊液分泌过少有关。

二、脑疝

脑疝(brain herniation)是颅内压增高的严重后果,是部分脑组织因颅内压力差而造成移位,当移位超过一定的解剖界限时则称为脑疝。脑疝是神经系统疾病最严重的症状之一,若不及时发现或救治,可直接危及生命。临床上最常见、最重要的是小脑幕裂孔疝和枕骨大孔疝。

（杜　平）

能 力 检 测

1. 简述嗜睡、昏睡与昏迷的临床表现及鉴别。
2. 简述上、下运动神经元性瘫痪的临床表现与比较。
3. 简述共济失调的分类与临床表现。
4. 简述临床常见失语症的临床特点。

思政学堂

健康是幸福生活最重要的指标,健康是 1,其他是后面的 0,没有 1,再多的 0 也没有意义。

——习近平总书记 2021 年 3 月 23 日在福建三明市沙县总医院考察调研时发表的重要讲话

第七章 周围神经疾病

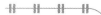

学习目标

1. 掌握：三叉神经痛、特发性面神经麻痹、坐骨神经痛、急性炎症性脱髓鞘性多发性神经病的临床表现、诊断及治疗。

2. 熟悉：三叉神经痛、特发性面神经麻痹、坐骨神经痛、急性炎症性脱髓鞘性多发性神经病的病因、辅助检查、鉴别诊断。

3. 了解：三叉神经痛、特发性面神经麻痹、坐骨神经痛、急性炎症性脱髓鞘性多发性神经病的病理。

第一节 概 述

周围神经系统是中枢神经系统以外的神经组织的总称，包括各种神经、神经丛和神经节。周围神经系统的一端同中枢神经系统的脑和脊髓相连，另一端通过各种末梢装置与身体其他器官和系统相联系。周围神经包括 12 对脑神经、31 对脊神经和植物性神经。植物性神经又可分为交感神经和副交感神经。在周围神经系统，神经元集中的部位称神经节。周围神经又可根据功能的不同，分为传入神经、传出神经和混合神经。

周围神经疾病的病因复杂，可能与营养代谢、药物及中毒、血管炎、肿瘤、遗传、外伤或机械压迫等原因相关。它们选择性地损伤周围神经的不同部位，导致相应的临床表现。在周围神经发病机制中轴索运输系统意义重大。轴索内有纵向成束排列的神经丝和微管，通过横桥连接，从神经元胞体运输神经生长因子和轴索再生所需的多种物质至轴索远端，起营养和代谢作用；也可影响神经元传递信号，增强其代谢活动。轴索对毒物极其敏感，病变时正向运输受累可致轴索远端细胞膜成分及神经递质代谢障碍；逆向运输受累可引起轴索再生障碍。

周围神经疾病基本病理变化有以下 4 种。

（1）华勒变性：是指神经轴索因外伤断裂后，远端轴索发生由远端向近端的变性、解体。

（2）轴索变性：通常是由中毒、营养缺乏和代谢障碍等原因，胞体内营养物质合成障碍或轴浆运输阻滞，远端的轴索不能得到必要的营养而导致变性。变性从轴索远端开始向近端发展，也称逆行性死亡，是周围神经疾病种最常见的一种病理变化。

（3）神经元变性：使神经元胞体变性坏死，并继发轴突在短期内变性、解体。临床上称为神经元病。

（4）节段性脱髓鞘：指髓鞘破坏而轴索相对保持完整的病变。病历上表现为神经纤维呈不规则分布的长短不等的节段性脱髓鞘破坏，而轴索相对保留。

由于疾病病因、受累范围及病程不同，周围神经疾病的分类标准尚未统一，单一分类方法很难涵盖所有病种。首先可先分为遗传性和后天获得性，后者按病因又分为营养缺乏和代谢性、中毒性、感染性、免疫相关性炎症、缺血性、机械外伤性等；根据其损害的病理改变，可将其分为主质性神经病和间质性神经病；按照临床病程，可分为急性、亚急性、慢性、复发性和进行性神经病等；按照累及的神经分布形成分为单神经病、多发性单神经病、多发性神经病等；按照症状分为感觉性、运动性、混合性、自主神经性等种类；按照病变的解剖部位分为神经根病、神经丛病和神经干病。常见的周围神经疾病如下：脑神经疾病如三叉神经痛、特发性面神经麻痹、面肌痉挛、多发性脑神经损害等；脊神经疾病如单神经病及神经痛、多发性神经病、急性炎症性脱髓鞘性多发性神经病、慢性炎症性脱髓鞘性多发性神经病等。

周围神经疾病有许多特有的症状和体征：感觉障碍主要表现为感觉缺失、感觉异常、疼痛、感觉性共济失调；运动障碍包括运动神经刺激和麻痹症状；刺激症状主要表现为肌束震颤、肌纤维颤搐、痛性痉挛等；而肌力减低或丧失、肌萎缩则属于运动神经麻痹症状。另外周围神经疾病患者常伴有腱反射减低或消失，自主神经受损常表现为无汗、竖毛障碍及直立性低血压，严重者可出现无泪、无涎、阳痿及膀胱直肠功能障碍等。

病史描述、临床体格检查和必要的辅助检查是诊断周围神经疾病的主要依据。神经传导速度和肌电图检查对周围神经疾病的诊断很有价值，可发现亚临床型周围神经病，也是判断预后和疗效的客观指标。周围神经组织活检一般用于临床及其他实验室检查定性困难者，可判断周围神经损伤部位，如轴索、神经膜细胞、间质等。部分周围神经病还可通过病理组织检查明确疾病性质如麻风、淀粉样变性等。总之，周围神经疾病的定位诊断根据上述症状、体征和辅助检查的改变并不难，而病因诊断则要结合病史、病程的发展、症状体征和检查结果综合判断，任何一项单独的辅助检查都不能作为诊断的金标准。

治疗周围神经疾病首先是病因治疗；其次给予对症支持处理，如给予止痛药物及 B 族维生素等。针灸、理疗、按摩是恢复期中的重要措施，有助于预防肌肉挛缩和关节变形。目前认为周围神经病引发的肢体运动障碍（如肌肉萎缩、肌束震颤、痉挛等）的患者经过正规的康复训练可以明显减少或减轻后遗症。

第二节　脑神经疾病

一、三叉神经痛

（一）概念

三叉神经痛是指三叉神经分布区内反复发作的阵发性、短暂的剧烈疼痛为主要表现，不伴有三叉神经功能的破坏，常于 40 岁后起病，女性略多于男性，发病率可随年龄而增长。

典型病例

Note

（二）病因及病理

原发性三叉神经痛的病因尚未完全阐明，目前认为可能为致病因子使三叉神经脱髓鞘产生异位冲动或伪突触传递而导致疼痛发作所致。而继发性三叉神经痛多有明确病因，如颅底肿瘤、转移瘤、脑膜炎、多发性硬化等侵犯三叉神经而引起疼痛，多伴有邻近结构的损害。

病理主要表现为三叉神经节轴突不规则增生、扭曲或消失，髓鞘增厚或呈节段性脱失改变。

（三）发病机制

三叉神经痛的发病机制至今尚无明确定论，各学说均无法解释其临床症状。目前为大家所支持的是三叉神经微血管压迫导致神经脱髓鞘学说及癫痫样神经痛学说。

（四）临床表现

本病发病年龄多在 40 岁以上，以中、老年人为多，女性与男性患病比约为 3∶2。

大多为单侧发病，极个别患者可先后或同时有双侧三叉神经痛。病变右侧多于左侧，疼痛由面部、口腔或下颌的某一点开始扩散到三叉神经某一支或多支，尤其以第二支、第三支最为常见，也可两支同时受累，第一支者少见。发作突然，常无预兆，每次疼痛发作时间由仅持续数秒到 1～2 min 再骤然停止。初期起病时发作次数较少，间歇期亦长，数分钟、数小时不等，随病情发展，发作逐渐频繁，间歇期逐渐缩短，疼痛亦逐渐加重而剧烈，间歇期无任何不适。发作间歇期的机械性刺激如说话、洗脸、进食、剃须、刷牙及吹风等均可诱发疼痛，患者某个区域可能特别敏感，如上下唇、鼻翼外侧、口角、舌侧缘等处，轻触或刺激扳机点可激发疼痛，这些区域称扳机点。如刀割、针刺、撕裂、烧灼或电击样剧烈难忍的疼痛，使患者发作时常突然停止说话、进食等活动，疼痛侧面部可呈现痉挛，即痛性痉挛，皱眉咬牙、张口掩目，患者常紧按或擦拭患侧面部力求减轻疼痛感，或用手掌用力揉搓颜面以致局部皮肤粗糙和增厚、眉毛脱落、结膜充血、流泪及流涎。患者精神萎靡不振，行动谨小慎微，甚至不敢洗脸、刷牙、进食，说话也小心，严重影响患者的生活，甚至全身营养状况不良，精神抑郁。

（五）辅助检查

无特殊辅助检查。无异常体征，少数有面部感觉减退。此类患者应进一步询问病史，尤其询问既往是否有高血压病史，进行全面的神经系统检查，必要时可进行腰穿、颅底和内听道摄片、颅脑 CT 和 MRI 等检查，注意与继发性三叉神经痛鉴别。

（六）诊断

根据疼痛性质、疼痛间歇期正常、限于三叉神经分布区内、有扳机点、神经系统检查无阳性体征，结合患者起病年龄，诊断并不难。

（七）鉴别诊断

1. 牙痛　三叉神经痛常误诊为牙痛，往往将健康牙齿拔除，甚至拔除全部牙齿仍无效，方引起注意。牙病引起的疼痛为持续性疼痛，多局限于齿龈部，局部有龋齿或其他病变，X 线及牙科检查可以确诊。

2. 鼻窦炎　如额窦炎、上颌窦炎等，为局限性持续性痛，可有发热、鼻塞、流浓涕及局部压痛等。鼻窦部 CT 可有助于诊断。

3. 青光眼　单侧青光眼急性发作误诊为三叉神经第一支痛，青光眼为持续性痛，不放射，可有呕吐，伴有球结合膜充血、前房变浅及眼压增高等。

4. 颞颌关节炎 疼痛局限于颞颌关节腔,呈持续性,关节部位有压痛,关节运动障碍,疼痛与下颌动作关系密切,可行 X 线及专科检查协助诊断。

5. 偏头痛 疼痛部位超出三叉神经范围,发作前多有视觉先兆,如视力模糊、暗点等,可伴呕吐。疼痛为持续性,时间长,往往持续 0.5～2 日。

6. 三叉神经炎 病史短,疼痛呈持续性,三叉神经分布区感觉过敏或减退,可伴有运动障碍。神经炎多在感冒或副鼻窦炎后发病。

(八)治疗

继发性三叉神经痛应针对病因治疗。原发性三叉神经痛以解除疼痛为目的,首先给予药物治疗,无效时可采取神经阻滞或手术治疗。

1. 药物治疗 ①卡马西平:首选治疗药物,对 70% 的患者止痛有效,但约 1/3 的患者不能耐受其嗜睡、眩晕、消化道不适等副作用。首次剂量 100 mg,每日 2 次,以后每日增加 100 mg,直到疼痛停止,每日极量 1000 mg,以后逐渐减量,直至确定最低有效剂量维持服用。②苯妥英钠(sodium phenytoin):疗效不及卡马西平。开始剂量 0.1 g,每日 3 次,无效时增加剂量,每日增加 0.1 g,最大量不超过 0.6 g/d。若产生头晕、步态不稳、眼球震颤等中毒症状时,应减量至中毒反应消失为止,若仍有效,以此为维持量,待疼痛消失后逐渐减量。③上述药物效果不佳时,可选择巴氯芬、阿米替林以提高疗效。

2. 神经阻滞疗法 通过注射药物直接作用于三叉神经,使其变性坏死,造成传导阻滞,而得以止痛。常用的封闭药物是无水乙醇、甘油、维生素 B_{12}。周围支封闭操作简单,但疗效不能持久,一般可维持 3～8 个月,很少超过 1 年。半月节封闭术操作相对较复杂,可引起神经性角膜炎等并发症,总有效率 72%～99%,早期复发率 20%,5～10 年复发率达 50%。

3. 手术治疗 微血管减压术(microrvascular decompression,MVD)是目前原发性三叉神经痛首选的手术治疗方法。1967 年由 Jannetta 教授首次提出,手术适应证包括:经影像学检查确认三叉神经为血管压迫者;其他治疗效果差愿意接受手术者。操作方法如下:全麻下,于患侧耳后、发际内做纵行 4 cm 的直切口,颅骨钻孔,直径约 2 cm,于显微镜下进入桥小脑角区,对三叉神经走行区进行探查,将所有可能产生压迫的血管、蛛网膜条索都松解开,并将这些血管以 Tefflon 垫片与神经根隔离,一旦这些血管被隔离,产生刺激的根源就消失了,三叉神经核的高兴奋性就会随之消失,恢复正常。绝大多数患者术后疼痛立即消失,并保留正常的面部感觉和功能,不影响生活质量。其他手术治疗方法有三叉神经周围支切断术、三叉神经感觉根部分切断术、三叉神经脊髓束切断术等。

二、特发性面神经麻痹

(一)概念

特发性面神经麻痹又称为面神经麻痹或贝尔麻痹(Bell palsy),是茎乳孔内面神经非特异性炎症导致的周围性面瘫,临床上以一侧面部表情肌突然瘫痪、同侧额纹消失、眼裂扩大、鼻唇沟变浅、面部被牵向健侧为主要特征。

(二)病因及病理

本病的确切病因未明,受凉或上呼吸道感染后发病可能与病毒感染导致局部神经营养血管痉挛和水肿受压或局部血液循环障碍而产生。面神经病变可为水肿、脱髓鞘,轴突也可有不同程度的变性。也有不少学者认为本病亦属于一种自身免疫反应。

（三）临床表现

本病可发生于任何年龄,男性略多,各季节均可发病。急性起病,病情多在 3 天左右达到高峰,绝大多数为单侧,表现为口角歪斜、流涎、讲话时漏风,吹口哨或发笑时尤其明显。有的患者在发病初有同侧下颌角或耳后疼痛。体格检查时可见病侧面部表情肌瘫痪,如受累侧闭目、皱眉、鼓腮、示齿和闭唇无力及口角向对侧歪斜;闭目时瘫痪侧眼球转向内上方,露出角膜下的白色巩膜,称贝尔现象。个别患者可出现口唇和颊部的不适感。当出现瞬目减少、迟缓及闭目不拢时,可继发同侧角膜或结膜损伤。

临床症状可因神经病变在不同的部位出现不同的症状。鼓索神经受累时,还可同时出现病侧舌前 2/3 味觉障碍;在镫骨肌分支以上受累则有味觉损害和听觉过敏;膝状神经节受累时除有面神经麻痹、听觉过敏和舌前 2/3 味觉障碍,还有乳突部疼痛。耳廓和外耳道感觉迟钝、外耳道和鼓膜出现疱疹,称亨特综合征(Hunt syndrome)。

（四）辅助检查

血常规、血电解质一般无特异性改变,起病时血常规指标可稍偏高;血糖、免疫项目、脑脊液检查如异常则有鉴别诊断意义;肌电图检查可作为鉴别诊断的参考,并可以提供有价值的预后信息;颅脑影像学检查作为重要的排除诊断依据,可以排除肿瘤及其他原因导致的面神经麻痹。

（五）诊断及鉴别诊断

根据本病的起病形式和典型临床表现,面神经麻痹的诊断并不难。但需要注意与以下引起周围性面瘫的其他疾病鉴别。

1. 急性炎症性脱髓鞘性多发神经病 有肢体对称性下运动神经元瘫痪表现,常伴有双侧周围性面瘫及脑脊液蛋白-细胞分离现象。

2. 继发性面神经麻痹 腮腺炎或腮腺肿瘤、颌后化脓性淋巴结炎、中耳炎及麻风病均可累及面神经,但是多有原发病特殊表现。

3. 莱姆病 伯氏螺旋体感染所致的面神经麻痹,多经蜱叮咬传播,伴有慢性游走性红斑或关节炎史,可通过病毒分离和血清学试验证实。

4. 糖尿病性神经病变 常伴其他脑神经麻痹,以动眼、外展及面神经麻痹居多,血糖检查可加以鉴别。

5. 后颅窝病变 脑桥小脑角肿瘤、多发性硬化、颅底脑膜炎及鼻咽癌颅内转移等原因所致的面神经麻痹,大多起病缓慢,有其他颅神经受损或原发病的特殊表现。

（六）治疗

治疗原则为改善局部血液循环,减轻面神经水肿,缓解神经受压,促进神经功能恢复。

1. 类固醇皮质激素治疗 神经的 Waller 变性通常在发病后 2 周内,因此类固醇皮质激素要早期使用,可用地塞米松、泼尼松和甲泼尼龙。地塞米松一日 $10\sim20$ mg 静脉滴注,$7\sim10$ 天为一个疗程。泼尼松一日 $20\sim40$ mg,顿服,连续使用 $7\sim10$ 天后逐渐减量。

2. 抗病毒治疗 病毒感染如带状疱疹引起,可用阿昔洛韦 0.2 g 口服,一日 5 次,$7\sim10$ 天为一个疗程。

3. 神经营养代谢药 维生素 B_1 100 mg,肌内注射;维生素 B_{12} 500 μg,肌内注射,每日 1 次。也可口服维生素 B_1 10 mg,一日 3 次,或腺苷钴胺 500 μg,一日 3 次。

4. 一般治疗　急性期局部热敷、红外线照射、超短波透热治疗；眼睑闭合不全患者戴眼罩护眼，滴眼液或使用眼药膏保护角膜。恢复期可针刺或电针治疗等。

第三节　脊神经疾病

一、单神经疾病

（一）桡神经麻痹

桡神经支配前臂伸肌、腕部伸肌、手指的伸肌、前臂旋后肌、展拇长肌和肱桡肌等。其主要功能是伸肘、伸腕、伸指。其位置表浅，是臂丛神经中最易受损的神经。

桡神经麻痹的病因很多，睡眠时以手臂代枕、手术时上臂长时间外展、上肢放置止血带不当等均可导致损伤；也可因丁字杖支撑压迫而发生瘫痪；另外由于桡神经上段紧贴于肱骨中段背侧桡神经沟，肱骨干骨折时极易损伤，或骨折后骨痂形成压迫受损；铅中毒和酒精中毒也可选择性损失桡神经。

桡神经麻痹根据病损的部位不同，有不同的临床表现。其中最突出表现为腕下垂，腕及手指不能伸直，拇指不能外展，拇指背侧及第一、第二掌骨间隙背侧皮肤感觉障碍。高位损伤时可产生完全性桡神经麻痹：不能伸肘、伸腕和伸指，拇指不能伸直和外展，前臂在半旋前、半旋后位时不能屈肘，不能将前臂旋后，肱三头肌反射消失。肱骨中段病损时，肱三头肌功能完好，其余伸肌瘫痪。病损在肱骨下端或前臂上段时，肱三头肌、肱桡肌、旋后肌及伸腕肌功能保存。桡神经损害时，可能有前臂背面和手背桡侧的感觉减退。

本病根据临床表现及肌电图检查不难做出诊断。治疗以病因治疗及恢复神经功能为主，由于桡神经再生能力良好，功能恢复较佳。康复治疗包括按摩、针灸、理疗及功能锻炼等，这些治疗对于桡神经功能恢复亦有着重要作用。

（二）尺神经麻痹

尺神经由 $C_8 \sim T_1$ 组成，支配尺侧腕屈肌、指深屈肌尺侧半、小鱼际肌、骨间肌等，支配小指和环指尺侧及手背尺侧半的感觉。

尺神经在肱骨内上髁后方及尺骨鹰嘴处最表浅，刀伤或骨折易受累，长期肘部支撑受压、外伤、麻风、肱骨内上髁发育异常、肘管综合征及肘外翻畸形等也可引起。

尺神经麻痹的典型表现是爪形手，手部小肌肉运动功能丧失。手部小肌肉萎缩而手掌凹陷，手指基底关节过伸，末节屈曲，小鱼际平坦，骨间肌萎缩凹陷；手指分开、合拢受限，小指动作丧失，第四、五指不能伸直呈屈曲位，称爪形手。感觉丧失主要在手背尺侧、小鱼际、小指和无名指的尺侧一半。尺神经不完全损伤可引起烧灼样疼痛。由于尺神经、正中神经、肌皮神经、肱动脉起始段紧密排列在一起，构成了血管神经束，常合并受损。

根据患者特殊的体征爪形手和感觉障碍，结合肌电图和神经传导速度有异常不难诊断本病。治疗主要是针对病因的治疗，若患者有肘管综合征可用夹板固定肘部，口服非类固醇抗炎药剂，3～4 个月仍无效时应考虑手术减压。

（三）腓总神经麻痹

腓总神经由 $L_6 \sim S_1$ 组成，于腘窝上方自坐骨神经分出，分出腓肠外侧皮神经、腓浅神经和腓深神经。

腓总神经麻痹位置表浅,各种卡压、撞击、冷冻等外界物理因素的损害最为常见,其他如遗传性因素(压力敏感性周围神经病)、代谢障碍(糖尿病)、结缔组织病(干燥综合征、结节性多动脉炎)和感染(带状疱疹、麻风)也可以导致本病。

腓总神经损伤引起腓骨肌及胫骨前肌群的瘫痪和萎缩,足背屈不能与足外翻,脚趾不能背伸,患者足下垂呈马蹄内翻足。步行时患者高抬足,髋、膝关节过度屈曲,足部落地时先足尖下垂,接着用整个足跖着地,似抬腿跨越门栏,称跨阈步态。患者不能用足跟行走,可以用足尖行走。可有感觉障碍,分布于小腿前外侧和足背,包括第一趾间隙。

根据典型的临床表现,腓总神经麻痹的诊断一般并不困难。肌电图测神经传导速度有助于判断受损程度。详细病史和相关检查可帮助诊断病因。本病治疗的首要治疗措施即病因的治疗,对不明原因者可给予 B 族维生素、针灸、电刺激、理疗等促进神经功能的恢复。

（四）坐骨神经痛

坐骨神经痛是指沿坐骨神经分布的从腰、臀部经过大腿后、小腿后外侧和足外侧的疼痛。根据病变部位分为根性和干性坐骨神经痛。根性坐骨神经痛多见,多数为急性及亚急性起病,腰椎间盘脱出为最常见原因,其他如腰椎肥大性脊柱炎、腰骶硬脊膜神经根炎、脊柱结核、椎管狭窄、血管畸形、腰骶段椎管内肿瘤或蛛网膜炎等。干性坐骨神经痛一般亚急性或慢性起病,多为腰骶丛和神经干邻近病变,如骶髂关节炎、结核或半脱位及腰大肌脓肿、盆腔肿瘤、子宫附件炎、妊娠子宫压迫、臀肌注射不当,以及臀部外伤和感染等。

坐骨神经痛常见于青壮年,特点是沿坐骨神经径路的放射性疼痛,多为单侧性,自下背部或臀部向股后部、小腿后外侧、足外侧放射,呈持续钝痛或烧灼样痛,可阵发性加剧,夜间常加重。行走、活动或牵拉可诱发或加重,患者采取减痛姿势,患肢微屈和向健侧卧位,仰卧起立时患侧膝关节弯曲,坐时健侧臀部先着力,站立时脊柱向患侧凸等。

根据疼痛的部位和性质、疼痛加剧和缓解的因素,压痛点、牵引痛及跟腱反射减弱或消失等可以诊断本病,并应该进行系统全面的检查以确定病因。MRI 对查明坐骨神经痛的病因有重要意义,可以明确椎体、椎间盘及韧带的损害。坐骨神经痛首先应该针对病因治疗。腰椎间盘突出的患者急性期均应卧硬板床休息 3~4 周。急性发作患者可短期静脉滴注肾上腺皮质激素,普通患者选用消炎镇痛类药物。局部的理疗、针灸、推拿等康复措施均可以起到减轻患者疼痛的作用。

二、急性炎症性脱髓鞘性多发性神经病

（一）概念

急性炎症性脱髓鞘性多发性神经病,即吉兰-巴雷综合征,主要病变为周围神经和神经根的脱髓鞘,以及小血管周围淋巴细胞及巨噬细胞的炎性反应为病理特点的自身免疫疾病。临床特征以发展迅速的四肢对称性无力伴腱反射消失为主。病情严重者出现延髓和呼吸肌麻痹而危及生命。

（二）病因及病理

病因尚未完全明了,目前多认为本病是由于病原体感染导致的一种自身免疫性疾病。病变主要位于神经根、神经节和周围神经,脊髓、大脑、小脑、脑干也可有不同程度受累。病理表现为水肿、淋巴细胞及单核巨噬细胞浸润,神经纤维节段性脱髓鞘,也可有不

同程度的轴突变性。

（三）临床表现

本病可发生于任何年龄，青壮年多见，男性稍多于女性。多数患者可追溯到病前 1～3 周有胃肠道或呼吸道感染症状，或有疫苗接种史。

患者多为急性或亚急性起病，首发症状常为四肢对称性无力，严重者可出现四肢完全性瘫痪及呼吸肌麻痹；瘫痪可始于下肢、上肢或四肢同时发生，下肢常较早出现，可自肢体近端或远端开始，多于数日至 2 周达到高峰；肢体呈弛缓性瘫痪，腱反射减弱或消失，发病第 1 周可仅有踝反射消失；若对称性肢体无力 10～14 天内从下肢上升到躯干、上肢或累及脑神经，称为 Landry 上升性麻痹。

感觉障碍一般比运动障碍轻，发病时多有肢体感觉异常如烧灼感、麻木、刺痛和不适感，可先于瘫痪或与之同时出现；感觉缺失较少见，呈手套袜子样分布，约 30％患者有肌肉痛，尤其是腓肠肌的压痛，也可始终无感觉异常。有的患者以脑神经麻痹为首发症状，双侧周围性面瘫最常见，其次是舌咽、迷走神经，表现为延髓麻痹，眼肌及舌肌瘫痪较少见，因数日内必然要出现肢体瘫痪，故易于鉴别。也可出现自主神经功能障碍，症状常见皮肤潮红、出汗增多、手足肿胀及营养障碍，严重患者可见窦性心动过速、直立性低血压、高血压和暂时性尿潴留。本病为单相病程，无复发缓解。

（四）辅助检查

脑脊液检查在发病第 1 周内多正常，第 2 周后，大多数患者显示蛋白增高而细胞总数大致正常，称为蛋白-细胞分离现象，这种现象在发病后的第 3 周最明显，是本病的特征性改变。神经传导速度和肌电图检查在发病早期可能仅见 F 波或 H 反射延迟或消失。神经传导速度减慢，远端潜伏期延长，动作电位波幅可下降。

（五）诊断及鉴别诊断

本病的诊断要点为患者急性或亚急性起病，发病前 1～3 周常有上呼吸道或胃肠道感染史；四肢对称性下运动神经元性瘫痪（包括颅神经）；感觉障碍轻微或缺如；多数有神经根牵引痛和神经干压痛；部分患者有脑神经麻痹，以双侧面神经、舌咽神经和迷走神经为主；重症患者有呼吸肌麻痹；多数脑脊液有蛋白-细胞分离现象。

需要注意与以下引起周围性面瘫的其他疾病鉴别。

1. 脊髓灰质炎　起病时多有发热，肌肉瘫痪多为节段性且较局限，可不对称，无感觉障碍，脑脊液蛋白和细胞均增多或仅白细胞计数增多。

2. 急性脊髓炎　急性起病，呈横贯性脊髓损伤症状、体征，数小时至 3 日达到高峰，急性期椎管内有梗阻，脑脊液检查蛋白含量可增高，MRI 显示病变节段脊髓水肿增粗，酷似髓内肿瘤，但病情好转后水肿可完全消退。

3. 周期性瘫痪　呈发作性肢体无力，也可有呼吸肌受累，但发作时多有血钾降低和低钾性心电图改变，补钾后症状迅速缓解。

（六）治疗

1. 血浆置换　疗效已得到广泛认同，可以缩短疗程和减轻疾病的严重程度。主要禁忌证是严重感染、心律失常、心功能不全及凝血机制障碍等。常见副作用为输血浆后肝炎。

2. 免疫球蛋白静脉滴注　大剂量短疗程静脉滴注免疫球蛋白治疗已证实有效，应在出现呼吸机麻痹前尽早使用，禁忌证是先天性 IgA 缺乏症。常见副作用为发热和面红。

129

3. 皮质类固醇　曾广泛应用,目前有争议。国内外有许多资料显示常规剂量激素并不能阻止其病情发展和缩短疗程,通常认为对病情无效,并有不良反应。

4. 免疫抑制剂　重症患者在其他药物治疗效果不佳的情况下或有药物禁忌的情况下可以试用环磷酰胺或硫唑嘌呤,使用时应密切注意细胞毒性。

5. 辅助呼吸　呼吸机麻痹是该病的主要危险。重症患者在重症监护病房治疗,观察呼吸情况,必要时可行辅助呼吸。应加强护理,如定期翻身拍背、雾化吸入和吸痰等,保持呼吸道畅通,预防感染等并发症。

6. 康复治疗　目的是维持和扩大关节活动范围,预防关节挛缩、肌肉萎缩和畸形等并发症,增强肌力和耐力,改善和提高日常生活自理能力,解除心理障碍,促进患者回归家庭和社会。康复治疗时应根据不同的时期,不同的功能障碍进行个体化有针对性的处理。

（韩　雪）

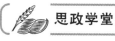 能 力 检 测

1. 原发性三叉神经痛与症状性三叉神经痛如何鉴别?
2. 简述面神经炎及三叉神经痛的诊断及治疗方法。

思政学堂

　　人民健康是民族昌盛和国家强盛的重要标志。把保障人民健康放在优先发展的战略位置,完善人民健康促进政策。

　　——习近平:高举中国特色社会主义伟大旗帜 为全面建设社会主义现代化国家而团结奋斗——在中国共产党第二十次全国代表大会上的报告

第八章 脊髓疾病

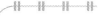

数字课件8

 学习目标

1. 掌握:脑脊液检查的适应证与禁忌证;脑电图、脑诱发电位及肌电图的主要临床应用;X线平片、CT、MRI检查在神经系统中的临床应用及常见神经病的异常表现;TCD检查的主要临床应用。

2. 熟悉:腰椎穿刺的方法;诱发电位的常用检查;放射性核素检查的临床应用;颈动脉超声检查的临床应用。

3. 了解:脑脊液的实验室检查;脑电图的异常表现;SPECT和PET的工作原理;脑、神经肌肉活组织检查;基因诊断技术。

案例引导

患者,男,32岁。双下肢无力进行性加重3天,伴排尿困难1天入院。入院前3天开始,患者无明显诱因自觉双下肢麻木无力,走路费力,胸背部有束带感,尚可行走,未介意。次日双下肢无力加重,走路困难,双下肢抬举无力,不能行走,既而卧床。1天前,患者双下肢不能抬起,伴排尿困难,自觉胸部有束带感,在当地医院留置导尿后来诊。平素身体健康。患者于入院前10天左右曾出现发热,体温38℃以下,伴流涕,在当地医院按"上呼吸道感染"治疗。入院时体格检查:体温36.3℃,脉搏78次/分,呼吸16次/分,血压130/70 mmHg。双上肢肌力Ⅴ级,双下肢肌力Ⅱ级。双下肢肌张力减弱,无肌萎缩。T_6以下平面痛、温觉减退,深感觉减退。双下肢膝反射及跟腱反射消失。巴氏征双侧阴性。辅助检查:①腰穿检查:CSF无色透明,压力160 mmH$_2$O。细胞数3×10^6/L;蛋白0.35 g/L;糖3.3 mmol/L;氯化物124 mmol/L。压颈试验通畅。②VEP正常。③脊柱X线平片未见异常。④MRI示胸椎上段脊髓轻度肿胀,其内有连续的长T_1、长T_2信号。问题:

1. 该患者应考虑诊断为何疾病?

2. 应与哪些疾病鉴别?

Note

第一节 概　　述

一、脊髓的外部形态

脊髓位于椎管内,是脑向下延伸的部分,其上端以第一颈神经根的最高根丝与延髓分界,在成人其下端平第一与第二腰椎间隙,全长 40～45 cm。在新生儿脊髓下端平第三腰椎。脊髓从上到下共发出 31 对脊神经根,颈(C)段 8 对、胸(T)段 12 对、腰(L)段 5 对、骶(S)段 5 对和尾(Co)神经 1 对(图 8-1)。脊髓也因此相应地分成 31 个节段,但其表面并无节段界限。脊髓各节段位置较相应的脊椎高,上颈髓节段($C_1 \sim C_4$)大致与同序数椎骨相对应,下颈髓节段($C_5 \sim C_8$)和上胸髓节段($T_1 \sim T_4$)较同序数椎骨高 2 节椎骨,下胸髓节段($T_9 \sim T_{12}$)则较同序数椎骨高 3 节椎骨,腰髓相当于第 10～12 胸椎水平,骶髓相当于第 1 腰椎水平,以此可推断脊髓病变的水平。

在颈段和腰段,因支配上下肢的神经元和轴突数量剧增,故 $C_5 \sim T_2$、$L_1 \sim S_2$ 两处有相应的膨大,各称为颈膨大和腰膨大。从腰膨大以下脊髓迅速变细,称脊髓圆锥(包括 $S_3 \sim S_5$ 和尾髓),其末端呈索状,附着于尾骨,称终丝。脊髓外形呈略扁的圆柱体,前面正中有前正中裂,背面正中有后正中沟,每侧脊髓前后神经根出入脊髓处各有浅沟分别称为前外侧沟和后外侧沟。因所有神经根均由相对应的椎间孔离开椎管,而脊髓终止于腰椎上端,所以 L_2 以下的腰髓和骶尾髓发出的神经根(共 10 对)在离开脊髓后,须在椎管内下行一定的距离后才能经相应的椎间孔离开椎管,这些脊神经根称为马尾。

脊髓膜与脑膜相对应,也有层被膜。最外层为硬脊膜,在 S_2 水平形成盲端。最内层紧贴脊髓表面为软脊膜,硬脊膜与软脊膜间为蛛网膜;硬脊膜与椎骨骨膜之间的间隙为硬膜外腔,其中有静脉丛和脂肪组织;蛛网膜与硬脊膜间为硬膜下腔,其间无特殊结构;蛛网膜与软脊膜间为蛛网膜下腔,与颅内蛛网膜下腔相通,其间充满脑脊液。脊神经穿过硬脊膜时硬脊膜也沿神经根延伸,形成脊神经根被膜。在脊髓两侧软脊膜形成多个三角形突起,穿过蛛网膜附着于硬脊膜内面为齿状韧带,脊神经和齿状韧带对脊髓起固定作用。

二、脊髓的内部结构

在横切面上,脊髓由白质和灰质组成,主要

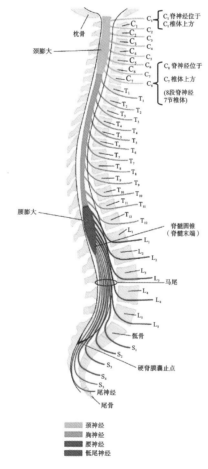

图 8-1　脊髓

由神经元和神经胶质细胞的胞体构成(图 8-2)。在灰质的中央有纵贯脊髓全长的小管,称中央管;白质位于周围,由上下行传导束构成,外包软脊膜。

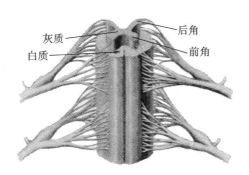

图 8-2　脊髓的结构

(一) 灰质

脊髓灰质横切面略呈 H 形,中间部分为灰质连合,其两旁部分向前、后延展,按其位置分别称为脊髓前角和后角,在 $C_8 \sim L_2$ 及 $S_2 \sim S_4$ 节段有侧角。

灰质主要由形态、大小和功能各异的神经元胞体构成,呈纵向板层状排列。前角细胞为下运动神经元,接受锥体束、网状脊髓束、前庭脊髓束等下行纤维和脊髓灰质内中间神经元轴突的支配,发出神经纤维组成前根,支配相关肌肉的运动。后角内主要含浅感觉的第二级神经元胞体,与痛觉、温觉和部分触觉的传导有关,接受脊神经节发出的节后纤维,传递感觉冲动。在后角底部和中间带有接受肌肉本体感觉传入的感觉神经元,其轴突组成脊髓小脑前、后束。$C_8 \sim L_2$ 侧角内主要是交感神经细胞,发出交感神经的节前纤维加入前根,从前根传出到脊柱前外侧的交感神经节,支配和调节内脏、腺体功能;$S_2 \sim S_4$ 侧角为脊髓副交感中枢,发出的纤维随前根出椎管,在盆腔的副交感神经节换元后支配膀胱、直肠和性腺。

(二) 白质

脊髓白质分为前索、后索和侧索三部分,前索位于前角及前根内侧,后索位于后角与后正中沟及后根之间,侧索位于前后角之间。内有许多相同起止点的神经传导束,主要分为上行和下行的有髓神经纤维长传导束,以及完成脊髓各节段间联系的固有束。

(1) 上行束是由脊髓上行到脑不同部位的纤维,传导对侧大脑皮质的运动冲动至同侧前角细胞,支配随意运动,主要有脊髓丘脑束、脊髓小脑前后束、薄束、楔束等。脊髓丘脑束传递对侧躯体痛觉、温觉和粗略触觉至大脑皮质薄束,传递同侧下半身的深感觉和精细触觉;脊髓小脑前后束传递本体感觉,参与维持同侧躯干与肢体的平衡与协调。

(2) 下行束是从脑的不同部位下行到脊髓的纤维,主要与运动调控有关,主要包括皮质脊髓束、红核脊髓束、前庭脊髓束、网状脊髓束等。

(3) 固有束包括很多连合纤维,主要是由中间神经元的轴突组成,轴突有长有短,这些升降纤维组成一层紧贴灰质的白质外罩,完成脊髓不同节段间相互联系的功能,是脊髓固有反射的基础。

(三) 脊髓的血液供应

脊髓的血液供应 10% 来自椎动脉,90% 来自主动脉各分支发出的根动脉(图 8-3)。脊髓前动脉和前根动脉供血给脊髓的前 2/3,脊髓后动脉和后根动脉供血给脊髓的后

133

1/3。由于脊髓动脉分布特点,供血最充足的节段常位于相邻两条根动脉分布区交界处,在脊髓的 T_4 和 L_1 节段为不同动脉供血的分水岭,是脊髓血液供应最薄弱、最易发生供血障碍的部位。从横切面看,脊髓有三个供血薄弱区,即中央管部、皮质脊髓侧束和脊髓前角。

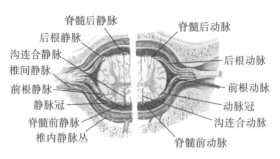

图 8-3　脊髓的血液供应

1. 脊髓前动脉　起源于双侧椎动脉颅内部分,在延髓腹侧合并成一支,沿脊髓前正中裂下行至圆锥终点,为全部脊髓供血,其终末支祥绕到腰骶髓后面与脊髓后动脉相连接。脊髓前动脉发出一系列分支,在前正中裂不规则地左右交替深入脊髓,称沟联合动脉。在前连合前部向两侧呈扇形分布,供应脊髓横断面前 2/3 区域,包括中央灰质、前柱、侧柱及前索、侧索和皮质脊髓束。这些动脉系终末分支,易发生缺血性病变,导致脊髓前动脉综合征。

2. 脊髓后动脉　多自椎动脉颅内部分成对发出,左右各一根,沿脊髓后外侧沟下行。分支主要供应脊髓横断面后 1/3 区域,包括脊髓后柱、后索。脊髓后动脉并未形成完整连续的纵行血管,有小动脉吻合链使血液向相反方向流动,故极少发生供血障碍。

3. 根动脉　脊髓颈段的根动脉还接受来自颈部椎动脉及甲状腺下动脉的分支,胸、腰、骶段分别接受来自肋间动脉、腰动脉、髂腰动脉和骶外动脉等分支供应。这些分支与神经根并行进入椎管,统称为根动脉。进入椎间孔后即分为前根动脉和后根动脉,分别与脊髓前动脉和脊髓后动脉吻合,构成脊髓的冠状动脉环。此冠状动脉环分出小分支供应脊髓表面结构,发出小穿通支进入脊髓,为脊髓实质的外周部分供血,使脊髓不易发生缺血。

4. 静脉回流　脊髓静脉的分布模式与动脉相似,脊髓实质的静脉血被沟静脉和一些周缘小支引流到脊髓表面的软膜静脉丛和纵行的静脉干,经根前静脉、根后静脉引流至椎静脉丛。该静脉丛由疏松的结缔组织和脂肪组织包绕,位于硬脊膜外腔,其上端经枕骨大孔与颅内静脉窦相交通。通过这些交通支可回流部分血液,大部分由椎间静脉经椎间孔引流到椎管外静脉丛,再经节段静脉等回流到奇静脉、上腔静脉及下腔静脉。因椎管内静脉丛与颅内静脉相连,且椎静脉丛内压力很低,没有静脉瓣,其血流方向可因随胸、腹腔压力变化(如咳嗽、排便等)而改变,因此胸、腹和盆腔的感染及肿瘤可经该静脉丛转移入颅。

（四）脊髓的功能

除了通过传导束完成脑与周围神经的联系实现感觉运动功能外,脊髓本身也是神经系统的初级反射中枢,主要功能如下。

1. 运动功能　脊髓前角内的下运动神经元包括 α 和 γ 运动神经元,它们接受锥体束等下行传导束和脊髓灰质内中间神经元轴突的支配,其轴突支配骨骼肌,完成随意运动功能。α 运动神经元的轴突支配骨骼肌的肌梭外肌纤维,使肌肉保持紧张和产生运动;γ

运动神经元的轴突支配肌梭内肌纤维，与维持肌张力和腱反射有关，与肌梭内的感觉神经共同组成肌张力的监控系统。在 α 和 γ 运动神经元的共同参与下，使得骨骼肌能够准确而协调地运动。

2. 感觉功能　脊髓将来自外周的各种感觉性传入冲动通过不同的上行性感觉传导束传入到脑的相应功能区。

3. 支配内脏活动　位于脊髓侧角的交感和副交感神经中枢通过交感和副交感神经对血管平滑肌、腺体、立毛肌及盆腔器官的功能活动起支配作用。

4. 躯体营养作用　脊髓前角细胞对它所支配的肌肉及该节段的骨骼有营养作用，前角细胞受损时，它所支配的肌肉萎缩，该节段的骨质疏松。

5. 反射功能　来自四肢和躯体的各种感觉冲动，通过脊髓的上行纤维束，包括传导浅感觉，以及脊髓小脑束的小脑本体感觉径路，这些传导路径将各种感觉冲动传到脑，进行高级综合分析。再通过脊髓的下行纤维束，使动作协调、准确及免除震动和不必要附带动作的椎体外系统，调整脊髓神经元的活动。

（1）牵张反射（又称伸肌反射）：其感受器是肌梭，传入神经是后根内侧部的粗纤维，其神经元胞体位于后根神经节内，该神经元与前角运动神经元形成突触，通过前根支配梭外肌纤维，使之收缩。快速牵拉肌腱时发生的牵张反射是腱反射，主要是快肌纤维收缩，为单突触反射。缓慢持续牵拉肌腱时发生的牵张反射是肌紧张，表现为受牵拉的肌肉能发生紧张性收缩，阻止被拉长，主要是慢肌纤维收缩，为多突触反射。

（2）屈肌反射：当肢体受到伤害性刺激时，受刺激肢体迅速产生屈曲反应，以逃避这种刺激，这是一种防御反射，具有远离伤害性刺激的保护性意义。这种屈肌反射远比牵张反射复杂，已经不是同一脊髓节段的单突触反射。当屈曲关节的屈肌收缩时，伸肌自动弛缓。

三、脊髓病变的临床特点

（一）脊髓病变的诊断

脊髓病变的主要临床表现为运动障碍、感觉障碍和自主神经功能障碍（包括括约肌功能障碍、病变平面以下泌汗异常及皮肤营养障碍等），病变部位及病变所累及脊髓内结构的不同，运动障碍和感觉障碍的表现各有其特点。

在临床上一旦确定病变在脊髓或椎管内，应对损害部位进行定位。首先判定病灶的损伤节段，其次明确病变在髓内还是在髓外，最后确定疾病病因和性质。节段性体征，是脊髓病变的特征性表现，即脊髓某一节段发生病变时，该节段支配的肌肉出现弛缓性瘫痪，与该节段相关的反射消失，在所支配的区域内可出现根性神经痛或感觉障碍。此外，在病变脊髓节段以下有不同程度上运动神经元瘫痪及传导束性感觉障碍，脊髓中央区受累则有分离性感觉障碍，这也是脊髓病变的特点。

（二）脊髓病变的节段定位

脊髓各节段损害有不同的临床表现，在病变脊髓节段所支配的区域出现节段性体征，受损节段以下有上运动神经元损害的表现以及传导束性感觉障碍。根据这一特点可判断脊髓病变的节段平面。

1. 高颈段（$C_1 \sim C_4$）　损害平面以下各种感觉缺失，四肢呈不同程度上运动神经元性瘫痪，括约肌功能障碍，病变平面以下四肢和躯干无汗，自发性根性疼痛位于枕、颈和肩部，颈部运动、咳嗽和用力等可使疼痛加剧，可有该区感觉缺失。病变累及副神经时可引起胸锁乳突肌和斜方肌的肌力减退和肌萎缩,表现为转颈和耸肩困难。$C_3 \sim C_5$节段损害出现膈肌瘫痪、腹式呼吸减弱或消失。当脊髓后索受损时,屈颈时可有一种刺痛感或触电样感觉,从颈项、肩部沿脊柱、背部向下放射至躯干、下肢甚至足部,称为 Lhermitte 征。

2. 颈膨大($C_5 \sim T_2$) 双上肢呈下运动神经元瘫痪,双下肢呈上运动神经元瘫痪。病变平面以下各种感觉缺失,肩部及上肢可有放射性根痛,括约肌运动障碍。若累及 $C_8 \sim T_1$ 侧角则患侧可出现 Horner 征,表现瞳孔小、眼球内陷、眼裂小和面部汗少等。上肢腱反射改变有助于病变节段的定位,例如,肱二头肌反射减弱或消失而肱三头肌反射亢进提示 C_5 或 C_6 病变,肱二头肌反射正常而肱三头肌反射减弱或消失提示 C_7 病变。$C_5 \sim T_2$ 节段性感觉障碍,T_2 以下各种感觉障碍、出汗异常和大小便障碍。可有向肩和上肢放射的自发性根痛,有时可仅局限于手指。

3. 胸髓($T_3 \sim T_{12}$) 胸髓是脊髓中最长的一部分,T_4、T_5 节段是供血薄弱区和易发病部位。横贯性损害主要表现有双上肢正常,双下肢呈上运动神经元性瘫,病变平面以下各种感觉缺失,尿便障碍,出汗异常,常伴相应胸腹部束带感(根痛)。$T_{10} \sim T_{11}$ 之间病变时可表现为腹直肌下半部无力,而腹直肌上半部肌力正常,当患者在仰卧位用力抬头时可见脐孔上移(Beevor 征)。上、中、下腹壁反射的反射中枢分别位于脊髓的 $T_7 \sim T_8$、$T_9 \sim T_{10}$、$T_{11} \sim T_{12}$ 节段,通过观察腹壁反射变化情况也有助于定位。

4. 腰膨大($L_1 \sim S_2$) 受损出现下肢呈下运动神经元瘫痪,下肢和会阴部感觉缺失,大小便功能障碍明显,上段受损时可有腹股沟、下背部神经根痛,下段受损时坐骨神经痛。损害平面在 $L_2 \sim L_4$ 膝反射消失,在 $S_1 \sim S_2$ 踝反射消失,$S_1 \sim S_3$ 受损出现阳痿。

5. 脊髓圆锥($S_3 \sim S_5$) 在腰膨大以下,不出现下肢瘫痪及锥体束征,会阴部及肛门周围感觉障碍,呈鞍状分布;髓内病变可出现分离性感觉障碍,肛门反射消失和性功能障碍,根性神经痛少见。

6. 马尾神经 马尾病变与脊髓圆锥病变的临床表现相似,但已经不属于脊髓损害的范畴。症状和体征可为单侧或不对称性,多见明显的根痛和感觉障碍,部位可在下背部、会阴部或坐骨神经分布区,下肢可有下运动神经元性瘫,尿便障碍常不明显或较晚出现。见于 $L_1 \sim L_2$ 以下外伤性腰椎间盘脱出和马尾肿瘤等。

(三)脊髓病变在横断面的定位

1. 灰质节段性损害

(1)前角:受损时出现相应节段骨骼肌下运动神经元瘫痪。在慢性进行性病变时,常可在萎缩的肌肉中见到肌束颤动。

(2)后角:损害时产生同侧节段性感觉障碍,由于深感觉及部分触觉纤维不经后角直接进入后索,因此后角损害仅有同侧节段性的痛、温觉障碍,而深感觉和触觉仍保留,称分离性感觉障碍。

(3)前连合:灰质前连合是双侧脊髓丘脑束的交叉纤维所经之处,损害时出现双侧对称性节段性分离性感觉障碍。

(4)侧角:发生相应节段的自主神经功能障碍,引起血管运动、发汗、竖毛反应紊乱及皮肤、指甲的营养改变等。

2. 传导束障碍

(1)后索:发生病变时受损节段以下同侧的振动觉、位置觉和精细触觉减退或消失,可出现感觉性共济失调。

(2)锥体束:损害后引起病灶平面以下的上运动神经元瘫痪。

（3）脊髓丘脑束：一侧脊髓丘脑束损害，在受损平面以下的对侧出现痛、温觉缺失或减退，深感觉及触觉仍保留。

3. 半侧损害　产生脊髓半横断综合征或称 Brown-sequard 综合征，病变节段平面以下出现同侧上运动神经元瘫痪与深感觉缺失，对侧的痛觉、温觉障碍。病变节段平面以下同侧肢体还可有血管舒缩运动障碍，皮肤初期潮红，后期发绀、发冷，是因侧索中下行的血管舒缩纤维被阻断之故。

4. 横贯性损害　损害节段平面以下呈上运动神经元损害的特点，各种感觉丧失、脊髓反射改变、大小便障碍、血管舒缩异常、出汗功能消失和竖毛肌不能收缩等。当脊髓受到急性严重的横贯性损害时，早期首先出现脊髓休克现象，表现为肢体弛缓性瘫痪、肌张力减低、腱反射减弱或消失，引不出病理反射，尿潴留（由于排尿反射弧功能被抑制，呈急性完全性无张力型膀胱）。脊髓休克一般维持 3～4 周，以后逐渐出现上运动神经元瘫痪征象，出现肌张力增高、腱反射亢进、病理征阳性、尿潴留转为反射性排尿（中枢联系中断而骶髓反射弧完整，主要表现为不能随意控制排尿，呈反射性急促断续排尿，量少，不能排尽）。在截瘫期伸肌和屈肌的肌张力增高不相等。若伸肌张力增高占优势，则肢体呈伸直状态（伸直性截瘫）。反之，肢体呈屈曲状态（屈曲性截瘫）。颈段横断较多发生伸直性截瘫，下胸段脊髓横断则较多为屈曲型截瘫。一般在脊髓完全性横贯性损害时才出现屈曲性截瘫，故其预后可能比伸直性截瘫差。

（四）髓内与髓外病变的鉴别

对于脊髓病变，不仅要对损害节段进行纵向定位，还应确定病变在髓内还是髓外，髓外病变还应区分在硬膜内还是在硬膜外，其鉴别对于治疗手段的选择和预后的判断很重要。

1. 脊髓内病变与脊髓外硬膜内病变鉴别　详见表 8-1。

表 8-1　脊髓内病变与脊髓外硬膜内病变鉴别

项目	脊髓内病变	脊髓外硬膜内病变
神经根性痛	少见	出现早且严重，咳嗽、喷嚏可使疼痛加剧
感觉障碍	分离性，节段型，自上而下发展	传导束性，自下而上发展，进行性加重
会阴部感觉	很少受累	早期出现障碍
括约肌功能障碍	早期出现	晚期出现
锥体束征	出现晚	出现早
病变范围	节段较多	节段较少（尤其肿瘤）
椎管阻塞	不明显	明显
脑脊液	蛋白轻微增高	蛋白明显增高
脊椎 X 线片	椎间孔无改变	椎间孔可见扩大
脊髓造影充盈缺损	梭形膨大	杯口状
MRI 检查	脊髓梭形膨大	髓外肿块及脊髓移位

2. 脊髓外硬膜外病变　神经根和脊膜刺激症状较早出现，脊髓实质损害的症状较晚发生括约肌功能障碍较晚出现，Brown-sequard 综合征罕见。因硬膜外病变需通过硬脊膜压迫脊髓，故脊髓双侧受损症状常较对称。硬膜外病变与脊柱关系密切，因此脊柱 X 线平片检查常可有阳性发现。脑脊液改变不如脊髓外硬膜内病变者显著。

Note

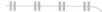

（五）脊髓病变的定性

脊髓病变按其性质可分为炎症、脱髓鞘、变性、血管病、代谢营养障碍、中毒、损伤和脊髓压迫症等。主要根据病变的位置和发病情况、病程演变对病变性质作出初步诊断，再结合必要的辅助检查，作出病因诊断。

典型病例

第二节　急性脊髓炎

一、概述

脊髓炎（myelitis）指由于感染或变态反应所致的脊髓灰质和（或）白质的炎性病变，通常包括脊髓的感染性和非感染性炎症。根据病因可分为感染性脊髓炎（包括病毒性脊髓炎、细菌性脊髓炎、螺旋体脊髓炎、真菌或寄生虫感染脊髓炎等），感染后和接种后变态反应性脊髓炎、原因不明性脊髓炎。根据病变的发展速度又可分为急性、亚急性和慢性脊髓炎。急性脊髓炎的症状在数天之内达极期；亚急性常在 2～6 周；而慢性则在 6 周以后。按炎症部位可将脊髓炎分为脊髓前角灰质炎、横贯性脊髓炎、上升性脊髓炎、播散性脊髓炎、脊膜脊髓炎。本节只介绍急性横贯性脊髓炎，又称急性非特异性脊髓炎，是指一组以急性横贯性脊髓损害为特征的疾病。临床特征为病损平面以下运动障碍，传导束性感觉缺失和自主神经功能损害。

二、病因及发病机制

病因尚不清楚，曾认为与病毒感染有关，但至今未能从病变脊髓或脑脊液中分离出病毒，也未能从脑脊液中检出相关的病毒抗体，可能与病毒感染后变态反应有关。多数患者在出现脊髓症状前 1～4 周有上呼吸道感染、发热、腹泻等病毒感染症状或疫苗接种史，故目前认为本病可能是疫苗接种后所诱发的一种自体免疫性疾病。受凉、过劳和外伤常是其发病诱因。

三、病理

本病可累及脊髓的任何节段，以胸髓（T_3、T_5）最常见，其次为颈髓和腰髓。多局限于数个节段，多为横贯性，也可见局灶或散在性病变，也可累及相应节段的脊膜和神经根。肉眼可见受损节段脊髓肿胀、质地变软、软脊膜充血或有炎性渗出物，切面可见脊髓软化、边缘不整、灰白质界限不清。镜下可见软脊膜和脊髓的血管扩张，血管周围淋巴细胞、浆细胞浸润，灰质内神经元肿胀，尼氏小体溶解，核偏移，甚至细胞碎裂、消失，白质内轴突变性和髓鞘脱失，胶质细胞增生，病变严重者有坏死和空洞形成，后期病变部位萎缩，胶质瘢痕形成。

四、临床表现

多发生于青壮年，无性别差异，四季均可发病。典型病例多在脊髓症状出现前数天至数周有上呼吸道感染、腹泻或疫苗接种史。起病较急，首发症状多为双下肢麻木、无力，病变相应部位根性疼痛或病变节段束带感，多数在数小时至数天内病情发展至高峰，

Note

出现脊髓完全性横贯性损害表现。各段均可受累,以胸段最为多见,临床表现取决于受累脊髓的节段和病变范围。

1. 运动障碍 早期表现为脊髓休克现象。休克期一般持续 3～4 周,也有数天或 2 个多月者。休克期的长短与脊髓损害程度及并发症有关,脊髓损害严重及并发肺部或尿路感染、压疮者,休克期较长。经治疗后,脊髓自主功能逐渐恢复,瘫痪肢体肌张力逐渐增高,腱反射出现并逐渐变为亢进,病理反射阳性。也就是从弛缓性转为痉挛性瘫痪,肌力也随之进步。

2. 自主神经功能障碍 病变早期大小便潴留。在脊髓休克期,因逼尿肌松弛,膀胱过度充盈,呈无张力性神经源性膀胱。由于尿液过度充盈而出现尿失禁,称充盈性尿失禁。随着脊髓功能恢复,逼尿肌出现规律性收缩,膀胱容量逐渐缩小,当尿液充盈到300～400 mL 时即自动排尿,称反射性神经源性膀胱。脊髓休克期肛门括约肌松弛,常有大便失禁。休克期过后大便秘结,然后逐渐恢复正常。病变水平以下无汗或少汗,皮肤营养障碍表现为皮肤水肿、干燥脱屑、足底皲裂、指甲失光泽并松脆等。

3. 感觉障碍 急性期在病变节段以下的所有感觉缺失,呈传导束型感觉障碍,有些在感觉消失区上缘可有1～2 个节段的感觉过敏区或束带样感觉异常,随着病情恢复感觉平面逐渐下降,但感觉的恢复慢于运动功能的恢复。

脊髓炎若波及脑干、大脑时称为脑脊髓炎。炎症累及脊膜、脊神经根者称为脊膜脊神经根脊髓炎。常见的并发症有压疮、尿路感染等,长期卧床易产生坠积性肺炎,甚至可并发败血症。并发症是患者死亡的常见原因。

五、辅助检查

(一) 腰穿

脑脊液常规检查压力正常,外观无色透明,动力学检查提示椎管通畅,偶因脊髓肿胀可致管腔轻度阻塞;白细胞数含量正常或轻度增高($10～200)\times10^6/L$,淋巴细胞为主,蛋白含量正常或轻度增高($0.5～1.2$ g/L),糖和氯化物正常。脑脊液 IgG 含量多正常。压颈试验通畅,少数病例可有不完全梗阻。

(二) 电生理检查

(1) 视觉、听觉诱发电位正常,可与视神经脊髓炎及 MS 鉴别。

(2) 下肢体感诱发电位潜伏期延长,波幅可明显减低,运动诱发电位异常,可作为判断疗效和预后的指标。

(3) 肌电图呈失神经改变。

(三) 影像学检查

(1) 脊柱 X 线平片正常。

(2) 脊髓 MRI 典型显示病变部脊髓略增粗,病变可累及数个脊髓节段,病变节段髓内,斑点状或片状长 T_1、长 T_2 信号,可有融合,强度不均,注射增强剂后可见病灶呈斑片状强化。于后期可出现脊髓萎缩。有部分患者可恢复正常。

六、诊断与鉴别诊断

根据起病急骤、病前感染史和迅速出现脊髓横贯性损害,结合脑脊液和脊髓 MRI 检查,诊断并不困难。但需与下列疾病鉴别。

1. 脊髓血管病 脊髓前动脉闭塞综合征容易和急性脊髓炎混淆,病变部位常出现根痛、短时间内出现截瘫、痛觉和温觉缺失、尿便障碍,但深感觉保留;脊髓出血较少见,多由外伤或脊髓血管畸形引起,起病急骤伴有剧烈背痛,肢体瘫痪和尿便潴留。可通过脊髓核磁及脑脊液检查鉴别。

2. 急性脊髓压迫症 脊柱结核或转移癌,造成椎体破坏,突然塌陷而压迫脊髓,出现横贯性脊髓损害。通过 MRI 较容易鉴别。

3. 急性硬脊膜外脓肿 有化脓性病灶及感染病史,病变部位有压痛。腰穿有梗阻现象,外周血和脑脊液白细胞增高明显,脑脊液蛋白含量明显增高,MRI 可协助诊断。

4. 急性炎症性脱髓鞘性多发性神经病 肢体呈迟缓性瘫痪,末梢感觉障碍,可伴有颅神经受损,括约肌功能障碍一般少见。脊髓 MRI 正常,脑脊液蛋白-细胞分离,肌电图神经传导速度减慢。

七、治疗

本病无特效治疗,主要采取减轻脊髓损害、防治并发症及促进功能恢复等治疗,减少后遗症对本病有重要意义。

(一) 药物治疗

1. 肾上腺皮质激素 目的是减轻可能致病的免疫反应,减轻脊髓损害。可用甲泼尼龙 500～1000 mg/d 加于 5％葡萄糖 500 mL 中静脉滴注 3～4 h 滴完,连用 3～5 天后减量;或用地塞米松 10～20 mg 静脉滴注,1 次/日,10～20 日为一个疗程;用上述两药后可改用泼尼松口服,1 mg/(d·kg) 或成人 60 mg/d,每周减量 1 次,5～6 周后停用。大剂量皮质固醇类激素连续应用超过 1 个月,病情仍无改善者,可逐渐减量后停用。

2. 免疫球蛋白 0.4 g/(d·kg),成人用量每日 15～20 g 静脉滴注,连用 3～5 天为一个疗程。

3. 抗生素 防治泌尿道或呼吸道的感染,抗感染。

4. 20％甘露醇 每次 125～250 mL,每日 2～3 次,连用 4～6 天,以减轻病变早期的脊髓水肿。

5. 其他 如 B 族维生素、神经细胞保护剂、扩血管药物的应用可有助于神经功能恢复。

6. 维持呼吸 有呼吸肌麻痹者应保持呼吸道通畅,促进排痰,必要时行气管内插管或气管切开,人工辅助呼吸。

(二) 护理

患者极易发生各种并发症,精心细致的护理和充足的营养支持对于减少并发症、提高治愈率至关重要。勤翻身、叩背,防止坠积性肺炎;瘫痪肢体应保持功能位,防止肢体痉挛和关节挛缩;在骶尾部、足跟及骨隆起处放置气圈,保持皮肤干燥清洁,按摩皮肤,活动瘫痪肢体,防止压疮发生。禁用热水袋取暖,以免烫伤,皮肤发红可用酒精或温水轻揉,涂以 3.5％安息香酊;已发生压疮者应局部换药并加强全身营养,促进愈合。

排尿障碍应留置导尿管,定期膀胱冲洗,注意预防尿路感染,在严格无菌下导尿,并连接封闭式集尿袋,每 3～5 h 开放 1 次,每天更换 1～2 次集尿袋。应观测残余尿量,当膀胱出现节律性收缩,残余尿量在 100 mL 左右时即不再保留导尿。对大便困难者应及时清洁灌肠,或选用缓泻剂促进排便,防止肠麻痹。吞咽困难或呛咳者,应放置胃管鼻饲。

（三）康复治疗

对肢体功能恢复及生活质量的提高有十分重要的意义。瘫痪肢体应保持功能位,以防止肢体挛缩和畸形,避免屈曲性截瘫发生;早期开始按摩、被动运动及积极的上半身运动,以改善血液循环,促使瘫痪肢体的功能恢复,并鼓励患者尽早主动活动。若痉挛已发生,可使用安定类药物及巴氯芬(baclofen)、乙哌立松(妙纳)等肌肉松弛剂,配合正确的康复治疗,也可以辅助理疗、按摩等治疗。

八、预后

本病的预后与病情严重程度有关。预后良好者其肢体功能可于 3～6 个月内基本恢复,而另一些病例则留有难以恢复的后遗症,还有部分病例则死于并发症。尽早使用激素治疗预后较好;脊髓受累节段长且较弥漫者预后较差;并发症严重者预后差;上升性脊髓炎预后最差。无合并症者通常 3～6 个月可基本恢复,生活自理。合并泌尿系统感染、压疮、肺炎常影响恢复,导致恢复时间延长,遗留后遗症。

第三节　脊髓压迫症

一、概述

脊髓压迫症(compressive myelopathy)是由椎管内占位性病变引起脊髓受压的一组疾病,可有脊髓半切或横贯性损害以及椎管梗阻、脊神经根和血管受累的临床表现。

二、病因及发病机制

（一）病因

1. 肿瘤　最常见,占总数的 1/3 以上,绝大多数起源于脊髓组织及邻近结构,其中近半数为神经鞘膜瘤,其次为脊膜瘤、胶质瘤、脊髓硬膜外的脂肪瘤。脊髓肿瘤可发生于脊髓任何节段,神经鞘膜瘤多生长于胸段脊髓,而先天性囊肿多发生于腰骶髓。脊柱的转移性肿瘤也不少见,多来自肺部、乳腺、胃肠道、前列腺、肾、甲状腺及鼻咽部。脊柱恶性肿瘤可沿椎管周围静脉丛侵犯脊髓;淋巴瘤和白血病较少见。

2. 炎症　全身其他部位的细菌性感染灶经血行播散,脊柱邻近组织的化脓性病灶直接蔓延等,均可造成椎管内急性脓肿或慢性肉芽肿而压迫脊髓,以硬脊膜外多见。脊髓非特异性炎症、结核性脑脊髓膜炎、反复手术和脊髓麻醉等可导致蛛网膜粘连,引起脊髓、神经根受损症状。此外,结核、梅毒、寄生虫性肉芽肿亦可压迫脊髓。

3. 脊柱外伤　脊柱损伤可因椎体、椎弓和椎板的骨折、脱位,小关节交错、椎间盘突出、椎管内血肿形成等原因而压迫脊髓。

4. 脊柱退行性病变　如椎间盘脱出、后纵韧带钙化和黄韧带肥厚等导致椎管狭窄。

5. 先天性疾病　寰椎枕化、颈椎融合综合征、扁平颅底、椎管狭窄、脊髓脊膜膨出、先天性血管畸形等。

（二）发病机制

任何病因对脊髓的影响主要表现两个方面,即机械压迫和供血障碍。病灶可直接压迫脊髓及神经根,或使脊髓移位并受压于对侧骨壁,导致神经根痛或脊髓半切或横贯性损害。脊髓受压后静脉回流受阻,由于淤血使脊髓肿胀水肿,加重脊髓受压。以后由于伴随动脉受压,导致脊髓缺血、缺氧和营养障碍而加重损害。脊髓受压早期可通过移位、排挤脑脊液和调整表面静脉血液得到代偿,外形虽有明显改变,但神经传导路径并未中断,不出现神经功能受损;后期代偿可出现骨质吸收,使局部椎管扩大,通常有明显的神经系统症状、体征。脊髓受压病变的性质和速度可影响代偿机制发挥。急性压迫通常无充分代偿时机,脊髓损伤严重,但压迫解除后,功能恢复快且完全;慢性受压可能充分发挥代偿机制,损伤相对较轻,但压迫解除后,功能恢复慢且不完全。病变部位对损伤亦有影响,髓内病变直接侵犯神经组织,症状出现较早;脊髓外硬膜外占位性病变由于硬脊膜阻挡,脊髓受压较硬膜内病变轻。动脉受压供血不足可引起脊髓变性萎缩,静脉受压淤血引起脊髓水肿。脊髓受压后引起的供血障碍,对脊髓病损的影响作用慢,当恢复供血后其功能恢复较快。故脊髓受压早期解除压迫后,损伤是可逆的;若持续时间长久,则可为不可逆性的病理损伤。

三、病理

除了原发性病变(如肿瘤、炎症)之外,受压部位的脊髓可见充血、肿胀、推移变形,伴随神经根破坏、蛛网膜肥厚和粘连。脊髓局部出现神经元变性、坏死,神经纤维断裂或消失以及髓鞘脱失。

四、临床表现

(一)脊髓压迫症

根据其病程经过可分为急性、慢性和亚急性脊髓压迫症。

1. 急性脊髓压迫症 发病及进展迅速,常于数小时至数日内脊髓功能完全丧失,多表现脊髓横贯性损害,出现脊髓休克,病变以下呈弛缓性瘫,各种反射不能引出。多见于脊椎外伤后椎管内血肿或骨折片压迫脊髓、急性硬膜外脓肿、转移瘤等。

2. 慢性脊髓压迫症 病情缓慢进展,早期症状、体征可不明显。通常可分为根痛期(出现神经根痛及脊膜刺激症状)、脊髓部分受压期(表现脊髓半切综合征)、脊髓完全受压期(出现脊髓完全横贯性损害)。三期表现并非孤立,常相互重叠。上述脊髓受压的病程经过以慢性髓外压迫性病变最为典型。病因多为椎管内良性肿瘤,如神经鞘瘤、脊膜瘤、脂肪瘤、良性畸胎瘤等,也可见于囊肿及脊柱结核等。

3. 亚急性脊髓压迫症 压迫的临床表现和病程介于急性和慢性之间。

(二)临床常见症状和体征

1. 神经根症状 常为病变的早期。病变刺激后根分布区引起自发性疼痛,如电击、烧灼、刀割或撕裂样,咳嗽、排便和用力等加腹压动作可使疼痛加剧,称脑脊液冲击征。后根受累时,相应节段皮肤初期因刺激而表现过敏,后期呈现麻木或感觉缺失。病变位于脊髓腹侧或腹外侧者可无根痛,但因前根受累则出现节段性肌萎缩及相应腱反射消失。随着病情进展神经根症状可由一侧、间歇性转变为两侧、持续性。根痛症状对判定病变水平很有价值。

2. 感觉障碍 脊髓丘脑束受损产生对侧躯体较病变水平低 2~3 个节段的痛、温觉减退或缺失。脊髓感觉传导纤维的排列顺序也有助于髓内外病变鉴别。髓外病变感觉障碍自下肢远端向上发展至受压节段;髓内病变早期出现病变节段支配区分离性感觉障碍,累及脊髓丘脑束时感觉障碍自病变节段向下发展,鞍区(S₃～S₅)感觉保留至最后受累,称为马鞍回避;脊髓丘脑束受压时,出现损害平面以下对侧身体痛、温觉减退或缺失;后索受累则出现同侧躯体病变节段以下深感觉障碍。晚期表现脊髓横贯性损害,病变水平以下各种感觉缺失。

3. 运动障碍　一侧锥体束受压引起病变以下对侧肢体痉挛性瘫痪,肌张力增高、腱反射亢进和病理征阳性。双锥体束受压初期双下肢呈伸直样痉挛性瘫,晚期呈屈曲样痉挛性瘫。脊髓前角及前根受压可引起病变节段支配肌群弛缓性瘫痪,伴肌束震颤和肌萎缩。

4. 反射障碍　受压节段后根、前根或前角受累时出现病变节段相应的腱反射减弱或消失;锥体束受损出现损害水平以下腱反射亢进、腹壁和提睾反射消失、病理征阳性。

5. 自主神经功能障碍　大小便障碍在髓内病变早期出现,圆锥以上病变早期出现尿潴留和便秘,晚期出现反射性膀胱。病变节段平面以下的皮肤干燥脱屑、无汗或少汗、苍白或发绀,可以出现肢体水肿、趾甲变脆和粗糙。

6. 脊膜刺激症状　多由硬膜外病变引起,表现为病灶对应的椎体自发痛、叩痛、压痛活动受限如颈抵抗和直腿抬高试验阳性等。

五、辅助检查

(一)影像学检查

1. 脊柱 X 线平片　首选的检查方法。常规拍正、侧位片,必要时加拍斜位片,高颈段病变应加照张口位,可发现脊柱骨折、脱位、错位、结核、骨质破坏及椎管狭窄。脊髓肿瘤常可发现肿瘤内钙化及肿瘤对骨质的侵蚀破坏,良性肿瘤者常出现椎弓根间距增宽,椎弓根变形或模糊,椎间孔扩大,椎体后缘凹陷或骨质疏松和破坏。转移性肿瘤和脊柱结核常见骨质破坏。

2. CT 及 MRI 检查　CT 能确切显示肿瘤位置、肿瘤与脊髓的关系,MRI 为目前诊断脊髓压迫症的最好检查方法,对脊髓病变的部位及性质等均能提供有重要价值的信息。

3. 脊髓造影　可显示脊髓梗阻界面,椎管完全梗阻时上行造影只显示压迫性病变下界,下行造影可显示病变上界。

(二)脑脊液检查

此为诊断脊髓压迫症的重要方法。检查脑脊液常规、生化检查及动力学变化对确定脊髓压迫症和梗阻程度很有价值。需注意当腰椎穿刺进行奎肯试验时,可能导致占位病灶的移动(如神经鞘膜瘤)而使脊髓压迫突然加重,事先应有所估计并向患者或家属解释清楚。若怀疑恶性病变或转移癌,应在影像学检查后再考虑是否腰穿检查。怀疑硬膜外脓肿时,切忌在脊柱压痛部位及其邻近进行腰穿,以防将病原菌带入蛛网膜下腔,导致感染扩散。病变造成脊髓蛛网膜下腔完全阻塞时,在阻塞水平以下测压力很低甚至测不出;部分性阻塞或未阻塞者压力正常甚至增高。压颈试验可证明椎管梗阻,但试验正常不能排除梗阻;若压颈后指标上升较快、解除压力后下降较慢,或上升慢下降更慢提示不完全梗阻。椎管严重梗阻时 CSF 蛋白-细胞分离,蛋白含量超过 10 g/L 时,黄色的 CSF 流出后自动凝结,称为弗洛因综合征(Froin syndrome)。通常梗阻愈完全、时间愈长、梗阻平面愈低,蛋白含量愈高。

六、诊断与鉴别诊断

脊髓压迫症通常首先根据临床表现确定病变的部位,而后根据症状常从脊髓一侧开始,逐渐出现脊髓部分受压迫症状,进而表现为横贯性脊髓损害症状,通过腰穿发现椎管阻塞可以提出脊髓压迫的临床诊断,通过 MRI 检查证实脊髓压迫的存在。

脊髓外硬膜内占位病变引起的神经根痛易与心绞痛、胸膜炎、胃或十二指肠球部溃疡、胆石症、胆囊炎、肾或输尿管结石等混淆,但出现脊髓传导束损害的体征时不难鉴别。至于脊髓压迫症与非压迫性病变(如急性脊髓炎、脊髓空洞症、肌萎缩侧索硬化及亚急性联合变性等)的鉴别可根据各自的临床特点、脑脊液动力学及成分的改变及影像学检查的特点来明确诊断。

七、治疗

以病因治疗为主。可行手术治疗者应及早进行(如切除椎管内占位性病变、椎板减术及硬脊膜囊切开术等),恶性肿瘤或转移瘤可酌情手术、放疗或化疗,脊柱结核在根治术的同时行抗痨治疗。不宜手术者可在减压术后进行放射治疗。急性脊髓压迫更需抓紧时机,在起病 6 h 内减压,若为硬脊膜外脓肿应紧急手术并给予足量抗生素。脊柱结核手术治疗后必须给足量、足疗程的抗结核药物治疗。脊髓蛛网膜炎应针对病因进行抗感染和肾上腺皮质激素治疗,晚期可予离子导入等理疗。长期卧床者应防治泌尿系感染、褥疮、肺炎和肢体挛缩等并发症。瘫痪肢体应尽早积极进行康复治疗及功能训练。

八、预后

预后的决定因素很多,如病变的原因、脊髓损害的程度部位及病因解除的早晚等。髓外硬膜内肿瘤多为良性,手术切除预后良好;髓内肿瘤恶性较多,预后较差。通常受压时间愈短,脊髓功能损害愈小,愈可能恢复。

第四节　脊髓空洞症

一、概述

脊髓空洞症(syringomyelia)是慢性进行性脊髓变性疾病,可单发或多发,病变常累及颈、胸髓亦可发生于延髓,称为延髓空洞症(syringobulbia)。临床主要症状是受损节段的分离性感觉障碍、下运动神经元病损、传导束功能障碍及营养障碍。

二、病因及发病机制

脊髓空洞症并非是由单一病因造成的一个独立病种,而是由多种致病因素导致的一种综合征,病因及发病机制目前尚未明确,目前较普遍的观点可概括为以下几种。

1. 先天性发育异常　由于本病常合并小脑扁桃体下疝、脊柱裂、脑积水、颈肋、弓形足等畸形。故认为脊髓空洞症是脊髓先天性发育异常;也有学者认为由于胚胎期脊髓神经管闭合不全或脊髓内先天性神经胶质增生导致脊髓中心变性所致。

2. 脑脊液动力学异常　Gardner 等提出本病的发生是因第四脑室的出口处先天异

常,使正常脑脊液循环受到不完全性梗阻,脉络膜丛的收缩搏动产生的脑脊液压力搏动波可通过第四脑室向下不断冲击,导致脊髓中央管逐渐扩大,而形成空洞。

3. 血循环异常　脊髓血液循环异常可引起脊髓缺血、坏死、液化形成空洞。

4. 继发于脊髓外伤、脊髓出血等疾病　脊髓外伤或出血后,可能损伤局部或血肿吸收而形成空洞。髓内肿瘤(胶质瘤、成血管细胞瘤、室管膜瘤)可发生囊性变而引起继发空洞。脊髓蛛网膜炎可由于脑脊液循环障碍、粘连而影响脊髓供血,使髓内发生梗死、软化而形成空洞。

三、病理

主要病理改变为空洞形成和胶质增生。空洞常见于颈髓,向胸髓或延髓扩展,腰髓较少,偶有多发空洞互不相通。病变多首先侵犯灰质前连合,对称或不对称地向后角和前角扩展,最后扩展到该水平的绝大部分。延髓空洞多呈单侧纵裂状,位于脑干背侧中线,很少累及中脑,可累及内侧丘系交叉纤维、舌下及迷走神经核。脊髓外形呈梭形膨大或萎缩变细,空洞呈不规则、不对称的纵长形或念珠状,在脊髓内上下延伸多个节段,也可波及延髓,甚至达脑桥。空洞向四周及上下伸展挤压,多数病变在脊髓首先侵犯灰质前连合,然后对称或不对称地向后角和前角扩展,最后脊髓的整个平面均可累及。病理检查可以发现空洞形成和胶质增生,空洞内充满清亮或黄色液体。洞壁由环形排列的增生胶质细胞组成,伴随神经细胞萎缩神经纤维变性。

四、临床表现

1. 感觉障碍　主要表现为节段性分离性感觉障碍,空洞常始于中央管背侧一侧或双侧后角底部,最早症状为单侧或双侧节段性的痛觉、温觉缺失,若病变侵及前连合时表现为双侧节段性痛、温觉缺失,而触觉及深感觉正常。因痛、温觉缺失,患者常有局部皮肤被烫伤而无知觉的情况。痛觉、温觉缺失范围常扩大到两侧上肢及胸背部,呈短上衣样分布。当病变累及脊髓后角的胶状质时患处可出现自发性烧灼样疼痛(中枢性痛)。当后索和脊髓丘脑束受累时则出现空洞水平以下传导束性感觉障碍。个别经 MRI 确诊的脊髓空洞症病例并无分离性感觉障碍。

2. 运动与反射障碍　脊髓前角细胞受累时,病变相应节段所支配肌肉(常为上肢)无力、萎缩,肌张力降低,腱反射减弱或消失。晚期可损害锥体束而表现病变平面以下肌张力增高,腱反射亢进,病理阳性,腹壁反射消失。当病变累及锥体束时则病变平面以下呈上运动神经元瘫痪征象。

3. 营养性障碍　脊髓侧角受累时皮肤粗糙、角化过度、发绀、指甲无光泽易脆裂脱落;初期多汗,后期少汗或无汗。颈胸段病变损害交感神经通路时,可产生同侧 Horner 征。由于关节的营养障碍和痛觉缺失,引起关节磨损、萎缩、畸形、肿大,活动范围过度,称为神经源性关节病或夏科(Charcot)关节。疾病严重者或疾病晚期患者可出现神经源性膀胱或大小便失禁。

五、辅助检查

1. 脑脊液压力　多正常,细胞数及蛋白一般正常,个别患者蛋白质可轻度升高。在晚期严重病例偶见椎管阻塞、蛋白升高。

2. X 线检查　可发现 Charcot 关节、寰枕畸形或脊柱畸形等。

3. 延迟脊髓 CT 扫描(DMCT)　可显示高密度空洞影像。

4. 腰穿检查 一般无异常发现,若脊髓空洞较大则偶可出现脊髓腔部分梗阻并引起脑脊液蛋白质含量增高。

5. 神经电生理检查 脊髓受累节段支配区肌电图表现为神经源性损害,神经传导检查多数正常,部分患者体感诱发电位潜伏期可延长。

六、诊断与鉴别诊断

(一) 诊断

根据青壮年期发病,起病隐袭,缓慢进展,节段性分离性感觉障碍、肌无力和肌萎缩、皮肤和关节营养障碍,常合并其他先天性畸形等,不难诊断。典型病例诊断并不困难,但不典型者并不少见,常规 X 线检查可以明确是否伴随骨骼畸形,MRI 检查发现脊髓空洞可以明确诊断。

(二) 鉴别诊断

1. 脊髓内肿瘤 早期可有分离性感觉障碍,但肿瘤病变节段短,进展较快,病情较重,可较快出现横贯性损害表现,括约肌功能障碍出现较早,皮肤营养性障碍少见。CSF蛋白明显增高,MRI 检查可以鉴别。

2. 颈椎病 常以神经根性疼痛为突出症状,感觉障碍呈根性分布,可有上肢肌肉萎缩,但不显著,一般无营养障碍,颈椎 X 线检查、CT 和 MR 检查可鉴别。

3. 肌萎缩侧索硬化 多在中年起病,上、下运动神经元同时受累,无感觉障碍,MRI检查无异常。

七、治疗

本病进展缓慢,常迁延数十年之久。目前尚无特效疗法,主要是对症处理。

对于髓内空腔细小,临床和影像学方面均未发现脑和脊髓受压或肿瘤、畸形等其他病变者,可密切随访。对小脑扁桃体下疝畸形伴脊髓积水症者,尤其伴有延髓、小脑或脊髓受压症状者宜行枕大孔减压术。对于临床表现进行性加重、积水空洞腔较大或进行性扩大者可行脊髓空洞腔-脊髓蛛网膜下腔分流术。对合并其他畸形或肿瘤等其他病变者,若能手术矫正或切除者也应予以手术治疗。对早期胶质增生为主时,可行放射治疗或口服同位素治疗,以阻滞病情进展。注意保护受累关节及肌肉,防止烫伤、冻伤及各种意外。注意防止关节挛缩,可辅助康复、按摩等。可给予 B 族维生素、镇痛剂等对症治疗。

案例分析

患者,男,36 岁。右肩关节肿胀疼痛 3 个月就诊。该患者于 3 个月前没有明显诱因出现右肩关节肿胀、钝痛,但不影响右上肢活动。于当地医院按"肩周炎"治疗无效。既往健康。神经系统查体:体温 36.5℃;脉搏 75 次/分;呼吸 16 次/分;血压 140/70 mmHg。双侧上肢腱反射减弱、右上肢肌力 V 级,左上肢肌力 V 级。右侧 $C_3 \sim T_6$ 支配区痛、温觉减退,触觉正常,双手轻度肌萎缩。双下肢腱反射活跃,肌力正常,双侧巴氏征阳性。右肩关节明显肿胀,畸形,无明显压痛,关节活动时有摩擦音,但活动不受限。辅助检查:①腰穿检查:CSF 无色透明,压力 155 mmH_2O,细胞数 $3 \times 10^6/L$,蛋白、糖、氯化物均正常,压颈试验通畅。②右肩关节像未见明显异常。③MRI 检查示:$C_1 \sim T_5$ 髓内有纵形条形异常信号,T1WI 为低信号,T2WI 为高信号,异常信号边缘清楚。印象诊断:$C_1 \sim$

T₅脊髓空洞症。问题：

    1. 该患者应考虑做何诊断？

    2. 本病应与哪些疾病鉴别？

（周　越）

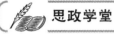 **能 力 检 测**

1. 描述急性脊髓炎的临床表现。

2. 如何对脊髓压迫症患者进行治疗？

3. 简述脊髓空洞症患者的病理检查及呈现特点。

考试要点

思政学堂

    实施积极应对人口老龄化国家战略，发展养老事业和养老产业，优化孤寡老人服务，推动实现全体老年人享有基本养老服务。

    ——习近平：高举中国特色社会主义伟大旗帜 为全面建设社会主义现代化国家而团结奋斗——在中国共产党第二十次全国代表大会上的报告

Note

第九章 脑血管疾病

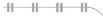

数字课件9

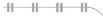

学习目标

1. 掌握：短暂性脑缺血发作、脑梗死、脑出血、蛛网膜下腔出血的临床表现、诊断、鉴别诊断和治疗原则。

2. 熟悉：脑血管疾病危险因素和预防，以及血管性痴呆的临床表现、诊断和鉴别诊断。

3. 了解：脑血液循环调节及病理生理、流行病学。

第一节 概 述

脑血管疾病（cerebrovascular disease，CVD）是指由各种原因导致的脑血管性疾病的总称。脑卒中是指急性脑血管病，为脑血管病的主要临床类型，分为出血性卒中和缺血性卒中。

一、脑血液循环调节及病理生理

脑位于颅腔内，是人体最重要的器官，正常成人的脑重约为 1500 g，占体重的 2%～3%，但流经脑组织的血流量为 750～1000 mL/min，占每分钟心搏出量的 20%。脑组织耗氧量占全身耗氧量的 20%～30%，脑能量来源主要依赖于糖的有氧代谢，几乎无能量储备，如果全脑组织的血供完全中断，6 s 患者即出现意识丧失，10 s 自发脑电活动消失，5 min 最易损的特定神经元出现不可逆性损伤，10～20 min 大脑皮质出现广泛性的选择性神经元坏死，由此可见脑组织对缺血、缺氧性损害非常敏感，足够的脑血液供应对保持正常的脑部功能十分重要。

脑组织的血流量分布不均匀，大脑皮质的血液供应最丰富，其次为基底核和小脑皮质。不同脑组织细胞对缺血、缺氧性损害的敏感性不同：神经元最不能耐受，其次为神经胶质细胞，最后为血管内皮细胞。不同部位的神经元对缺血、缺氧性损害的敏感性也不相同：大脑新皮质（第 3、5、6 层）的锥体神经元、海马 CA1 锥体神经元和小脑 Purkinje 细胞对缺血、缺氧性损害最敏感，脑干运动神经核对缺血、缺氧耐受性较高。

二、治疗原则

脑血管病的治疗原则为挽救生命、降低残疾、预防复发和提高生活质量。由于卒中是急症，患者发病后是否及时送达医院，并尽快明确诊断和获得早期有效治疗，是能否达

Note

148

到最好救治效果的关键。卒中单元(stroke unite)是种多学科合作的组织化病房管理系统,其核心工作人员包括临床医师、专业护士、物理治疗师、职业治疗师、语言训练师和社会工作者。卒中单元虽然不是卒中的一种治疗方法,但它显著改善住院卒中患者管理,为卒中患者提供全面和优质的药物治疗、肢体康复、语言训练、心理康复和健康教育。因而,卒中患者在卒中单元进行治疗较非卒中单元明显地提高疗效和满意度。目前,卒中单元已被循证医学证实是卒中治疗的最佳途径。有条件的医院,所有急性脑血管病患者都应收入卒中单元治疗。

目前绝大部分卒中患者的病理生理过程无法逆转,且缺少有效的卒中治疗方法,急性卒中的治疗主要是处理卒中合并症。脑血管病的治疗应以循证医学的证据为基础,并结合临床经验和患者的具体情况制订个性化诊疗方案。

第二节　脑血管疾病的流行病学及预防

一、脑血管疾病的流行病学

脑血管疾病的发病率、死亡率、致残率及再发率均高,与心脏病及恶性肿瘤构成了多数国家的三大致死疾病。与西方发达国家相比,我国脑血管病的发病率和死亡率明显高于心血管病,2013 年的《中国卫生和计划生育统计年鉴》显示,2008 年我国城市和农村脑血管病的时间点患病率分别为 770/10 万和 520/10 万,2012 年全国因脑血管病住院的总人数为 195 万人,2012 年我国城市和农村脑血管病的年死亡率分别为 120/10 万和 136/10 万。研究发现脑卒中的发病具有明显的季节性,寒冷季节发病率高,尤其是由血性卒中发病的季节性更为明显。根据国内的流行病学资料,脑卒中的发病率和死亡率男女之比为(1.1～1.5)∶1,男性显著高于女性。

二、脑血管疾病的预防

1. 防治高血压　高血压的防治措施如下:及时筛查新发高血压患者,定期监测血压,限制食盐的摄入量,减少膳食脂肪摄入量,控制体重,适当进行体育锻炼,戒烟,限酒,保持积极乐观的心态,提高抗应激能力,高血压患者应长期坚持口服降压药物的治疗。

2. 防治心脏病　心房颤动、瓣膜性心脏病、冠心病、充血性心力衰竭、扩张型心肌病及先天性心脏病等均为脑血管病的危险因素,心房颤动患者的脑卒中发生率达 12.1%,以缺血性脑卒中为主。心脏病常引起脑栓塞,预防措施主要是应用抗凝药和抗血小板药,常用的口服抗凝药物为华法林。防治措施还包括如下几方面:成年人应定期体检,早期发现心脏病;怀疑为心脏病的患者,应积极找专科医师治疗;可根据患者的总体情况及可能存在的其他危险因素制订具体的脑卒中预防方案。对于冠心病、心力衰竭等,还要积极治疗原发病;对瓣膜性心脏病、先天性心脏病等,可酌情进行外科手术治疗。

3. 防治糖尿病　糖尿病是脑卒中的独立危险因素,糖尿病可以将脑卒中的风险增加 1 倍以上,而大约 20% 的糖尿病患者最终将死于脑卒中,且糖尿病患者中,动脉粥样硬化、肥胖、高血压及血脂异常等危险因素的发生率性均比非糖尿病患者群高。普通的糖尿病患者,空腹血糖应控制在 7.0 mmol/L 以下,餐后血糖应控制在 10.0 mmo/L 以下,糖化血红蛋白应控制在 7% 下,同时应注意避免低血糖的发生。

4. 防治血脂异常　防治血脂异常应以控制饮食及体育锻炼为关键,改变高脂肪、高胆固醇饮食等不健康的生活方式,辅以降血脂药物治疗。

5. 戒烟 烟草中含有的尼古丁可以造成血管痉挛、血压升高及加速动脉粥样硬化等危害。因此,吸烟者应该戒烟,动员全社会参与,采用综合性控烟措施对吸烟者进行干预;不吸烟者应避免被动吸烟;继续加强宣传教育,提高公众对主动与被动吸烟危险性的认识。

6. 限酒 大量研究表明,饮酒量与脑卒中的发生风险呈一种 J 型关系,即少量饮酒降低脑卒中发生风险,而过量饮酒则增加脑卒中发生风险。

7. 控制体重 肥胖是脑卒中的独立危险因素,伴发高血压、心脏病及糖尿病的脑卒中与超重或肥胖相关。我国一项涉及 26607 例患者的研究证实,体重指数(BMI)是缺血性脑卒中的独立预测因素。肥胖者应通过健康的生活方式、良好的饮食习惯、增加体育锻炼等措施减轻体重。

> **知识链接**
>
> 体重指数,即身体质量指数,对应英文为 body mass index,简称 BMI,是用体重公斤数除以身高米数的平方得出的数值,是目前国际上常用的衡量人体胖瘦程度以及是否健康的一个标准。成人的 BMI:低于 18.5 为过轻;18.5~23.9 为正常;24~27 为过重;28~32 为肥胖;高于 32 为非常肥胖。

8. 防治动脉粥样硬化 颅内及颈部的大动脉粥样硬化是缺血性脑血管病的重要危险因素,近年来有研究表明主动脉弓粥样硬化也是缺血性脑血管病的危险因素之一。因此,对存在以上动脉粥样硬化病变的患者,应该积极筛查并控制其他卒中危险因素;对于存在不稳定动脉粥样硬化斑块或动脉粥样硬化性血管狭窄的患者,首选阿司匹林等抗血小板药物及他汀类药物治疗;对于重度颈动脉狭窄(>70%)的患者,在全面综合考虑获益、风险及患者意愿的情况下,在有条件的地方可以考虑行颈动脉内膜切除术或颈动脉支架成形术治疗。对于无症状颈动脉狭窄的患者,无论其是否进行血管重建,他汀类药物治疗均适用。

9. 防治高同型半胱氨酸血症 大量研究结果均支持同型半胱氨酸血浆水平的升高与动脉粥样硬化性疾病存在联系,它可使动脉粥样硬化性血管疾病的发生风险增加 2~3 倍。对于血同型半胱氨酸水平升高者,可应用叶酸、维生素 B_6 和维生素 B_{12} 联合治疗降低血浆同型半胱氨酸水平,但是降低血浆同型半胱氨酸水平能否减少卒中发生目前尚不清楚。

10. 适度的体育锻炼和合理膳食 适度的体育锻炼可以改善心脏功能,增加脑血流量,改善微循环,还可通过对血压、血糖和体重的控制而起到预防脑卒中的作用。

11. 其他 其他可干预的危险因素还包括口服避孕药、炎症和感染、偏头痛等。

 思政学堂

> 要坚决贯彻预防为主的卫生与健康工作方针,坚持常备不懈,将预防关口前移,避免小病酿成大疫。要健全公共卫生服务体系,优化医疗卫生资源投入结构,加强农村、社区等基层防控能力建设,织密织牢第一道防线。
> ——2020 年 2 月 14 日,习近平在中央全面深化改革委员会第十二次会议上的讲话

第三节　短暂性脑缺血发作

短暂性脑缺血发作（transient ischemic attack，TIA）是指由于脑或视网膜局灶性缺血所致的、不伴急性梗死的短暂性神经功能缺损发作。TIA 的临床症状一般不超过 1 h，最长不超过 24 h，且无责任病灶的证据。近来研究证实，对于传统 TIA 患者，如果神经功能缺损症状超过 1 h，绝大部分神经影像学检查均可发现对应的脑部梗死小病灶。因此传统的 TIA 许多病例实质上是小卒中。

一、病因与发病机制

TIA 的病因和发病机制目前还存在一些争议，但大多数认为与动脉粥样硬化、动脉狭窄、心脏病、血液成分改变及血流动力学变化等多种病因有关，主要有以下几个方面。

1. 微栓塞　来源于颈部和颅内大动脉，尤其是动脉分叉处的动脉粥样硬化斑块破裂后栓子脱落或心源性（最常见的是心房颤动）的微栓子脱落，随血液流入脑中小动脉，可造成微栓塞，引起局部缺血症状，微栓子在崩解或移向血管远端后，阻塞部分的血供恢复，症状消失。

2. 血流动力学改变　在各种原因导致的颈部或颅内动脉狭窄的基础上，当血压急剧波动，狭窄部位远端血管的血流减少，发生一过性缺血症状，当血压回升后，局部脑血流恢复正常，TIA 的症状消失。这种类型的 TIA 占很大部分，且发作通常刻板、短暂、频繁。

3. 血液成分改变　各种可能造成血液成分改变的疾病都有可能触动 TIA 的发作，如真性红细胞增多症、贫血、白血病、血小板增多症、异常蛋白血症、血纤维蛋白原含量增高等。

4. 其他　颅内动脉炎和脑盗血综合征也会引起 TIA，脑血管痉挛或受压也可引起脑缺血发作。

二、临床表现

1. 一般表现　TIA 多发生于中老年人，男性多于女性。患者多伴有高血压、糖尿病、血脂异常、动脉粥样硬化和心脏病等脑血管病的危险因素。起病突然、迅速，局部脑或视网膜功能障碍，一般多在 1~2 h 内恢复，不留后遗症。但常反复发作，每次发作时的临床表现基本相似。TIA 具有发作性、短暂性、可逆性、反复性的临床特征，而临床症状多种多样，取决于受累血管的分布。

2. 颈内动脉系统 TIA　临床症状常与缺血部位相关，若 TIA 发生在大脑中动脉供血区，可出现病变对侧肢体的单瘫、偏瘫和面瘫，可伴有偏身感觉障碍和对侧同向偏盲，优势半球受损常出现失语和失用，非优势半球受损可出现空间定向障碍。TIA 在大脑前动脉供血区，可出现人格和情感障碍、对侧下肢无力等。TIA 在颈内动脉主干表现为病变侧单眼一过性黑矇或失明（眼动脉受累所致），伴或不伴对侧偏瘫及感觉障碍，病变侧出现 Horner 征、对侧偏瘫。

3. 椎-基底动脉系统 TIA　最常见的症状是眩晕、恶心和呕吐，大多数不伴有耳鸣，为脑干前庭系统缺血的表现。少数伴有耳鸣，是迷路动脉缺血的症状。交叉性感觉障碍（病变侧面部及对侧半身感觉障碍）和脑神经交叉性瘫痪（病变侧脑神经麻痹和对侧肢体瘫痪）是椎-基底动脉系统 TIA 的特征性症状，还可能出现一些特殊的临床综合征，如跌倒发作、短暂性全面遗忘、双眼视力障碍发作等。因缺血部位不同，可出现不同的症状。

椎-基底动脉系统 TIA 更易出现反复发作。

三、辅助检查

一般头部 CT 和 MRI 检查多正常。经颅多普勒可监测微栓子,并判断颅内大动脉狭窄程度,了解脑血液循环状况。通过颈动脉超声可发现颈部动脉和椎-基底动脉的颅外段的动脉硬化斑块并评价斑块性质及血管狭窄的程度及是否存在闭塞。MRA、CTA、DSA可以了解脑部血管狭窄情况。常规化验、心电图及超声心动图是必要的。

四、诊断

由于 TIA 呈一过性,大多数 TIA 患者就诊时临床症状已经消失,故诊断主要依靠询问病史及典型症状。中老年人突然出现局灶性脑损害症状,符合颈内动脉系统与椎-基底动脉系统及其分支缺血后的表现,短时间内完全恢复,应高度怀疑为 TIA。若头部 CT 和MRI 正常或未显示责任病灶,在排除其他疾病后,即可诊断 TIA。

五、鉴别诊断

1. 癫痫局灶性发作 主要表现为身体某一部位抽动或麻木针刺感,持续时间数秒或数分钟,较 TIA 时间更短,脑电图可有异常,头部 CT 和 MRI 可能发现局灶性病变。

2. 梅尼埃病 主要表现为反复发作性眩晕、恶心、耳聋、耳鸣、耳内胀满感,好发于中年人,除自发性眼震,中枢神经系统检查正常。冷热水试验可见前庭功能减退或消失。可根据病史、听力检测等鉴别。

3. 良性发作性位置性眩晕 眩晕发作与头位变换有关,每次发作持续时间短暂,多数小于 1 min。耳石的手法复位效果较好。

4. 其他 偏头痛、阿-斯综合征、多发性硬化的发作症状、颅内肿瘤等都会有类似TIA 的症状出现,应注意鉴别。

六、治疗

(一) TIA 短期卒中风险评估

TIA 是公认的缺血性卒中的高危因素,发病后 2~7 天内为卒中的高风险期,应积极评估卒中风险,减少卒中的发生。$ABCD^2$ 评分能很好地预测短期脑梗死的风险,应用最为广泛(表 9-1)。$ABCD^2$ 评分的低危、中危及高危分值范围分别为 0~3、4~5 及 6~7。症状发作在 72 h 内存在以下情况之一者,建议入院治疗:① $ABCD^2$ 评分>3 分;② $ABCD^2$ 评分 0~2 分,但门诊不能在 2 天之内完成 TIA 系统检查;③ $ABCD^2$ 评分 0~2分,并有其他证据提示症状由局部缺血造成。

表 9-1 TIA 的 $ABCD^2$ 评分

项目	TIA 的临床特征	得分
年龄(A)	>60 岁	1
血压(B)	收缩压>140 mmHg 或舒张压>90 mmHg	1
临床症状(C)	单侧无力	2
	不伴无力的言语障碍	1
症状持续时间(D)	>60 min	2
	10~59 min	1
糖尿病(D)	有	1

（二）药物治疗

1. 抗血小板治疗 对非心源性 TIA 患者,不推荐使用口服抗凝药物及常规使用静脉抗凝剂治疗,建议给予抗血小板治疗,建议进行长期抗血小板治疗(阿司匹林 50～325 mg,1 次/日,或氯吡格雷 75 mg,1 次/日),一般单独使用。对于发病 24 h 内且 ABCD² 评分为 4 分的非心源性 TIA 患者,可给予阿司匹林联合氯吡格雷的双重抗血小板治疗,双抗治疗持续时间不超过 3 周。对于存在颅内大动脉粥样硬化性严重狭窄(＞70％)的急性非心源性 TIA 患者,可考虑给予阿司匹林联合氯吡格雷的双重抗血小板治疗,双抗治疗持续时间不超过 3 个月。

2. 抗凝治疗 抗凝治疗不应作为 TIA 患者的常规治疗,对于心源性 TIA 患者可采用,建议使用华法林口服。因华法林起效慢,肝素起效快,可先短暂使用肝素,再改为华法林,一般华法林 1～3 mg,1 次/天,口服,3～5 天后改为 2.5～5 mg 维持,并参考国际标准化比值调整剂量,使 INR 控制在 2.0～3.0。

3. 钙拮抗剂 可以阻止细胞内钙超载,防止血管痉挛,增加血流量,改善微循环。如尼莫地平 20～40 mg,3 次/天;盐酸氟桂嗪 5～10 mg,睡前口服,1 次/天。

4. 溶栓治疗 TIA 的临床症状再次发作,且临床已明确诊断为脑梗死时,应按照卒中指南积极进行溶栓治疗。

5. 其他 中药也有一定作用。降纤酶等降纤药物可以降低患者血纤维蛋白原。

（三）非药物治疗

若患者存在严重的动脉狭窄,内科药物治疗无效时,可考虑将颈动脉内膜切除术及颈动脉支架成形术作为内科药物治疗的辅助技术手段。具体内容详见本章第二节二级预防部分。

七、预后

TIA 患者发生卒中的概率较一般人高。TIA 患者短期卒中风险很高,其 7 天内卒中风险为 4％～10％,3 个月内卒中风险为 10％ ～ 20％(平均为 11％)。TIA 患者再发卒中、心肌梗死和猝死的风险都较高。

八、预防

积极查找病因,对可能存在的脑血管病危险因素进行治疗。

案例分析

患者,男,40 岁,10 天前无明显诱因突然出现右眼黑矇,呈一过性,无肢体无力、麻木,无意识丧失、四肢抽搐,间断发作 4～5 次,每次持续约 1 min 自行缓解。查体:神志清,精神可,双眼各方向活动自如,无眼震及复视,双侧瞳孔等大等圆,直径 3 mm,对光反射灵敏;四肢肌力 5 级,肌张力可,四肢腱反射正常,四肢深浅感觉无明显异常。该患者初步诊断为什么病? 请为其定位受累动脉。

第四节 脑 梗 死

脑梗死(cerebral infarction)又称缺血性脑卒中,是指由于各种原因导致脑部血液循

课堂互动

请思考一下,为什么用华法林抗凝治疗时要先短暂使用肝素呢?

Note

典型病例

环障碍,局部血管缺血、缺氧造成的局限性脑组织的缺血性坏死或软化,是脑血管病中最常见的类型,约占 70%。

目前脑梗死的分型方法有很多,依据临床表现的分型目前主要应用的是牛津郡社区卒中计划(oxfordshire community stroke project,OCSP)分型,分为完全前循环梗死、部分前循环梗死、后循环梗死和腔隙性梗死四型。依据病因的分型当前国际广泛使用的是 TOAST(trial of org 10172 in acute stroke treatment)分型,分为大动脉粥样硬化型、心源性栓塞型、小动脉闭塞型、其他明确病因型和不明原因型五型。依据局部脑组织发生缺血坏死的机制可将脑梗死分为三种主要病理生理学类型,分别为脑血栓形成、脑栓塞和血流动力学机制所致的脑梗死。

一、动脉粥样硬化性血栓性脑梗死

动脉粥样硬化性血栓性脑梗死,是在大动脉粥样硬化导致的血管壁病变的基础上,发生血栓形成,造成脑供血动脉急性闭塞或严重狭窄,局部脑组织因血液供应中断而发生缺血、缺氧性坏死,引起相应的神经系统症状和体征,是脑梗死中最常见的类型。

（一）病因与发病机制

其主要病因是动脉粥样硬化和血栓形成,其他少见的病因如动脉炎导致的管腔狭窄或闭塞、药物原因、血液系统疾病、遗传性高凝状态、烟雾病等,还有一些不明原因均可导致本病。以下重点介绍两种主要病因。

1. 动脉粥样硬化 动脉粥样硬化是本病的根本病因。动脉粥样硬化常见于颅内及颈部大动脉、主动脉弓等,以动脉分叉处最多见,其形成的过程比较复杂,反复的动脉内膜损伤及高血压、糖尿病及血脂异常等在动脉粥样硬化的形成过程中起着重要的作用。

2. 血栓形成 动脉粥样硬化病变可促进血小板的黏附、聚集和释放,进而导致血栓形成,血管腔闭塞。血栓形成后可部分脱落或完全,随着血流到达脑部血管,最终导致管腔闭塞。

（二）病理及病理生理

1. 病理 动脉粥样硬化性血栓性脑梗死好发的血管依次为颈内动脉、大脑中动脉、大脑后动脉、大脑前动脉及椎-基底动脉等。闭塞血管内可见动脉粥样硬化或血管炎改变、血栓形成或栓子。脑动脉血流中断持续 5 min,神经细胞就会发生不可逆性损害,出现脑梗死。脑缺血病变的病理分期可分为五期:①超早期:1~6 h,脑组织改变不明显,肉眼可见的变化要在数小时后才能辨认。②急性期:6~24 h,缺血中心区发生轻度肿胀,神经细胞呈明显缺血改变。③坏死期:24~48 h,脑组织明显肿胀,神经细胞脱落,炎细胞浸润。④软化期:3 天~3 周,脑组织液化变软。⑤恢复期:3 周后至 4 周,小梗死灶开始形成胶质瘢痕,大梗死灶形成中风囊。局部血液供应中断引起的脑梗死多为白色梗死。由于脑梗死病灶内的血管壁发生缺血性病变,当管腔内的血栓溶解及/或侧支循环开放等原因使血流恢复后,血液会从破损的血管壁漏出,或引起继发性渗血或出血,导致出血性脑梗死,也称为红色梗死。

2. 病理生理 急性脑梗死病灶是由缺血中心区及其周围的缺血半暗带(ischemic penumbra)组成,存在侧支循环,尚有大量存活的神经元。如果能在短时间内恢复该区血流,该区的神经细胞有可能存活并恢复功能。因此及时恢复缺血半暗带的血液供应和应用有效的脑保护药物对减少脑卒中的致残率是非常重要的,但这些措施必须在一个限定的时间内进行,这个时间段即为治疗时间窗(therapeutic time window,TTW)。目如研

Note

究表明,急性缺血性卒中溶栓治疗的时间窗一般不超过发病 6 h,机械取栓治疗时间窗不超过 8 h。

(三) 临床表现

动脉粥样硬化性血栓性脑梗死以中老年患者多见,多伴有高血压、糖尿病、冠心病及血脂异常等脑血管病危险因素。部分患者在发病前可反复发作 TIA。根据梗死灶的大小和部位不同,可有不同的临床表现。患者一般意识清楚,在发生基底动脉闭塞或大面积脑梗死时,病情严重,出现意识障碍,甚至死亡。下文介绍不同脑血管闭塞所致脑梗死的临床表现。

1. 颈内动脉系统闭塞

(1) 颈内动脉闭塞:临床表现差别比较大,如果侧支循环代偿良好,可无症状。若侧支循环不良,可引起 TIA,也可表现为大脑中动脉和(或)大脑前动脉缺血症状,或分水岭梗死(位于大脑前、中动脉或大脑中、后动脉之间)。临床表现可有同侧 Horner 征,对侧偏瘫、偏身感觉障碍、双眼对侧同向性偏盲,优势半球受累可出现失语,非优势半球受累可有体象障碍。可有单眼一过性失明(眼动脉受累),偶尔成为永久性视力丧失。体检时颈部触诊发现颈内动脉搏动减弱或消失,听诊可闻及血管杂音,亦可出现晕厥发作或痴呆。

(2) 大脑中动脉闭塞:①大脑中动脉主干闭塞可出现对侧偏瘫、偏身感觉障碍和同向性偏盲(三偏);优势半球受累出现完全性失语症,非优势半球出现体象障碍。由于主干闭塞引起大面积的脑梗死,故患者多有不同程度的意识障碍,脑水肿严重时可导致脑疝形成,甚至死亡。②皮层支闭塞引起的偏瘫及偏身感觉障碍,以面部和上肢为重,下肢和足受累较轻,累及优势半球可有失语,意识水平不受影响。③深穿支闭塞最常见,表现为对侧偏瘫,肢体、面和舌的受累程度均等,对侧偏身感觉障碍,可伴有偏盲,优势半球病变出现皮质下失语。

(3) 大脑前动脉闭塞:前交通动脉开放,一侧大脑前动脉近段闭塞可无症状。远段闭塞,可出现对侧偏瘫,下肢重于上肢,有轻度感觉障碍,对侧强握反射,优势半球病变可有 Broca 失语,旁中央小叶受损可出现尿失禁。深穿支闭塞则引起对侧中枢性面舌瘫,上肢近端轻瘫(累及内囊膝部及部分前肢)。

2. 椎-基底动脉系统闭塞

(1) 大脑后动脉闭塞:临床症状差异颇大。①主干闭塞:可引起对侧同向性偏盲,上部视野损伤较重,黄斑视力可不受累。②皮质支闭塞:主要表现为双眼对侧视野同向偏盲(但有黄斑回避),偶为象限盲,可伴有视幻觉、视物变形和视觉失认等,优势半球受累可表现为失读及命名性失语等症状,非优势半球受累可有体象障碍。③深穿支闭塞:丘脑穿通动脉产生红核丘脑综合征,病侧小脑性共济失调,意向性震颤,舞蹈样不自主运动,对侧感觉障碍;丘脑膝状体动脉出现丘脑综合征,对侧深感觉障碍,自发性疼痛,感觉过度,轻偏瘫,共济失调和舞蹈-手足徐动症等。

(2) 椎动脉闭塞:基底动脉或双侧椎动脉闭塞是危及生命的严重脑血管事件,引起脑干梗死,出现眩晕、呕吐、四肢瘫、共济失调、昏迷和高热等。中脑受累出现中等大固定瞳孔,脑桥病变出现针尖样瞳孔,常见眼球垂直性歪扭斜视,娃娃头或冰水试验眼球水平运动缺如或不对称,眼球向偏瘫侧同向偏视,垂直性眼球运动可受损。

小脑后下动脉或椎动脉闭塞综合征:又称延髓背外侧(Wallenberg)综合征,是脑干梗死最常见类型,导致眩晕,呕吐,眼球震颤(前庭神经核);交叉性感觉障碍(三叉神经脊

Note

束核及对侧交叉的脊髓丘脑束受损);同侧 Horner 征(下行交感神经纤维受损);饮水呛咳,吞咽困难和声音嘶哑(疑核受损);同侧小脑性共济失调(绳状体或小脑受损),小脑后下动脉解剖变异较多,常见不典型临床表现。

(3)基底动脉闭塞:主干闭塞表现为眩晕、恶心及呕吐、眼球震颤、复视、构音障碍、吞咽困难及共济失调等,病情进展迅速且严重,可出现延髓性麻痹、四肢瘫、昏迷、中枢性高热、应激性溃疡,常导致死亡。

（四）辅助检查

1. 血液及心电图检查　血液检查包括常规及生化检查,有利于发现脑梗死的危险因素,对鉴别其他疾病也有价值。

2. 影像学

(1)头颅 CT:CT 对超早期缺血性病变和皮质或皮质下小的梗死灶不敏感,尤其后颅窝的脑干和小脑梗死更难检出。多数病例发病 24 h 后逐渐显示低密度梗死灶,发病后 2～15 天可见均匀片状或楔形的明显低密度灶,大面积脑梗死伴脑水肿和占位效应,出血性梗死呈混杂密度,应注意病后 2～3 周梗死吸收期,病灶水肿消失及吞噬细胞浸润可与脑组织等密度,CT 上难以分辨,称为模糊效应,增强扫描有诊断意义,梗死后 5～6 天出现增强现象,1～2 周最明显,绝大部分的梗死灶显示不均匀的病变组织。对于急性卒中患者,头颅 CT 平扫是最常用的检查(图 9-1)。

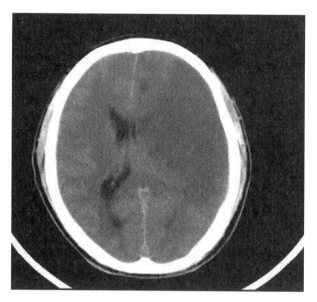

图 9-1　脑梗死

注:发病 24 h,CT 示左侧额颞顶叶可见大片状低密度影,边界欠清。

(2)MRI:标准的 MRI 序列(T1、T2 和质子相)可清晰显示缺血性梗死、脑干和小脑梗死、静脉窦血栓形成等,但对发病几小时内的脑梗死不敏感。脑梗死发病数小时后,即可显示 T1 低信号,T2 高信号的病变区域。弥散加权成像(DWI)可以早期(发病 2 h 内)显示缺血组织的大小、部位,甚至可显示皮质下、脑干和小脑的小梗死灶,结合表观弥散系数(ADC),DWI 对早期梗死的诊断十分敏感(图 9-2)。

(3)血管造影数字减影:血管造影(DSA)、CT 血管造影(CTA)和磁共振动脉成像(MRA)可以显示脑部大动脉的狭窄、闭塞和其他血管病变,如血管炎、纤维肌性发育不良、颈动脉或椎动脉壁分离及烟雾病等。作为无创性检查,MRA 的应用非常广泛,但对

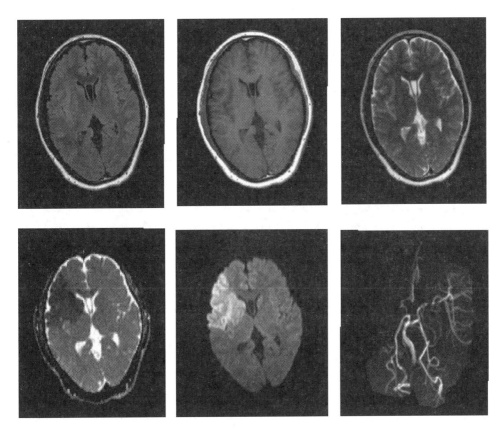

图 9-2　脑梗死 MRI

注：右侧额颞叶、基底节区超急性期脑梗死，发病 2 h，T1WI、T2WI 及 flair 像未见异常信号，DWI 见高信号，
ADC 图为低信号，MRA 示右侧大脑中动脉闭塞，左侧大脑中动脉狭窄。

于小血管显影不清，尚不能替代 DSA 及 CTA。

3. 经颅多普勒(TCD)及颈动脉超声检查　TCD 对评估颅内外血管狭窄及闭塞、血管痉挛或者侧支循环建立的程度有帮助。应用于溶栓治疗监测，对预后判断有参考意义。颈动脉超声检查可观察颈动脉狭窄、动脉粥样硬化斑块。

（五）诊断

中、老年患者，有脑血管病的危险因素，静息状态下或活动中起病，病前可有 TIA，症状可在数小时或数日内逐渐加重，多数患者意识清楚，但偏瘫、失语等神经系统局灶体征明显。头部 CT 在早期正常，24～48 h 内出现低密度病灶。

（六）鉴别诊断

脑梗死需与下列疾病鉴别。

1. 脑出血　临床症状与脑梗死相似，但多于活动中或情绪激动时起病，病情进展快，头颅影像学可明确诊断。

2. 蛛网膜下腔出血　青壮年常见，动态起病，病情进展迅速，头痛剧烈，多伴有恶心、呕吐，多无局灶性神经功能缺损的症状和体征，头颅影像学有助于明确诊断。

3. 颅内占位性病变　颅内肿瘤、外伤引起的颅内血肿、脑脓肿等也可呈卒中样发病，出现局灶性体征，与脑梗死类似。头颅影像学有助于明确诊断。

（七）治疗

脑梗死的治疗应遵循超早期(<6 h)治疗、个体化治疗、整体化治疗的原则。

1. 急性期治疗

（1）一般治疗：

①支持治疗：卧床休息，避免活动量过大，保持呼吸道通畅，对于有意识障碍的患者，应给予气道支持及辅助通气。

②调控血压：在急性期，患者会出现不同程度的血压升高，原因是多方面的，如脑卒中后的应激性反应、膀胱充盈、疼痛及机体对脑缺氧和颅内压升高的代偿反应等，且其升高的程度与脑梗死病灶大小、部位及病前是否患有高血压有关。脑梗死早期的高血压处理取决于血压升高的程度及患者的整体情况。收缩压小于 185 mmHg 或舒张压小于 110 mmHg，不需降血压治疗，以免加重脑缺血；收缩压在 185～210 mmHg 或舒张压在 115～120 mmHg 之间，也不必急于降血压治疗，应严密观察血压变化；收缩压大于 220 mmHg，舒张压大于 120 mmHg 以上，则应给予缓慢降血压治疗，并严密观察血压变化，防止血压降得过低。此外患者出现梗死后出血、合并高血压脑病、合并夹层动脉瘤、合并肾功能衰竭、合并心脏衰竭时，需考虑降压治疗。血压过低对脑梗死不利，应适当提高血压。

③控制血糖：高血糖和低血糖都能加重缺血性脑损伤，导致患者预后不良。当患者血糖增高超过 11.1 mmol/L 时，应立即给予胰岛素治疗，将血糖控制在 7.8～10.0 mmol/L。急性卒中患者很少发生低血糖，若发生可用葡萄糖口服或注射纠正低血糖。

④处理吞咽困难：30％～65％的急性卒中患者会出现吞咽困难，吞咽困难治疗的目的是预防吸入性肺炎，避免因饮食摄取不足导致的液体缺失和营养不良，以及重建吞咽功能。所有卒中患者在给予饮食前均应确定有无吞咽困难或误吸的危险。患者进食时应坐起，一般采用软食、糊状或冻状的黏稠食物，并将食物置于舌根部以利于吞咽。为预防食管反流，进食后应保持坐立位 0.5 h 以上。如果患者存在营养障碍，可较早给予鼻饲，对于频繁呕吐、胃肠道功能减弱或有严重的应激性溃疡者，可给予肠外营养，补充葡萄糖、氨基酸及脂肪乳等。

⑤降颅压治疗：严重脑水肿和颅内压增高是急性重症脑梗死的常见并发症，是造成死亡的主要原因之一。常用的降颅压药物为甘露醇、呋塞米和甘油果糖。20％甘露醇的常用剂量为 125～250 mL，每 4～6 h 使用一次；呋塞米有助于维持渗透压梯度；其他可用白蛋白佐治，但价格较高。甘油果糖也是一种高渗溶液，常用 250～500 mL 静脉滴注，每日 1～2 次。

⑥肺炎的处理：约 5.6％卒中患者合并肺炎，误吸是卒中合并肺炎的主要原因，肺炎是卒中患者死亡的一个主要原因，急性脑卒中还可并发急性神经源性肺水肿。早期识别和处理吞咽问题和误吸，对预防吸入性肺炎作用显著。患者可采用仰卧位，平卧位时头应偏向一侧，以防止舌后坠和分泌物阻塞呼吸道，经常变换体位，定时翻身和拍背，加强康复活动，是防治肺炎的重要措施。肺炎的治疗主要包括呼吸支持（如氧疗）和抗生素治疗，药敏试验有助于抗生素的选择。如果低氧血症严重或二氧化碳潴留明显，则需要气管插管和辅助通气。

⑦上消化道出血的处理：上消化道出血是脑卒中患者急性期临床上较常见的严重并发症，临床表现为呕血和柏油样便，严重时可以出现血压下降等末梢循环衰竭的表现，甚至合并各重要器官功能衰竭。上消化道出血的处理包括：a. 胃内灌洗：冰生理盐水 100～200 mL，其中50～100 mL 加入去甲肾上腺素 1～2 mg 口服；仍不能止血者，将另外的50～100 mL 冰生理盐水加入凝血酶 1000～2000 U 口服。对于意识障碍或吞咽困难患者，可给予鼻饲导管内注入。也可用立止血、云南白药、止血敏、止血芳酸、生长抑素等。b. 使

用制酸止血药物:西咪替丁 200～400 mg 加入静脉点滴,每日 2～3 次;也可选用口服或静脉点滴奥美拉唑。c.防治休克:若出现循环衰竭表现,应补充血容量,必要时可输血液制品。若上述多种治疗无效,仍有顽固性大量出血,可在胃镜下进行高频电凝止血或考虑手术止血。

⑧水、电解质紊乱的处理:脑卒中时由于神经内分泌功能的紊乱、意识障碍、进食减少、呕吐、中枢性高热等原因,尤其是在脱水治疗时,常并发水、电解质紊乱,进一步加重脑组织的损害,严重时可危及生命。脑卒中患者应常规进行水、电解质检测或监测,对于有意识障碍和脱水治疗的患者,尤其应该注意水盐平衡。出现水、电解质紊乱时应积极纠正。对于低钠血症的患者应根据病因分别治疗,注意补盐速度不易过快,以免引起脑桥中央髓鞘溶解症。对于高钠血症的患者应限制钠的摄入,严重者可给予 5% 的葡萄糖溶液静滴,纠正高钠血症不宜过快,以免引起脑水肿。

⑨心脏损伤的处理:脑卒中合并的心脏损伤是脑心综合征的表现之一,其发生机制尚不十分清楚,主要包括急性心肌缺血、心肌梗死、心律紊乱及心力衰竭等,是急性期脑血管病的主要死亡原因之一。脑卒中早期应密切观察心脏情况,必要时行动态心电图检查及心肌酶检查,及时发现心脏损伤,进行必要的处理,以使患者安全度过急性期。

(2)溶栓治疗:急性脑梗死溶栓治疗的目的是挽救缺血半暗带,通过溶解血栓,使闭塞的脑动脉再通,恢复梗死区的血液供应,防止缺血脑组织发生不可逆性损伤。溶栓治疗的时间是影响疗效的关键。临床常用的溶栓药物包括重组组织型纤溶酶原激活剂(recombinant tissue type plasminogen activator,rt-PA)和尿激酶(urokinase,UK)等。国内最常应用的是 UK,用量为 100 万～150 万 IU,给药方法包括静脉和动脉途径,动脉溶栓时可以减少用药剂量,但需在 DSA 监测下进行。

目前对溶栓治疗的适应证尚无一致的意见,以下几点仅供参考:①年龄超过 18 岁;②发病 6 h 之内;③血压低于 180/110 mmHg;④无意识障碍,由于椎基底动脉系统血栓的预后较差,故出现意识障碍时也可考虑;⑤瘫痪肢体的肌力在 3 级以下,持续时间超过 1 h;⑥头部 CT 排除脑出血,未出现与本次症状相对应的低密度梗死灶;⑦患者或家属签署知情同意书。

溶栓治疗的禁忌证如下:①有出血倾向或出血素质;②近 3 个月内有脑卒中、脑外伤史和心肌梗死病史,3 周内有胃肠道或泌尿系统出血病史,2 周内有接受较大的外科手术史,1 周内有在无法压迫的部位进行动脉穿刺的病史,体检发现有活动出血或者外伤(如骨折)的证据;③血压高于 180/110 mmHg;④CT 有大片的低密度病灶(低密度影大于大脑半球的 1/3);⑤体温 39 ℃以上伴有意识障碍的患者;⑥有严重的心、肝、肾功能障碍。此外,既往有颅内出血、蛛网膜下腔出血和出血性脑梗死病史的患者不建议进行溶栓治疗。溶栓治疗的并发症主要是脑梗死病灶继发性出血或身体其他部位的出血。

(3)抗凝治疗:主要目的是阻止血栓的进展,防止脑卒中复发,并预防脑梗死患者发生深静脉血栓形成和肺栓塞。目前抗凝疗法的有效性和安全性仍存有争议。临床常用的药物有肝素、低分子肝素及华法林等。抗凝治疗对大血管动脉粥样硬化引起的卒中和有频繁栓子脱落引起的卒中可能有效。并发症主要为出血倾向和血小板减少等。使用抗凝药物应密切监测凝血功能。

(4)降纤治疗:降解血中的纤维蛋白原,增加纤溶系统的活性,抑制血栓形成。常用的药物包括巴曲酶、降纤酶及安克洛酶。疗效尚不明确。

(5)抗血小板聚集治疗:在发病早期给予抗血小板聚集药物阿司匹林,可降低卒中的复发率,改善患者的预后(相关药物用法详见本章第二节)。

（6）神经保护治疗：①神经保护剂已进行了许多试验和临床研究，探讨了各种神经保护剂的效果，不少神经保护剂在动物实验时有效，但缺乏有说服力的大样本临床观察资料。目前常用的有依达拉奉、胞二磷胆碱等。②高压氧和亚低温治疗的疗效和安全性还需要更多的试验证实。

（7）中医中药治疗：传统中医治疗脑血管病已经积累了丰富的经验，治疗原则主要是活血化瘀、通经活络。常用药物有三七、丹参、川芎、葛根素、水蛭及银杏叶制剂等，还可用针灸治疗。根据患者意愿选用。

（8）外科或介入治疗：颈动脉内膜切除术对颈动脉狭窄超过 50% 的患者治疗有效。介入性治疗包括颅内外血管经皮腔内血管成形术及血管内支架置入等，其与溶栓治疗的结合已经越来越受到重视。

（9）设立脑卒中绿色通道和卒中单元（stroke unit，SU）：脑卒中的绿色通道包括医院 24 h 内均能进行头部 CT 及 MRI 检查，与凝血化验有关的检查可在 30 min 内完成并回报结果及诊疗费用的保证等，尽量为急性期的溶栓及神经保护治疗赢得时间。卒中单元是脑血管病管理模式，指在卒中病房内，是由神经专科医生、物理治疗师、语言康复师、心理治疗师及专业护理人员等组成，对患者进行药物治疗、肢体康复、语言训练、心理康复和健康教育等全面治疗。

（10）其他疗法：①扩容疗法：治疗急性缺血性脑卒中还存在争议，使用这一类治疗时要注意避免神经系统和心血管系统的并发症，如加重脑水肿、引起心力衰竭等。②丁基苯酞：近年国内开发的 I 类新药，多数对照试验显示丁基苯酞治疗组神经功能缺损和生活能力评分均较对照组显著改善，安全性好。③人尿激肽原酶：近年国内开发的另一个 I 类新药，大量对照试验显示人尿激肽原酶治疗组的功能结局均较安慰剂组明显改善并安全。

2. 恢复期治疗　尽早进行康复治疗，只要患者意识清楚，生命体征平稳，病情不再进展，48 h 后即可进行，康复应与治疗并进。康复的目标是减轻脑卒中引起的功能缺损，提高患者的生活质量。

（八）预后

本病的病死率约为 10%，致残率约为 50%，存活者的复发率约 40%。应做好后期的康复治疗及预防。

二、脑栓塞

脑栓塞（cerebral embolism）是指血液中的各种栓子随血流进入颅内动脉，造成血管腔急性闭塞或严重狭窄，该动脉供血区域脑组织发生缺血坏死，引起局灶性的神经功能障碍。脑栓塞主要指心源性脑栓塞。

（一）病因及发病机制

根据栓子来源可分为心源性、非心源性和来源不明性三种。

1. 心源性　约占脑栓塞的 70%，栓子来源于在心内膜和瓣膜形成的血栓或赘生物，脱落后阻塞脑动脉致病，可见于心房颤动、心房扑动、心脏瓣膜病、人工心脏瓣膜、感染性心内膜炎、心肌梗死、心肌病、心力衰竭、心脏黏液瘤等。心房颤动是心源性脑栓塞最常见的原因。

2. 非心源性　指源于心脏以外的栓子随血流进入脑内造成脑栓塞。常见的有动脉粥样硬化斑块脱落、脂肪栓塞、空气栓塞、癌栓塞等，少见的如感染性脓栓、寄生虫栓和异

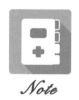

物栓等也可引起脑栓塞。

3. 来源不明性 少数病例查不到栓子来源。

（二）病理

绝大多数栓子进入颈内动脉系统。因大脑中动脉实际上是颈内动脉的直接延伸，大脑中动脉及其分支容易受累，左侧大脑是优势半球，血液供应更丰富，所以左侧大脑中动脉最易受累。因为脑栓塞常起病迅速，发展较快，没有足够的时间建立侧支循环，因此脑栓塞相比动脉粥样硬化性血栓性脑梗死，局部缺血更重。

脑栓塞引起的脑组织坏死可以为贫血性、出血性或混合性梗死，最常见的是出血性梗死。当栓子阻塞脑血管后，引起局部脑组织发生缺血、缺氧，脑组织软化、坏死。栓子停留一段时间后可溶解、破碎并向远端移位，原阻塞的血管恢复血流，因受损的血管壁通透性增高，可有大量红细胞渗出血管，使原来缺血区有血液渗出，形成出血性脑梗死。

（三）临床表现

任何年龄均可见，多在活动中急性发病，无明显诱因，常无前驱症状，在数秒钟或数分钟症状达高峰，多为完全性卒中。多数患者伴有心房颤动或风湿性心脏病等病史。偶尔病情在数小时内逐渐进展，症状加重，可能是脑栓塞后有逆行性的血栓形成。

部分患者有短暂意识模糊、头痛、抽搐，颈内动脉或大脑中动脉主干的大面积脑栓塞可发生严重脑水肿、颅内压增高、昏迷及抽搐发作，病情危重；椎-基底动脉系统栓塞也可发生昏迷。脑栓塞易复发和出血，病情波动比较大，刚开始严重，但因为血管的再通，部分患者临床症状可迅速缓解；有时可并发出血，临床症状可急剧恶化。临床症状主要取决于栓塞的血管，详见动脉粥样硬化性血栓性脑梗死部分。

（四）辅助检查

1. 常规检查 血液常规及生化、心电图、超声心动图和胸部 X 线都应常规检查。

2. CT 和 MRI 检查 可显示脑栓塞的部位和范围。CT 检查在发病 24～48 h 内可见病变部位低密度改变，发生出血性梗死时可见低密度梗死区出现 1 个或多个高密度影。

3. 脑脊液检查 不作为常规检查。脑脊液压力正常或增高，出血性梗死可见红细胞。因感染性疾病形成的栓子，可能会有白细胞升高、蛋白增多。

（五）诊断及鉴别诊断

1. 诊断 本病任何年龄均可见，根据骤然起病，数秒至数分钟达到高峰，表现为偏瘫、失语等局灶性神经功能缺损，既往有栓子来源的基础疾病，如心房颤动、风湿性心脏病、骨折等病史。CT 和 MRI 检查有助于明确诊断。

2. 鉴别诊断 本病应注意与动脉粥样硬化性血栓性脑梗死、脑出血等鉴别。

（六）治疗

1. 脑栓塞治疗 脑栓塞的治疗与动脉粥样硬化性血栓性脑梗死的基本治疗原则相似，包括急性期的综合对症治疗和恢复期的康复治疗等。要注意的是，在合并出血性梗死时，应立即停止使用溶栓、抗凝和抗血小板聚集的药物，以防出血加重。

2. 原发病治疗 针对心脏瓣膜病和引起心内膜病变的相关疾病，进行有效防治。对感染性栓塞应使用抗生素，并禁用溶栓和抗凝治疗，防止感染扩散。对脂肪栓塞，可采用肝素、5％碳酸氢钠及脂溶剂，有助于脂肪颗粒溶解。对有心律失常者，应予以纠正。空气栓塞者可进行高压氧治疗。治疗原发病有利于脑栓塞病情控制和防止复发。

3. 预防　心源性因素引起的脑栓塞容易复发,因此预防十分重要。主要是进行抗凝和抗血小板聚集治疗,临床常用的抗凝药物有肝素、低分子肝素及华法林等,抗血小板聚集治疗详见本章第二节二级预防相关内容。

（七）预后

脑栓塞的预后取决于栓塞脑血管的大小、部位和栓子的数量,以及原发病的严重程度。急性期病死率为 5%~15%,多死于严重脑水肿引起的脑疝、肺炎和心力衰竭等。脑栓塞容易复发,10%~20% 在 10 天内发生第二次栓塞,复发者病死率更高。

三、腔隙性脑梗死

腔隙性脑梗死是指大脑半球或脑干深部的小穿通动脉,在长期高血压的基础上,血管壁发生病变,导致管腔闭塞,形成小的梗死灶。由于缺血、坏死和液化的脑组织由吞噬细胞移走形成小空腔,故称腔隙性脑梗死。发病率约占脑血管病的 20%,常累及脑的深部白质、基底核、丘脑和脑桥等部位。有部分患者的病灶位于脑的相对静区,无明显的神经缺损症状,放射学检查或尸解时才会发现,故称为静息性梗死或无症状性梗死。

（一）病因及发病机制

病因为主要高血压、动脉粥样硬化等因素导致脑部小动脉的血管壁发生病变,导致血管腔闭塞产生腔隙性病变。部分糖尿病可导致远端肢体、肾脏、视网膜、周围神经和脑神经的小动脉梗死性病变。另外,小穿支动脉粥样硬化、血管炎及遗传性疾病等也可导致小穿支动脉闭塞。病变血管多为直径 $100~200~\mu m$ 的深穿支,多为终末动脉,侧支循环差,故发生缺血性梗死。

（二）病理

腔隙性梗死灶多为直径 0.2~15 mm 的囊性病灶,大体标本可见腔隙为含液体小腔洞样软化灶;镜下可见腔内布纤细的结缔组织小梁、吞噬细胞和微血管瘤,病变血管可见透明变性、玻璃样脂肪变、玻璃样小动脉坏死、血管壁坏死和小动脉硬化等。

（三）临床表现

本病以中老年患者多见,男性多于女性,多伴有高血压病史,常急性起病,症状较轻、预后较好。Fisher 将腔隙性脑梗死的症状归纳为 21 种综合征。临床较为常见的有以下 5 种。

1. 纯运动性轻偏瘫　最常见的类型,约占 60%。偏瘫累及同侧面部和肢体,瘫痪程度大致均等,不伴有感觉障碍、视野改变及语言障碍。病变部位在内囊、放射冠或脑桥等处。

2. 构音障碍-手笨拙综合征　约占 20%,起病迅速,主要表现为构音障碍、吞咽困难、病变对侧面瘫、手轻度无力及精细运动障碍,病变常位于脑桥基底部或内囊。

3. 纯感觉性卒中　约占 10%,主要表现为偏身感觉障碍,可伴有感觉异常,病变位于丘脑腹后外侧核。

4. 共济失调性轻偏瘫　主要表现为轻偏瘫,合并有瘫痪侧肢体共济失调,常下肢重于上肢,病变多位于脑桥基底部、内囊或皮质下白质。

5. 感觉运动性卒中　以偏身感觉障碍起病,再出现轻偏瘫,病灶位于丘脑腹后核及邻近内囊后肢,是丘脑膝状体动脉分支或脉络膜后动脉丘脑支闭塞所致。

本病常反复发作,引起多发性腔隙性脑梗死,常累及双侧皮质脊髓束和皮质脑干束,出现假性延髓性麻痹、认知功能损害、痴呆、帕金森综合征和尿便失禁等。

（四）辅助检查

头部 CT 可发现病变部位呈低密度，MRI 呈 T_1 低信号、T_2 高信号，较 CT 能发现更小的病灶（图 9-3）。

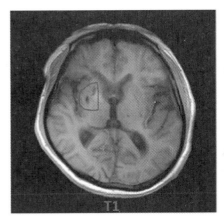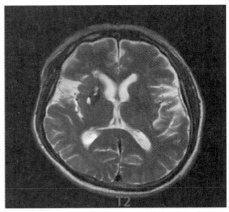

图 9-3　腔隙性脑梗死 MRI

注：右侧基底节区多发腔隙性脑梗塞形成软化灶，周围见胶质细胞增生。

（五）诊断及鉴别诊断

1. 诊断　中老年患者，有多年高血压病史，急性起病，出现局灶性神经功能障碍，CT 或 MRI 检查可发现相应的脑部有腔隙性病灶，可明确诊断。少数患者隐匿起病，无明显临床症状，仅在影像学检查时发现。

2. 鉴别诊断　本病需与小量脑出血、感染、脑囊虫病、烟雾病、脑脓肿、转移瘤等鉴别。

（六）治疗

基本的治疗原则与动脉粥样硬化性血栓性脑梗死相似。虽然本病症状较轻，预后良好，但是易反复发作，应注重二级预防。

（七）预后

本病预后一般良好，死亡率和致残率较低，但复发率较高。

🗂 案 例 分 析

患者，女，84 岁，2 h 前清晨起床时无明显诱因出现言语不能、右侧肢体无力，不能听懂别人讲话，不能表达自己的意思，右侧肢体完全不能动。入院急查颅脑 CT 未见出血。查体：神志清，完全性失语，高级智能检查不能配合。双眼球居中，眼球运动充分，双侧瞳孔等大等圆，直径约 3 mm，直接及间接对光反射灵敏，调节反射存在；余颅神经检查不配合。肌张力正常；左侧肢体可见活动，右侧肢体刺激后无活动，双侧指鼻试验及跟-膝-胫试验、闭目难立征均不配合，无不自主运动，右侧巴氏征阳性，右侧肢体腱反射减弱。该患者初步诊断是什么？受损部位定位是左侧大脑半球还是右侧大脑半球？

典型病例

第五节　脑　出　血

　　脑出血(intracerebral hemorrhage, ICH)是指原发性非外伤性脑实质内出血,也称自发性脑出血,占急性脑血管病的 20%～30%。年发病率为(60～80)/10 万人,急性期病死率为 30%～40%,是急性脑血管病中病死率最高的。在脑出血中大脑半球出血约占 80%,脑干和小脑出血约占 20%。

一、病因

　　最常见的病因是高血压合并细、小动脉硬化,其他病因包括脑动静脉畸形、动脉瘤、血液病(包括白血病、再生障碍性贫血、血小板减少性紫癜、血友病和镰状细胞贫血病等)、梗死后出血、脑淀粉样血管病(cerebralamyloidangiopathy, CAA)、脑府异常血管网病(moyamoya 病)、脑动脉炎、抗凝或溶栓治疗、瘤卒中等。

二、发病机制

　　脑内动脉壁薄弱,中层肌细胞和外膜结缔组织较少,而且无外弹力层。长期高血压使脑细、小动脉发生玻璃样变性及纤维素性坏死,管壁弹性减弱,血压骤然升高时血管易破裂出血。在血流冲击下,血管壁病变也会导致微小动脉瘤形成,当血压剧烈波动时,微小动脉瘤破裂而导致脑出血。高血压脑出血的发病部位以基底节区最多见,主要是因为供应此处的豆纹动脉从大脑中动脉呈直角发出,在原有血管病变的基础上,受到压力较高的血流冲击后易致血管破裂。

三、病理

　　脑出血的常见部位是壳核,占全部脑出血的 30%～50%。其次为丘脑、脑叶、脑桥、小脑及脑室等。

　　不同病因的脑出血,出血特点不同。高血压病、CAA、脑动脉瘤和脑动静脉畸形等常导致血管破裂,出血量大,病情较重;血液病、脑动脉炎及部分梗死后出血常表现为点状、环状出血,出血量小,症状相对较轻。

四、临床表现

　　脑出血常发生于 50 岁以上患者,多有高血压病史,多在活动中或情绪激动时突然起病,少数在安静状态下发病。患者一般无前驱症状,少数可有头晕、头痛及肢体无力等。发病后症状在数分钟至数小时内达到高峰。血压常明显升高,并出现头痛、呕吐、肢体瘫痪、意识障碍、脑膜刺激征和痫性发作等。临床表现的轻重主要取决于出血量和出血部位。

　　(一) 上基底节区出血

　　其中壳核是高血压脑出血最常见的出血部位,占 50%～60%,丘脑出血约占 24%,尾状核出血少见。

　　1. 壳核出血　主要是豆纹动脉尤其是其外侧支破裂引起,血肿常向内扩展波及内囊

Note

（图 9-4）。临床表现取决于血肿部位和血肿量。损伤内囊常引起对侧偏瘫、对侧偏身感觉障碍和同向性偏盲，还可表现为双眼向病灶侧凝视，优势半球受累可有失语。出血量大时患者很快出现昏迷，病情在数小时内迅速恶化。出血量较小则可表现为纯运动或纯感觉障碍，仅凭临床表现无法与脑梗死区分。

2. 丘脑出血 主要是丘脑穿通动脉或丘脑膝状体动脉破裂引起（图 9-5）。出血侵及内囊可出现肢体瘫痪，多为下肢重于上肢；感觉障碍较重，深、浅感觉同时受累，但深感觉障碍明显，可伴有偏身自发性疼痛和感觉过度；优势半球出血的患者，可出现失语，非优势半球受累，可有体象障碍及偏侧忽视等。丘脑出血可出现精神障碍，表现为情感淡漠、视幻觉及情绪低落等，还可出现丘脑语言（言语缓慢不清、重复言语、发音困难、复述差、朗读正常）和丘脑痴呆（记忆力减退、计算力下降、情感障碍、人格改变）。

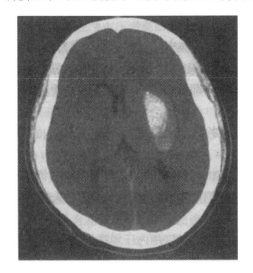

图 9-4 壳核出血

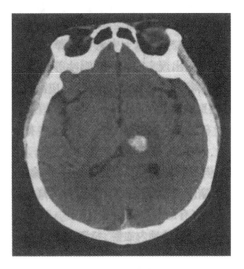

图 9-5 丘脑出血

丘脑出血向下扩展到下丘脑或中脑上部时，可引起一系列眼位异常，如垂直凝视或侧视麻痹、双眼分离性斜视、凝视鼻尖、瞳孔对光反射迟钝、假性展神经麻痹及会聚障碍等。血肿波及丘脑下部或破入第三脑室，表现为意识障碍加深，瞳孔缩小，中枢性高热及去大脑强直等症状。

3. 尾状核头出血 较少见。一般出血量不大，多经侧脑室前角破入脑室。临床表现为头痛、呕吐、对侧中枢性面舌瘫、轻度项强；也可无明显的肢体瘫痪，仅有脑膜刺激征，与蛛网膜下腔出血的表现相似。

（二）脑叶出血

脑叶出血占脑出血的 5%～10%。常见原因有 CAA、脑动静脉畸形、血液病、高血压、moyamoya 病等。血肿常局限于一个脑叶内，也可同时累及相邻的两个脑叶，一般以顶叶最多见，其次为颞叶、枕叶及额叶。与脑深部出血相比，一般血肿体积较大。临床可表现为头痛、呕吐等，癫痫发作比其他部位出血常见，肢体瘫痪较轻，昏迷较少见。根据累及脑叶的不同，可出现不同的局灶性定位症状和体征。

1. 额叶出血 可有前额痛及呕吐，病性发作较多见；对侧轻偏瘫、共同偏视、精神障碍；尿便障碍，并出现摸索和强握反射等；优势半球出血时可出现运动性失语。

2. 顶叶出血 偏瘫较轻，而偏侧感觉障碍显著；对侧下象限盲；优势半球出血时可出现混合性失语，非优势侧受累有体象障碍（图 9-6）。

3. 颞叶出血 表现为对侧中枢性面舌瘫及上肢为主的瘫痪；对侧上象限盲；优势半球出血时可出现感觉性失语或混合性失语；可有颞叶癫痫、幻嗅、幻视等。

4. 枕叶出血 可表现为对侧同向性偏盲，并有黄斑回避现象，也可表现为对侧象限盲；可有一过性黑矇和视物变形，多无肢体瘫痪。

（三）脑干出血

脑干出血约占脑出血的10%，绝大多数为脑桥出血，由基底动脉的脑桥支破裂导致，偶见中脑出血，延髓出血极为罕见（图9-7）。

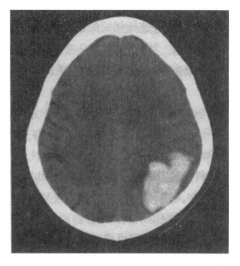

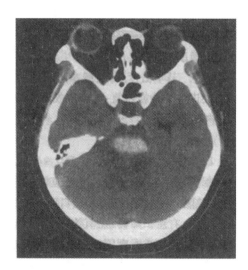

图 9-6　顶叶出血　　　　　　　　　　　　图 9-7　脑干出血

1. 脑桥出血 临床表现为突然头痛、呕吐、眩晕、复视、眼球不同轴、侧视麻痹、交叉性瘫痪或偏瘫、四肢瘫等。出血量少时，患者意识清楚，可表现为一些典型的综合征，如Foville综合征、Millard-Gubler综合征、闭锁综合征等。大量出血（出血量>5 mL）时，血肿波及脑桥双侧基底和被盖部，患者很快进入意识障碍，出现针尖样瞳孔、四肢瘫痪、呼吸障碍、去大脑强直、应激性溃疡、中枢性高热等，常在48 h内死亡。

2. 中脑出血 少见，轻症患者表现为突然出现复视、眼睑下垂、一侧或两侧瞳孔扩大、眼球不同轴、水平或垂直眼震、同侧肢体共济失调等。严重者很快出现意识障碍、四肢瘫痪、去大脑强直，常迅速死亡。

3. 延髓出血 更为少见，临床表现突然猝倒，意识障碍，血压下降，呼吸节律不规则，心律失常，继而死亡。

（四）小脑出血

小脑出血约占脑出血的10%。最常见的出血动脉为小脑上动脉的分支，病变多累及小脑齿状核。发病突然，眩晕和共济失调明显，可伴有频繁呕吐及头后部疼痛等。当出血量不大时，主要表现为小脑症状，如眼球震颤、病变侧共济失调、站立和行走不稳、肌张力降低及颈项强直、构音障碍和吟诗样语言，无偏瘫。出血量增加时，还可表现有脑桥受压体征，如展神经麻痹、侧视麻痹、周围性面瘫、吞咽困难及出现肢体瘫痪和（或）锥体束征等。大量小脑出血，尤其是蚓部出血时，患者很快进入昏迷，双侧瞳孔缩小呈针尖样，呼吸节律不规则，有去脑强直发作，最后致枕骨大孔疝而死亡。

（五）脑室出血

脑室出血分为原发性和继发性脑室出血。 原发性是指脉络丛血管出血或室管膜下

1.5 cm内出血溃破入脑室,继发性是指脑实质出血溃破入脑室者。在此仅描述原发性脑室出血。占脑出血的 3%～5%。出血量较少时,仅表现头痛、呕吐、脑膜刺激征阳性,无局限性神经体征。临床上易误诊为蛛网膜下腔出血,需通过头颅 CT 扫描来确定诊断。

出血量大时,很快进入昏迷或昏迷逐渐加深,双侧瞳孔缩小呈针尖样,四肢肌张力增高,病理反射阳性,早期出现去脑强直发作,脑膜刺激征阳性,常出现丘脑下部受损的症状及体征,如上消化道出血、中枢性高热、大汗、应激性溃疡、急性肺水肿、血糖增高及尿崩症,预后差,多迅速死亡。

五、辅助检查

1. 头颅 CT　是确诊脑出血的首选检查。《中国急性缺血性脑卒中诊治指南(2018)》推荐:按诊断流程对疑似脑卒中患者进行快速诊断,尽可能在到达急诊室后 60 min 内完成脑 CT 等基本评估并开始治疗,有条件应尽量缩短进院至溶栓治疗时间(Ⅰ级推荐,B级证据)。CT 可准确显示出血的部位、大小、脑水肿情况及是否溃破入脑室等,有助于指导治疗和判定预后。早期血肿在 CT 上表现为圆形或椭圆形的高密度影,边界清楚。

2. 头颅 MRI　对幕上出血的诊断价值不如 CT,对幕下出血的检出率优于 CT。MRI 的表现主要取决于血肿中血红蛋白的氧合状态及血红蛋白的分解代谢程度等。此外,MRI 比 CT 更易发现脑血管畸形、肿瘤及血管瘤等病变。

3. 脑血管造影及增强 CT　MRA、CTA 和 DSA 等可显示脑血管的位置、形态及分布等,并易于发现脑动脉瘤、脑血管畸形及 moyamoya 病等脑出血病因。增强 CT 和CTA 检查有助于在早期评价血肿扩大风险,可根据造影剂外渗情况或 CTA 斑点征(spot—sign)预测血肿扩大风险。

4. 其他检查　血常规、尿常规、血糖、肝功、肾功、凝血功能、血电解质及心电图等检查,有助于了解患者的全身状态。

六、诊断

50 岁以上中老年患者,有长期高血压病史,活动中或情绪激动时突然起病,血压常明显升高,出现头痛、恶心、呕吐等颅内压升高的表现,有偏瘫、失语等局灶性神经功能缺损症状和脑膜刺激征,可伴有意识障碍,应高度怀疑脑出血。头部 CT 检查有助于明确诊断。

七、鉴别诊断

1. 与脑梗死鉴别　老年人多见,多有动脉粥样硬化的危险因素,可有 TIA 史,头痛、恶心、呕吐少见,头颅 CT 检查有助于鉴别。

2. 与蛛网膜下腔出血鉴别　各年龄组均可见,以青壮年多见,多在动态时起病,病情进展急骤,头痛剧烈,多伴有恶心、呕吐,多无局灶性神经功能缺损的症状和体征,头颅CT、头颅 MRI 及脑脊液检查有助于明确诊断。

3. 与外伤性颅内血肿,特别是硬膜下肿鉴别　这类出血以颅内压增高的症状为主,但多有头部外伤史,头颅 CT 检查有助于确诊。

八、治疗

基本治疗原则如下:脱水降颅压,减轻脑水肿;调整血压;防止继续出血;保护血肿周围脑组织;促进神经功能恢复;防治并发症。

（一）内科治疗

1. 一般治疗

（1）卧床休息：一般应卧床休息 2～4 周，避免情绪激动及血压升高。

（2）保持呼吸道通畅：昏迷患者应将头歪向一侧，以利于口腔分泌物及呕吐物流出，并可防止舌根后坠阻塞呼吸道，随时吸出口腔内的分泌物和呕吐物，必要时行气管切开。

（3）吸氧：有意识障碍、血氧饱和度下降或缺氧现象的患者应给予吸氧。

（4）鼻饲：昏迷或吞咽困难的患者，若短期内不能恢复自主进食，则可通过鼻饲管进食。

（5）对症治疗：过度烦躁不安的患者可适量使用镇静药；便秘者可选用缓泻剂。

（6）预防感染：加强口腔护理，及时吸痰，保持呼吸道通畅；留置导尿管时应做膀胱冲洗；昏迷患者可酌情用抗生素预防感染。

（7）观察病情：严密注意患者的意识、瞳孔大小、血压、呼吸等改变，有条件时应对昏迷患者进行监护。

2. 脱水降颅压，减轻脑水肿　颅内压（intracranial pressure，ICP）升高的主要原因为早期血肿的占位效应和血肿周围脑组织的水肿，脑出血后 3～5 天，脑水肿达到高峰。颅内压升高是脑出血患者死亡的主要原因，因此降低颅内压为治疗脑出血的重要任务。脑出血的降颅压治疗首先以高渗脱水药为主，药物治疗的主要目的是减轻脑水肿、降低 ICP，防止脑疝形成。

渗透性脱水剂甘露醇（mannitol）是最重要的降颅压药物。20% 的甘露醇用量为 125～250 mL，快速静脉滴注，每 6～8 h 1 次，使血浆渗透压维持在 310～320 mOsm/kg，用药时间不宜过长，建议用 5～7 天。可同时应用呋塞米 20～40 mg，静脉或肌内注射，二者交替使用，维持渗透梯度。用药过程中应该监测尿量、水及电解质平衡。

3. 调控血压　脑出血多伴有血压升高，但脑出血急性期降压的时机及控制的目标尚存争议。一种观点认为过高的血压可导致血肿扩大，与不良预后密切相关。另一种观点认为脑出血时血压升高，是在颅内压增高的情况下，为了保证脑组织供血出现的脑血管自动调节反应，若血压控制过低，容易导致血肿周围脑组织发生缺血性损伤。近年发表的急性脑出血强化降血压试验结果表明，在脑出血急性期进行强化降血压是安全的，且可能获得更好的预后。因此，若脑出血急性期收缩压 ＞180 mmHg 或舒张压 ＞100 mmHg，可予以平稳降压治疗，并严密观察血压变化。

4. 亚低温治疗　局部亚低温治疗是脑出血的一种新的辅助治疗方法，能够减轻脑水肿，减少自由基生成，促进神经功能缺损恢复，改善患者预后，且无不良反应，安全有效。初步的基础与临床研究认为亚低温是一项有前途的治疗措施，而且越早应用越好。

5. 纠正凝血异常　对于严重凝血因子缺乏或严重血小板减少的患者，推荐给予补充凝血因子和血小板；因口服华法林导致脑出血的患者，应立即停用华法林，给予维生素 K，可静脉输注新鲜冰冻血浆或凝血酶原复合物；因应用肝素引起的脑出血，应立即停用肝素，给予鱼精蛋白。

6. 并发症的防治　肺部感染、上消化道出血、吞咽困难和水、电解质紊乱的治疗；中枢性高热，主要是由于丘脑下部散热中枢受损所致，表现为体温迅速上升，出现 39 ℃ 以上的高热，躯干温度高而肢体温度次之。解热镇痛剂无效，可予以物理降温治疗。

其他常见并发症有下肢深静脉血栓形成、肺栓塞、肺水肿、冠状动脉性疾病和心肌梗死、心脏损害、痫性发作等，要注意识别，并给予相应的治疗。

（二）外科治疗

主要目的是清除血肿，降低颅内压，挽救生命，其次是尽可能早期减少血肿对周围脑组织的损伤,降低致残率。同时应针对脑出血的病因,如脑动静脉畸形、脑动脉瘤等进行治疗。主要采用的方法有以下几种:去骨瓣减压术、小骨窗开颅血肿清除术、钻孔或锥孔穿刺血肿抽吸术、内窥镜血肿清除术、微创血肿清除术和脑室出血穿刺引流术等。

目前对手术适应证和禁忌证尚无一致意见。患者全身状况允许条件下,下列情况考虑手术治疗:①基底节区出血:中等量出血(壳核出血≥30 mL,丘脑出血≥15 mL)。②小脑出血:易形成脑疝,出血量≥10 mL,或直径≥3 cm,或合并脑积水,应根据患者的具体情况尽快手术治疗。③脑叶出血:高龄患者常为淀粉样血管病出血,除血肿较大危及生命或由血管畸形引起需外科治疗外,宜行内科保守治疗。④脑室出血:轻型的部分脑室出血可行内科保守治疗,重症全脑室出血(脑室铸型)需脑室穿刺引流加腰穿放液治疗。

(三) 康复治疗

早期将患肢置于功能位,如病情允许,危险期过后,应及早进行肢体功能、言语障碍及心理的康复治疗。

九、预后

与出血部位、出血量及是否有并发症有关。血肿大小是影响 ICH 病人预后的最主要的因素。

第六节　蛛网膜下腔出血

蛛网膜下腔出血(subarachnoid hemorrhage,SAH)是指脑底部或脑表面血管破裂后,血液流入蛛网膜下腔引起相应临床症状的一种脑卒中,又称为原发性蛛网膜下腔出血。继发性蛛网膜下腔出血指脑实质内出血、脑室出血、硬膜外或硬膜下血管破裂血液流入蛛网膜下腔者。

一、病因

蛛网膜下腔出血的病因有多种:①颅内动脉瘤最常见,占50%～85%;②脑血管畸形主要是动静脉畸形(AVM),青少年多见,约占2%;③脑底异常血管网病(moyamoya 病)约占1%;④其他夹层动脉瘤、血管炎、颅内静脉系统血栓形成、结缔组织病、血液病、颅内肿瘤、凝血障碍性疾病、抗凝治疗并发症等;⑤部分患者出血原因不明,如原发性中脑周围出血。

危险因素:颅内动脉瘤破裂出血的主要危险因素包括高血压、吸烟、过量饮酒、既往有动脉瘤破裂史、动脉瘤较大(如直径大于 7 mm)、多发性动脉瘤、拟交感药物(如可卡因)等。吸烟者与不吸烟者相比其动脉瘤更大,且更常出现多发性动脉瘤。

二、发病机制

动脉瘤可能由动脉壁先天性肌层缺陷或后天获得性内弹力层变性或两者的联合作用所致。动脉瘤的发生存在一定程度的遗传倾向和家族聚集性,在有动脉粥样硬化、动脉瘤家族史及多囊肾患者中,动脉瘤患病率较高;在 SAH 患者的一级亲属中,约4%有动脉瘤。但目前认为颅内动脉瘤不完全是先天性异常,相当一部分是在后天长期生活中发展起来的。脑动静脉畸形是发育异常形成的畸形血管团,血管壁薄弱易破裂。过去认为,动静脉畸形破裂是蛛网膜下腔出血的第二常见原因,近年来的研究发现,动静脉畸形破裂多导致脑内血肿,仅极少数(<5%)出现蛛网膜下腔出血而不伴脑内血肿。

课堂互动

请学生们以两人一组的形式,讨论蛛网膜下腔出血的好发部位。

病变血管可自发破裂,或因血压突然增高及其他不明显的诱因而导致血管破裂,血液进入蛛网膜下腔,通过围绕在脑和脊髓周围的脑脊液迅速播散,刺激脑膜引起脑膜刺激征。颅内容量增加引起颅内压增高,甚至脑疝。在脑室和脑底凝固的血液可阻塞脑脊液循环通路,使其吸收和回流受阻引起梗阻性脑积水,或引起蛛网膜粘连。后交通动脉瘤的扩张或破裂出血可压迫邻近的动眼神经,产生不同程度的动眼神经麻痹。血细胞释放的血管活性物质可引起血管痉挛,严重者发生脑梗死。血液刺激下丘脑可引起血糖升高、发热等内分泌和自主神经功能紊乱等。

三、病理

动脉瘤好发于 Willis 环及其附近的分支,尤其是动脉的分叉处。动脉瘤破裂最常发生在以下部位:①后交通动脉和颈内动脉交界处,约为 40%;②前交通动脉和大脑前动脉约为 30%;③大脑中动脉在外侧裂的第一个主要分支处,约为 20%;④后循环动脉瘤多发生在基底动脉尖或椎动脉与小脑后下动脉连接处,约为 10%。约 20% 的患者有 2 个或 2 个以上的动脉瘤,多位于对侧相同动脉,称为镜像动脉瘤。动脉瘤形状通常不规则,管壁可薄如纸张,较大的动脉瘤可有凝血块填充。破裂处多在瘤顶部,流入蛛网膜下腔的血液多沉积在脑底部各脑池中。大量出血时,血液可形成一层凝块将颅底的脑组织、血管及神经覆盖。有时血液可进入动脉瘤附近的脑实质而形成脑内血肿,多见于额颞叶。在出血较多处可能发现破裂的动脉瘤。出血量大时血液充填各脑室,导致脑脊液回流障碍而出现急性梗阻性脑积水、脑室扩大,脑膜可表现为无菌性炎症反应。

四、临床表现

(一)性别、年龄

各年龄段及两性均可发病,青壮年更常见,女性多于男性。

(二)起病情况

突然起病,以数秒或数分钟速度发生的头痛是常见的起病方式。患者常能清楚地描述发病时间和情景。情绪激动,剧烈运动,如用力、咳嗽、排便、性生活等是常见的发病诱因。

(三)临床表现

突然发生剧烈头痛,呈胀痛或爆裂样疼痛,难以忍受。可为局限性或全头痛,有时上颈段也可出现疼痛,持续不能缓解或进行性加重;多伴有恶心、呕吐;可有意识障碍或烦躁、谵妄、幻觉等精神症状;少数出现部分性或全面性癫痫发作;也可以头昏、眩晕等症状起病。

发病数小时后可见脑膜刺激征(颈强直、Kernig 征、Brudzinski 征)阳性,部分患者检查可发现玻璃体膜下出血、视神经盘水肿或视网膜出血,少数可出现局灶性神经功能缺损体征如动眼神经麻痹、轻偏瘫、失语或感觉障碍等。

部分患者特别是老年患者头痛、脑膜刺激征等临床表现常不典型,精神症状可较明显。原发性中脑周围出血患者症状较轻,CT 表现为中脑或脑桥周围脑池积血,血管造影未发现动脉瘤或其他异常,一般不发生再出血或迟发性血管痉挛等情况,临床预后良好。

（四）主要并发症

1. 再出血 一种严重的并发症。再出血的病死率约为50％。发病后12 h内再出血的风险最大，以后4周内再出血的风险均较高。累计再出血率于病后24 h为4％～14％，14天为20％～25％，1个月时为30％，6个月时为50％，以后每年为2％～4％。临床表现为在病情稳定或好转的情况下，突然发生剧烈头痛、恶心呕吐、意识障碍加深、抽搐、原有症状和体征加重或重新出现等。确诊主要根据上述临床表现、CT显示原有出血的增加或腰穿脑脊液含血量增多等。入院时昏迷或神经功能状态差、高龄、女性及收缩压超过160 mmHg的患者再出血的风险较大。

2. 脑血管痉挛 20％～30％的SAH患者出现脑血管痉挛，引起迟发性缺血性损伤，可继发脑梗死。血管痉挛一般于蛛网膜下腔出血后3～5天开始，5～14天为高峰期，2～4周后逐渐减少。缺血症状的发生与初期CT显示脑池积血的量有关。临床表现为意识改变、局灶性神经功能损害体征（如偏瘫）或两者均有。动脉瘤附近脑组织损害的症状通常最严重。

知识链接

蛛网膜下腔出血的临床分级

（1）临床常用Hunt和Hess分级法（表9-2），对动脉瘤性蛛网膜下腔出血的临床状态进行分级以选择手术时机和判断预后。

表9-2 Hunt和Hess分级法

分类	标准
0级	未破裂动脉瘤
Ⅰ级	无症状或轻微头痛
Ⅱ级	中至重度头痛、脑膜刺激征、脑神经麻痹
Ⅲ级	嗜睡、意识混沌、轻度局灶神经体征
Ⅳ级	昏迷、中或重度偏瘫、有早期去脑强直或自主脑神经功能紊乱
Ⅴ级	深昏迷、去大脑强直、濒死状态

（2）根据格拉斯哥昏迷评分（Glasgow coma scale）和有无运动障碍制订的世界神经外科联盟分级法（WFNS分级）（表9-3），目前也广泛应用于临床。

表9-3 WFNS分级法

分级	Glasgow评分	运动障碍
Ⅰ级	15	无
Ⅱ级	14～13	无
Ⅲ级	14～13	有局灶症状
Ⅳ级	12～7	有或无
Ⅴ级	6～3	有或无

3. 脑积水 15％～87％的患者可出现急性梗阻性脑积水，多发生于出血后1周内，因蛛网膜下腔和脑室内血凝块堵塞脑脊液循环通路所致。轻者表现为嗜睡、精神运动迟缓和近记忆损害，重者出现头痛、呕吐、意识障碍等。急性梗阻性脑积水，大部分可因出

血被吸收而好转,仅 3%～5% 的患者在 SAH 后遗留交通性脑积水,表现为精神障碍或痴呆、步态异常和尿失禁,脑脊液压力正常,故也称为正常颅压脑积水。头颅 CT 或 MRI 显示脑室扩大。

4. 其他 SAH 后,5%～10% 的患者出现癫痫发作,其中 2/3 发生于 1 个月内,其余发生于 1 年内。5%～30% 的患者出现低钠血症。主要由抗利尿激素分泌改变和游离水潴留引起。少数严重患者因丘脑下部损伤可出现神经源性心功能障碍和肺水肿,与儿茶酚胺水平波动和交感神经功能紊乱有关。

五、辅助检查

1. 头颅 CT 诊断 SAH 的首选方法,CT 平扫最常表现为基底池弥散性高密度影像。严重时血液可延伸到外侧裂、前纵裂池、后纵裂池、脑室系统或大脑凸面。血液的分布情况可提示破裂动脉瘤的位置:动脉瘤位于颈内动脉段常表现为鞍上池不对称积血;位于大脑中动脉段多见外侧裂积血;位于前交通动脉段则是前纵裂基底部积血;而脚间池和环池的积血,一般无动脉瘤,可考虑为原发性中脑周围出血。CT 还可显示局部脑实质出血或硬膜下出血、脑室扩大、较大而有血栓形成的动脉瘤和血管痉挛引起的脑梗死。动态 CT 检查还有助于了解出血的吸收情况,有无再出血等。CT 对蛛网膜下腔出血诊断的敏感性在 24 h 内为 90%～95%,5 天为 85%,2 周后低于 30%。

2. 头颅 MRI 当病后数天 CT 的敏感性降低时,MRI 可发挥较大作用。由于血红蛋白分解产物如氧合血红蛋白和正铁血红蛋白的顺磁效应,4 天后,T_1 像能清楚地显示外渗的血液。T_1 像血液的高信号表现可持续至少 2 周,FLAIR 像则持续更长时间。因此,当病后 1～2 周,CT 不能提供蛛网膜下腔出血的证据时,MRI 可作为诊断蛛网膜下腔出血和了解破裂动脉瘤部位的一种重要方法。

3. 脑脊液(CSF)检查 CT 检查已确诊者,腰穿不作为常规检查。但如果出血量少或距起病时间较长,CT 检查无阳性发现时,临床疑为蛛网膜下腔出血而且病情允许时,则需行腰穿检查 CSF,最好于发病 12 h 后进行腰穿,以便与穿刺伤鉴别。SAH 时 CSF 呈均匀一致的血性,压力增高;初期红、白细胞比例为 700:1,与外周血相似,数天后白细胞数可增加;蛋白含量可增高,糖和氯化物无明显变化。出血 12 h 后 CSF 出现黄变,送检的脑脊液离心后上清液呈黄色;而穿刺伤常表现为不均匀的血性脑脊液,上清液为无色。CSF 中发现吞噬了红细胞、含铁血黄素或胆红素结品的吞噬细胞时也提示 SAH。如果没有再出血,脑脊液的红细胞和黄变现象多于出血后 2～3 周消失。

4. 脑血管影像学检查 有助于发现颅内动脉瘤和发育异常的血管。

(1) 脑血管造影:确诊 SAH 特别是颅内动脉瘤病因最有价值的方法。数字减影血管造影(DSA)效果最好,可清楚显示动脉瘤的位置、大小、与载瘤动脉的关系、有无血管痉挛等。血管畸形和烟雾病也能清楚显示。关于造影的最佳时机,尚有争议,多数认为在条件具备、病情允许时应争取尽早行全脑血管造影,以确定出血原因、决定治疗方法和判断预后。造影时机一般在出血 3 天内或 3～4 周后,以避开脑血管痉挛和再出血的高峰期。

(2) CT 血管成像(CTA)和 MR 血管成像(MRA):无创性的脑血管显影方法,但敏感性和准确性不如 DSA。主要用于有动脉瘤家族史或有动脉瘤破裂先兆者的筛查、动脉瘤患者的随访以及急性期不能耐受 DSA 检查的患者。

5. 经颅多普勒(TCD) 可动态检测颅内主要动脉流速,发现脑血管痉挛倾向和痉挛程度。但因 10% 的患者没有合适的骨窗且其准确性极大地依赖于操作者的技术水平,结果可靠性有限。

六、诊断

根据突然发生的剧烈头痛、呕吐、脑膜刺激征阳性及头颅 CT 相应改变可诊断为蛛网膜下腔出血。如果 CT 未发现异常或没有条件进行 CT 检查时，可根据临床表现结合腰穿 CSF 呈均匀一致血性、压力增高等特点考虑蛛网膜下腔出血的诊断。

确定蛛网膜下腔出血的诊断后，应进一步进行病因诊断，如安排脑血管造影、MRI 及血液等检查，以便进行病因治疗。

七、鉴别诊断

1. 蛛网膜下腔出血与其他脑卒中的鉴别 常见脑血管病的鉴别见表 9-4。

表 9-4 常见脑血管病的鉴别

项目	缺血性脑血管病		出血性脑血管病	
	脑血栓形成	脑栓塞	脑出血	蛛网膜下腔出血
发病年龄	老年人(60岁以上)多见	青壮年多见	中老年(50~60岁)多见	各年龄组均见，以青壮年多见
常见病因	动脉粥样硬化	各种心脏病	高血压及动脉硬化	动脉瘤(先天性、动脉硬化性、血管畸形)
TIA 史	较多见	少见	少见	无
起病时状态	多在静态时	不定,多由静态到动态	多在动态(激动、活动)时	多在动态(激动、活动)时
起病缓急	较缓(以时、日计)	最急(以秒、分计)	急(以分、时计)	急骤(以分计)
意识障碍	无或轻度	少见、短暂	多见、持续	少见、短暂
头痛	多无	少有	多有	剧烈
呕吐	少见	少见	多见	最多见
血压	正常或增高	多正常	明显增高	正常或增高
瞳孔	多正常	多正常	患侧有时大	多正常
眼底	动脉硬化	可见动脉栓塞	动脉硬化,可见视网膜出血	可见玻璃体膜下出血
偏瘫	多见	多见	多见	无
脑膜刺激征	无	无	可有	明显
脑脊液	多正常	多正常	压力增高,含血	压力增高、血性
CT 检查	脑内低密度灶	脑内低密度灶	脑内高密度灶	蛛网膜下腔高密度影

2. 蛛网膜下腔出血与脑膜炎相鉴别 结核性、真菌性、细菌性或病毒性脑膜炎均可出现头痛、呕吐和脑膜刺激征。尤其是 SAH 发病后 1~2 周,脑脊液黄变,白细胞增多,因吸收热体温可达 37~38 ℃,更应与脑膜炎,特别是结核性脑膜炎相鉴别。根据脑膜炎发病一般不如 SAH 急骤、病初先有发热、脑脊液有相应的感染性表现、头颅 CT 无蛛网膜下腔出血表现等特点可以鉴别。

Note

3. 其他 某些老年患者,头痛、呕吐均不明显,主要以突然出现的精神障碍为主要症状,应注意鉴别。

八、治疗

治疗目的是防治再出血、血管痉挛及脑积水等并发症,降低死亡率和致残率。

1. 一般处理及对症治疗 SAH 患者应作为急诊收入医院并进行密切监护,监测生命体征和神经系统体征变化。保持气道通畅,维持稳定的呼吸、循环系统功能。安静卧床休息,避免情绪激动和用力(如咳嗽或用力大便),保持大便通畅。烦躁者可给予安定类药物镇静;镇痛、镇咳药物可用于有相应症状者;高热者给予物理降温;注意液体出入量平衡,纠正水、电解质紊乱;避免输注低张液体;血糖>10 mmol/L 时行降糖治疗;慎用阿司匹林等可能影响凝血功能的非甾体类消炎镇痛药物或吗啡、哌替啶等可能影响呼吸功能的药物;痫性发作时可以短期应用抗癫痫药物如安定、卡马西平或丙戊酸钠等。戒烟,禁酒。

2. 降低颅内压 对有颅内压增高者,适当限制液体入量,防治低钠血症等有助于降低颅内压。临床常用脱水剂降颅压,可用甘露醇、呋塞米、甘油果糖,也可以酌情选用白蛋白。伴发体积较大的脑内血肿时,可手术清除血肿,降低颅内压以抢救生命。

3. 防治再出血

(1)安静休息:卧床休息,减少探视,最好能保持环境安静和避光。避免用力和情绪波动。及时应用镇静、镇痛、镇吐、镇咳等药物。

(2)监测和调控血压:去除疼痛等诱因后,如果平均动脉压> 120 mmHg 或收缩压>160 mmHg,可在密切监测血压下使用短效降压药物,保持血压稳定在正常或起病前水平,可选用钙离子通道阻滞剂、β 受体阻滞剂或 ACEI 类等。将收缩压控制于 160 mmHg 以下,同时避免突然将血压降得太低。

(3)抗纤溶药物:为防止动脉瘤周围的血块溶解引起再出血,可酌情选用抗纤维蛋白溶解剂。对于近期内无法手术治疗,且有显著的再破裂风险的动脉瘤性 SAH 患者,如果无药物禁忌,短期内(<72 h)使用 6-氨基己酸或氨甲苯酸可能减少早期再出血的风险。

(4)外科手术或介入治疗:动脉瘤的消除是防止动脉瘤性 SAH 再出血最好的方法。诊断为蛛网膜下腔出血后,应尽快请脑外科和神经介入专家会诊,考虑是否可选择手术夹闭动脉瘤或介入栓塞动脉瘤。对破裂动脉瘤的手术或介入应尽早进行,如条件允许最好在发病后 72 h 内。

4. 防治脑血管痉挛

(1)维持血容量和血压:避免过度脱水。在动脉瘤处理后,血压偏低者,应首先去除诱因,如减少或停用脱水和降压药物;亦可予以胶体溶液(白蛋白、血浆等)扩容升压,必要时使用升压药物如多巴胺静脉滴注。血压偏高者给予降压治疗。3H 疗法即高血容量(hypervolemia)、升高血压(hypertension)和血液稀释(hemodilution)疗法,在国外较多应用于治疗 SAH 后的脑血管痉挛。但应注意 3H 疗法的并发症包括颅内压升高诱发动脉瘤破裂、心脏负荷增加、电解质紊乱和肺水肿等。

(2)早期使用钙通道阻滞剂:常用尼莫地平口服,40~60 mg,每日 4~6 次,共服 21天。必要时可静脉使用,应注意其降低血压等副作用。

(3)早期手术或介入治疗:通过去除动脉瘤,移除血凝块,避免了血凝块释放致动脉痉挛的物质,从而防止脑动脉痉挛。

5. 防治脑积水

（1）药物治疗：轻度急、慢性脑积水可药物治疗，给予乙酰唑胺 0.25 g，每日 3 次，减少 CSF 分泌，还可选用甘露醇、呋塞米等药物。

（2）脑室穿刺 CSF 外引流术：CSF 外引流术适用于 SAH 后脑室积血扩张或形成铸型出现急性脑积水，经内科治疗后症状仍进行性加剧，伴有意识障碍者；或因年老，有心、肺、肾等内脏严重功能障碍，不能耐受开颅手术者。紧急脑室穿刺 CSF 外引流术可以降低颅内压、改善脑脊液循环、减少梗阻性脑积水和脑血管痉挛的发生，可使 50%～80% 的患者临床症状改善。

（3）CSF 分流术：慢性脑积水经内科治疗多数可以逆转。如果内科治疗无效、CT 或 MRI 显示脑室明显扩大者，可行脑室-心房或脑室-腹腔分流术，以免加重脑损害。

九、预后

约 12% 的患者在接受治疗以前死亡。30 天内病死率约为 25% 或更高。再出血的病死率约为 50%，2 周内再出血率为 20%～25%，6 个月后的年复发率为 2%～4%。蛛网膜下腔出血患者预后的影响因素如下：首次出血的严重程度，高龄，动脉瘤部位和大小，既往有高血压病史，入院收缩压高，过量饮酒等。此外，动脉瘤破裂的蛛网膜下腔出血患者的预后还与下列因素有关。

（1）疾病相关事件，如再出血、迟发性缺血损伤、脑积水。

（2）手术相关并发症。

（3）长期卧床相关并发症等。

案例分析

患者，男，58 岁，突然头痛呕吐，伴意识丧失 30 min。查体：神志清楚，颈部抵抗，Kerning 阳性。右侧眼睑下垂，右侧瞳孔 4 mm，光反射消失。

根据患者的临床表现，判断该患者最可能的诊断及最好的诊断措施。

第七节 颅内静脉系统血栓形成

颅内静脉系统血栓形成（cerebral venous thrombosis，CVT）是由多种原因所致的脑静脉回流受阻的一组血管疾病，包括颅内静脉窦和静脉血栓形成。本组疾病的特点为病因复杂，发病形式多样，临床表现无特异性，诊断困难，容易漏诊误诊。随着 MRI、MRA 及 MRV（磁共振静脉血管成像）的广泛应用，诊断水平不断提高，该组疾病的检出率较过去显著增高。CVT 在各年龄组、男女两性均可患病，青年更常见。

一、病因与发病机制

病因主要分为感染性和非感染性。20%～35% 的患者原因不明。

（一）感染性可分为局限性和全身性

1. 局限性 头面部的化脓性感染，如面部危险三角区皮肤感染、中耳炎、乳突炎、副鼻窦炎、齿槽感染、颅骨骨髓炎、脑膜炎等。感染常引起海绵窦、横窦、乙状窦血栓形成。发病机制为头面部感染通过面静脉直接累及相应海绵窦，或由于感染部位（如乳突小房）毗邻相应的静脉窦（如横窦和乙状窦），感染可穿过颅骨到达相应静脉窦而引起感染性血栓形成。

2. 全身性　由各种血行感染所致。

（二）非感染性也可分为全身性和局限性

1. 全身性　与下述多科情况有关。

（1）妇产科：妊娠、产褥期、口服避孕药等。

（2）外科：任何类型手术后。

（3）内科：严重脱水、休克、恶病质、心功能不全、一些血液病（如红细胞增多症、镰状细胞贫血、恶性贫血、白血病、凝血障碍性疾病、抗凝血酶Ⅲ缺乏、蛋白 C 和蛋白 S 缺乏症、凝血因子 V 阳性）及高同型半胱氨酸血症等。

这些因素常导致血液呈高凝状态、血流淤滞，容易诱发静脉血栓形成。此类病因多引起上矢状窦血栓形成，并常伴发大脑上静脉血栓形成。

2. 局限性　多见于头外伤（开放性或闭合性、伴有或不伴有骨折）、脑肿瘤、脑外科手术后等。

二、病理

静脉窦内可见凝固的血块或脓液，受损静脉窦引流区出现血管怒张、淤血和脑组织水肿。脑组织可见点状出血灶、出血性梗死或脑软化。感染性血栓时，感染可扩散到周围而引起局限性或弥漫性脑膜炎、脑脓肿或脑梗死。

三、临床表现

CVT 的临床表现复杂而不典型，大多为亚急性或慢性起病。头痛是最常见的症状，见于近 90% 的患者。CVT 所致头痛常为弥漫性且常有数天至数周的进行性加重，少数患者可表现为霹雳样头痛或偏侧头痛。其他常见症状和体征包括眼底视神经盘水肿、局灶神经体征、癫痫（40% 的患者可有痫性发作，围产期甚至高达 76%）及意识改变等。不同部位的 CVT 临床表现有不同特点。

1. 海绵窦血栓形成（cavernous sinus thrombosis）　多由眶周、鼻部及面部的化脓性感染或全身性感染所致，可有面部"危险三角"部位疖肿的挤压史。病变累及一侧或两侧海绵窦，常急性起病，出现发热、头痛、恶心呕吐、意识障碍等感染中毒症状。眼眶静脉回流障碍可致眶周、眼睑、结膜水肿和眼球突出。可出现多个脑神经如动眼神经、滑车神经、展神经和三叉神经第 1,2 支受损，表现为瞳孔散大、光反射消失、眼睑下垂、复视、眼球各方运动受限或固定、三叉神经第 1,2 支分布区痛觉减退、角膜反射消失等。进一步加重可引起视神经盘水肿、视力障碍。颈内动脉海绵窦段感染和血栓形成，可出现颈动脉触痛及颈内动脉梗塞的临床表现，如对侧偏瘫和偏身感觉障碍。严重者可并发脑膜炎。

2. 上矢状窦血栓形成（superior sagittal sinus thrombosis）　上矢状窦受累最常见，多发生于产褥期，常见于产后 1～3 周的产妇。在妊娠、口服避孕药、婴幼儿或老年人严重脱水、感染或恶病质等情况下也可发生，多为非感染性血栓。

急性或亚急性起病，最主要的临床表现为颅内压增高症状，如头痛、恶心、呕吐、视神经盘水肿等。33% 的患者仅表现为不明原因的颅内高压，视神经盘水肿可以是唯一的体征。上矢状窦血栓形成患者，可出现癫痫发作或精神障碍。多数患者血栓可累及一侧或两侧侧窦而主要表现为颅内高压。血栓部位靠上矢状窦后方者,颅内高压更为明显,可出现不同程度的意识障碍。血栓延伸到皮质特别是运动区和顶叶的静脉很常见,其特点为急性或进行性发生的局灶性运动或感觉障碍,下肢更易受累,并伴局灶或全面的癫痫发作。旁中央小叶受累可引起小便失禁及双下肢瘫痪。婴儿可表现喷射性呕吐,颅缝分离,囟门紧张和隆起,囟门周围及额、面、颈枕等处的静脉怒张和迂曲。老年患者一般仅有轻微头昏、眼花、头痛、眩晕等症状,诊断困难。腰穿可见脑脊液压力增高,蛋白和白细胞也可增高。

3. 侧窦血栓形成(lateral sinus thrombosis) 侧窦包括横窦(transverse portion of lateral sinus)和乙状窦(sigmoid portion of lateral sinus)。因与乳突邻近,化脓性乳突炎或中耳炎常引起乙状窦血栓形成。

侧窦血栓形成的临床表现如下:①颅内高压症状是最主要的症状,表现为头痛、呕吐、视神经盘水肿。②局灶神经症状:血栓扩展至上岩窦及下岩窦,可出现同侧三叉神经及展神经损害症状;血栓延伸至颈静脉,可出现包括舌咽、迷走及副神经损害的颈静脉孔综合征,表现为吞咽困难、饮水呛咳、声音嘶哑、心动过缓和耸肩转头无力等症状。③化脓性乳突炎或中耳炎症状:发热、寒战、外周血白细胞增高。患侧耳后乳突部红肿、压痛、静脉怒张等。感染扩散可并发化脓性脑膜炎、硬膜外(下)脓肿及小脑、颞叶脓肿。

4. 大脑大静脉(Galen静脉)血栓形成 大脑大静脉是接受大脑深静脉回流的主干静脉,大脑大静脉血栓形成多为非感染性静脉血栓,主要累及间脑、基底节、内囊等深部结构,常为双侧病变,多表现为颅内高压症状:头痛、呕吐、视神经盘水肿。可出现嗜睡、精神症状、反应迟钝、记忆力和计算力及定向力减退、手足徐动或舞蹈样动作等锥体外系表现。病情危重,严重时出现昏迷、高热、痫性发作、去脑强直甚至死亡。

5. 直窦血栓形成 多为非炎性,病情进展快,迅速累及大脑大静脉和基底静脉,导致小脑、脑干、丘脑、基底节等深部结构受损,临床少见但病情危重。多为急性起病,主要表现为无感染征象的高热、意识障碍、癫痫发作、颅内高压、脑疝等,常很快进入深昏迷、去大脑强直、去皮质状态甚至死亡,部分以突发幻觉、精神行为异常为首发症状。存活者多遗留有手足徐动、舞蹈样动作等锥体外系症状。

四、辅助检查

CVT缺乏特异性临床表现,只靠临床症状和体征诊断困难。辅助检查特别是影像学检查对诊断的帮助至关重要,并有重要的鉴别诊断价值。

1. 脑脊液检查 主要表现是压力增高,早期常规和生化一般正常,中后期可出现脑脊液蛋白轻中度增高,发现红细胞提示有出血。感染性CVT患者早期即可出现白细胞增高,多见于海绵窦、侧窦血栓形成。若临床高度怀疑侧窦血栓形成时,可谨慎做压颈试验,但应避免诱发脑疝。压颈试验包括如下两种:①Crowe征:压迫对侧颈静脉时,出现面部和头皮静脉扩张,为Crowe征阳性。②Tobey-Aye征:压迫病变侧颈静脉脑脊液压力不升高,而压迫对侧颈静脉脑脊液压力迅速升高为Tobey-Ayer征阳性。此二征阳性提示有侧窦血栓形成。若此二征阴性,也不能完全排除侧窦血栓形成,还需结合其他检查。除非临床怀疑脑膜炎,否则脑脊液检查对有局灶性神经系统功能异常和影像学上已确定CVT诊断的患者通常没有帮助。对急性头痛就诊的患者,腰穿初压增高可能是诊断CVT的一个线索。

2. 血液学检查 D-二聚体升高可作为CVT辅助诊断的重要指标之一,但其水平正常时并不能排除CVT。对怀疑CVT的病人,应该做由全血细胞计数、生化、凝血酶原时间及活化部分凝血活酶时间组成的常规血液检查。

3. 影像学检查

(1) 脑 CT 及 CT 静脉血管成像(CTV):大约仅有 30％的 CVT 患者在 CT 上有异常所见。在上矢状窦血栓形成的早期,部分患者 CT 强化扫描可见空三角征,即静脉窦壁显示为高密度的三角形边,其中为等密度的血凝块。直窦、Galen 静脉表现为条索征,但并不具特征性。CT 的间接征象是脑梗死或出血性梗死。CTV 可显示梗死部位的静脉和静脉窦影像缺失或不清楚,而侧支静脉血管则显像清楚。

(2) 磁共振(MRI)及磁共振静脉血管成像(MRV):脑 MRI 在初期可见 T_1 加权像正常的血液流空现象消失,呈等 T_1 和短 T_2 的血管填充影。1～2 周后,高铁血红蛋白增多,T_1、T_2 像均呈高信号。晚期流空现象再次出现。MRI 还可显示脑梗死灶。MRV 被认为是目前最好的无创性脑静脉成像诊断方法,对较大的脑静脉和静脉窦病变显示较好。急性期(0～3 天),血栓静脉表现呈等 T_1、短 T_2 信号;亚急性期(3～15 天),表现为长 T_1、长 T_2 信号;慢性期(15 天以后),梗死血管出现不同程度再通,可见流空现象。结合 MRI 诊断可靠性更高。

(3) 脑血管造影:数字减影脑血管造影(DSA)包括经动脉顺行性造影及经静脉窦逆行造影,DSA 可直接显示血栓的部位和轮廓,是 CVT 诊断的金标准。但由于是有创性检查,且价格昂贵,在临床的应用受到一定限制。

五、诊断及鉴别诊断

对单纯颅内压增高、伴或不伴神经系统局灶体征者,或以意识障碍为主的亚急性脑病患者,均应考虑到脑静脉系统血栓形成的可能。结合 CTV、MRV,尤其是 DSA 检查可帮助确诊。

海绵窦血栓形成的诊断可根据眼球突出、水肿、眼球各方向运动受限,特别是由一侧眼球波及对侧眼球时可以确诊。但有时需与眼球突出和眼球运动受限的其他疾病相鉴别,如眼眶内球后蜂窝组织炎、球后占位性病变、视神经孔处胶质细胞瘤、骨膜下脓肿等。两侧眼球突出还应与甲状腺功能亢进相鉴别。

上矢状窦及侧窦血栓形成可仅表现为颅内高压征象,需与颅内占位病变如血肿、肿瘤、脓肿等相鉴别。伴乳突炎、中耳炎及败血症者要考虑侧窦血栓形成的可能。若腰穿时病变侧压颈试验脑脊液压力不上升、脑脊液呈血性或黄变,要高度怀疑乙状窦血栓形成。婴儿患严重贫血、腹泻、营养不良、衰竭时,或产妇在分娩 1～3 月内发生颅内高压或昏迷、肢体局限性抽搐或瘫痪时,要考虑上矢状窦血栓形成。

六、治疗

包括病因治疗、对症治疗、特异性治疗和远期治疗等。

(一) 病因治疗

对感染性 CVT 主要是尽早针对病原菌使用敏感、足量、足疗程的抗生素及处理原发病灶,原发部位化脓性病灶必要时可行外科治疗,以彻底清除感染来源。对非感染性 CVT 要根据已知或可能的病因进行相应治疗并纠正脱水、增加血容量、降低血黏度、改善脑血液循环等治疗。

(二) 对症治疗

为治疗和预防 CVT 患者的临床并发症,最好将患者收住到卒中单元。有脑水肿、颅内高压者,应积极行脱水降颅压治疗,常用甘露醇快速静脉滴注,可加利尿剂辅助脱水,应注意血液黏度、电解质及肾脏功能,也可用乙酰唑胺抑制脑脊液分泌,颅压过高危及生命时可行颞肌下减压术;癫痫发作者给予抗癫痫治疗,在没有抽搐发作的情况下,不建议对 CVT 患者常规应用预防性抗癫痫药物。高热患者应予以物理降温,对意识障碍的患者应加强基础护理及支持治疗,并预防并发症。

(三) 特异性治疗

针对血栓本身的抗凝和溶栓或机械取栓治疗,理论上可解除静脉闭塞、恢复血流再通。但临床随机对照试验的证据并不多,直到目前仍有争议,具体方法也不统一。

1. 抗凝　肝素类抗凝药物治疗脑静脉系统血栓形成目的在于阻止血栓扩大,使闭塞的血管部分或完全再通。目前国内外倾向性的意见是肝素抗凝治疗可能是安全、有效的,急性期可静脉给予普通肝素或皮下注射低分子肝素。无论是否存在颅内出血,采用按剂量调节的普通肝素或基于体重剂量的低分子肝素起动抗凝治疗是合理的,后续应用口服维生素 K 拮抗剂(如华法林),疗程应根据血栓形成倾向和复发风险大小而定,一般为 3~6 个月。

2. 溶栓或机械取栓　对脑静脉系统血栓形成进行全身静脉给药的溶栓疗法,由于局部药物浓度低且易致颅内出血,现已极少应用。对病情严重者,经足量抗凝治疗无效,且无颅内出血的重症患者,可在有技术和监护的条件下慎重实施血管内介入局部溶栓治疗。对于治疗前已存在颅内出血或其他方法无效的 CVT 患者,经导管机械取栓术也可作为一种选择。但上述疗法效果待评价,技术难度较大,仅适用于有条件的医院。

(四) 远期治疗

停用避孕药,治疗原发病和危险因素,继续口服抗凝剂 3~6 个月,JNR 目标值 2.0~3.0。

第八节　血管性痴呆

血管性痴呆(vascular dementia,VaD),指脑血管病变引起的脑损害所致的痴呆。VaD 是在阿尔茨海默病(AD)之后第二常见的痴呆。65 岁以上人群中痴呆的患病率大约为 5%,其中:阿尔茨海默病占全部痴呆的 50%;VaD 占 20% 左右;阿尔茨海默病合并VaD 占 10% ~ 20%。目前学者提出了血管性认知功能障碍(vascular cognitive impairment,VCI)的概念。VCI 是由血管危险因素(如高血压、糖尿病和高血脂等)、显性(如脑梗死和脑出血等)或非显性脑血管病(如白质疏松和慢性脑缺血)引起的从轻度认知障碍到痴呆的一大类综合征。其中存在认知障碍但未达到痴呆诊断标准的即为 VCI-ND(VCI-non-dementia),认知障碍影响日常生活达到痴呆标准的为血管性痴呆。本节主要叙述 VCI 中的 VaD。

一、病因与发病机制

VaD 病因主要涉及两个方面,即脑血管病和危险因素。主要的脑血管病包括与大动脉病变、心源性脑栓塞、小血管病变及血流动力学机制有关的脑梗死、脑出血、脑静脉病变等。此外,白质病变、不完全的缺血性损伤、局部和远处的缺血性功能改变等均与 VaD有关。VaD 的危险因素包括脑血管病的危险因素(如高血压、血脂异常、心脏病、糖尿病、普遍性动脉硬化及吸烟等)、卒中、缺血性白质病变、高龄及受教育程度低等。

发病机制一般认为是脑血管病的病灶涉及额叶、颞叶及边缘系统,或病灶损害了足够容量的脑组织,导致记忆、注意、执行功能和语言等高级认知功能的严重受损。

二、临床表现

VaD是脑血管病变所致的痴呆,因此其临床表现包括认知功能障碍及相关脑血管病的神经功能障碍两个方面。VaD的临床特点是痴呆可突然发生、阶梯式进展、波动性或慢性病程、有卒中病史等。VaD可分为多梗死性、关键部位梗死性、皮质下血管性、低灌注性、出血性、遗传性、AD合并VaD或混合性痴呆等多种类型。下面介绍前三类的临床表现。

(一)多梗死性痴呆

多梗死性痴呆(multi-infarct dementia,MID)为最常见的类型,主要由脑皮质和皮质-皮质下血管区多发梗死所致的痴呆。常有高血压、动脉硬化,反复多次缺血性脑血管事件发作的病史。典型病程为突然(数天至数周)发作、阶梯式加重和波动性的认知功能障碍。每次发作后遗留或多或少的神经与精神症状,最终发展为全面和严重的智力衰退。典型临床表现为一侧的感觉和运动功能障碍,突发的认知功能损害、失语、失认、失用、视空间或结构障碍。早期可出现记忆障碍但较轻,多伴有一定程度的执行能力受损,如缺乏目的性、主动性、计划性、组织能力减退和抽象思维能力差等。

(二)关键部位梗死性痴呆

关键部位梗死性痴呆(strategic infarct dementia)是与高级皮质功能有关的特殊关键部位缺血性病变引起的梗死。这些损害常为局灶的小病变,可位于皮质或皮质下。皮质部位包括海马、角回和扣带回等,皮质下部位可包括丘脑、穹隆、基底节等。患者可出现记忆障碍、淡漠、缺乏主动性和忍耐力、发音困难、意识障碍等。

(三)皮质下血管性痴呆

皮质下血管性痴呆(subcortical vascular dementia)又称小血管性痴呆(small vessel dementia),包括腔隙状态和Binswanger病,与小血管病变有关,以腔隙性梗死、局灶和弥散的缺血性白质病变和不完全性缺血性损伤为特征。皮质下血管性痴呆多发生于前额皮质下区域。皮质下综合征是其主要的临床表现,表现为纯运动性偏瘫、构音障碍、步态障碍、抑郁和情绪不稳、执行功能缺失明显等。影像学常表现为多灶腔隙和广泛的白质损害,而临床仅表现为持续时间较长的TIA或反复发作的TIA,不遗留神经症状或仅有轻微的局灶表现(如漂浮感、反射不对称、步态障碍等)。

皮质下血管性痴呆早期认知综合征的特点如下:①执行障碍综合征,包括制订目标、主动性、计划性、组织性、排序和执行能力、抽象思维等能力下降,同时有信息加工减慢;②记忆障碍较AD轻,特点是回忆损害明显而再认(recognition)和提示再认(cue recognition)功能相对保持完好,遗忘不太严重;③行为异常及精神症状包括抑郁、人格改变、情绪不稳、情感淡漠、迟钝、尿便失禁及精神运动迟缓。起病常隐袭,病程进展缓慢、逐渐加重。

三、辅助检查

(一)神经影像学检查检查

脑部CT扫描显示脑血管病变的征象,如不同部位的梗死灶及白质疏松CT表现为相应部位的低密度,脑部MRI则显示为相应部位的长T_1、长T_2信号,病灶周围可见局限性脑萎缩。白质损害常由于小血管病变所致,但也可见于其他痴呆(如AD)。磁敏感加权成像(SWI)、弥散张量成像(DTI)对小血管疾病及缺血性白质疾病的发现、MRI质谱分析等检查对于早期发现神经递质及其通路的异常都有重要意义。

（二）神经心理学检查

神经心理学检查可了解认知功能损害的情况。常用的有简易精神状态量表（MMSE）、蒙特利尔认知评估量表（MOCA）、长谷川痴呆量表（HDS）、Blessed 痴呆量表（BDS）、日常生活功能量表（ADL）、临床痴呆评定量表（CDR）、Hachinski 缺血量表等。

四、诊断

目前 VaD 的诊断标准很多，尚缺乏一致的认识，以下是使用较广的四种诊断标准：美国的《精神疾病诊断与统计手册》（第四版）（DSM-IV）、WHO 国际疾病分类第 10 次修订版（ICD-10）、美国加州 AD 诊断和治疗中心（ADDTC）标准以及 NINDS-AIREN 等。

这些诊断标准的共同特点都包括三个步骤：①先确定有无痴呆；②再确定脑血管病尤其是卒中是否存在；③最后确定痴呆是否与脑血管病相关。但以上各标准中有关痴呆的诊断主要依据 AD 的特征性症状，如记忆力下降和一个或多个认知功能损害、症状明显影响日常生活等。这些标准往往偏重于记忆障碍，而 VaD 的记忆力减退相对于 AD 较轻或不是主要症状，但可有严重认知功能损害。这些标准易漏掉一些认知功能已受脑血管病影响，但未达到明显痴呆程度的轻型 VaD 患者，甚至常将伴有轻微脑血管损害的 AD 诊断为 VaD。VaD 患者通常因执行功能障碍而非记忆障碍影响生活质量，但以上标准所用的简易精神状态量表（MMSE）等却很难查出执行功能障碍。

2002 年中华医学会神经学分会血管性痴呆诊断标准草案要点如下。

（一）临床诊断很可能为血管性痴呆

（1）痴呆符合 DSM-IV-R 的诊断标准。

（2）脑血管疾病的诊断：临床和影像学表现支持。

（3）痴呆与脑血管病密切相关，痴呆发生于卒中后 3 个月内，并持续 6 个月以上；或认知功能障碍突然加重，或波动，或呈阶梯样逐渐进展。

（4）支持血管性痴呆诊断：①认知功能损害的不均匀性（斑块状损害）；②人格相对完整；③病程波动，有多次脑卒中史；④可呈现步态障碍、假性延髓性麻痹等体征；⑤存在脑血管病的危险因素。

（二）临床诊断可能为血管性痴呆

（1）符合上述痴呆的诊断。

（2）有脑血管病和局灶性神经系统体征。

（3）痴呆和脑血管病可能有关，但在时间或影像学方面证据不足。

（三）确诊为血管性痴呆

临床诊断为很可能或可能的血管性痴呆，并由尸检或活检证实不含超过年龄相关的神经原纤维缠结（NFTs）和老年斑（SP），以及其他变性疾病组织学特征。

（四）排除性诊断（排除其他原因所致的痴呆）

（1）意识障碍。

（2）其他神经系统疾病所致的痴呆（如阿尔茨海默病等）。

（3）全身性疾病引起的痴呆。

（4）精神疾病（抑郁症等）。

五、鉴别诊断

VaD 应与以下疾病进行鉴别。

(一)阿尔茨海默病(AD)

两者都是老年期常见的痴呆,临床表现有不少类似之处。AD 和 VaD 的主要区别在于,VaD 认知功能的恶化有明显的阶段性,并且和脑血管事件在时间上有明确的相关性,比如家属描述"某某卒中住院后突然不认识家人";而 AD 患者认知障碍的加重往往是缓慢进行,比如家属描述"某某的记忆越来越差",从轻度到中度往往没有明显的提示事件。但值得注意的是,小血管病变和白质缺血等原因导致的 VaD 发病隐匿、进展缓慢、神经系统体征不明显,与 AD 鉴别很困难,根据脑血管病的病史及神经影像学改变可帮助诊断 VaD。

(二)正常颅压脑积水

当 VaD 出现脑萎缩或脑室扩大,常需与正常颅压脑积水鉴别。后者表现为进行性智力衰退、共济失调步态、尿失禁三大主征,发病比较隐匿,无其他的卒中史(除蛛网膜下腔出血史外),影像学检查缺乏脑梗死的证据而主要是脑室扩大。结合临床与 CT 或 MRI,两者可以鉴别。

六、治疗

治疗原则包括防治卒中、改善认知功能及控制行为和精神症状。目前血管性痴呆除卒中病因和血管危险因素处理外,对症治疗主要参考 AD 的治疗原则,包括对认知功能的改善、对精神行为或情绪障碍的控制等。可参见 AD 治疗相关章节。研究证据显示胆碱酯酶抑制剂如多奈哌齐、加兰他敏和卡巴拉汀等对 VaD 有改善作用。美金刚(memantine)、尼莫地平、胞磷胆碱、丙戊茶碱(propentofylline)、银杏叶制剂、脑活素(cerebrolysin)等也可选用。

(李恩耀)

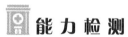

能力检测

1. 脑血管疾病有哪些危险因素?
2. 动脉粥样硬化性血栓性脑梗死的病因和发病机制有哪些?
3. 静脉溶栓的适应证和禁忌证是什么?
4. 脑出血的治疗原则是什么?
5. 蛛网膜下腔出血的并发症有哪些?如何防治?
6. 简述不同类型脑卒中的鉴别诊断。

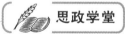

促进优质医疗资源扩容和区域均衡布局,坚持预防为主,加强重大慢性病健康管理,提高基层防病治病和健康管理能力。

——习近平:高举中国特色社会主义伟大旗帜 为全面建设社会主义现代化国家而团结奋斗——在中国共产党第二十次全国代表大会上的报告

考试要点

Note

第十章　运动障碍疾病

数字课件 10

典型病例

学习目标

1. 掌握：帕金森病的临床诊断及治疗。
2. 熟悉：小舞蹈病、亨廷顿舞蹈病的临床诊断及治疗。
3. 了解：其他运动障碍疾病的临床诊断及治疗。

第一节　概　　述

运动障碍疾病（movement disorders）又称锥体外系疾病（extrapyramidal diseases），锥体外系是运动系统的组成部分，广义的锥体外系包括锥体系以外的所有运动神经核和运动神经传导束，狭义的锥体外系主要由基底节构成。锥体外系调节上下运动神经元的功能，与锥体系共同完成调节肌张力、协调随意运动和维持身体姿势的功能。当锥体外系受损时主要表现随意运动调节功能障碍、不自主运动、肌张力异常、姿势步态障碍，而肌力、感觉及小脑功能不受影响。本组疾病源于基底核功能紊乱，通常分为肌张力增高-运动减少和肌张力降低-运动过多两大类。前者以运动贫乏为特征，代表疾病为帕金森病；后者主要表现为异常不自主运动，代表疾病亨廷顿舞蹈病。

第二节　帕　金　森　病

一、概述

帕金森病（PD）又称震颤麻痹（paralysis agitans），是一种由脑内黑质纹状体通路多巴胺缺乏所致的以静止性震颤、肌强直、运动迟缓和姿势步态异常为主要临床特征的常见的中老年人神经系统变性疾病，1817 年由英国医生詹姆士·帕金森首先报道。

帕金森病患者一般在 58～62 岁开始发病，发病率随年龄增长而逐渐增加，50～79 岁占绝大多数，男女比为 4∶3；此病致残率高，发病 1～5 年后，致残率为 25%，5～9 年达 66%，10～14 年可超过 80%。由于现在社会生活节奏快，人们面对着来自环境、生活等多方面的压力或是自身不良的生活习惯，严重影响了青年人的身心健康，帕金森病患者正趋于年轻化,目前"青少年型帕金森病"患者占总患病人数的10％。

二、病因及发病机制

帕金森病的病因至今未明。遗传因素、年龄老化、环境因素、氧化应激等均可能参与PD多巴胺能神经元的变性死亡过程。

1. 遗传因素 5％～20％的帕金森病患者有家族史,家族性帕金森病患者多具有不完全外显的常染色体显性遗传或隐性遗传性征,自20世纪90年代后期第一个帕金森病致病基因α-突触核蛋白发现以来,目前至少有6个致病基因与家族性帕金森病相关,遗传因素在PD发病机制中的作用也越来越受到学者们的重视。但帕金森病中大部分还是散发病例,遗传因素也只是PD发病的因素之一。

2. 年龄老化 本病的发病率和患病率均随年龄的增高而增加,40岁以上发病多见,这提示衰老与发病有关。资料表明随年龄增长,正常成年人脑内黑质多巴胺能神经元会渐进性减少,纹状体内多巴胺递质水平逐渐下降。但其减少程度不足以导致发病,所以年龄老化只是帕金森病的促发因素之一。

3. 环境因素 研究表明,长期接触某些化合物(如除草剂、杀虫剂、一氧化碳、锰、汞)及一些药物(如利血平、吩噻嗪类)可能是帕金森病的病因之一。另外,20世纪80年代美国学者发现一些长期吸毒者会出现典型的帕金森病样症状,且用左旋多巴制剂治疗有效。研究发现,吸毒者吸食的合成海洛因中含有一种1-甲基-4苯基-1,2,3,6-四氢吡啶(MPTP)的嗜神经毒性物质。该物质本身无神经毒作用,但在脑内转化为高毒性的1-甲基-4苯基-吡啶离子,并选择性地进入黑质多巴胺能神经元内,抑制线粒体呼吸链复合物I活性,减少ATP生成,促发氧化应激反应,从而导致多巴胺能神经元的变性死亡。由此学者们提出,线粒体功能障碍可能是PD的致病因素之一。但是在众多暴露于MPTP的吸毒者中仅少数发病,提示PD可能是多种因素共同作用下的结果。

4. 其他因素 帕金森病并非单一因素所致,除了年龄老化、遗传因素外,脑外伤、吸烟、饮咖啡等因素也可能增加或降低罹患PD的危险性。吸烟与PD的发生呈负相关,这在多项研究中均得到了一致的结论。咖啡因也具有类似的保护作用。严重的脑外伤则可能增加患PD的风险。

总的来说,遗传因素可以使患病易感性增加,但只有在年龄老化及环境因素共同作用下,通过氧化应激、线粒体功能衰竭、钙稳态失衡、兴奋性氨基酸毒性、炎症免疫反应等机制才导致黑质多巴胺能神经元大量变性从而导致发病。

三、病理生理

帕金森病患者由于色素神经元核团包括黑质、蓝斑、迷走神经背核内色素细胞的显著减少或消失,肉眼即可以见到黑质变得苍白。镜下可见神经细胞减少,黑质细胞黑色素消失,黑色素颗粒游离散布于组织和巨噬细胞内,伴不同程度神经胶质增生。正常人黑质细胞随年龄增长而减少,出现症状时黑质多巴胺能神经元丢失50％以上,蓝斑、中缝核、迷走神经背核、苍白球、壳核、尾状核及丘脑底核等也可见轻度改变,原发性PD的病理标志是路易(Lewy)小体,它位于残存的黑质神经元细胞质内,核心是一个嗜酸性包涵体。一个细胞有时可见多个大小不同的Lewy小体,见于约10％的残存细胞,黑质明显,苍白球、纹状体及蓝斑等亦可见,α-突触核蛋白和泛素是Lewy小体的重要组分。

四、临床表现

帕金森病好发于 50 岁以上的老年人,但小于 40 岁起病的患者也并不少见,男性略多于女性。本病一般起病隐匿,发展缓慢,主要表现为运动功能障碍和非运动功能障碍。

(一) 运动功能障碍

1. 静止性震颤 常常为首发症状,多数患者常自一侧上肢开始波及同侧下肢,然后至对侧上肢及下肢,呈"N"字形进展(65%~70%)。手指呈节律性伸展,拇指呈对掌运动,如"搓丸样"(pill-rolling)动作,节律每秒 4~6 次,安静时出现,随运动而减轻或停止,紧张时加剧,入睡后消失,可波及四肢、下颌、唇、舌和头部。25%~30%患者自一侧下肢开始,两侧下肢同时开始者极少见。少数患者尤其 70 岁以上发病者,可不出现震颤,部分患者可合并姿势性震颤。

2. 肌强直 锥体外系的肌强直,表现为屈肌与伸肌同时受累,两者肌张力均增高。患者自觉肌肉僵硬感,活动时沉重费力。患者做被动运动关节阻力始终增高,增高的肌张力始终一致,类似弯曲软铅管的感觉,称为铅管样强直;若伴震颤,检查时感觉在均匀阻力中有断续停顿,似转动齿轮,称为齿轮样强直,是肌强直与静止性震颤叠加所致。

3. 运动迟缓 患者随意运动减少,始动困难和动作缓慢笨拙。面部表情肌活动减少,双眼凝视,瞬目减少,呈面具脸(masked face)。口、舌、腭、咽等肌肉受累,可以表现为吞咽困难、流涎、语音低沉、发音不清等。患者翻身及坐起均感到困难,系鞋带、穿脱鞋袜、系纽扣、刷牙洗脸等动作缓慢,完成困难。手指精细动作(系纽扣、系鞋带等)困难,书写时字越来越小,称"小写症"。运动迟缓往往是帕金森病患者最明显的表现,最终影响日常生活。

4. 姿势步态异常 早期患者表现为走路拖步,迈步时身体前倾,行走时步距缩短,颈肌、躯干肌强直使患者站立时成特殊的"屈曲体姿",走路转弯时平衡障碍极为明显,此时躯干和颈部肌肉僵直,必须使躯干和头部一并转动,随病情进展出现步幅变小、步伐变慢,启动困难,但启动后以极小的步幅向前冲,越走越快,不能及时停步或转弯,称为"慌张步态"。

(二) 非运动功能障碍

非运动功能障碍也是常见和重要的临床征象,可于运动障碍之前发生,也可同时或于运动障碍之后发生。患者可以出现感觉障碍,如早期可以出现嗅觉减退,中晚期可有肢体麻木、疼痛;患者亦可由于迷走神经背核受累出现自主神经功能障碍,如便秘、食欲减退和吞咽困难、皮脂腺及汗腺分泌增加、排尿障碍等;近半数患者可伴有抑郁或焦虑,部分患者在疾病晚期发生认知障碍乃至痴呆。

五、实验室和其他辅助检查

(1) 血、脑脊液常规均无异常,脑脊液中的高香草酸(HVA)含量可以降低。

(2) 一般影像学检查如 CT、MRI 无特异性,对鉴别诊断和排除某些疾病有帮助;同位素核素扫描如单光子发射计算机断层成像(SPECT)和正电子发射断层成像(PET)可显示多巴胺转运体功能降低和多巴胺递质合成减少,对本病有重要的辅助诊断价值。

(3) 本病有一定的遗传性,少数家族性帕金森病患者,基因检测可发现有突变基因,尤其对于早发型(起病年龄小于 50 岁)帕金森病患者基因检测是有其必要性的。

六、诊断

2016 年中华医学会神经病学分会颁布了中国帕金森病的诊断标准:帕金森综合征诊断的确立是诊断帕金森病的先决条件。诊断帕金森综合征基于 3 个核心运动症状,即必备运动迟缓和至少存在静止性震颤或肌强直 2 项症状的 1 项,上述症状必须是显而易见的,且与其他干扰因素无关。一旦患者被明确诊断存在帕金森综合征表现,若存在以下条件的至少 2 条:患者对多巴胺能药物的治疗效果明确且显著;出现左旋多巴诱导的异动症;临床体检观察到单个肢体的静止性震颤;辅助检测阳性。排除其他继发性原因,即可诊断为帕金森病。

帕金森综合征的核心运动症状如下。

(1) 运动迟缓:运动缓慢和在持续运动中运动幅度或速度的下降(或者逐渐出现迟疑、犹豫或暂停)。该项可通过 MDS-UPDRS 中手指敲击(3.4)、手部运动(3.5)、旋前-旋后运动(3.6)、脚趾敲击(3.7)和足部拍打(3.8)来评定。在可以出现运动迟缓症状的各个部位(包括发声、面部、步态、中轴、四肢)中,肢体运动迟缓是确立帕金森综合征诊断所必需的。

(2) 肌强直:当患者处于放松体位时,四肢及颈部主要关节的被动运动缓慢。强直特指铅管样抵抗,不伴有铅管样抵抗而单独出现的齿轮样强直是不满足强直的最低判定标准的。

(3) 静止性震颤:肢体处于完全静止状态时出现 $4\sim6$ Hz 震颤(运动起始后被抑制)。可在问诊和体检中以 MDS-UPDRS 中 3.17 和 3.18 为标准判断。单独的运动性和姿势性震颤(MDS-UPDRS 中 3.15 和 3.16)不满足帕金森综合征的诊断标准。

帕金森病的诊断:一旦患者被明确诊断存在帕金森综合征表现,可按照以下标准进行临床诊断。

(1) 临床确诊的帕金森病需要具备:①不存在绝对排除标准;②至少存在 2 条支持标准;③没有警示征象。

(2) 临床很可能的帕金森病需要具备:①不符合绝对排除标准;②如果出现警示征象则需要通过支持标准来抵消:如果出现 1 条警示征象,必须需要至少 1 条支持标准抵消;如果出现 2 条警示征象,必须需要至少 2 条支持标准抵消;如果出现 2 条以上警示征象,则诊断不能成立。

支持标准:

(1) 患者对多巴胺能药物的治疗明确且显著有效。在初始治疗期间,患者的功能可恢复或接近正常水平。在没有明确记录的情况下,初始治疗的显著应答可定义为以下两种情况:①药物剂量增加时症状显著改善,剂量减少时症状显著加重。以上改变可通过客观评分(治疗后 UPDRS-Ⅲ评分改善超过 30%)或主观描述(由患者或看护者提供的可靠而显著的病情改变)来确定。②存在明确且显著的开/关期症状波动,并在某种程度上包括可预测的剂末现象。

(2) 出现左旋多巴诱导的异动。

(3) 临床体检观察到单个肢体的静止性震颤(既往或本次检查)。

(4) 以下辅助检测阳性有助于鉴别帕金森病与非典型性帕金森综合征:存在嗅觉减退或丧失,或头颅超声显示黑质异常高回声(>20 mm^2),或心脏间碘苄胍闪烁显像法显示心脏去交感神经支配。

绝对排除标准:出现下列任何 1 项即可排除帕金森病的诊断(但不应将有明确其他原因引起的症状算入其中,如外伤等):存在明确的小脑性共济失调,或者小脑性眼动异常(持续的凝视诱发的眼震、巨大方波跳动、超节律扫视);出现向下的垂直性核上性凝视麻痹,或者向下的垂直性扫视选择性减慢;在发病后 5 年内,患者被诊断为高度怀疑的行为变异型额颞叶痴呆或原发性进行性失语;发病 3 年后仍局限于下肢的帕金森病样症状;多巴胺受体阻滞剂或多巴胺耗竭剂治疗诱导的帕金森综合征,其剂量和时程与药物性帕金森综合征相一致;尽管病情为中等严重程度(即根据 MDS-UPDRS,评定肌强直或运动迟缓的计分大于 2 分),但患者对大剂量(不少于 600 mg/d)左旋多巴治疗缺乏显著的治疗应答;存在明确的皮质复合感觉丧失(如在主要感觉器官完整的情况下出现皮肤书写觉和实体辨别觉损害),以及存在明确的肢体观念运动性失用或进行性失语;分子神经影像学检查突触前多巴胺能系统功能正常;存在明确可导致帕金森综合征或疑似与患者症状相关的其他疾病,或者基于全面诊断评估,由专业医师判断其可能为其他综合征,而非帕金森病。

　　警示征象:发病后 5 年内出现快速进展的步态障碍,以至于需要经常使用轮椅;运动症状或体征在发病后 5 年内或 5 年以上完全不进展,这种病情的稳定是与治疗相关;发病后 5 年内出现球麻痹症状,表现为严重的发音困难、构音障碍或吞咽困难(需进食较软的食物,或通过鼻胃管、胃造瘘进食);发病后 5 年内出现吸气性呼吸功能障碍,即在白天或夜间出现吸气性喘鸣或者频繁的吸气性叹息;发病后 5 年内出现严重的自主神经功能障碍,包括:①体位性低血压,即在站起后 3 min 内,收缩压下降至少 30 mmHg(1 mmHg＝0.133 kPa)或舒张压下降至少 20 mmHg,并排除脱水、药物或其他可能解释自主神经功能障碍的疾病;②发病后 5 年内出现严重的尿潴留或尿失禁(不包括女性长期存在的低容量压力性尿失禁),且不是简单的功能性尿失禁(如不能及时如厕)。对于男性患者,尿潴留必须不是由前列腺疾病所致,且伴发勃起障碍;发病后 3 年内由于平衡障碍导致反复(＞1 次/年)跌倒;发病后 10 年内出现不成比例的颈部前倾或手足挛缩;发病后 5 年内不出现任何一种常见的非运动症状,包括嗅觉减退、睡眠障碍(睡眠维持性失眠、日间过度嗜睡、快动眼期睡眠行为障碍)、自主神经功能障碍(便秘、日间尿急、症状性体位性低血压)、精神障碍(抑郁、焦虑、幻觉);出现其他原因不能解释的锥体束征;起病或病程中表现为双侧对称性的帕金森综合征症状,没有任何侧别优势,且客观体检亦未观察到明显的侧别性。

七、鉴别诊断

1. 特发性震颤　本病可早年发病,1/3 患者有家族史,呈常染色体显性遗传,常表现为姿势性震颤或动作性震颤,无肌强直及运动迟缓,常累及头部,产生点头或头部摇晃,少量饮酒或服用心得安可减轻症状。

2. 其他继发性帕金森综合征　脑血管病,药物性、脑积水性帕金森综合征等其他继发性帕金森综合征常具有相应的病史和临床特征,可通过相应特定的辅助检查明确诊断。

3. 抑郁症　抑郁症患者可表现为表情贫乏、言语单调、自主运动减少,易与帕金森病混淆,且二者是可以并存的。但抑郁症无肌强直和震颤,抗抑郁药治疗有效。

八、治疗

　　帕金森病的治疗应采取综合治疗,包括药物治疗、手术治疗、康复及心理治疗等方法,改善患者的工作和生活能力,提高患者的生活质量。其中,药物治疗为首选治疗方法,也是本病的主要治疗手段,手术治疗则是药物治疗的一种有效补充。目前无论是药物治疗还是手术治疗,都只能改善患者的症状,并不能阻止病情的发展。因此,长期的康复及心理治疗是十分重要且必要的,可以使患者达到长期获益的目的。

（一）药物治疗

针对不同的患者,用药选择要注意个体化差异,要考虑患者的病情特点、自身意愿、年龄、职业及经济等因素,从小剂量开始,缓慢增量,尽可能以小剂量达到满意的临床效果,延缓疾病的进展,尽可能延长控制症状的年限,同时尽量减少药物的不良反应和并发症。常用的治疗药物有以下几种。

（1）复方左旋多巴:左旋多巴是多巴胺的前体。外周补充的左旋多巴可通过血脑屏障,在脑内经多巴脱羧酶的脱羧转变为多巴胺,从而发挥替代治疗的作用。苄丝肼和卡比多巴是外周脱羧酶抑制剂,可减少左旋多巴在外周的脱羧,增加左旋多巴进入脑内的含量以及减少其外周的副作用。左旋多巴与苄丝肼复合物的商品名为美多芭,与卡比多巴复合物称息宁。应从小剂量开始,初始剂量为 1/4 或 1/2 片,逐渐缓慢增加剂量直至获较满意疗效,不求全效。剂量增加不宜过快,用量不宜过大。老年患者可尽早使用,年龄小于 65 岁,尤其是年轻的帕金森病患者应首选单胺氧化酶 B 抑制剂或多巴胺受体激动剂,当上述药物不能很好控制症状时再考虑加用复方左旋多巴。活动性消化性溃疡者慎用,狭角型青光眼、精神病患者禁用。

（2）单胺氧化酶 B（MAO-B）抑制剂:可阻断多巴胺的降解,相对增加多巴胺含量而达到治疗的目的。MAO-B 抑制剂可单独应用治疗新发、年轻的帕金森病患者,也可与多巴制剂合用改善中晚期患者的运动症状。MAO-B 抑制剂包括司来吉兰和雷沙吉兰,晚上使用易引起失眠,故宜早晨、中午服用。

（3）抗胆碱能药物:多巴胺和乙酰胆碱在纹状体内是一对互相抗衡的递质,因此本药主要是通过抑制脑内乙酰胆碱的活性,相应提高多巴胺效应而达到缓解症状的目的。常用药物为安坦,口服 2~4 mg,每日 3 次。副作用有口干、眼花、无汗、面红、恶心、失眠、便秘、尿潴留、幻觉和妄想。停药和减少剂量后即可消失。有青光眼或前列腺肥大者禁用。老年人长期应用可能导致智能障碍,对 60 岁以上的患者,现多主张不用。

（4）兴奋性氨基酸药物金刚烷胺:可促进多巴胺在神经末梢的合成和释放,阻止其重吸收。本药主要用于缓解帕金森病的运动症状,对少动、僵直、震颤均有轻度改善作用,对长期应用多巴制剂后出现的异动症有效。其副作用有嗜睡、头痛、眩晕、四肢皮肤青斑、踝部水肿,少见心律不齐、高血压、粒细胞减少。

（5）中枢多巴胺能受体激动剂:患者长期使用左旋多巴可以发生疗效减退和运动系统并发症,而早期即合用多巴胺能受体激动剂,可以克服这些缺陷,降低后期出现运动并发症的风险。目前临床常用的是非麦角类多巴胺能受体激动剂,如普拉克索、罗匹尼罗、吡贝地尔、罗替戈汀等。激动剂均应从小剂量开始,逐渐加量。使用激动剂症状波动和异动症的发生率低,但其他副作用发生率较高。常见的副作用包括胃肠道症状、体位性低血压、嗜睡和精神症状（如妄想、幻觉等）。

【创新发展】

在帕金森病药物研发中,瑞典科学家 Arvid Carlsson 发现帕金森病患者脑组织存在多巴胺异常,从而发明了多巴胺的检测方法,发现基底神经核中多巴胺水平高于去甲肾上腺素,基底神经核是调控运动功能的重要部位,并得出结论多巴胺在帕金森病的发生与发展中起重要作用,多巴胺是脑组织信息传递的重要递质,Arvid Carlsson 因此获得 2000 年的诺贝尔医学奖。

（二）手术治疗

手术方法可以改善症状,适用于药物无效、不能耐受或异动症患者,术后仍需要继续用药,不作为帕金森病患者的首选治疗方法。手术治疗主要有两种:神经核毁损术和脑深部电刺激术(DBS)。神经核毁损术常用的靶点是丘脑腹中间核和苍白球腹后部,神经核毁损术费用低,且也有一定疗效,因此在一些地方仍有应用。脑深部电刺激术因其微创、安全、有效,已作为手术治疗的首选。手术与药物治疗一样,仅能改善症状,而不能根治疾病,也不能阻止疾病的进展。有关手术的适应证及远期疗效的评价也仍在进一步探索中。

(三)康复治疗

康复治疗通过对运动和生活方式的指导,适用于所有的帕金森病患者,早中期可以延缓病情进展,晚期对卧床患者可以减少并发症。患者通过专科的康复医生制订适合的锻炼方式和运动量,可以起到辅助药物治疗及延缓病程的作用。

案例分析

患者,男,62岁,主因行动迟缓伴左上肢不自主抖动三年余入院。

患者三年前无明显诱因下出现行走困难,步伐变小变慢,转身及翻身困难,左手静止性震颤,穿衣、夹菜动作迟缓,呈进行性加重,伴有头昏,卧床坐立或站立后头昏明显,无视物旋转、恶心呕吐等,平素精神一般,有焦虑情绪,夜间睡眠可,大便干结,2~3天1次,小便无明显异常,近期体重无明显改变。

既往有高血压病史10余年,血压最高180/120 mmHg,平素服用非洛地平缓释片,血压控制在160/120 mmHg左右,有前列腺切除手术史,否认肝炎、结核、伤寒等传染病史,否认输血史,无药物、食品过敏史,预防接种随社会进行。否认家族性、遗传性疾病史。

第三节 小 舞 蹈 病

一、概述

小舞蹈病又称风湿性舞蹈病、Sydenham舞蹈病或感染性舞蹈症,是一种多见于儿童的疾病,往往是风湿热的一种表现。临床特征为不自主的舞蹈样动作、肌张力减低、肌力减弱、自主运动障碍等。其主要病理改变为基底节、大脑皮质、脑干、小脑等处散在动脉炎和神经细胞变性。

二、病因和发病机制

本病与A组β溶血性链球菌感染引起的自身免疫反应有关。小舞蹈病患者感染链球菌后产生抗体,因为错误识别抗原而沉积丘脑底核、尾状核等部位,引起免疫炎性反应而致病。

三、临床表现

小舞蹈病多见于5~15岁的儿童,女孩多于男孩,常为亚急性起病,少数可因情绪刺激而急骤发病。临床表现由病变的部位所决定,如皮质的病变可出现肌无力,基底节的病变可出现舞蹈样动作,而小脑的病变可以出现肌张力降低和共济失调。早期症状不明显,患儿可以表现为比平时注意力分散、躁动、成绩下降、肢体动作笨拙不协调、手持物易掉落,易被误认为患儿顽皮。以后症状日益加重,四肢远端及面部轻微不自主运动,日趋明显进而影响到其他部位,出现不规则的、跳动式的和无意义的舞蹈样动作。

舞蹈样动作可以是全身性,也可以是一侧较重,主要累及面部和肢体远端。面部可以表现为挤眉、弄眼、嗽嘴、吐舌、扮鬼脸;上肢表现为各关节交替伸屈、内收、扭转等动作,手指不停地屈曲和内收;下肢不自主运动表现为步态颠簸,常常跌倒。舌肌、咀嚼肌、口唇及其他咽肌的不自主运动可以引起构音困难、咀嚼及吞咽障碍等。所有动作均在精神紧张时加重,睡眠时消失。舞蹈样动作常在发病 2~4 周内加重,3~6 个月内自发缓解。约 20% 的患儿会复发,通常在 2 年内。少数在初次发病 10 年后再次出现轻微的舞蹈样动作。

患儿可有普遍的肌张力减低和肌无力。与患儿握手时紧握程度不恒定,时紧时松,当患儿手臂前伸时腕部屈曲、掌指关节过伸,称舞蹈样手姿。甚至有时肌无力可以是本病的突出征象,以致患儿在急性期不得不卧床。常伴某些精神症状,如焦虑不安、情绪不稳、易激惹、偏执-强迫行为等,有时精神症状可先于舞蹈样动作出现。伴有风湿性心脏病者可有心脏扩大或杂音,还可有急性风湿病的其他表现,如发热、关节炎、扁桃体炎、皮下结节(如低热、关节炎、心瓣膜炎、风湿结节等)。

本病预后良好,一般经 3~10 周后可自行恢复。部分患者可在间隔不定的时间后再次复发。间歇期可经数周、数月至数年不等。

四、实验室和其他辅助检查

周围血常规可见白细胞增多、血沉增快、C 反应蛋白增多、血清抗链球菌溶血素“O”滴定度增加等;脑电图检查可显示轻度弥漫性慢活动;头部 MRI 检查可见尾状核、壳核和苍白球信号异常。

五、诊断

根据患者起病年龄、典型的舞蹈样动作、肌张力和肌力减低,诊断并不困难,若有急性风湿热的病史和表现,则更能确定诊断。

六、鉴别诊断

1. 抽动秽语综合征 这是以进行性发展的多部位抽动和发声抽动为特征的抽动障碍,多起病于 2~15 岁,男性多见,症状持续一年以上,一般体格检查无阳性体征,属于儿童精神神经障碍性疾病。而小舞蹈病以舞蹈样、异常样动作为特征,无抽动发生,一般有风湿性感染的体征和阳性化验结果,抗风湿治疗有效,据此可与抽动障碍相区别。

2. 胆红素脑病 旧称核黄疸,存活者日后可能发生多种不自主动作,包括舞蹈样动作。依据病史、智能障碍和其他形式的不自主动作可资鉴别。

3. 先天性舞蹈病 症状出现时间较小舞蹈病为早,多在 2 岁前开始,通常为脑性瘫痪或其他出生前后脑病,常伴有其他症状如智能障碍、震颤、手足徐动或痉挛性瘫痪等。

4. 亨廷顿舞蹈病 是一种显性遗传的神经系统退行性疾病,临床根据阳性家族史、典型的舞蹈样运动、精神障碍和进行性痴呆,以及基因检测阳性结果而加以诊断。

七、治疗

确诊本病后均需应用青霉素或其他对链球菌敏感的抗生素(如头孢类),一般 10~14 天为 1 个疗程,可同时应用糖皮质激素或免疫球蛋白等改善免疫治疗,可缩短病程、减轻症状,并最大限度地防止或减少小舞蹈病复发及避免心肌损伤、心瓣膜病的发生。

小舞蹈病发作期间应卧床休息,避免强光、嘈杂等光声刺激。休息时周围用物宜柔软以避免因不自主运动而受伤。对不自主运动症状可用地西泮 5 mg 或硝西泮 2.5 mg,每日 2～3 次口服,或丁苯喹嗪 25 mg 口服,每日 2～4 次,亦可用氟哌啶醇 0.5 mg 起始,每日口服 2～3 次,逐步增加剂量至舞蹈样动作控制为止。

本病预后良好,大多数患者病程在 3 周至 6 个月可自行恢复,及时正确的治疗可缩短病程,1/5～1/3 的患者可在不定时间后复发。

第四节　亨廷顿舞蹈病

一、概述

亨廷顿舞蹈病又称亨廷顿病(Huntington's disease,HD)或慢性进行性舞蹈症,旧称大舞蹈病,是基底节和大脑皮质变性的一种常染色体显性遗传性神经退行性疾病。由美国医学家乔治·亨廷顿于 1872 年发现而得名。本病特征为慢性进行性的舞蹈样动作和痴呆,随着病情进展患者可逐渐丧失说话、行动、思考和吞咽的能力,病情会持续发展 10～20 年,并最终导致患者死亡。

本病的患病率为(0.4～8)/10 万,且在不同人群中差异很大,西方人口的患病率高,而亚洲及非洲患病率较低。患者多数于中年发病,平均发病年龄在 40 岁,5%～10% 的患者发病年龄在 10～20 岁,个别患者发病年龄在儿童期或 80 岁以后。

二、病因及发病机制

亨廷顿舞蹈病是一种全外显性的常染色体显性遗传病,受累个体后代 50% 发病。本病的主要病因是患者第四号染色体上短臂的 Huntingtin 基因发生变异,CAG 三核苷酸重复扩增产生 Huntingtin 蛋白,异常 Huntingtin 蛋白有许多重复的谷氨酰胺,容易粘连、聚集,形成大的分子团,在脑中积聚,影响神经细胞的功能,最终导致神经细胞的死亡。只要遗传了该致病基因,症状出现只是时间问题,纯合子与杂合子的临床症状无明显差异。本病具有遗传早发现象,后代中有连续发病提前倾向,父系遗传者更为明显。且由于本病一般在 40 岁后才会出现明显症状,所以当患者发现疾病时,大多已将亨廷顿舞蹈病的基因传给了下一代。

患者体内的异常 Huntingtin 蛋白首先会影响其脑内的基底核,使得基底核无法修饰或抑制大脑的指令,于是全身肌肉便不受控制地运动,表现为舞蹈样动作。晚期大脑表层也会逐渐死亡,届时患者可能失去所有行动能力,并出现认知功能下降甚至痴呆。

三、病理

亨廷顿舞蹈病患者的主要病理改变为基底节区和大脑皮质的萎缩和神经元缺失,其中以尾状核最为明显,壳核和苍白球也有不同程度的萎缩。神经元缺失主要见于基底节区,脑后部区中等大小含 γ-氨基丁酸及脑啡肽并投射到苍白球外侧部的多棘神经元最早受累,其次苍白球内侧部、皮质神经元也常受累。

四、临床表现

亨廷顿舞蹈病绝大多数有阳性家族史,多于中年起病,男女均可患病。本病最重要的症状是运动症状、认知功能障碍及精神障碍,发病隐匿,呈缓慢进行性加重。中年发病者主要以舞蹈样运动障碍为主,逐渐出现痴呆和精神障碍;儿童和青少年期发病者多以肌张力障碍为主,表现为肌强直、肌阵挛,至晚期则呈角弓反张,常伴癫痫和共济失调。

1. 运动障碍 患者最初可能只有动作笨拙和不安,可间歇出现耸肩、手指抽搐和扮鬼脸等不自主动作,类似无痛性抽搐,较慢且非刻板式。随着病情进行性加重,运动障碍可表现为四肢、面、躯干的突然、快速的跳动或抽动,患者行走时出现腾越步态,加上不断变换手的姿势,全身动作像舞蹈,这些运动不能预知、不能自控,可因情绪紧张加重。在疾病后期患者因全身随意运动受损,不自主运动严重甚至不能站立和行走,也可出现吞咽困难、构音障碍。在疾病的晚期可出现四肢不能活动的木僵状态,查体发现舞蹈样不自主运动和肌张力减低。

2. 认知障碍 进行性认知功能障碍是亨廷顿舞蹈病患者另一个主要表现。早期表现为日常生活和工作中的记忆、计算能力和定向力下降,言语的改变包括口语不流利、轻度找词困难和构音障碍。口语流利性损害也是亨廷顿舞蹈病较早的认知功能障碍之一。随着病情进展,注意力和判断力进行性受损,对计划作业和连续安排信息感到特别困难,对事物缺乏判断力,最终发展成痴呆。

3. 精神障碍 精神障碍常在疾病的早期出现,且多出现在运动障碍发生之前。常见的精神症状包括焦虑、紧张、兴奋易怒或淡漠,抑郁症状的发生率也很高,对患者的重度抑郁症状如能早期发现并及时治疗,可预防其自杀。亨廷顿舞蹈病患者还可出现人格行为改变,出现反社会行为、精神分裂症、偏执狂和幻觉。

五、实验室和其他辅助检查

(1)血、尿常规检查无异常。

(2)脑脊液检查无特征性改变,可发现 γ-氨基丁酸水平下降。

(3)脑电图检查可有弥漫性改变。

(4)头部 CT 或 MRI 典型的影像学特点是尾状核萎缩,脑室扩大,侧脑室额角外侧面向外膨起,形成"蝴蝶征"。PET 表现尾状核区葡萄糖代谢明显降低,可先于尾状核萎缩前出现。SPECT 可显示尾状核和豆状核区血流明显下降,与患者的病理改变有关。

(5)遗传学检测:基因的检测诊断是亨廷顿舞蹈病确诊的重要手段,可发现本病的基因携带者。主要采用 PCR 方法检测 Huntingtin 基因中的 CAG 重复拷贝数,正常人不超过 36 个。对可疑患者,必要时可进行 CAG 三核苷酸扩展大小的检测,超过 40 个以上的重复扩展,则可诊断。但基因检测都应在受检者充分知道检查结果的意义和局限性,在完全自愿的条件下进行,并且在检查前后应给予充分的心理咨询和帮助。因为若为阳性诊断结果会给尚无临床症状的致病基因携带者带来心理负担和社会压力,甚至影响到以后的就业、婚姻和生活等。

六、诊断

亨廷顿舞蹈病的诊断一般不难,根据阳性家族史、典型的舞蹈样运动、进行性痴呆和精神障碍可进行诊断。对于无家族史的散发病例,诊断要慎重,基因检测和影像学检查可帮助诊断。

七、鉴别诊断

(1)风湿性舞蹈病:又称小舞蹈病,是一种散发的良性自限性疾病,主要发病时间在5~15 岁,女性较多,往往有风湿热的其他表现,病理改变主要表现为基底核炎性病变。

一般亚急性起病,具有典型的舞蹈样不自主运动和肌张力降低,不自主运动更为唐突、暴发,呈跳动样和抽动样,与亨廷顿舞蹈病的舞蹈样运动、非刻板模式不同,痴呆罕见。部分患者可以伴随出现风湿热、心肌炎和关节炎,血沉快或抗链球菌溶血素"O"滴度可增高。影像学检查无异常改变。病程有自限性,经青霉素和激素治疗效果较好。

(2)良性家族性舞蹈症:是一种常染色体显性、隐性和性连锁的中枢神经系统疾病,分为婴儿早期、儿童期和少年早期三种类型,典型临床症状为非进行性的舞蹈表现,和亨廷顿舞蹈病不同之处在于智能和精神均正常,影像学检查均无明显异常改变。

(3)神经棘红细胞病:是一种伴随中枢神经系统和周围神经损害的隐性遗传性疾病,其特征为进行性神经退行性变,伴舞蹈样动作及棘形红细胞增多。根据遗传方式分为常染色体隐性或显性遗传的舞蹈病-棘形红细胞增多症,以及 X-连锁 Mcleod 综合征两种类型。在临床表现上与亨廷顿舞蹈病有许多共同特点。临床上,本病与亨廷顿舞蹈病的区别是:隐性遗传、无明显痴呆、有周围神经病和神经源性肌萎缩、棘红细胞增多、病理改变没有亨廷素阳性的神经细胞核内包涵体。

八、治疗

亨廷顿舞蹈病目前缺乏特异性的治疗方法,没有任何有效方法可以改变本病的自然病程,主要采用对症治疗。尽管不能有效延缓亨廷顿舞蹈病的进展,但舞蹈样动作、精神障碍等常见症状通过合理的药物治疗均可获得不同程度的控制和改善,而且还可以提高患者的生活质量并防止并发症发生。对症治疗主要针对心理与神经两方面的症状治疗,同时进行必要的支持治疗。

心理治疗方面要帮助患者树立信心,改善焦虑、抑郁的症状,可用抗抑郁药物。有精神症状的患者可给予抗精神病药物,如氯氮平等。对舞蹈样动作可先用抑制或消耗多巴胺能性药物,如氟哌啶醇、奋乃静、氯丙嗪、泰必利、丁苯那嗪等。毒扁豆碱可以抑制中枢胆碱酯酶的活性,阻止胆碱的降解,提高胆碱的含量,可改善舞蹈样运动。γ-氨基丁酸转移酶的抑制剂,可能使中枢的 γ-氨络酸含量升高,改善患者症状。

其他可配合应用神经系统促代谢药物、维生素类和能量合剂等。抗自由基治疗、抗氧化和抗细胞兴奋毒性治疗可能也具有一定的疗效。此外,加强肢体功能训练和进行心理治疗也可以获得良好的疗效。

案 例 分 析

患者,男,59 岁,主因四肢不自主运动 5 年,加重伴睡眠困难半个月入院。

患者于 10 年前无明显诱因出现不自主摆头、耸肩动作,范围逐渐增大,出现四肢及躯干不自主运动,后行走不稳,症状于紧张时加重,安静时好转,睡眠时消失。1 年前因肺炎住院好转后出现言语减少、不喜与人交流、兴趣爱好减退。半个月前上述症状加重,出现不自主运动增多、行走困难、夜间不睡、惊恐大喊的表现。患者患病以来无明显头晕头痛、无肢体抽搐、无饮水呛咳,目前言语交流少,四肢明显不自主舞蹈样运动,不能独站及行走,为求进一步康复入院治疗。患者发病以来饮食少,入院 2 天前出现不配合张口进食,留置胃管,睡眠少,大便干燥,小便失禁。

患者既往无高血压、糖尿病史,否认肝炎、结核病史,否认食物药物过敏史,否认输血史。生于当地并长期居住,否认疫区接触史,否认吸烟、饮酒史,适龄结婚,育有二子,配偶及儿子体健。其母患亨廷顿舞蹈病,已故,其父死因不详,兄弟姐妹 3 人,弟患高血压。否认重大创伤心理史。

第五节　肝豆状核变性

一、概述

肝豆状核变性(hepatolenticular degeneration,HLD)是一种常染色体隐性遗传的铜代谢障碍性疾病,由 Wilson 在 1912 年首先描述,故又称为 Wilson 病(Wilson Disease,WD)。肝豆状核变性是以铜代谢障碍引起的肝硬化、基底节损害为主的脑变性疾病,临床以进行性加重的锥体外系症状、精神症状、肝硬化、肾功能损害及角膜色素环为特征。

WD 的世界范围发病率为 1/100000～1/30000,致病基因携带者约为 1/90。本病在中国较多见。WD 好发于青少年,男性比女性稍多,如不恰当治疗将会致残甚至死亡。

二、病因及发病机制

铜是人体所必需的微量元素之一,人体新陈代谢所需的许多重要的酶都需要铜的参与合成。正常人每日自肠道摄取少量的铜,铜在血中先与白蛋白疏松结合,在肝细胞中铜与 α_2-球蛋白牢固结合成具有氧化酶活性的铜蓝蛋白。铜在各脏器中形成各种铜-蛋白组合体,如肝铜蛋白、脑铜蛋白等,剩余通过胆汁、尿和汗液排出。

肝豆状核变性为基因突变导致的常染色体隐性遗传性疾病,致病基因 ATP7B 定位于染色体 13q14.3,编码一种 1411 个氨基酸组成的铜转运 P 型 ATP 酶。ATP7B 基因突变导致 ATP 酶功能减弱或消失,引致血清铜蓝蛋白合成减少以及胆道排铜障碍,使过量铜离子在肝、脑、肾、角膜等处沉积而致病。血清中过多的游离铜大量沉积于肝脏内,造成小叶性肝硬化。基底节的神经元和其正常酶的转运对无机铜的毒性特别敏感,大脑皮质和小脑齿状核对铜的沉积也产生症状。铜对肾脏近端小管的损害可引起氨基酸、蛋白以及钙和磷酸盐的丢失。铜在眼角膜弹力层的沉积产生 K-F 环。与此同时,肝硬化可产生门静脉高压的一系列变化。

ATP7B 基因的变异位点繁多,并具有种族特异性,因此基因检测位点的选择要有针对性。我国 WD 患者的 ATP7B 基因有三个突变热点,即 R778L、P992L 和 T935M,占所有突变的 60% 左右。近年来有研究发现,除 ATP7B 以外,其他基因如 COMMD1、XIAP、Atox1 等也与该病相关。

三、病理

本病病理改变主要累及肝、脑、肾、角膜等。肝脏早期病理表现为脂肪增生和炎症,表面和切片均可见大小不等的结节或假小叶,逐渐发展为肝硬化,肝脏体积缩小、质地变硬,且由于铜沉积而呈棕黄色。神经系统的损害以壳核最明显,苍白球、尾状核、大脑皮质、小脑齿状核也可受累,镜下可见神经元脱失和星形胶质细胞增生。角膜边缘后弹力层及内皮细胞浆内有棕黄色的铜颗粒沉积,形成环状,称 K-F 环。

四、临床表现

Wilson 病起病多缓慢,临床表现多样性,发病年龄多在 5～35 岁,男性稍多于女性。病情缓慢发展,可有阶段性缓解或加重,少数可由于外伤、感染或其他原因而呈急性发病。

1. 肝脏症状 肝脏是最常见的受累器官,虽然患者在婴儿期,肝脏就已有铜的蓄积,但 6 岁前罕有肝病症状发生,以肝脏症状起病者平均年龄约 11 岁。肝脏受累时一部分病例发生急性、亚急性或慢性肝炎,大部分病例肝脏损害症状隐匿、进展缓慢,表现为非特异性慢性肝病症候群,在无症状期或肝硬化早期,肝功能可正常,或仅有轻微的转氨酶增高,多起病隐匿,呈现慢性病程。开始有乏力、疲劳、厌食、黄疸、蜘蛛痣、脾肿大和脾功能亢进,最终导致门静脉高压、腹水、静脉曲张出血以及肝功能衰竭等。所以,对 35 岁以下、HBsAg 阴性的慢性肝病患者,应想到本病并做化验检查以确立诊断。

2. 神经精神症状 神经系统损害仅次于肝损害,其症状出现亦多晚于肝损害。突出的神经系统临床表现是锥体外系症状,以舞蹈样动作、手足徐动和肌张力障碍为主,并有面部怪容、张口流涎、吞咽困难、构音障碍、运动迟缓、震颤、肌强直等。此外,还可有较广泛的神经损害。如皮质功能损害,表现为进行性智力减退、注意力散漫、思维迟钝,还可有情感、性格异常,常无故哭笑、不安、易激动、对周围环境缺乏兴趣等,晚期可发生幻觉等器质性精神病症状;小脑损害,可导致共济失调和语言障碍;锥体系损害出现腱反射亢进、病理征和假性延髓麻痹等;下丘脑损害,产生肥胖、持续高热及高血压。少数患者可有癫痫发作。精神症状早期以性格改变和人格障碍多见,后期可有情感异常、行为异常、精神分裂症和认知障碍。

3. 眼部损害 角膜色素环(K-F 环)是本病的特征性表现,是由铜沉积于角膜后弹力层所致,位于角膜与巩膜交界处,在角膜的内表面上,呈绿褐色或金褐色,光线斜照角膜时看得最清楚,但早期常须用裂隙灯检查方可发现。大多数见于双眼,个别见于单眼。大多数患者出现神经症状时,就可发现此环。少数患者还可出现晶体混浊、白内障、暗适应下降及瞳孔对光反应迟钝等。

4. 其他 铜离子在近端肾小管和肾小球沉积,可造成肾功能不同程度受损,肾小管重吸收障碍,出现肾性糖尿、多种氨基酸尿、磷酸盐尿、尿酸尿、高钙尿、蛋白尿等。钙、磷代谢异常易引起骨折、骨质疏松。铜在皮下的沉积可致皮肤色素沉着、变黑,尤以面部及双小腿伸侧明显。病程中患者可出现急性血管内溶血,若急性溶血与急性肝功能衰竭同时出现者,预示病情重,常在数周内死于肝或肾功能衰竭。心脏可有心律失常,心肌病和植物神经功能异常;胰腺受损可有胰功能不全和糖尿病;指甲弧因含铜量增加可呈蓝色。

五、实验室和其他辅助检查

1. 血、尿常规检查 患者有肝硬化伴脾功能亢进时其血常规可出现血小板、白细胞和(或)红细胞减少;尿常规镜下可见血尿、微量蛋白尿等。

2. 肝、肾检查 肝功能检查患者可有不同程度的肝功能异常,如血清总蛋白降低、球蛋白增高,晚期可发生肝硬化,通过肝脏 B 超及肝脏 MRI 可诊断。肝穿刺活检测定显示大量铜过剩,可超过正常人 5 倍。肾功能受损可表现蛋白尿、氨基酸尿,或血尿素氮、肌酐增高。

3. 铜的测定 主要是血清铜蓝蛋白降低,血清中非铜蓝蛋白的铜增多,尿铜排出量增加,肝含铜量增加。血清铜蓝蛋白测定:正常小儿为 $200\sim400$ mg/L,患儿通常低于 200 mg/L 甚至在 50 mg/L 以下。24 h 尿铜排出量测定:正常小儿尿铜低于 40 $\mu g/24$ h,患儿明显增高可达 $100\sim1000$ $\mu g/24$ h;上述铜生化测定未能确诊的病例,可采用肝穿刺方法测定肝组织内的铜含量,正常人肝含铜量在 40 $\mu g/g$(干重)以下,患儿可高于 200 $\mu g/g$(干重)。

4. 头部 CT 或 MRI 检查 影像显示基底节区呈低密度、脑沟裂增宽及脑室扩大。

5. 遗传学检测 本病的基因异常主要表现为点突变,另外还有小片断缺失、插入等,一般可用 PCR 技术检测出突变,亦可应用 RFLP 法(限制性片段长度多态性分析法)进行 DNA 分析来早期诊断。

六、诊断及疾病分类

根据起病年龄、典型的锥体外系症状、肝病体征、角膜 K-F 环和阳性家族史等诊断不难。头部 CT 及 MRI 检查有双侧豆状核区对称性影像改变,血清铜蓝蛋白显著降低和尿铜排出量增高则更支持本病。对于诊断困难者,可采取肝穿刺做肝铜检测。

根据中华医学会神经病学分会帕金森病及运动障碍学组《肝豆状核变性的诊断与治疗指南》,临床分型如下。

1. 肝型 ①持续性血清转氨酶增高;②急性或慢性肝炎;③肝硬化(代偿或失代偿);④暴发性肝功能衰竭(伴或不伴溶血性贫血)。

2. 脑型 ①帕金森综合征。②运动障碍:扭转痉挛、手足徐动、舞蹈症状、步态异常、共济失调等。③口-下颌肌张力障碍:流涎、讲话困难、声音低沉、吞咽障碍等。④精神症状。

3. 其他类型 以肾损害、骨关节肌肉损害或溶血性贫血为主。

4. 混合型 以上各型的组合。

七、鉴别诊断

本病临床表现复杂,应注意与急、慢性肝炎和肝硬化,以及小舞蹈病、青少年型亨廷顿舞蹈病、肌张力障碍、原发性震颤、帕金森病和精神病等鉴别。

八、治疗

肝豆状核变性一旦确诊则需坚持终身治疗,治疗措施主要包括限制铜的摄入、促进铜的排泄和减少铜的吸收,必要时进行肝脏移植。

1. 限制铜的摄入 限制及避免含铜高的食物,如豆类、菌菇类、粗粮类、坚果类、贝类、螺类、虾蟹类、动物的内脏和血制品、巧克力、可可等及某些中药(如龙骨、蜈蚣、全蝎等)。

2. 促进铜的排泄 主要通过药物增加铜排出,常用药物如下。

(1) D-青霉胺(D-penicillamine,PCA):是本病的首选药物,为强效金属螯合剂,可与组织中的同类子络合成铜-青霉胺复合物,从尿中排出,且在肝脏中可与铜形成无毒复合物,减轻游离状态铜的毒性,需长期甚至终身服药。本药口服易吸收,治疗期间应监测尿铜,第 1 年内要求每日尿铜排出量>2 mg,一般在治疗数周后神经系统症状可改善,而肝功能好转常需 3~4 个月的治疗,可根据尿铜及临床症状调整外药,因青霉胺可能抑制维生素 B_6,故应每日补充维生素 B_6。药物副作用有恶心、过敏反应、重症肌无力、关节病、无疱疮,少数可以引起白细胞减少和再生障碍性贫血、视神经炎、狼疮综合症、剥脱性皮炎、肾病综合征等较严重的毒副作用。

(2) 二巯基丙磺酸:具有 2 个巯基的化合物,能与铜形成形成稳定、毒性低的络合物从尿中排出。其不良反应主要是食欲减退及轻度恶心、呕吐。可用于有肝损害和神经精神症状的肝豆状核病患者。

(3) 三乙烯-羟化四甲胺(TETA):药理作用与 D-青霉胺相似,是用于不能耐受青霉胺治疗时的主要药物。但价格昂贵,临床应用受限。

3. 减少铜的吸收 口服锌制剂可促进肝和肠黏膜细胞合成分泌金属硫因,与铜离子结合后减少肠铜离子吸收。对轻症或病情改善后可单用锌剂,对病情较重开始治疗时,与青霉胺联合使用,两药需间隔 2~3 h 以免疗效降低。常用有硫酸锌、醋酸锌、葡萄糖酸锌、甘草锌等。在餐后 1 h 服药以避免食物影响其吸收,尽量少食粗纤维以及含大量植物酸的食物。锌剂副反应较小,主要有胃肠道刺激、口唇及四肢麻木感、免疫功能降低、血清胆固醇紊乱等。

4. 对症治疗 神经系统症状可对症处理,肝、肾、骨关节等病症根据病情适当治疗。有震颤和肌强直时可用苯海索口服,对粗大震颤者首选氯硝西泮。肌张力障碍可用苯海索、复方左旋多巴制剂、多巴胺受体激动剂。有舞蹈样动作和手足徐动症时,可选用氯硝西泮、硝西泮、氟哌啶醇,合用苯海索。对于精神症状明显者可服用抗精神病药奋乃静、利培酮、氟哌啶醇、氯氮平,抑郁患者可用抗抑郁药物。护肝治疗药物也应长期应用。

5. 手术治疗 对于有严重脾功能亢进者可行脾切除术,严重肝功能障碍时可行肝移植治疗。

第六节 肌张力障碍

一、概述

肌张力障碍也称肌张力障碍综合征,是一组运动障碍综合征,以主动肌与拮抗肌收缩不协调或过度收缩引起的以肌张力异常的动作和姿势为特征,具有不自主性和持续性的特点。肌张力障碍依据病因可分为原发性和继发性:原发性肌张力障碍与遗传有关;继发性肌张力障碍包括一大组疾病,有的是遗传性疾病(如肝豆状核变性、亨廷顿舞蹈病、神经节苷脂病等),有的是由外源性因素(如围生期损伤、感染、神经安定药物等)引起的疾病。

1988 年美国明尼苏达地区调查显示,广泛性肌张力障碍综合征和局限性(身体某部位)肌张力障碍综合征年发病率分别为 0.2/10 万和 2.4/10 万,患病率分别为 3.4/10 万和 30/10 万。东欧地区年发病率和患病率均为明尼苏达地区的 2 倍。我国尚无肌张力障碍综合征流行病学资料。

目前肌张力障碍可根据发病年龄、临床表现、病因、遗传基础、药物反应等因素综合分类,临床分型如下。

（一）根据发病年龄分型

1. 早发型 患者年龄≤26 岁,一般先出现下肢或上肢的症状,常进展累及身体其他部位。

2. 晚发型 患者年龄＞26 岁,症状常先累及颜面、咽颈或上肢肌肉,倾向于保持其局灶性或有限地累及邻近肌肉。

（二）根据症状分布分型

1. 局灶型肌张力障碍 单一部位肌群受累,如眼睑痉挛、书写痉挛、痉挛性构音障碍、痉挛性斜颈等。

2. 节段型肌张力障碍 2 个或 2 个以上相邻部位肌群受累,如颅颈肌张力障碍(Meige 综合征)、轴性肌张力障碍等。

3. 多灶型肌张力障碍 2 个以上非相邻部位肌群受累。

4. 全身型肌张力障碍 下肢与其他任何节段型肌张力障碍的组合,如扭转痉挛。

Note

197

5. 偏身型肌张力障碍　半侧身体受累,一般都是继发性肌张力障碍,常为对侧半球、尤其是由基底节损害所致。

（三）根据病因分型

1. 原发性或特发性　肌张力障碍是临床上仅有的异常表现,没有已知病因或其他遗传变性病,如 DYT-1、DYT-2、DYT-4、DYT-6、DYT-7、DYT-13 型肌张力障碍。

2. 肌张力障碍叠加　肌张力障碍是主要的临床表现之一,但与其他的运动障碍疾病有关,没有神经变性病的证据,如 DYT-3、DYT-5、DYT-11、DYT-12、DYT-14、DYT-15 型肌张力障碍。

3. 遗传变性病　肌张力障碍是主要的临床表现之一,伴有一种遗传变性病的其他特征,如 Wilson 病、脊髓小脑性共济失调、亨廷顿舞蹈病、帕金森综合征等。

4. 发作性肌张力障碍　表现为突然出现且反复发作的运动障碍,发作间期表现正常。

根据诱发因素的不同分为三种主要形式:①发作性起动诱发的运动障碍(PKD、DYT-9),由突然的动作诱发;②发作性过度运动诱发的运动障碍(PED、DYT-10),由跑步、游泳等持续运动诱发;③发作性非运动诱发的运动障碍(PNKD、DYT-8),可因饮用酒、茶、咖啡或饥饿、疲劳等诱发。

5. 继发性或症状性肌张力障碍　这是已知其他神经系统疾病或损伤的一种症状,病因多样,如脑外伤后、颅内感染后、接触某些药物或化学毒物等。以下临床线索往往提示为继发性肌张力障碍:①起病突然,病程早期进展迅速;②持续性偏身型肌张力障碍;③早期出现固定的姿势异常;④除肌张力障碍外存在其他神经系统体征;⑤早期出现明显的延髓功能障碍,如构音障碍、口吃和吞咽困难;⑥混合性运动障碍,即肌张力障碍叠加帕金森综合征、肌强直、肌阵挛、舞蹈样动作及其他运动;⑦成人单个肢体的进展性肌张力障碍;⑧成人发病的全身型肌张力障碍。

二、病因及发病机制

特发性肌张力障碍病因不明,可能与遗传有关。继发性肌张力障碍常病因明确,一般与遗传、变性、代谢障碍、药物及中毒、外伤、感染有关,常是基底核、丘脑及脑干网状结构等病变的症候。

特发性肌张力障碍可为常染色体显性、常染色体隐性或 X 连锁隐性遗传,显性遗传基因 DYT1 已定位于 9 号常染色体长臂 9q32～34,编码 ATP 结合蛋白扭转蛋白 A (torsin A),可有散发病例,环境因素可诱发。继发性肌张力障碍是纹状体、丘脑、蓝斑、脑干网状结构等病变所致,发病机制因疾病不同而不同,如肝豆状核变性、胆红素脑病、中毒、脑卒中、脑外伤、脑炎、进行性核上性麻痹等。另外,药物如左旋多巴、吩噻嗪类、丁酰苯类等也可诱发。

三、临床表现

肌张力障碍的临床表现取决于发病年龄、疾病原因及受累的部位和范围。成年人一般发生局灶性肌张力障碍,病情相对稳定,甚少波及全身;但若局灶性肌张力障碍出现于儿童时期,常常会逐渐进展演变为节段性甚至全身型肌张力障碍。常见的肌张力障碍有以下几种。

1. 全身型肌张力障碍　扭转痉挛(torsion spasm)又称畸形性肌张力障碍(dystonia musculornm deformans),是指全身型扭转性肌张力障碍,临床上以四肢、躯干甚至全身的剧烈而不随意的扭转运动和姿势异常为特征。各种年龄均可发病,多数起病于 5～15

岁,呈隐匿起病,缓慢进行性加重。儿童期起病者多有阳性家族史,首发症状大多在一侧下肢的足部,在短暂行走或活动后足呈内翻跖屈,足趾也可屈曲,造成行走时足跟不着地。以后逐渐进展至下肢运动障碍,然后缓慢累及躯干和肢体近端(脊柱、骨盆、肩胛等),出现广泛的不自主的扭转运动和姿势异常,脊柱前突和骨盆倾斜,产生躯体的扭转、臀部后翘的异常姿势,导致严重的功能障碍。颈肌或肩胛带受累可造成斜颈及两肩一高一低。累及面肌和咽喉部肌肉时引起面肌抽搐和构音困难。随着病情加重,这种扭转痉挛由间歇性加重发展至持久存在。绝大多数扭转痉挛在精神紧张时或自主运动时加重,入睡后消失。肌张力在扭转动作时增高,扭转动作停止后正常或降低。成年起病者多为散发,症状常从上肢或躯干开始,大约 20% 的患者最终可发展为全身型肌张力障碍,一般不会严重致残。

有显性遗传的扭转痉挛多呈进行性发展,预后不良,多于起病数年后死亡,但有一部分患者可长期不进展,甚至少数患者可自行缓解。

2. 局灶型肌张力障碍 局灶型肌张力障碍主要取决于受累肌群的部位,包括痉挛性斜颈、眼睑痉挛、口面颌综合征、书写痉挛、痉挛性构音障碍等。痉挛性斜颈可发生于任何年龄,但以成人多发,男女均可受累,起病多甚缓慢。颈部的深浅肌肉均可受累,但主要累及胸锁乳突肌、斜方肌、斜角肌及颈夹肌。由于这些肌肉累及的程度不一而造成头部倾斜的方向和程度不一。一侧胸锁乳突肌收缩造成头向对侧歪斜,两侧斜方肌及颈夹肌同时收缩则头向后过伸,两侧胸锁乳突肌收缩则头部向后过伸。病程较长患者患肌可发生肥大。大多患者试图将头部维持正位时,出现头部粗大震颤。

书写痉挛属于手部的局灶型肌张力障碍。男性多于女性,主要累及优势侧,因右利手的人多,故大多为右手书写痉挛。患者书写时出现手部痉挛和肌张力增高,呈现执笔过度用力、腕部和各手指动作不能协调做细小动作,并出现奇特的执笔姿势,故书写时特别费力,必须十分集中精力书写,字迹变小、字形十分难辨、书写速度变慢、十分紧张。约1/3 患者尚可有手部的震颤,在不书写时手部的活动自如。有些患者可以表现为职业性痉挛,如弹钢琴、打字时手和前臂出现肌张力障碍,而做与此无关的动作时正常。本病自发缓解很少。

3. 手足徐动症 手足徐动症(athetosis)又称指划运动或易变性痉挛(mobile spasm),是手指、足趾或身体其他部位相对缓慢的、无目的的连续不自主运动,由此导致的姿势异常有时与扭转痉挛相似。

4. Meige 综合征 本病因 1910 年法国医生 Henry Meige 首先描述而得名,主要表现为眼睑痉挛(blepharospasm)和口-下颌肌张力障碍(oromandibular dystonia),可分为三型:①眼睑痉挛型;②眼睑痉挛合并口-下颌肌张力障碍型;③口-下颌肌张力障碍型。临床上主要累及眼肌和口、下颌部肌肉,中老年女性多见,双眼睑痉挛常为首发症状。患者可表现为眼睑刺激感、眼干、畏光和眨眼频繁,后发展成不自主眼睑闭合,痉挛可持续数秒至数分钟。多数为双眼,少数由单眼起病后累及双眼,影响读书、行走等日常行为。眼睑痉挛常在精神紧张、强光照射、阅读、注视时加重,在讲话、唱歌、张口、咀嚼、笑时减轻,睡眠时消失。口、下颌肌受累者表现为张口闭口、撇嘴、咧嘴、缩唇、伸舌扭舌、龇牙、咬牙等。严重者可使下颌脱臼,牙齿磨损以至脱落,撕裂牙龈,咬掉舌和下唇,影响发声和吞咽。痉挛常由讲话、咀嚼触发,触摸下巴、压迫颏下部等可获减轻,睡眠时消失。

5. 多巴反应性肌张力障碍 多巴反应性肌张力障碍(dopa-reactive dystonia,DRD),1976 年 Segawa 等首次描述该病,故又称 Segawa 病,是一种好发于儿童或青少年,以肌张力障碍或步态异常为首发症状的少见的遗传性疾病。其临床特点为症状的昼间波动性,以及小剂量多巴制剂对其有快速、明显的疗效。国外已有不少报道,近几年来已引起国内临床工作者的高度重视。

四、实验室和其他辅助检查

血电解质、药物、微量元素及生化检查,有助于病因诊断及分类。本病也需进行一系列检查以排除继发性肌张力障碍:如铜代谢的测定可排除肝豆状核变性,血细胞涂片排除棘红细胞增多症,影像学检查排除神经系统器质性损害。基因的检测也有助于诊断遗传性肌张力障碍。

五、诊断

根据病史及扭转痉挛、痉挛性斜颈、书写痉挛、投掷运动等肌张力障碍综合征表现,诊断并不难。确诊后要判断是原发性肌张力障碍还是继发性肌张力障碍,继发性肌张力障碍常常起病突然、进展迅速,起病时即为静止性肌张力障碍,早期就可出现姿势异常和语言功能障碍或伴有其他神经系统阳性症状和体征。如确定为继发性肌张力障碍应进一步查找病因。本病需要与以下疾病相鉴别。

1. 僵人综合征 僵人综合征表现为以躯干和下肢肌肉过度收缩,伴肌痛性肌肉痉挛为特征的罕见严重的中枢神经系统疾病。患者呈发作性躯干和四肢近端肌紧张、僵硬和强直,常伴有疼痛,而面肌和肢体远端多不受累。肌电图在患者休息和放松时仍可出现持续性运动单位电活动。患者体内可检出多种高滴度自身抗体,可伴有其他自身免疫病。苯二氮䓬类是目前治疗本病的首选药物。本病若无并发症,预后良好。

2. 面肌痉挛 面肌痉挛好发于中老年女性,常表现为一侧眼睑或面肌的抽动,一般持续时间短,不伴有口-下颌不自主运动,注意与 Meige 综合征相鉴别。

六、治疗

某些继发性肌张力障碍的病因若能明确,则应针对病因治疗。而原发性肌张力障碍多数病因未明,目前以对症治疗为主。本病治疗措施有药物、局部注射 A 型肉毒毒素(botulinum toxin A)和外科治疗。

1. 药物治疗 ①抗胆碱能药物,常用药物为安坦:大剂量安坦对 50% 患者有或多或少的改善,但须缓慢增量,一般起始量为每日 2 mg,逐步加量,直至疗效满意而不良反应不明显,国外报道最高可达每日 80 mg。其不良反应主要为视物模糊、口干、便秘,不良反应常使剂量无法增加到有效的治疗剂量。②对抗多巴胺功能的药物:氟哌啶醇首服 0.5 mg,每日 1 次,以后逐渐增量至 1 mg,每日 3 次,若症状控制不佳,可再增量至疗效肯定而不良反应不明显。泰必利 50~100 mg,每日 2~3 次,逐渐增量至症状改善而不良反应不明显为止。也可用哌迷清、氯丙嗪、丁苯那嗪等。③苯二氮䓬类:可选用氯硝西泮或硝西泮、地西泮等。④卡马西平:成人每次 0.1~0.2 g,每日 3 次,儿童酌情减量。也可与氯硝西泮或与氟哌啶醇合用。⑤左旋多巴:对多巴反应性肌张力障碍有戏剧性效果。

2. 注射 A 型肉毒毒素 局部注射对于局灶型肌张力障碍效果较好,如眼睑痉挛可分别选择上下眼睑中内 1/3 段交界处、中外 1/3 段交界处及外眦部颞侧眼轮匝肌多点注射,注射后改善和显著改善者达 90% 左右;口-下颌肌张力障碍可选择咬肌、颞肌、翼内外肌、二腹肌等多点注射,治疗率为 50%~70%;痉挛性斜颈可选择胸锁乳突肌、斜方肌、头颈颊肌、颈后肌及必要时颈部深层肌肉多点注射,治疗的有效率为 53%~90%;书写痉挛因其肌腹薄且肌肉多交叠,如能在 EMG 仪监视下将注射点选择在终板区,则疗效更高;前臂、足趾、躯干等部的肌张力障碍也可局部注射,均有一定的疗效。疗效可维持 3~6

个月,剂量个体化,可重复注射。

3. 手术治疗　药物及注射肉毒毒素 A 无效时可选择手术,神经切断术可解除血管对神经压迫,广泛性及偏侧性肌张力障碍综合征可选用丘脑损毁术。

第七节　其他运动障碍性疾病

一、特发性震颤

特发性震颤(essential tremor,ET)又称家族性或良性特发性震颤,是一种常染色体显性遗传病,为最常见的锥体外系疾病,也是最常见的震颤病症,约 60% 患者有家族史。特发性震颤是单一症状性疾病,姿势性或动作性震颤是唯一表现,缓慢进展或长期不进展。目前认为,年龄是 ET 重要的危险因素,患病率随年龄增长而增长,起病缓慢,任何年龄均可发病,但多起始于成年人,有文献报道男性略多于女性。

特发性震颤又称为家族性震颤,约 60% 患者有家族史,呈现常染色体显性遗传特征。在 65~70 岁前出现外显。Gulcher 等发现本病致病基因位于 3q13,称为 FET1,Higgins 等将致病基因定位于 2p22~25,称为 ETM 或 ET2,发现 ETM 可能是三联体重复序列,此基因定位在另两个家族性特发性震颤家系得到证实。也有报道本病患者的性染色体有异常,少数男性患者出现 XXY 和 XYY。家族性 ET 临床表现多样性提示可能存在遗传异质性,预示可能会发现新的基因位点。

特发性震颤在任何年龄均可发现,多见于 40 岁以上的中老年人,震颤是本病的唯一临床表现。其主要表现为姿势性震颤和动作性震颤,患者肢体维持一定姿势可引发震颤或在指向目的的运动中加重,在肢体完全放松时震颤自然消失。本病的震颤首先常见于手,典型症状是手的节律性外展,呈内收样震颤和屈伸样震颤,其次为头部震颤,包括垂直的点头运动和水平的摇头运动,极少的患者出现下肢震颤。许多因素都可以影响震颤,如在注意力集中、精神紧张、疲劳、饥饿时加重,多数病例在饮酒后暂时消失,次日加重,这也是特发性震颤的特征。饥饿、疲劳、情绪激动和温度(高热、热水浴)等会加重震颤。与大多数不自主运动一样,特发性震颤在睡眠时缓解,也有个别报道,震颤在浅睡眠中仍然持续存在。

根据患者经常出现姿势性和(或)动作性震颤,饮酒后减轻,有家族史,不伴神经系统其他症状、体征,应考虑特发性震颤可能。特发性震颤鉴别诊断十分重要,主要与以下疾病鉴别。

1. 帕金森病　特发性震颤患者合并 PD 概率高于普通人群,研究发现,PD 患者亲属发生震颤至少是正常对照组 2.5 倍,PD 合并特发性震颤患者的亲属发生震颤概率高达 10 倍。说明特发性震颤与 PD 虽是两个独立的疾病,但两者之间可能存在一定联系。帕金森病多在老年期发病,此时期也是特发性震颤的多发年龄,因此许多特发性震颤被误诊为帕金森病。帕金森病震颤以静止性为主,可合并动作性震颤,常伴动作迟缓、强直、步态异常和表情少等。

2. 甲状腺功能亢进症　甲亢时可伴食欲亢进、多汗、心率加快、体重减轻、神经兴奋性增高和甲状腺肿大等甲亢表现,且对肢体施加较大惯性负荷时,震颤频率可明显减少,特发性震颤无此表现。

3. 直立性震颤 表现站立时躯干和下肢姿势性震颤,可累及上肢,伴体态不稳和小腿痉挛(肌肉高频强直收缩所致),坐下或仰卧后缓解,行走时减轻。家族性姿势性震颤患者合并直立性震颤概率较高,PET 检查两者都有双侧小脑、对侧豆状核和丘脑功能异常,提示二者可能存在一定联系。与特发性震颤相比,直立性震颤频率(14～18 次/秒)更快,用氯硝西泮、加巴喷丁可显著缓解。

4. 小脑传出通路病变 主要是小脑底核及结合臂病变,表现上肢和下肢意向性震颤,常伴其他小脑体征如共济失调等。

大多数特发性震颤患者仅有轻微的震颤,只有 0.5%～11.1%患者需要治疗,症状明显者可采取以下药物。①普萘洛尔(心得安),能减轻震颤幅度,对震颤频率无影响,需长期服用。在特定情境下震颤明显者可预先临时应用,30～90 mg,分 3 次服。相对禁忌证:未得到控制的心功能衰竭;高度房室传导阻滞;哮喘等支气管痉挛疾病,胰岛素依赖型糖尿病。多数患者对普萘洛尔(心得安)能较好耐受,用药期间可监测脉搏和血压保证用药的安全性。少见副反应包括疲乏、恶心、腹泻、皮疹、阳痿及抑郁等。②扑痫酮:可减轻震颤幅度,不影响震颤频率,用于减轻手震颤,对头部、舌震颤疗效不佳。不可按治疗癫痫用药,自小剂量每日 50 mg 开始,每 2 周增加用量每日 50 mg,直至有效或出现副反应,通常有效剂量为 100～150 mg,每日 3 次。为提高用药顺应性,减少嗜睡副作用,建议睡前服用。20%～30%患者服药后出现眩晕、恶心和姿势不稳等急性副反应,作用暂时,可逐步缓解,不影响继续用药。最近研究认为氯硝西泮(氯硝安定)可能有较好疗效,副作用主要是嗜睡。焦虑能够加重震颤,因此推测治疗机制可能与中枢镇定作用有关。

二、抽动障碍

抽动障碍(tic disorders),又称为抽动症,是一种起病于儿童期,以快速、不自主、突发、重复、非节律性、刻板、单一或多部位肌肉运动抽动和(或)发声抽动为特点的一种复杂的、慢性神经精神障碍。本病多数起病于学龄期,低于 5 岁发病者可达 40%。国内报道 8～12 岁人群中抽动障碍患病率为 2.42‰,男性学龄儿童患病危险性最高。

抽动障碍的病因不清,其发生主要与遗传因素、神经生化异常、脑结构或功能异常、心理因素、免疫因素有关。

(一)抽动症状

抽动症状主要表现为运动抽动和(或)发声抽动。从抽动的复杂程度来分,又可分为简单抽动和复杂抽动两种形式。运动抽动的简单形式是眨眼、耸鼻、歪嘴、耸肩、转肩或斜肩等,抽动可发生于身体的单个部位或多个部位;其复杂形式包括蹦跳、跑跳、旋转、屈身、拍打自己和猥亵行为等。发声抽动的简单形式是清理喉咙、吼叫声、嗤鼻子、犬叫声等;其复杂形式表现为重复言语、模仿言语、秽语(控制不住地说脏话)等。

抽动症状的特点是不随意、突发、快速、重复和非节律性,可受意志控制在短时间内暂时不发生,但却不能较长时间控制症状。受到心理刺激、情绪紧张、学习压力大、患躯体疾病或其他应激情况下发作较频繁,睡眠时症状减轻或消失。

(二)抽动类型

根据发病年龄、病程、临床表现和是否伴有发声抽动分为短暂性抽动障碍、慢性运动或发声抽动障碍、多发性抽动症或抽动-秽语(Tourette)综合征等临床类型。

(三)诊断要点

1. 短暂性抽动障碍(抽动症) ①有单个或多个运动抽动或发声抽动,常表现为眨眼、扮鬼脸或头部抽动等简单抽动；②抽动天天发生，1 天多次，至少已持续 2 周，但不超过 12 个月，某些患儿的抽动只有单次发作，另一些可在数月内交替发作；③18 岁前起病，以 4 到 7 岁儿童最常见；④不是由 Tourette 综合征、小舞蹈病、药物或神经系统其他疾病所致。

2. 慢性运动或发声抽动障碍　①不自主运动抽动或发声，可以不同时存在，常 1 天发生多次，可每天或间断出现；②在 1 年中没有持续 2 个月以上的缓解期；③18 岁前起病，至少已持续 1 年；④不是由 Tourette 综合征、小舞蹈病、药物或神经系统其他疾病所致。

3. Tourette 综合征（发声与多种运动联合抽动障碍）　症状标准：表现为多种运动抽动和一种或多种发声抽动，多为复杂性抽动，二者多同时出现。抽动可在短时间内受意志控制，在应激下加剧，睡眠时消失。严重标准：日常生活和社会功能明显受损，患儿感到十分痛苦和烦恼。病程标准：8 岁前起病，症状可延续至成年，抽动几乎天天发生，1 天多次，至少已持续 1 年以上，或间断发生，且 1 年中症状缓解不超过 2 个月。排除标准：不能用其他疾病来解释不自主抽动和发声。

4. 其他或待分类的抽动障碍　这是指符合抽动障碍的诊断标准，但不能明确特定的亚型。

（四）治疗与预后

根据临床类型和严重程度选用不同的治疗方法。对短暂性抽动障碍或症状较轻者可仅采用心理治疗。慢性运动或发声抽动障碍、Tourette 综合征或抽动症状严重影响了日常生活和学习者，则以药物治疗为主，结合心理治疗。对采用多种药物治疗无效的难治性病例，可尝试采用经颅磁刺激、深部脑刺激（DBS）或神经外科立体定向手术。但在此领域专家的共识是：DBS 治疗还处于研究初期，尚需设计严格的对照研究来进一步验证其疗效和安全性。仅适用于成年患者、治疗困难的患者和受影响大的患者，儿童不建议使用。

（韩　雪）

 能 力 检 测

1. 简述帕金森病的临床诊断及治疗。
2. 简述小舞蹈病的临床表现。
3. 简述抽动障碍的诊断要点。

思政学堂

　　创新医防协同、医防融合机制，健全公共卫生体系，提高重大疫情早发现能力，加强重大疫情防控救治体系和应急能力建设，有效遏制重大传染性疾病传播。深入开展健康中国行动和爱国卫生运动，倡导文明健康生活方式。
　　——习近平：高举中国特色社会主义伟大旗帜 为全面建设社会主义现代化国家而团结奋斗——在中国共产党第二十次全国代表大会上的报告

考试要点

Note

第十一章 癫 痫

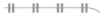

数字课件 11

学习目标

1. 掌握:癫痫的概念、临床分类、诊断方法,临床需要开始抗癫痫药物治疗的指征,癫痫持续状态的概念。

2. 熟悉:抗癫痫药物治疗的一般原则和常用药物。

3. 了解:癫痫的健康教育。

案例引导

患儿,9岁,女。家长主诉:无明显诱因下出现突然发作性脑中"空白感"、同时伴有双目愣神、表情呆滞,停止手中活动,发作频繁。次数:每天数次至 10 余次,每次持续 10 余秒。发病以前无既往病史。查体:发作间期神志清楚,言语流利,智力检查正常。眼球各向活动充分,双侧额纹面纹对称,伸舌居中,四肢肌力 5 级,四肢腱反射对称存在,未引出病理反射。辅助检查:脑电图结果显示深呼吸以后出现双侧对称同步的阵发性高幅 3 Hz 棘慢波暴发,一次持续约 18 s。头颅 MRI 检查结果未见明显异常,心电图示窦性心律,大致正常范围。

问题:

1. 是否诊断为癫痫?

2. 患者的发作类型诊断是什么?

典型病例

第一节 概 述

一、基本概念

癫痫是慢性反复发作性短暂脑功能失调综合征,以脑神经元异常放电引起反复发作为特征,是发作性意识丧失的常见病因。癫痫并非独立疾病,而是一组疾病或综合征。癫痫(epilepsy)是因已知或未知病因所引起的一组由于脑部神经元异常过度放电所导致的突然、短暂、反复发作的中枢神经系统功能失常的慢性疾病和综合征。癫痫疾病以脑

Note

部神经元高度同步化且常具自限性的异常放电为特点。由于异常放电神经元的位置不同,放电扩展的范围不同,患者的发作可表现为感觉、运动、意识、精神、行为、自主神经功能障碍或兼之。一次神经元的突然异常放电所致短暂过程的神经功能障碍称为癫痫发作(epileptic seizure),是脑内神经元过度和(或)超同步化异常电活动的临床表现,持续存在的癫痫易感性所导致的反复发作称为癫痫。这些易感性包括有明确的癫痫家族史,发作间期脑电图有明确的痫样放电,有确切而不能根除的癫痫病因存在等。在癫痫中,由特定症状和体征组成的,具有特定发病年龄、相似的发作类型及脑电图表现所组成特定的癫痫现象,称为癫痫或癫痫综合征(epileptic syndromes)。

二、癫痫的分类

国际抗癫痫联盟(ILAE),分别于 1981 年和 1989 年提出了癫痫发作的临床及脑电图分类和癫痫及癫痫综合征的分类。结合痫性发作症状、临床表现,基于脑电图(EEG)表现,癫痫发作临床上主要分为部分性发作、全面性发作和不能分类的发作三类(表 11-1)。

表 11-1　ILAE 癫痫发作的分类(1981)

1. 部分性发作

(1) 单纯部分性发作

运动性发作:局灶性运动性、旋转性、杰克逊(Jackson)、姿势性、发音性

感觉性发作:特殊感觉(视觉、听觉、嗅觉、味觉)

　　　　　　躯体感觉(痛、温、触、运动、位置觉)

　　　　　　眩晕

自主神经性发作:心慌、烦渴、排尿感等

精神症状性发作:言语障碍、记忆障碍、认知障碍、情感变化、错觉、结构性幻觉

(2) 复杂部分性发作

单纯部分性发作后出现意识障碍:单纯部分性发作后出现意识障碍、自动症

开始即有意识障碍:仅有意识障碍、自动症

(3) 部分性发作继发全面性发作

单纯部分性发作继发全面发作

复杂部分性发作继发全面发作

单纯部分性发作继发复杂部分性发作再继发全面性发作

2. 全面性发作

(1) 全面强直-阵挛性发作

(2) 强直性发作

(3) 阵挛性发作

(4) 失神发作

　　典型失神发作

　　不典型失神发作:有短暂强直、阵挛或自主神经症状等一种或数种成分

(5) 肌阵挛发作

(6) 失张力发作

3. 不能分类的发作

部分性发作也称为局灶性癫痫发作,由大脑皮质部分区域的病灶造成。通常因损害的区域不同而引起不同的临床表现,临床表现尤其是最先出现的症状具有一定的定位意义。发作时程较短,一般为1分钟至数分钟。根据发作过程是否伴有意识障碍,是否继发全面性发作,可分为单纯部分性发作、复杂部分性发作和部分性发作继发全面性发作三种类型。全面性发作则指最初临床表现提示痫样放电涉及双侧大脑半球,EEG可见神经元放电在双侧半球内广泛扩散,多伴意识障碍。全面性发作根据发作时出现的临床表现分为全面强直-阵挛性发作、强直性发作、阵挛性发作、失神发作、肌阵挛发作以及失张力发作六类。

根据患者癫痫发作的起病年龄、发作类型、有无脑部损害,结合脑电图改变、家族史等一系列特点来确定癫痫及癫痫综合征的分类(表11-2)。

表 11-2 ILEA 癫痫及癫痫综合征的分类(1989)

1. 局灶性(局限性、部分性)癫痫及癫痫综合征
(1)特发性癫痫(与年龄有关)
　　儿童良性中央颞区癫痫(BRE)
　　儿童良性枕叶癫痫
　　原发性阅读性癫痫
(2)症状性癫痫
　　颞叶癫痫
　　额叶癫痫
　　顶叶癫痫
　　枕叶癫痫
　　儿童慢性进行性部分性癫痫状态
(3)隐源性癫痫(病因不明)
2. 全面性癫痫和癫痫综合征
(1)特发性癫痫(与年龄有关)
　　良性家族性新生儿癫痫(BFNC)
　　良性新生儿惊厥
　　慢波睡眠中持续性棘慢复合波癫痫
　　良性婴儿肌阵挛癫痫
　　儿童失神性癫痫
　　青少年失神性癫痫
　　青少年肌阵挛性癫痫(JME)
　　觉醒时全面强直-阵挛发作性癫痫
　　其他全面性特发性癫痫
　　特殊活动诱发的癫痫
(2)隐源性和(或)症状性癫痫
　　婴儿痉挛症(韦斯特综合征)
　　Lennox-Gastaut 综合征(LGS)
　　肌阵挛、猝倒性癫痫

续表

肌阵挛失神发作性癫痫

（3）症状性或继发性癫痫及癫痫综合征

早发性肌阵挛性脑病

伴暴发抑制的早发性婴儿癫痫性脑病（Ohtahara 综合征）

其他症状性全面性癫痫特殊综合征

特殊促发方式的癫痫综合征

其他疾病状态下的癫痫综合征

3. 不能确定为局灶性或全面性的癫痫或癫痫综合征

（1）兼有全面性或部分性发作

新生儿癫痫

婴儿期严重肌阵挛性癫痫

慢波睡眠中持续性棘慢复合波的癫痫

获得性癫痫性失语（Landau-Kleffner）

其他不能确定的癫痫

（2）未能确定为全面性或部分性癫痫

包括所有临床及脑电图不能归入全身或局灶性明确诊断的全面强直-阵挛性发作的病例，如许多睡眠大发作的病例不能明确为全身性或局灶性

4. 特殊综合征

（1）热性惊厥、其他全面性特发性癫痫

（2）孤立发作或孤立性癫痫状态、特殊活动诱发的癫痫

（3）仅在急性代谢或中毒情况的发作

上述分类不仅从痫性发作的类型出发，还考虑到癫痫或癫痫综合征的病因。特发性癫痫主要由基因改变引起，但其潜在的病因还不明确，患者其他神经功能正常。症状性癫痫有引起痫性发作的明确病因，如外伤、缺氧等。隐源性癫痫发作由潜在的神经疾病引起，但往往是不确定的或尚未得到证实的，患者的神经功能有异常或发育迟滞。

第二节 癫痫的临床表现

癫痫发作的临床症状类型较多，差异较大。多数患者发作间期症状和体征与常人无异；特殊病因的癫痫也有原发性的症状和体征。

一、常见的不同类型癫痫发作的特征性症状

（一）强直-阵挛性发作

强直-阵挛性发作又称大发作，表现为全身肌肉强直和阵挛，伴意识丧失及自主神经功能障碍，大多数患者发作前无先兆，部分患者发作前瞬间可能有含糊不清或难以描述的先兆，如胸腹气上冲、局部轻微抽动、无名恐惧或梦境感等，历时极短。其起病与年龄

无关，无性别差异，是各种癫痫中最常见的发作类型。发作期间脑电图为典型的暴发性多棘波和棘慢波综合，每次棘慢波综合可伴有肌肉跳动。病因复杂，75%～80%的患者无法确定病因。在已知病因中，较常见的有产伤、脑外伤、脑瘤等。可能为常染色体显性遗传，并有不完全的外显率，也可能为大脑某种生化代谢缺陷所致。可因闪光、声音刺激等诱发，过劳、过食、饥饿、情绪波动、感染、手术等因素可加重发作。月经初潮和经期有发作加重趋势，可能与经期孕酮减少有关，也可能与经期脑细胞内外水分分布改变有关。

（二）单纯部分性发作

单纯部分性发作是指脑的局部皮质放电而引起的与该部位功能相对应的症状，通常患者身体的某一部分出现异常感觉或不能控制肌肉运动，不伴有意识障碍。其发作表现取决于痫性发作累及大脑的部位及功能，包括运动、感觉、自主神经、精神症状及体征。CT示半球损害，约50%患者CT扫描有异常表现，损害有静止的也有进展的。病因中产期并发症占首位（约25%），其他依次是外伤、肿瘤及颅内感染的后遗症等。年龄不同，病因不尽相同，婴幼儿及儿童患者中，以产期损伤为主；中老年患者需注意排除肿瘤和脑血管意外。

（三）复杂部分性发作

复杂部分性发作又称精神运动发作，较单纯部分性发作，伴有意识障碍是其主要特征。除意识障碍外，可不伴其他表现，也可只表现为自动症。其起病年龄较晚，无性别差异。约50%患者有先兆，常表现为恐惧、腹部有上升的异常感觉、麻木及视觉障碍等。统计手术资料，约50%患者中颞硬化，海马区有神经细胞丧失，纤维细胞、胶质细胞出现增生或萎缩等改变。约25%患者CT扫描显示局部异常，特别在那些起病年龄超过30岁的患者，CT示局部异常者更多。

（四）失神发作

失神发作又称小发作，典型表现为突然而短暂的意识丧失，不伴先兆或发作后症状。多数患者在5～10岁起病，少数患者在1～4岁或10岁后起病，也有成年起病的，女性多于男性。尽管失神是发作的主要表现，但90%以上患者伴有其他表现。临床表现、EEG背景活动及发作期改变、预后等均有较大差异。

二、部分性发作的临床表现

（一）单纯部分性发作

单纯部分性发作持续时间一般不超过1 min，起始与结束较突然，无意识障碍。

1. 运动性发作　分为五种类型。①局灶性运动性发作。从局部抽动开始，如口角、拇指或足趾等，病灶多位于中央沟前。发作后，可能出现暂时性局部肢体无力或轻偏瘫，通常0.5～36 h自行消除，称为Todd瘫痪。②旋转性发作。头眼向一侧偏斜，连动躯干，偶见全身旋转，病灶在额叶，也有在枕叶的，少数在同侧皮质。③杰克逊发作。抽搐自对侧拇指沿腕、肘和肩部逐渐扩展。④姿势性发作。姿势异常，如一侧上肢外展，双眼注视该侧手部，病灶多在附加运动区。⑤发音性发作。喉部发声，言语中断、重复等。

2. 感觉性发作　分为三种类型。①特殊感觉性发作。视觉性发作，出现闪光、黑蒙等视幻觉，可见结构性幻视（如人物、景色等），病灶在枕叶；听觉性发作，出现听幻觉，听见噪声或音乐等，病灶在颞叶外侧面或岛回；嗅觉性发作，闻到焦臭或其他难闻气味，病灶在颞叶眶部、钩回、杏仁核或岛回；味觉性发作，出现甜、酸、苦、咸或金属味，病灶在杏仁核和岛回。②躯体感觉性发作。出现肢体麻木或针刺感,常发生在口角、舌、手指或足趾,病灶在中央后回体感觉区,可能缓慢扩展为感觉性 Jackson 癫痫。③眩晕性发作。表现为旋转感、漂浮感或下沉感,病灶在岛回或顶叶。

3. 自主神经性发作　出现面部及全身苍白、潮红、多汗、立毛、瞳孔散大、烦渴、呕吐、腹鸣和排尿感等,很少独立出现,不伴意识障碍,病灶多位于杏仁核、岛回或扣带回。

4. 精神症状性发作　单独出现,常为复杂部分性发作先兆,可继发全面强直-阵挛性发作。①言语障碍发作。不完全性失语或言语重复,病灶位于颞叶外侧面。②记忆障碍发作。记忆失真或梦样状态,对熟悉事物表现出不曾相识或陌生感,对生疏事物表现出似曾相识或熟悉感,偶有快速回忆往事,强迫思维,病灶多在海马体。③认知障碍发作。环境失真感、脱离接触感、人格解体感、梦样状态和时间障碍等,病灶多在海马体。④情感变化发作。出现无故恐惧、愤怒、忧郁和欣快等,病灶位于扣带回。⑤错觉发作。出现视物变大变小、变远变近,听声变强变弱以及人格解体,认为自己不在身上,感觉肢体重量、大小改变等,病灶位于海马体或颞枕叶。⑥结构性幻觉发作。出现闪光、噪声等简单幻觉,或人物、景色、言语和音乐等复杂幻觉,包括体、视、听、嗅和味觉五类,病灶位于海马体或颞枕叶。

（二）复杂部分性发作

复杂部分性发作也称颞叶发作、精神运动性发作,表现出单纯部分性发作伴不同程度意识障碍。痫性放电起源于颞叶或额叶内侧,起源、扩散途径及速度不同,临床表现差异大。可先出现单纯部分性发作,再出现意识障碍,也可开始即有意识障碍。

1. 单纯部分性发作后出现意识障碍　表现出意识障碍与自动症,意识丧失前可出现先兆。发作开始,常见上腹部感觉异常,以及情感（恐惧）、认知（似曾相识）和感觉（嗅幻觉）症状,随后意识丧失、呆视和动作停止,通常持续 1～3 min。也有出现较协调适应性无意识活动伴遗忘,即自动症,约 75% 患者出现口颊舌动作,约 50% 患者出现面部或颈部运动,表现为进食样、模仿性、手势性、词语性、走动性、假自主运动性以及自动症等。

2. 开始即有意识障碍　①单纯意识障碍发作。意识模糊,很少出现意识丧失,发作中常有精神性或精神感觉性症状,表现出假失神,可能掩盖意识障碍,多起源于颞叶。②意识障碍与运动症状发作。开始即出现意识障碍和各种运动症状,表现为不同的运动症状组合或前后出现,可为局灶性或不对称强直、阵挛和变异肌张力动作,各种特殊姿势等。

（三）部分性发作继发全面性发作

单纯部分性发作可发展为复杂部分性发作,单纯或复杂部分性发作可泛化为全面强直-阵挛性发作,发作可有先兆,也可突发意识丧失不伴先兆症状。局部感觉或运动症状,如单肢不自主抽动、一侧面部感觉异常和强迫转头等,源于对侧额顶叶皮质痫性发作。恐惧感、嗅幻觉或味幻觉、内脏感觉或似曾相识,常源于颞叶癫痫发作。

三、全面性发作的临床表现

（一）全面强直-阵挛性发作(GTCS)

GTCS 分三期发作。

1. 强直期　通常患者意识突然丧失,常伴一声大叫而摔倒,全身骨骼强直性收缩,颈部及躯干自前屈转为角弓反张,上肢上举后旋转为内收前旋,下肢自屈曲转变为强烈伸直及足内翻。呼吸肌强直收缩导致呼吸暂停,面色由苍白或充血转为青紫,眼球上翻。持续 10～30 s 后,肢端细微震颤,震颤幅度逐渐增大并延至全身,即进入阵挛期。

2. 阵挛期　肌肉交替性收缩与松弛,呈一张一弛交替抽动,阵挛频率逐渐变慢,松弛时间逐渐延长。最后一次强烈阵挛后抽搐突然停止,所有肌肉松弛。阵挛期一般持续 30～60 s 或更长。在上述两期易发生舌咬伤,并伴瞳孔散大、光反射消失、心率加快和血压升高等自主神经改变,Babinski 征可为阳性。

3. 痉挛后期　可出现短暂的强直痉挛,以面部和咬肌为主,牙关紧闭,易发生舌咬伤。全身肌肉松弛,括约肌松弛可发生尿失禁,呼吸首先恢复,心率、血压和瞳孔也随之恢复正常,意识逐渐清醒。患者发作后有一段时间意识模糊、失定向或易激惹,意识模糊期通常持续数分钟,发作开始至意识恢复历时 5～10 min。部分患者进入昏睡,持续数小时,清醒后常伴头痛、周身酸痛和疲乏,对发作全无记忆;个别患者清醒前出现自动症、暴怒或惊恐等。

（二）强直性发作

强直性发作表现为全身或部分肌肉强烈持续的强制性收缩,无阵挛表现,头、眼和肢体位置固定,躯干成角弓反张,伴短暂意识丧失、瞳孔散大、面部青紫和呼吸暂停等,多见于弥漫性脑损害儿童,睡眠时较多。站立时发作可突然摔倒,一般持续数秒至数十秒,典型发作期 EEG 为暴发性多棘波。

（三）阵挛性发作

阵挛性发作表现为重复阵挛性抽动伴意识丧失,无强直表现。几乎均发生于婴幼儿,双侧对称或某一肢体为主抽动,幅度、频率和分布多变,为婴儿发作的特征,持续 1 min 至数分钟。EEG 变化无特异性,可见快活动、慢波及不规则棘慢波等。

（四）失神发作

失神发作分典型失神发作和不典型失神发作。

1. 典型失神发作　也称小发作,儿童期起病,青春期前停止,部分转为大发作。其表现为突发短暂(5～10 s)的意识丧失、正进行的活动中断、双眼茫然凝视,呼之不应(如"愣神"),可伴有阵挛、失张力、肌强直、自动症、自主神经症状的其中之一或全部,无先兆,持续 5～20 s,极少超过 30 s,突发突止,对发作全无记忆,每天发作数次至数百次。少数仅有意识模糊,可进行简单活动,偶有意识障碍,极轻以致不易觉察的颤动,眼球约每秒钟 3 次的向上颤动,每秒钟 3 次的上肢抽动;伴失张力如头部前倾、上肢下坠和腰部屈曲,手中持物可能坠落。进食时发作,常因碗筷跌落引起注意,偶发跌倒;伴肌强直如某些肌群强制性痉挛,头后仰或偏向一侧,背部后弓,出现突然后退动作;半自动症,多见于失神状态,机械地进行原先的活动;伴自主神经症状如面色苍白、潮红、流涎和尿失禁等。临床经过良好,智力不受影响。

2. 不典型失神发作　较典型的失神发作,其意识障碍发生与停止缓慢,肌张力改变明显。多见于弥漫性脑损害患儿。

（五）肌阵挛发作

肌阵挛发作表现为突发短促的震颤样肌收缩,可对称累及双侧肌群,全身闪电样抖动,面部、某一肢体或个别肌肉跳。单独或连续成串出现,刚入睡或清晨欲醒时发作较频繁。见于任何年龄,可见于婴儿良性肌阵挛性癫痫、Lafora 小体病、肌阵挛性癫痫伴蓬毛样红纤维(MERRF)综合征、Lennox-Gastaut 综合征等。发作期典型 EEG 改变为多棘慢波。

（六）失张力发作

失张力发作表现为部分或全身肌张力突然降低,导致点头、张口、肢体下垂或躯干失张力跌倒或猝倒,持续数秒至 1 min,出现不明显意识障碍或短暂意识丧失,发作停止后可立即清醒。通常因姿势性张力丧失所致,EEG 示多棘慢波或低电位活动。可与强直性、非典型失神发作交替出现,发育性障碍疾病和弥漫性脑损害早期常见。

四、常见的特发性癫痫综合征的临床表现

（一）良性家族性新生儿癫痫（BFNC）

新生儿出生后 2～3 天发病,约 6 个月时停止发作,表现为局灶性或全身性肌阵挛发作,可伴呼吸暂停,多预后良好,不留后遗症,无精神发育迟滞。婴儿多在出生后 3.5～12 个月发病,主要表现为局灶性发作。10％～14％的患儿可发展为成人癫痫。EEG 检查常无特征性改变。

（二）儿童良性中央颞区癫痫

儿童良性中央颞区癫痫又称具有中央颞部棘波的良性儿童期癫痫,18 个月至 13 岁发病,5～10 岁为发病高峰,14～15 岁停止,男孩较多。患儿约 70％睡眠时发作,15％清醒时发作,15％清醒和睡眠时均可发作。通常患儿从睡眠中醒来,一侧口部异常,而后同侧口、咽和面部阵挛性抽动,常伴舌部僵硬感、言语不能、吞咽困难、流涎等,意识清楚,持续 1～2 min。白天发作通常不泛化至全身,5 岁以下儿童夜间发作常扩展到同侧肢体,偶可扩展为 GTCS。神经系统查体和神经影像学检查正常,EEG 显示对侧中央和（或）颞区高波幅棘尖波,继之以慢活动。发作间期 EEG 可显示一侧或双侧中央颞区棘波发放,为典型高波幅棘波,困倦和睡眠可诱发。

（三）儿童良性枕叶癫痫

儿童良性枕叶癫痫又称具有枕区阵发放电的儿童癫痫,可能是良性中央颞区癫痫的变异型。15 个月至 17 岁发病,多于 4～8 岁起病,男性略多,约 1/3 有癫痫家族史,常为良性中央颞区癫痫（BRE）。清醒或熟睡时均可发作,入睡时最多,闪光刺激可诱发。发作时先有视觉先兆,包括视幻觉如闪光或亮点,甚至看见蝴蝶、蜻蜓等物象；一次性视力丧失或视野中出现暗点、全盲或偏盲等；视错觉如视物显大、视物显小或事物变形等；也可同时出现 2 种或 2 种以上先兆,患者意识清楚或不同程度意识障碍甚至意识丧失,随后出现一侧阵挛性发作、复杂部分性发作,也可扩展为 GTCS。个别患者发作时出现语言障碍或其他感觉异常,30％患者发作后头痛、恶心及呕吐等。发作期 EEG 可见一侧或双侧枕区棘波快速发放,发作间期为正常背景活动,一侧或双侧枕部和后颞部出现高波幅 1.5～2.5 Hz 棘慢波或尖波发放,同步或不同步,睁眼时消失,闭眼 1～20 s 后重复出现,过度换气或闪光刺激很少诱发,有时可见短程双侧同步棘慢波或多棘慢波弥漫性发作,偶可见颞叶棘波。

（四）觉醒时全面强直-阵挛发作性癫痫

觉醒时全面强直-阵挛发作性癫痫是最常见的特发性全面性癫痫,多在 10～20 岁起病,有遗传倾向,患者常有少年肌阵挛发作或失神发作史。90％发生于白天或夜间睡眠觉醒时,少数在睡眠松弛时,缺睡可诱发。EEG 改变符合特发性全面性发作,对光刺激敏感。

（五）儿童失神性癫痫

儿童失神性癫痫又称为密集性癫痫,6～7 岁起病,女孩较多。表现为频繁失神发作,每天数次至数十次,青春期可发生 GTCS 或失神发作减轻,极少数以失神发作持续状态

Note

211

为发作唯一类型。EEG 为双侧对称同步每秒钟 3 次棘慢波综合(SSW),背景正常,过度换气可诱发。

(六) 青少年失神性癫痫

青少年失神性癫痫在青春期发病,失神发作频率较低,发作时后退动作少见,常伴觉醒时 GTCS 或肌阵挛发作。EEG 可见棘慢波频率大于每秒钟 3 次。

(七) 肌阵挛失神发作性癫痫

肌阵挛失神发作性癫痫起病年龄 2~12 岁,高峰 7 岁,25% 患者有癫痫家族史,40% 患者发病前智力不正常,男性占 85%。特点是失神伴双侧肢体节律性抽动,发作频繁,每天数次,持续 10~60 s,过度换气可诱发,睡眠早期也可发生。发作时有不同程度意识障碍,轻者与人交谈困难,重者意识丧失。肌阵挛为肩和上、下肢抽动,也有面部(下颌及口部)肌抽动,少见脸肌抽动。发作可持续至成年期,有时自动终止。神经系统检查多正常,患儿常伴或病前已有智力低下,可有自主神经症状(如呼吸暂停及尿失禁)。发作间期 EEG 背景正常,双侧对称同步 3 Hz 棘慢波,突发突止。EEG 异常放电 1 s 后,肌电图出现强直收缩,多导记录仪可准确记录 EEG 与三角肌肌电图同步放电。

(八) 青少年肌阵挛型癫痫(JME)

青少年肌阵挛型癫痫也称前冲性小发作,多在 12~15 岁发病,无性别差异。患者可伴 GTCS、肌阵挛失神或失神发作等。表现为双前臂屈肌短暂急速收缩,对称或不对称不规则无节律阵挛,可反复发生,急速收缩累及下肢可导致患者跌倒,意识保留,可感受到肌阵挛发作。多数患者发病 2~3 年后出现 GTCS,有的发作之初即合并 GTCS,约 1/3 患者有失神发作,成年期始终有出现另一类型发作的可能性。可由缺睡、疲劳、饮酒、睡醒、闪光或闭眼诱发,晨起时尤易出现。发作期 EEG 为同步广泛多棘慢波发放,后出现一慢波;发作间期 EEG 可能正常或显示 3.5~6 Hz 多棘慢复合波。

五、常见的症状性癫痫综合征的临床表现

(一) 婴儿痉挛症

婴儿痉挛症也称 West 综合征,多在 1 岁前发病,高峰为 4~7 个月,多见于男婴,通常表现为特征性痉挛、精神运动发育迟滞及高波幅失律 EEG 三联征,痉挛为屈曲性、伸展性、闪电样或点头样,常为多种类型组合。婴儿痉挛症分症状性及特发性两类,症状性多有脑损伤史或明确病因,表现为精神运动发育迟滞,可见神经系统体征或神经影像学异常;特发性较少见,无脑损伤史、明确病因、神经系统体征或神经影像学征象。EEG 示各导联不规则、不同步高幅慢波,并伴以不规则尖波、棘波、棘慢波、多棘波,呈高度失律脑电图改变。

(二) Lennox-Gastaut 综合征(LGS)

Lennox-Gastaut 综合征也称小运动发作,是儿童难治性癫痫综合征,通常 4 个月~11 岁发病,4 岁前多见,1~2 岁最多,男女之比为(1.4:1~3.3):1。患儿同时出现两种或两种以上发作是 LGS 重要特征,常见强直性发作和非典型失神发作,也可见失张力发作、肌阵挛发作、GTCS 和单纯部分性发作,发作频繁,常发生典型状态。常伴精神发育迟滞,60% 有脑病史。20%~60% 发病时即有智能障碍,75%~90% 发病数年后有智能障碍。智能障碍与发病早晚有关。半数患儿神经系统及影像学检查无异常,其余可伴脑瘫、言语异常等神经功能缺失。发作时 EEG 背景活动异常,有小于 3 Hz 棘慢波,常见于

多灶异常。通常清醒时 EEG 背景活动异常,每秒钟 1～2.5 次棘慢波综合(SSW)是显著特征,普遍同步出现,一侧性也相当常见,少数为局灶性分布,额部最显著。

Lennox-Gastaut 综合征主要临床类型特征如下。

1. 强直性发作 一般为轴性强直,表现为仰头、点头和全身挺直,有时难与 West 综合征区别,短暂发作可不伴意识丧失,反复发作有意识障碍,睡眠中多发,尤其 II 期睡眠。发作时 EEG 伴双侧中至高波幅每秒钟 10～25 次快节律暴发,前部导联显著,特别是非快速眼动(NREM)睡眠期,持续时间短暂,有时为临床下放电。暴发放电前常可见低平背景活动或普遍棘慢波综合放电。

2. 不典型失神发作 表现为凝视或眼球上转,正进行的活动中断。发作不突然,停止过程缓慢,意识不完全丧失,可伴自动症和自主神经异常,持续数秒至十余秒。发作时 EEG 显示不规则广泛每秒钟 2～2.5 次棘慢波综合,与发作间期棘慢波综合常难区分。

3. 失张力发作 多见于婴儿,肌张力突然消失无法保持身体姿势,导致突然跌倒及外伤,瞬间发作可无意识障碍,严重发作时有意识丧失,持续数秒。发作时 EEG 可见棘波、尖波、慢波或棘慢波综合。

4. 阵挛性发作 表现为全身或部分肌阵挛性抽动。无强直发作,可伴意识丧失。发作多在 NREM 睡眠期,EEG 为普遍每秒钟 10 次活动,混有棘慢波综合放电。

5. 不典型失神发作持续状态 发作持续出现,意识呈混浊状态,其间可有失张力、短暂全身肌阵挛发作等。

（三）少年型脑苷脂沉积病

少年型脑苷脂沉积病又称少年型(III 型)Gaucher 病,患者多在 10 岁内发病,表现为慢性进行性智力减退、小脑性共济失调、痫性发作如肌阵挛癫痫、锥体外系症状如手足徐动、震颤和肌张力障碍等。EEG 表现为弥漫性 6～10 Hz 复性棘慢波和节律性尖波,6～10 Hz 光刺激可诱发肌阵挛发作。

（四）少年型家族性黑蒙性痴呆

少年型家族性黑蒙性痴呆 4～10 岁发病,首发症状为进行性视力减退和视神经萎缩,可出现失神发作、肌阵挛发作或全面强直-阵挛性发作等,以及共济失调、构音障碍和智能减退等。早期 EEG 可见弥漫性慢波背景出现阵发性高波幅慢波暴发,伴多相棘波,晚期出现低波幅慢波活动等。

（五）樱桃红斑-肌阵挛综合征

樱桃红斑-肌阵挛综合征多在 8～15 岁发病,可见进行性视力减退,晶体混浊,眼底可见樱桃红色斑,小脑性共济失调及周围神经病等。发病后数年内出现肌阵挛、多肌阵挛和意向性肌阵挛。EEG 出现弥漫性 10～20 Hz 正相尖波,肌阵挛发作时为 10～20 Hz 同步放电。尿检涎酸寡聚糖增高,外周血白细胞和淋巴细胞中可见溶酶体储存物。皮肤成纤维细胞培养可见明显涎酸酶缺乏。病理检查可见肝脏星形细胞、肠肌丛神经元和脑神经元内贮积物。

（六）进行性肌阵挛癫痫(PME)

1. Lafora 小体肌阵挛癫痫 也称 Lafora 病,6～19 岁(平均 14 岁)发病,多以强直-阵挛起病,之后出现不规则肌阵挛发作,闪光、喧闹和接触等可诱发轻微肢体抽动、粗大肌阵挛或局灶性发作,智力衰退早期出现,迅速进展,数月或数年后病程晚期出现小脑性共济失调、肌阵挛和不随意运动等锥体束、锥体外系体征。EEG 病初正常,以后出现非特

Note

213

异性短阵暴发性多棘波发放,背景活动正常,睡眠不诱发;出现小脑、锥体束及锥体外系体征后 EEG 出现典型改变,背景活动慢而无节律,出现快速广泛多棘波或棘波,晚期可见特征光敏性放电。腋窝汗腺或肝脏活检可见特殊多聚糖体,是多葡糖组成椭圆形胞质内嗜碱性沉积物。

2. 肌阵挛性癫痫伴蓬毛样红纤维(MERRF) 或称 MERRF 综合征,多见于 5～15 岁儿童,通常 10 岁后或更晚发病,有明确家族史,以肌阵挛性癫痫发作为特征,可伴强直-阵挛性发作、小脑性共济失调、智能减退、痴呆和肌病等,可见矮小、神经性耳聋、视神经萎缩、足畸形(如弓形足)、腱反射消失、深感觉障碍和内分泌失调等。EEG 背景活动正常,可见双侧棘慢波和广泛多棘波,弥漫性 δ 波暴发,光刺激敏感。CT 和 MRI 检查可见弥漫性脑萎缩、白质损害、基底核钙化和低密度灶等改变;肌活检光镜可见明显破碎或蓬毛样红纤维。

3. Unverricht-Lundborg 综合征 6～18 岁起病,病情进展迅速,平均病程为 2～10 年。首发症状为肌阵挛性抽动,意识清醒时出现自发性动作性肌阵挛,不规则,不同步,光刺激敏感,可合并强直阵挛发作、小脑性共济失调、构音障碍和痴呆等。EEG 异常可先于临床症状,表现为双侧同步棘慢波和多棘慢波暴发,进行性散乱的背景节律,光刺激可出现双侧 4～6 Hz 暴发性尖波和复性棘波。视觉诱发电位高度异常。脑 CT 检查正常,脑脊液中 GABA 含量减低。

第三节　癫痫的诊断及鉴别诊断

治疗前,准确的诊断非常重要。癫痫诊断主要根据发作史,辅以 EEG 痫性放电证据即可确诊。做出恰当诊断包括完整详细的病史询问、EEG 检查、实验室检查(全血细胞计数、肝功能检查、血清生化检查)、彻底的神经系统查体、神经影像学检查(推荐 MRI)等。

一、诊断关键点

同时具备以下三个要素可考虑诊断癫痫。

1. 一次以上癫痫发作 至少有一次无固定诱因的癫痫发作是诊断癫痫的基本条件,单次或者单簇的癫痫发作如难以证实和确定在脑部存在慢性的功能障碍,诊断必须谨慎。

2. 存在反复发作证据 即具有反复癫痫发作的倾向,癫痫是慢性疾病,存在脑内慢性的功能障碍,这种脑功能障碍的表现是可能出现反复癫痫发作的基础。

3. 可预见的不良影响 慢性脑功能障碍是癫痫的发病基础,不仅会造成反复的癫痫发作,还会对脑的其他功能产生不良影响,也会对患者的躯体、认知、精神心理和社会功能等诸多方面产生负面影响。

二、病史询问

病史询问对于正确判断发作类型尤其重要。询问要点包括七个方面。

1. 发作史 完整而详细的发作史对区分是否为癫痫发作、癫痫发作的类型、癫痫及癫痫综合征的诊断都有很大的帮助。①首次发作的年龄。部分癫痫发作和癫痫综合征均有特定的起病年龄。②发作前是否有先兆。先兆是发作前患者自觉的第一个感受或表现。婴幼儿主要观察其发作前的行为表现,如惊恐样、恐惧的尖叫声、向母亲跑去,或突然停止活动等。③发作时的详细过程。发作时有无意识丧失,有无肢体强直或阵挛性抽搐,有无摔伤以及大小便失禁等,表现为一侧肢体抽动还是两侧肢体抽动,头部是否转向一侧或双眼是否斜向一侧等,发的持续时间,发作后的状态,是否有头痛、呕吐、发作后谵妄状态及托德麻痹(Todd's paresis)。④有几种类型的发作。一般需询问早期发作的表现,后来的发作形式有无改变和最后一次发作的表现,因为最近的发作记忆最清楚。⑤发作的频率。平均每月或每年发作多少次,是否有短时间内连续的丛集性发作,最长与最短发作间隔等。尤其近1~3个月的每月发作频率(以及其平均数)。⑥发作有无诱因。如睡眠不足、过量饮酒、发热,过度疲劳、情绪紧张以及某种特殊刺激。女性是否与月经有关。这对鉴别诊断、治疗和预防均有益。⑦是否应用抗癫痫药物治疗及其效果。

2. 出生史　是否足月出生、出生是否顺利、有无窒息或者产伤等情况,还应该询问母亲在怀孕期间是否患病。出生史异常易使患儿在成长过程中出现癫痫,尤其对某些疑似患病的婴儿或者儿童来说,这一点非常关键。

3. 生长发育史　重点了解神经精神发育情况,包括运动、语言、智力等,对于癫痫的分类和确定具体的综合征诊断有帮助。

4. 热性惊厥史　具有热性惊厥史的患者出现癫痫的概率较正常人高,特别是容易出现某些类型的发作和癫痫。

5. 家族史　如果家族中有癫痫或者有抽搐发作的患者,特别是具体的发作表现与疑诊者相似,则能够为诊断提供积极的信息。

6. 其他既往疾病史　是否有头颅外伤史、中枢系统感染或者中枢神经系统肿瘤等明确的脑部损伤或者病变的病史,能够提示癫痫的病因。

三、辅助检查技术

某些患者无法提供可靠病史,且常规脑电图痫性波出现率仅为30%~40%,给诊断带来困难。采用实验室检查,录像脑电图(video-EEG)、神经影像学等辅助检查技术,有助于对痫性发作及癫痫综合征进行分类和诊断,是提高癫痫诊断水平的关键。对于癫痫的诊断,以EEG作为金标准。确诊为癫痫疾病后,结合影像学检查等明确病因。

(一) 实验室检查

实验室检查包括三个方面:①血、尿、大便常规检查及血糖、电解质(钙、磷)测定。②脑脊液检查,中枢神经系统感染(如病毒性脑炎)时压力增高、白细胞增多、蛋白增高,细菌性感染时还有糖及氯化物降低。脑寄生虫病可有嗜酸性粒细胞增多。中枢神经系统梅毒时,梅毒螺旋体抗体检测阳性。颅内肿瘤可以有颅内压增高、蛋白增高。③血清或脑脊液氨基酸分析,可发现可能的氨基酸代谢异常。

(二) 脑电图(EEG)

脑电图是癫痫诊断与鉴别诊断的重要辅助检查手段,有助于癫痫发作和癫痫的分类。临床怀疑癫痫的病例应常规进行EEG检查,但常规EEG对癫痫患者检测的异常率相对较低,一般为10%~30%。采用规范化EEG,适当延长描图时间,加用各种诱发试验,特别是睡眠诱发,必要时加做蝶骨电极描记,可明显提高痫性放电的检出率,阳性率可提高至80%左右,癫痫诊断的准确率明显增高。

(三) 头颅磁共振检测(MRI)

头颅磁共振检测具有很高的空间分辨率,能够发现细微的结构异常,对于病因诊断具有很高的提示价值,特别是对于难治性癫痫的评估。可有效发现特定的结构异常,如海马硬化等。另外,新技术功能磁共振(fMRI),能够在不应用示踪剂或者增强剂的情况下无创性地描述大脑内神经元激活的区域,主要用于脑功能区的定位。

(四)脑磁图(MEG)

脑磁图是新发展起来的一种无创性的脑功能检测技术,原理是检测皮质神经元容积传导电流产生的磁场变化,可应用于癫痫源的定位以及功能区定位。可与 EEG 互补,为非常规检查。

(五)电子计算机 X 线体层扫描(CT)

电子计算机 X 线体层扫描能够发现较为粗大的结构异常,但难以发现细微的结构异常。多应用于急性癫痫发作时或大脑有可疑钙化和无法进行 MRI 检查的情况。

(六)单光子发射计算机断层成像(SPECT)

单光子发射计算机断层成像是通过向体内注射能够发射 γ 射线的放射性示踪药物后,检测体内 γ 射线的发射,来进行成像的技术,反映脑灌注的情况,可作为难治性癫痫术前定位中的辅助方法。癫痫源在发作间歇期 SPECT 为低灌注,发作期为高灌注。

(七)正电子发射断层成像(PET)

正电子发射断层成像是正电子参与了大脑内大量的生理动态,通过标记示踪剂反映其在大脑中的分布,可以定量分析特定的生物化学过程,如可以测定脑葡萄糖的代谢及不同神经递质受体的分布。在癫痫源的定位中,目前临床常用示踪剂[18]F 标记 2-脱氧葡萄糖(FDG),观测局部脑代谢变化。从理论上讲,发作间歇期癫痫源呈现低代谢,发作期呈现高代谢。

(八)磁共振波谱(MRS)

磁共振波谱是分析癫痫源部位的组织具有生化物质的改变,利用存在于不同生化物质中的相同的原子核在磁场下其共振频率有差别的原理,以光谱的形式区分不同的生化物质并加以分析,提供癫痫的脑生化代谢状态的信息,并有助于定位癫痫源。其中[1]H 存在于一些具有临床意义的化合物中,脑内有足够浓度的质子可以被探测到,因此,临床上磁共振质子波谱(^{1}HMRS)应用最多。

四、鉴别诊断

对于疑似痫性发作,必须确定是否为痫性发作。许多其他疾病常被误以为是痫性发作,包括惊厥、晕厥、心因性事件(如癔症性发作)、焦虑发作、心律失常、低糖血症、短暂性脑缺血发作、抽搐、复杂性偏头痛等。

1. 晕厥 晕厥也是短暂的意识障碍,有时伴有短暂的上肢阵挛,需与失神发作鉴别。心源性晕厥多在用力或奔跑时出现;血管抑制性晕厥前,多有情感刺激或疼痛刺激史;直立性低血压晕厥多在突然起立时发生;由于静脉回流减少的晕厥多在持久站立、脱水、出血或排尿、咳嗽时出现。另外,多数晕厥发病前有头昏、胸闷、眼前黑蒙等症状,意识和体力的恢复也比较缓慢。

2. 癔症 癔症可表现为全身肌肉的不规则收缩,且反复发生,需与强直-阵挛性发作鉴别。询问病史可发现癔症发作皆在有人在场和受到情感刺激时出现。发作持续时间一般较长,数十分钟或数小时,甚至整天整夜。常伴有哭泣或叫喊,无意识丧失、大小便失禁和撞伤。发作中检查可见肌肉收缩不符合强直阵挛规律,瞳孔、角膜发作和趾反射无改变。

3. 过度换气综合征　焦虑状态和其他神经官能症患者,可因主动的过度换气而产生口角和肢端的麻木或感觉异常,可伴有头昏和手足抽搐。诊断时可进行过度换气试验,观察是否重复产生同样症状。

4. 低糖血症　血糖低于 2 mmol/L 时可产生局部癫痫样抽动或四肢强直发作,伴意识丧失,常见于胰岛 β 细胞瘤或长期服降糖药的 2 型糖尿病患者,病史有助于鉴别诊断。

5. 短暂性脑缺血发作(TIA)　TIA 是指颈动脉或椎-基底动脉系统一过性供血不足,导致供血区的局灶性神经功能障碍,出现相应的症状及体征。其多见于老年人,常有动脉硬化、高血压、冠心病、糖尿病等危险因素,症状多局限于一侧肢体、面部等,一般症状在 5 min 内即达高峰,一次发作常持续 5～20 min,最长不超过 24 h,可反复发作。体检可见眼底呈脑动脉硬化征象,EEG 检查多正常,颅脑 CT 扫描正常,少数可有腔隙性脑梗死。应与局限性癫痫发作相鉴别。后者可见于各种年龄,除老年人继发于脑血管病等癫痫外,前述的危险因素在癫痫患者中并不突出,发作持续时间多为数分钟,极少超过半小时。局限性癫痫的症状开始为一个上肢而后扩展到全身,发作后体检一般无异常,EEG 可发现局限性异常脑波或痫样波,CT 可发现脑内病灶。

6. 器质性脑病　大脑皮质缺血、缺氧及某些弥漫性脑病可导致 GTCS,可偶发一次,应注意鉴别,GTCS 或癫痫持续状态,如 Creutzfeldt-Jakob 病(CJD)、亚急性硬化性全脑炎(SSPE)等 EEG 有周期性放电,有较大的特征性诊断意义。

7. 偏头痛　偏头痛发作是渐进性的,常为单侧,多为波动性头痛,持续时间一般为 1～2 h,甚至数小时,常伴有恶心、呕吐等症状,EEG 无痫性放电,多为非特异性慢波。需与头痛性癫痫相鉴别。后者突然发作,持续时间短,一般几分钟,少有恶心、呕吐等症状,EEG 可记录到痫性放电,开始和终止有明显界限。

8. 发作性睡病　一种不明原因的睡眠障碍,表现为发作性不可抗拒的睡眠,可伴有猝倒症、睡眠麻痹和入睡幻觉等,表现为发作性睡眠四联征。儿童、青年期起病较多,以 10～20 岁最多。发作持续数分钟至数小时,多为 10～20 min,自动清醒并立即恢复。每天发作数次。神经系统检查多正常。睡眠监测可发现特异性异常,白天的发作性入睡为快速眼动(REM)睡眠;夜间睡眠与健康人不同,睡眠周期从 REM 睡眠开始,而健康人则以非快速眼动(NREM)睡眠开始。本病应与失神性癫痫鉴别。失神性癫痫多见于儿童起病,年龄较发作性睡眠早。失神性癫痫是突然意识丧失,有的伴失张力,持续时间短暂,一般仅数秒钟,EEG 可见每秒钟 3 次的棘慢波综合,是失神性癫痫的特征性改变,有重要的鉴别价值。

此外,癫痫还应与发作性精神症状、其他发作性内脏症状等鉴别。

第四节　癫痫的治疗

癫痫治疗的目标是在无明显副作用的情况下,完全控制痫性发作,使患者保持或恢复原有的生理、心理状态与生活工作能力。但由于部分癫痫发作难以控制或部分患者对抗癫痫药物过敏,一些患者的治疗不能达成预期目标。对于此类病例,治疗的目的是减轻发作的严重程度、降低发作频率,同时在药物不良反应之间建立某种平衡,使患者能尽可能接近正常人的生活。

一、抗癫痫药物治疗

在临床治疗中,癫痫的治疗方法以应用抗癫痫药物(antiepileptic drugs,AEDs)最为常见,早期治疗者发作控制率较高,停药后复发率较低。因此,确定患者有痫性发作,且有再次发作风险,应当立即开始进行抗癫痫药物治疗。要根据患者痫性发作类型、药物的不良反应、潜在的药物间相互作用,设计合理的药物治疗方案。并要求患者配合监测痫性发作的频率及药物的不良反应。

(一)主要药物

确定痫性发作的类型是选择有效药物治疗的关键。常用抗癫痫药物分为以下几类:传统抗癫痫药物,如卡马西平、苯巴比妥、丙戊酸钠、苯妥英钠、氯硝西泮、扑痫酮等;新型抗癫痫药物,如加巴喷丁、拉莫三嗪、托吡酯、奥卡西平、左乙拉西坦、氨己烯酸、唑尼沙胺等。对于失神发作及肌阵挛发作,应该避免使用卡马西平、奥卡西平、加巴喷丁、噻加宾、普瑞巴林。在美国,常常使用乙琥胺及丙戊酸钠进行失神发作的起始治疗,在英国也是如此。左乙拉西坦也可用于失神发作及肌阵挛发作的起始治疗。

1. 卡马西平　本药为复杂部分性发作及继发性 GTCS 首选药物,可加重失神和肌阵挛性发作。治疗剂量:10~20 mg/(kg·d),对肝酶有自身诱导作用,故需渐加大剂量。副作用:头晕、共济失调、剥脱性皮炎、粒细胞减少、肝功能损害。

2. 丙戊酸钠　本药为 GTCS 及 GTCS 合并失神的首选药物,也适用于部分性发作。常规剂量:成人 600~1500 mg/d,儿童 20~50 mg/(kg·d)。副作用:肝脏损害、血小板减少。

3. 苯妥英钠　本药对 GTCS 和部分性发作有效,可加重失神和肌阵挛性发作。成人剂量为 200 mg/d,治疗剂量和中毒剂量接近。儿童不宜应用。副作用:皮疹、齿龈增生、面容粗糙。巨幼红细胞性贫血时需加服叶酸。

4. 托吡酯　本药对难治性部分性发作、继发 GTCS、Lennox-Gastaut 综合征和婴儿痉挛症有效。常规剂量:成人 75~200 mg/d,儿童 3~6 mg/(kg·d)。副作用:厌食、体重减轻、找词困难、肾结石、精神症状不佳。

5. 拉莫三嗪　本药对部分性发作、GTCS 和 Lennox-Gastaut 综合征有效。成人起始剂量为 25 mg,每日 2 次,维持剂量为 150~300 mg/d;儿童起始剂量为 2 mg/(kg·d),维持剂量为 5~15 mg/(kg·d)。副作用:较少,加量过快时易出现皮疹。半衰期长,与丙戊酸合用剂量减半或更低。

难治性癫痫(指经至少两种一线抗癫痫药物治疗无效的癫痫)的治疗有所不同。应用托吡酯单药治疗原发性全面性强直-阵挛发作有效,目前推荐使用加巴喷丁、拉莫三嗪、奥卡西平、噻加宾、左乙拉西坦及唑尼沙胺的证据尚不充分。对于难以控制的原发性全面性发作患者,合并用药可能是有效的。相关试验数据也高度推荐应用奥卡西平及托吡酯作为难治性部分性发作患者的治疗用药。另外,还提出拉莫三嗪单药治疗难治性部分性发作有效,所有抗癫痫药物,除了乙琥胺,联合治疗部分性发作都是有效的。

(二)临床应用抗癫痫药物的治疗原则

1. 强调单药治疗的原则　两种或两种以上抗癫痫药物联合使用易致不良反应增加,使发作加频,所以目前多主张用一种药物,如排除选药有误、剂量不足、服药不规则等因素而确认单药治疗失败后,方可加用第二种药物。70%~80%的癫痫患者可以通过单药治疗控制发作,方便对于疗效和不良反应的判断,无药物之间的相互作用,可以减轻患者的经济负担。

2. 根据发作类型用药 抗癫痫药均为对某一发作类型疗效最佳。如乙琥胺对失神发作疗效最佳,对其他类型发作无效。苯妥英(苯妥英钠)对强直-阵挛发作有效。

3. 用药剂量 一般从小剂量开始,逐渐增量,以既能控制发作,又不产生毒性反应的最小有效剂量为宜。儿童需按体重计算药量,婴幼儿用药剂量比年长儿童相对较大。苯巴比妥和苯妥英(苯妥英钠)的半衰期较长,药物浓度稳定后可改为每天 1 次。发作频繁时应考虑患者的生活质量,不应强求完全控制发作而过分增加药量以致产生不良反应。

4. 长期规则用药 一旦找到可以完全控制发作的药物和剂量,就应不间断地应用。一般应于发作完全控制后如无不良反应再继续应用 3～5 年,方可考虑停药。

还应根据病因、发作类型及发作频率的不同作不同的处理。如有脑炎史、产伤史的症状性癫痫用药时间应长,复杂部分性发作停药应慎重。发作频繁而脑电图异常者亦应长期用药。在长期用药的同时应规则按时服用,这样才能保持稳态有效血浓度以达到抗癫痫的目的。

5. 减药及停药原则 停药时应逐渐减量,从开始减量到停用,应不少于半年。

6. 多药治疗 如果两次单药治疗无效,再选第三种单药治疗获益的可能性很小,预示属于难治性癫痫的可能性较大,可以考虑合理的多药治疗。①最多不要超过三种AEDs 联合使用,合用的药物种类越多,相互作用越复杂,对于不良反应的判断越困难。②避免同一作用机制、相同副作用的 AEDs 药物联合应用,以及有明显的药代动力学方面相互作用的药物联合应用。③多药联合治疗选药建议:尽可能选择不同作用机制的药物,如氨络酸能样作用的药物与钠通道阻滞剂合用,可能有更好的临床效果。④避免有相同的不良反应、复杂的相互作用和肝酶诱导的药物合用,如加巴喷丁、左乙拉西坦较少与其他药物产生相互作用,适合与其他药物合用。⑤如果联合治疗仍不能获得更好的疗效,建议转换为患者最能耐受的治疗(继续联合治疗或转为单药治疗)。

(三)影响药物选择的因素

1. 药代动力学 抗癫痫药物治疗存在一些特殊的挑战,需要认真了解关于药代动力学特性。

(1)苯妥英钠的代谢能力是有限的:米氏代谢(Michaelis-Menten metabolism)或米氏药代动力学是指在正常药物剂量范围内,肝酶所能达到的最大代谢能力。其临床意义是,药物剂量的小变化可能会导致血药浓度不成比例的巨大变化。在通常的临床实践中,苯妥英钠结合蛋白正常的成人要进行剂量调整,最终达到稳态的血药浓度,可以采用以下计划:血药浓度<7 μg/mL(28 μmol/L),每日总剂量增加 100 mg;血药浓度为 7～12 μg/mL(28～48 μmol/L),每日总剂量增加 50 mg;血药浓度>12 μg/mL(48 μmol/L),每日总剂量增加不超过 30 mg。

(2)结合蛋白:一些抗癫痫药物,尤其是苯妥英钠及丙戊酸钠,可以与血浆蛋白高度结合。当解读这些药物浓度的报告时,记得代表总血药浓度的数值非常重要(如结合与非结合)。由于这些药物的代谢不同,改变血浆结合蛋白对临床疗效的影响也不同。

正常情况下,有 88%～92%的苯妥英钠与血浆蛋白结合,剩下的 8%～12%是游离的。游离的成分可以离开血液,在中枢神经系统产生临床疗效,并在中枢神经系统及其他部位产生剂量相关的副作用,最后分散至外周被代谢。已知某些患者蛋白结合率下降,导致游离药物比例增加。这些患者包括肾衰竭患者、低蛋白血症患者、新生儿、孕妇、同时服用多种与蛋白高度结合药物的患者、危重患者。

由于苯妥英钠的米氏代谢,蛋白结合变化会导致剂量相关不良作用的严重度增加。对于怀疑有蛋白结合率改变的患者,监测游离苯妥英钠血药浓度非常有必要。

当丙戊酸钠结合蛋白发生变化时,发生严重的剂量相关不良作用的风险明显小于苯妥英钠。米氏代谢不是丙戊酸钠的代谢要素,因此肝酶可以有效代谢另外的游离部分。

(3)自身诱导:卡马西平是肝微粒体酶的强力诱导剂。不仅可以增加许多其他药物的代谢速度,也增加自身代谢率。肝酶可以被最大限度地诱导达数周,卡马西平需要从小剂量起始,缓慢加量以补偿肝酶的诱导。大多数卡马西平的剂量方案,常规维持剂量为 15 mg/(kg·d),起始剂量是维持剂量的 25%～30%。每周加量,在 3～4 周达到目标维持剂量。当首次应用卡马西平时,对卡马西平进行剂量滴定可以降低剂量相关严重不良作用的风险。

2. 药物治疗的不良反应 药物引起的不良反应,因个体差异而不同。主要包括:①药物的初级与次级药理学效应:多存在剂量-反应关系,如许多药物都会产生的镇静作用,还有眩晕、复视、头痛与共济失调等。②药物引起的特殊反应:多为非剂量依赖性,往往具有器官特异性,出现一系列非特异性症状,如淋巴结病、关节痛、嗜酸性粒细胞增多与发热,或者是引发过敏性皮炎等,主要原因是药物或其反应性代谢产物与体内大分子物质共价结合后产生了免疫应答。③长期服药引起的迟发性药物反应:往往出现在使用 AEDs 长期慢性治疗的过程中,如长期服用苯二氮䓬类药物可造成药物依赖,卡马西平、苯妥英钠、苯巴比妥可能造成隐匿性骨质脱钙,导致骨质疏松,增加骨折的危险性等,这种不良反应常常容易被医生或患者本身忽视。④致畸作用:癫痫妇女后代的畸形发生率是正常妇女的 2 倍左右。造成后代畸形的原因是多方面的,包括遗传因素、癫痫发作、服用 AEDs 等。但大多数研究者认为 AEDs 是造成后代畸形的主要原因。

3. 药物治疗的并发症 许多抗癫痫药物的不良反应常常使药物剂量受到限制,或可导致该药物治疗终止。其不良反应包括浓度相关的不良反应及特异性不良反应。对于许多抗癫痫药物而言,常见的浓度相关性不良反应包括镇静、共济失调和复视。如患者的工作需要保持警醒状态,最好选择无镇静效应的药物(如拉莫三嗪)。皮疹、肝毒性及血液毒性,都是最常见的抗癫痫药物的特异性不良反应。

4. 慢性不良反应 由于抗癫痫药物会被长期服用,需要关注长期服药引起的药物不良反应。慢性不良反应倾向于主要的特异性反应。一些与抗癫痫药物有关的慢性不良反应包括外周神经病变及小脑萎缩。其他的慢性不良反应为急性不良反应的延伸,如体重增加等。

另一类不良反应为骨质疏松症。目前有关其他抗癫痫药物与骨质疏松症之间的关系尚不清楚。许多研究表明,由于长期应用抗癫痫药物导致的骨质疏松风险,与长期应用糖皮质激素相似。服用卡马西平、奥卡西平、苯妥英钠、苯巴比妥或丙戊酸钠超过 6 个月的患者,应该补充钙及维生素 D。而且,应该常规每两年监测有无骨质疏松症,还应该指导患者如何保护自己避免发生骨折。

(四)药物调整

AEDs 药物浓度监测是近年癫痫治疗的重大进展之一。通过血药浓度的测定,可以根据患者的个体情况调整药物剂量,进行个体化药物治疗,从而提高药物治疗效果,减少或避免可能产生的药物毒副反应。

1. 抗癫痫药物的血药浓度监测

(1)测定时间一般在达到稳态浓度之后,即患者连续服用维持剂量超过 5 个半衰期后取血测定。

(2)观察药物疗效一般测定谷浓度,血样采集时间为清晨空腹取血。

（3）检查药物的不良反应需要测定峰浓度，即服药后达峰时间取血。

（4）起抗癫痫作用的是游离血药浓度，传统 AEDs 的血浆蛋白结合率较高，因此在评估检测结果时应当有所注意。目前的检测方法获得的是总的血药浓度。

2. 抗癫痫药物的调整原则

（1）从较小的剂量开始，缓慢增加剂量直至发作控制或最大可耐受剂量，儿童一律按体重计算药量，但最大剂量不应该超过成人剂量。

（2）治疗过程中患者如果出现剂量相关的副作用（如头晕、嗜睡、疲劳、共济失调等）可暂时停止增加剂量或酌情减少当前用量，待副作用消退后再继续增加剂量至目标剂量。

（3）合理安排服药次数。如果发作或药物的不良反应表现为波动形式，可考虑更换 AEDs 的剂型（如缓释剂型）或调整服药时间和服药频率，以减少药物处于峰浓度时的副作用加重和处于谷浓度时的发作增加。

（4）如果 AEDs 治疗失败，应该采取的措施如下。①是否按照医嘱服药。②重新评估癫痫的诊断，检查患者是否存在潜在的进行性神经系统疾病。③选择另一种有效且副作用较小的，逐渐加量至发作控制或最大可耐受剂量。发作控制后可考虑逐渐撤停原来的 AEDs，减药应在新药达稳态血药浓度之后进行，减量应该缓慢进行。

（5）考虑停抗癫痫药物需要满足的条件。不出现癫痫发作 2～5 年；神经系统查体正常；智商正常；只有部分性发作或全面性发作一种发作类型；治疗后脑电图正常。满足以上条件，研究发现，有 60% 患者停药后可维持不再出现癫痫发作。抗癫痫药物的撤药过程要缓慢，常常需要逐渐减量 1～3 个月。

二、特殊人群的用药

治疗儿童的癫痫发作时，应尽快最大限度地控制癫痫发作，避免干扰大脑及认知的发育。由于儿童的代谢率快，抗癫痫药物以每千克体重计算的剂量常常比成人高，需要更密切地监测血药浓度，以确认给药已经足量。

对准备怀孕的妇女及孕妇用药进行管理，包括：补充叶酸；孕前坚持采用药物治疗将痫性发作控制到最好状态；从怀孕开始即每月监测血药浓度；调整抗癫痫药物剂量保持基准血药浓度等。有几种抗癫痫药物如丙戊酸钠、卡马西平可以导致出生缺陷和儿童的认知功能发育缺陷。丙戊酸钠对孕妇并不是绝对禁忌，但如果可能，对育龄妇女，最好选择合理的替代药物。

另外，对于妇女，许多抗癫痫药物可以诱导肝微粒体酶系统，从而降低激素避孕药的有效性，应鼓励采用其他方式避孕。

三、其他治疗手段

一般认为癫痫患者经过系统的抗癫痫药物治疗无效、起源于一侧颞叶的难治性癫痫、病因明确、血管畸形应考虑手术治疗。主要的手术方法包括多处软脑膜下横切术，前颞叶切除术，选择性海马、杏仁核切除术，胼胝体切开术等。

对于不适宜做切除手术的顽固性癫痫患者宜行迷走神经刺激术治疗。

对于儿童难治性癫痫，还有生酮饮食等生活方式干预作为辅助治疗方式。

癫痫常常被认为是一种终身疾病，需要长期坚持治疗，然而，一些不再出现癫痫发作的患者希望能够停药。手术后停止癫痫发作的患者，可能需要在手术 1～2 年后开始缓慢减药。一些患者在成功手术治疗后，可以选择一种药物维持治疗，以确保不出现癫痫发作。

第五节 癫痫持续状态

临床上认为,癫痫持续状态是指持续癫痫发作超过 5 min,或者 2 次或 2 次以上发作意识没有完全恢复的发作。其为神经系统急症,可能造成永久性的脑损害或死亡。癫痫持续状态病死率高达 13%～20%,需高度重视其诊断及处理。

一、临床表现及诊断

对于患者,需详细询问病史以确定发作类型及病程。这有助于指导治疗,并明确需要进行哪些实验室检查及确诊检查。对于反复出现伴意识障碍癫痫发作病史的患者,如果有目睹发作,可以确诊癫痫持续状态。

(一) 临床症状

癫痫持续状态的患者常表现为全面性、痉挛性强直阵挛发作,也可表现为高血压、心动过速、发热及出汗,还可出现排尿(便)功能丧失、呼吸功能障碍、眼球震颤等,发作停止后以上症状很快消失。发作持续超过 30 min,可不再有肌肉收缩,脸、手或脚的抽搐提示昏迷患者仍处于持续发作中。随着肢体抽搐体征的消失,EEG 对诊断癫痫持续状态变得更重要。

(二) 辅助检查

1. 实验室检测 明确癫痫持续状态的病因,有助于指导起始抗癫痫治疗,并提高控制癫痫发作的可能性。发热患者出现白细胞计数增高,要排除感染并给予合理的治疗。进行头颅 CT 或 MRI 检查,排除中枢神经系统脓肿、出血或肿瘤。进行血液酒精含量检测,对药物滥用患者进行尿液毒理学筛查,确定是否存在酒精戒断、使用非法药物、药物过量等,这些可能是癫痫持续状态的基础病因。检测药物浓度,排除药物中毒导致癫痫持续状态。对于服用抗癫痫药物的患者,基础血药浓度有助于确定是否药物浓度还低于预期范围,是否需要使用负荷剂量。当评估抗癫痫治疗时,也需要检测白蛋白水平、肝肾功能。经皮血氧饱和度及动脉血气分析监测常用来评估呼吸状态,并确定是否需要气道支持或吸氧,缺氧和呼吸性或代谢性酸中毒常见于癫痫持续状态的患者。一旦癫痫发作得以控制,应对血液、脑脊液、呼吸道分泌物、尿液进行培养。

2. 体格检查 一旦控制癫痫发作,要立即进行神经系统检查,评估意识水平(昏迷、昏睡或嗜睡)、运动功能及反射(节律性收缩、肌张力、痉挛或强迫姿势)以及瞳孔反射。还应该进行全身的体格检查,以确定癫痫持续状态的继发损伤。

3. 诊断检查 确定昏迷患者是否存在癫痫持续状态的唯一手段是 EEG 检查。通常应用于:发作初即应用抗癫痫药物但仍有意识障碍的患者;接受长效麻醉药的患者;需要延长治疗的难治性癫痫持续状态的患者等。

二、治疗

癫痫持续状态的治疗主要是控制癫痫发作和预防再次发作。在理想状态下,通过药物达到治疗效果,同时副作用及不良反应最少。癫痫持续状态的合并症也需要同时治疗。

(一) 一般措施

起始治疗措施包括将患者从有害环境移出,并确保气道安全,避免窒息或吸入。首选药为苯二氮䓬类药物,随后应用抗癫痫药物。常常立即静脉注射药物,若无静脉通路,某些药物可通过肌内注射及直肠、颊侧或气道内给药。一旦发作终止,必须确定引起发作的基础病因并治疗。对已知患有癫痫的患者,要确定是否有突然停药或对治疗依从性差。

(二)药物治疗

1. 初步治疗 如果由低血糖诱发癫痫持续状态,都应该接受葡萄糖治疗。有酗酒史的患者,在给予葡萄糖注射液之前给予硫胺素 100 mg,以防止发生脑病。

2. 苯二氮䓬类药物 起始治疗为静脉注射苯二氮䓬类药物,如地西泮、劳拉西泮、咪达唑仑,可以迅速使中枢神经系统内抑制性 γ-氨基丁酸受体发挥作用。

(1)地西泮:地西泮具有脂溶性,可迅速穿透进入中枢神经系统,很快重新分布到达身体的脂肪及肌肉中。肌内注射吸收不规律,不推荐肌内注射给药。

(2)劳拉西泮:劳拉西泮脂溶性较地西泮小,有较长的全身组织分布半衰期,作用时间较长,因此目前为首选用药。由于吸收缓慢及不确定,不推荐肌内注射给药。

(3)咪达唑仑:咪达唑仑是水溶性的,可静脉注射、肌内注射、经颊部及鼻部给药。与劳拉西泮及地西泮相比,咪达唑仑对呼吸及心血管的影响较小。经鼻腔给药,可引起呼吸急促或鼻腔分泌物增多,影响其使用。

3. 抗癫痫药物 给予苯二氮䓬类药物起始剂量后,应开始应用抗癫痫药物预防癫痫复发。如果癫痫发作的病因已经精准治疗,癫痫发作停止,抗癫痫药物可不必使用。抗癫痫药物一经采用负荷剂量,必须维持剂量以保持治疗血药浓度。如果患者确定要长期给予抗癫痫药物治疗,要考虑慢性及特异性的副作用以及潜在的药物间相互作用。所有的药物都应该根据肝肾功能的状态进行调整。

(1)苯妥英钠:苯妥英钠是最常用的抗癫痫药物,可以采用静脉注射。对于正在服用苯妥英钠处于亚治疗状态的患者须调整负荷剂量,避免中毒。口服剂型吸收缓慢。由于呈碱性,不应通过肌内注射给药。外渗的药物会导致局部变色、水肿、疼痛,有时可以引起坏死。

(2)磷苯妥英:磷苯妥英是水溶性的,在体内可以迅速转化为苯妥英钠。磷苯妥英可与大多数静脉注射液配伍,如患者无法采用静脉注射,可考虑肌内注射。常见的副作用是感觉异常,尤其在嘴唇及腹股沟周围,常在几分钟内缓解,不需要终止给药。

(3)苯巴比妥:如果苯妥英钠及磷苯妥英都不能预防癫痫复发,可以使用苯巴比妥。不良反应包括镇静、低血压及呼吸抑制,因此,接受快速静脉注射苯巴比妥的患者需要进行血流动力学监测及机械通气。其在紧急治疗及长期维持治疗中应用广泛。

(4)丙戊酸钠:静脉注射丙戊酸钠可用于治疗癫痫持续状态,与苯妥英钠的相比,两者作用相似,但心肺副作用较少。当患者出现过敏或不能耐受,无法使用苯妥英钠及苯巴比妥时,可考虑使用丙戊酸钠。

(三)难治性癫痫持续状态

癫痫发作后,使用苯二氮䓬类药物及抗癫痫药物治疗无效,或者持续超过 60 min,可以被认为是难治性癫痫持续状态。30%的癫痫持续状态患者可能出现,死亡率将近 50%。目前尚无对难治性癫痫持续状态的最佳治疗方案。难治性癫痫持续状态患者即使被完全控制,也不可能恢复到病前状态。随着难治性癫痫持续状态病情的进展,临床表现会变得隐匿,一些患者需要进行 EEG 检查来发现还在持续的癫痫活动。即使癫痫持续状态患者没有癫痫发作的临床表现,其仍处于脑损害甚至死亡的风险中。

对于难治性癫痫持续状态患者,要积极检查和处理可能的病因;收治在重症监护病房,监测血流动力学及给予呼吸支持;持续进行脑电监护,记录癫痫发作终止的过程,若是无法及时进行持续脑电监测,不能延误治疗。对治疗难治性癫痫持续状态前就开始应用的抗癫痫药物的患者,要继续使用并维持血药浓度,减少突然停药及戒断可能导致的癫痫发作,其治疗常常包括持续静脉注射苯二氮䓬类药物(咪达唑仑)、麻醉药(异丙酚)或巴比妥类药物(异戊巴比妥钠),抑制临床及脑电图上的癫痫发作。难治性癫痫持续状态患者在开始这些治疗之前,应该给予气管内插管及机械通气。通常还需请神经病学家或癫痫病学家会诊。

（四）特殊人群

某些特殊人群,如儿童、老年人和孕妇,其代谢发生变化、分布容积特殊及发生副作用的风险较大,治疗时需要特别考虑。

1. 儿童 儿童的治疗手段与成人近似,少数例外。用药剂量通常根据体重计算,但由于儿童肝脏清除率较高,常需高于成人。早期应用苯二氮䓬类药物及缩短到医院就诊的时间,可降低癫痫持续的发生率。儿童很难迅速获得静脉通路,需考虑替代给药途径,包括鼻腔内、口腔、直肠和肌内注射等。

2. 老年人 老年人容易由于多重伴随疾病状态和多重药物使用而受到损伤及中毒。其癫痫发作容易源于代谢障碍、药物间相互作用,或对肝肾功能受损及蛋白结合率降低的患者用药剂量不准确。应对癫痫持续状态的老年患者进行药物、疾病状态和诱因的调查,以便对症治疗,终止癫痫发作。对老年人进行苯二氮䓬类药物及抗癫痫药物进行治疗,可能在镇静及心肺副作用方面出现更明显反应。

3. 孕妇 在治疗妊娠患者时,须考虑胎儿安全,持续发作时,胎儿存在缺氧风险。尽管许多药物可导致胎儿畸形,仍应采用这些药物作为急性措施制止癫痫发作,并考虑使用替代药物维持治疗。患者怀孕期间,一些药物的分布容积及清除会增加,计算药量时应考虑。

第六节　癫痫的预后

癫痫的预后是指根据经验预测的癫痫发展情况。而癫痫预后是系统地了解影响癫痫预后的因素,有针对性地采取措施,对患者进行综合治疗。

一、影响癫痫预后的因素

癫痫的预后与许多因素有关,如起病年龄、病因、发作类型、发作频率、EEG 表现、治疗时间早晚、患者心理状态和抗癫痫药物治疗反应等。从发作频率看,频率越高预后越差,持续癫痫状态的死亡率可达 20%。从起病年龄看,幼儿期发病的多是原发性,预后效果一般良好;新生儿期及婴儿期一半以上有脑结构的病变,预后效果较差;儿童期、少年期及青年期发生全身的原发性发作预后效果较好。从治疗时间早晚看,治疗越早预后效果越好。从患者的心理状态看,患者的心理状态对预后有重要影响。

二、癫痫预后需注意的问题

做好癫痫预后工作对癫痫治疗有很大帮助,不但能缓解病情,还能有效防止复发。

1. 监测情况 监测癫痫发作情况,掌握癫痫发作变化、药物不良反应及药物间相互作用,对合理处理癫痫患者非常关键。①帮助患者建立癫痫日历,记录癫痫发作时间日期、发作类型、发作次数、症状等。定期比对分析,确定癫痫控制的水平。②长期监测抗癫痫药物的不良反应。根据患者服用的抗癫痫药物,询问常见的不良反应。权衡药物急性不良反应对治疗方案要达到的癫痫控制程度的影响。如果确定药物不良反应对患者的负面影响大于控制癫痫治疗中的获益,需调整治疗方案。

2. 日常护理 日常护理主要注意三个方面。①饮食清淡。癫痫患者的饮食要清淡,多食新鲜的蔬菜和水果、适当的粗粮补充能量。禁止食用辛辣刺激性食物,辛辣的食物可能刺激患者,促使癫痫发作。②积极活动。癫痫患者要做力所能及的事情,不要做一些可能诱发癫痫的事情,如走夜路、登高、蹦极等。不要勉强做自己承受不了的事情,以免引发癫痫。③锻炼身体。癫痫患者不适宜进行剧烈的运动,但是可以进行适当的体育锻炼,如散步、打太极拳等。

3. 心理疏导 社会、学校和家庭都要给予患者关怀,减轻其心理负担。实际上,脑部未发生严重病变的患者,不发作时与常人无异。首先,患者本人要有良好心态。癫痫疾病虽然治疗起来有很大的困难,但是患者不能思虑过多,乐观的心态对癫痫预后效果有很大的帮助。其次,患者家人要树立信心。要认识到癫痫的慢性病特点,不要因发作短期内未能得到控制就失去信心。有些患者家人急于使患者得到根治,很容易使其听信各种"包治癫痫"秘方的广告,各地奔波,最终导致巨大的经济损失,甚至精神崩溃。最后,营造良好的社会环境。应引导居民摒弃对癫痫的歧视态度和行为,给患者提供良好的社会环境,并鼓励患者积极参加适当的体育和娱乐活动,增进患者的社会参与能力,缩小他们与正常人之间的距离。

三、其他注意事项

癫痫患者应避免与有癫痫家族史的对象结婚;对因遗传性疾病引起的癫痫,要进行产前诊断,发现患某种遗传性疾病,伴发癫痫的胎儿可人工流产,以减少这类癫痫的发生概率;为预防出生时脑损伤引起的癫痫,对于高龄初产妇,如预计生产过程不顺利,应及早行剖宫产,可避免因缺氧、窒息、产伤等增加婴儿日后患癫痫的概率;避免癫痫发作的诱因,如饮酒、吸烟、疲劳、精神压抑、暴饮暴食、患感染性疾病、受惊发热、睡眠剥夺、近亲结婚及有害的声、光刺激等,可有效预防癫痫复发。

(杜乐乐)

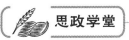 **能 力 检 测**

1. 简述癫痫的诊断的要点。
2. 简述癫痫的治疗方法与原则。

考试要点

📖 **思政学堂**

生命至上,集中体现了中国人民深厚的仁爱传统和中国共产党人以人民为中心的价值追求。"爱人利物之谓仁。"疫情无情人有情。人的生命是最宝贵的,生命只有一次,失去不会再来。在保护人民生命安全面前,我们必须不惜一切代价,我们也能够做到不惜一切代价,因为中国共产党的根本宗旨是全心全意为人民服务,我们的国家是人民当家作主的社会主义国家。

——2020 年 9 月 8 日,习近平在全国抗击新冠肺炎疫情表彰大会上的讲话

Note

第十二章　神经系统变性疾病

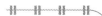
学习目标

1. 掌握：常见神经系统变性疾病的病因、发病机制、临床表现、诊断和治疗。
2. 熟悉：常见神经系统变性疾病的特征、病理和预后。
3. 了解：常见神经系统变性疾病的研究进展及鉴别诊断。

第一节　概　　述

　　神经系统变性疾病是一组原因不明的慢性进行性损害神经组织的疾病，许多变性可能是神经等组织在衍化、发育、成熟、衰老等过程中出现的一系列复杂的分子生物障碍，从而表现出结构和功能等方面的变化，目前对这一系列的动态变化尚未完全认识。神经系统变性过程可涉及整个神经细胞（细胞体、细胞核、末梢、轴突），也可影响髓鞘其他成分，但无明显的特异性组织和细胞反应。如 Lewy 小体主要存在于帕金森病（PD）中，也可在阿尔茨海默病（AD）和肌萎缩侧索硬化（amyotrophic lateral sclerosis，ALS）中发现。很多变性疾病选择性地损害特定的解剖部位和具有特定生理功能的同一系统的神经元。如肌萎缩侧索硬化主要累及上运动神经元；某些遗传性共济失调主要累及小脑的浦肯野细胞。当有些变性疾病发展相当严重时或在有些尚不明了的因素影响下，可能失去专一选择性损害某一系统特性，变成多个系统的神经元损害，如造成多系统萎缩（multiple system atrophy，MSA），也为多系统变性。变性疾病中少数患者有家族遗传史。从病程来看，变性疾病的起病十分隐匿。临床上大部分变性疾病均造成双侧肢体的对称性损害，但疾病早期，病变所累及的肢体可不对称。在变性疾病的诊断中必须要详细地询问病史和仔细地进行神经系统检查，为诊断疾病提供充分的临床资料。目前尚无有效的办法阻止变性疾病的进展，所有的治疗只是暂时缓解和减轻症状的对症治疗。

　　本章主要介绍几种常见的神经系统变性疾病，包括运动神经元病、阿尔茨海默病、路易体痴呆、额颞叶痴呆和多系统萎缩。

第二节　运动神经元病

　　运动神经元病（motor neuron disease，MND）是一系列以上、下运动神经元改变为突出表现的慢性进行性神经系统变性疾病。在临床上主要以上、下运动神经元损害引起瘫痪为主要表现，其中以上、下运动神经元合并受损为最常见，表现为肌无力、萎缩和锥体束征者，则为肌萎缩侧索硬化。该病病程为 2～6 年，亦有少数病程较长者。男性多于女性，患病比例为(1.2～2.5)：1，发病率为(0.13～1.4)/万，5%～10%的运动神经元病患者有家族史。

一、病因及发病机制

关于 MND 的病因和发病机制，目前有许多种假说：遗传机制、氧化应激、兴奋性、神经营养因子障碍、自身免疫机制、病毒感染及环境因素等。虽然确切致病机制尚未明确，但多数学者认为 MND 的发生是在遗传背景基础上的氧化损害和兴奋性毒性作用共同损害了运动神经元，主要影响了线粒体和细胞骨架的结构和功能。有资料显示，老年性、外伤史、过度体力劳动(矿工、重体力劳动者)都可能是发病的危险因素。除此之外，与之相关的因素还有以下几点。

1. 感染和免疫因素　研究结果显示，ALS 发病与朊病毒、人类免疫缺陷病毒(HIV)有关。免疫能测定曾发现 ALS 患者 CSF 免疫球蛋白升高，血液中 T 细胞数目和功能异常，免疫复合形成，抗神经节苷脂抗体阳性，推测 ALS 的血清可能对前角细胞等神经组织存在毒性作用。

2. 金属因素　有的学者认为 ALS 发病与某些金属中毒或某些元素缺乏有关。部分 MND 患者有铝接触史，并发现患者血浆和 CSF 中铝含量增高，铝的逆行性轴索流动可引起前角细胞中毒，导致 ALS。环境中金属元素含量的差异可能是某些地区 ALS 高发病率的原因。

3. 遗传因素　本病大多为散发，少数有家族史，遗传方式主要为常染色体显性遗传。近年来，利用分子生物学技术，发现本病的某些生化缺陷与基因异常有关。

4. 营养因素　研究证实 ALS 患者血浆中维生素 B_{12} 及单磷酸 B 族维生素均有减少，Ask-Upmak 报道 5 例患者胃切除后发生 ALS，提示营养障碍可能与 ALS 发病有关。近年来的研究认为兴奋性氨基酸(主要是谷氨酸和天门冬氨酸)的神经细胞毒性作用在 ALS 发病中起着重要作用。

5. 其他　其他可能参与 ALS 发病的机制包括炎症反应、细胞骨架紊乱、线粒体功能障碍和细胞凋亡。目前对本病的病因及发病机制仍不明确，可能为各种原因引起神经系统有毒物质堆积，特别是自由基和兴奋性氨基酸的增加，损伤神经细胞而致病。

二、病理及临床表现

(一) 病理

肉眼可见脊髓萎缩变细。光镜下脊髓前角细胞变性脱失，以颈髓明显，胸腰髓次之；大脑皮质运动区的锥体细胞也发生变性、脱失。ALS 患者的神经元细胞胞质内有一种泛素化包涵体，研究发现其主要成分为 TDP-43，是 ALS 的特征性病理改变。脑干运动神经核中以舌下神经核变性最为突出，疑核、三叉神经运动核、迷走神经背核和面神经核也有变性，动眼神经核则很少被累及。病变部位可见不同程度的胶质增生，吞噬活动不明显。脊神经前根变细，轴索断裂，髓鞘脱失，纤维减少。锥体束的变性自远端向近端发展，出现脱髓鞘和轴突变性。有时还可见到其他传导束，如皮质的联系纤维、后纵束、红核脊髓束以及脑干和脊髓内多种其他传导束的变化。肌肉呈现失神经支配性萎缩。在

Note

亚急性与慢性病例中可见肌肉内有神经纤维的萌芽,可能为神经再生的证据。晚期患者体内其他组织如心肌、胃肠道平滑肌亦可出现变性改变。

（二）临床表现

根据病变部位和临床症状,可分为下运动神经元型（包括进行性脊肌萎缩症和进行性延髓麻痹）、上运动神经元型（原发性侧索硬化）和混合型（肌萎缩侧索硬化）三型。

1. 下运动神经元型　此型患者多于 30 岁左右发病。通常以手部小肌肉无力和肌肉逐渐萎缩起病,可波及一侧或双侧,或从一侧开始以后再波及对侧。因大小鱼际肌萎缩而手掌平坦,骨间肌等萎缩而呈爪状手。肌萎缩向上扩延,逐渐侵犯前臂、上臂及肩带。肌力减弱,肌张力降低,腱反射减弱或消失。肌束颤动常见,可局限于某些肌群或广泛存在,用手拍打,较易诱发。少数肌萎缩从下肢的胫前肌和腓骨肌或从颈部的伸肌开始,个别也可从上下肢的近端肌肉开始。颅神经损害常以舌肌最早受侵,出现舌肌萎缩,伴有颤动,以后腭、咽、喉肌,咀嚼肌等亦逐渐萎缩无力,以致患者构音不清、吞咽困难、咀嚼无力等。球麻痹可为首发症状或继肢体萎缩之后出现。晚期患者全身肌肉均可萎缩,以致卧床不起,并因呼吸肌麻痹而引起呼吸功能不全。如病变主要累及脊髓前角者,称为进行性脊骨萎缩症,又因其起病于成年,又称成年型脊肌萎缩症,以有别于婴儿期或少年期发病的婴儿型和少年型脊肌萎缩症,后两者多有家族遗传因素,临床表现与病程也有所不同。病变主要累及延髓肌者,称为进行性延髓麻痹或进行性球麻痹。

2. 上运动神经元型　表现为肢体无力、发紧、动作不灵。因病变常先侵及下胸髓的皮质脊髓束,故症状先从双下肢开始,以后波及双上肢,且以下肢为重。肢体力弱,肌张力增高,步履困难,呈痉挛性剪刀步态,腱反射亢进,病理反射阳性。若病变累及双侧皮质脑干,则出现假性球麻痹症状,表现为发音不清、吞咽障碍、下颌反射亢进等。本症称原发性侧索硬化,临床上较少见,多在成年后起病,一般进展甚为缓慢。

3. 上、下运动神经元混合型　通常以手肌无力、萎缩为首发症状,一般从一侧开始,以后再波及对侧,随病程发展出现上、下运动神经元混合损害症状,称肌萎缩侧索硬化。一般上肢的下运动神经元损害较重,但肌张力可增高,腱反射可活跃,并有病理反射,当下运动神经元严重受损时,上肢的上运动神经元损害症状可被掩盖。下肢则以上运动神经元损害症状为突出。球麻痹时,舌肌萎缩,震颤明显,而下颌反射亢进,吸吮反射阳性,显示上下运动神经元合并损害。病程晚期,全身肌肉消瘦萎缩,以致抬头不能、呼吸困难、卧床不起。本病多在 40～60 岁间发病,5%～10% 患者有家族遗传史,病程进展快慢不一。

三、辅助检查及诊断

（一）辅助检查

1. 肌电图　有很大诊断价值,呈典型的神经元性损害。其主要表现为病变处精细状态下纤颤电位,动作电位时限增宽、波幅增高、波形以混合相或单纯相多见,可见巨大电位。运动神经传导速度可能下降或正常,而感觉神经传导速度正常。ALS 患者往往在延髓、颈、胸与腰骶不同节段神经支配的 2 块或 3 块以上的肌肉出现失神经支配现象。

2. 脑脊液检查　腰穿压力正常或偏低,脑脊液检查正常或蛋白有轻度增高,免疫球蛋白可能增高。

3. 血液检查　血常规检查正常。血清肌酸磷酸激酶活性正常或者轻度增高而其同工酶不高。免疫功能检查,包括细胞免疫和体液免疫均可能出现异常。

4. CT 和 MRI 检查　脊髓变细（腰膨大和颈膨大处较明显），主要用于鉴别诊断，排除其他结构性病变导致的锥体束或下运动神经元损害。

5. 肌肉活检　可见神经源性肌萎缩的病理改变，并非诊断 MND 的常规检查项目。

（二）诊断

根据发病缓慢隐袭，逐渐进展加重，具有双侧基本对称的上、下运动神经元或上下运动神经元混合损害症状，而无客观感觉障碍等临床特征，并排除了有关疾病后，一般诊断并不困难。中华医学会神经病学分会提出 ALS 的诊断标准如下（表 12-1）。

表 12-1　中华医学会神经科分会 ALS 的诊断标准

临床诊断确定性	临床特点
肯定 ALS	在三个区域有上运动及下运动神经元损害体征（包括脑干、臂丛、躯干、腰骶段肌肉）
拟诊 ALS	在二个区域有上运动及下运动神经元损害体征（包括脑干、臂丛、躯干、腰骶段肌肉）
可能 ALS	在一个区域有上运动及下运动神经元损害体征或在 2～3 个区域有上运动神经元体征，如单纯 ALS
怀疑 ALS	2～3 个区域的下运动神经元损害体征，如进行性肌萎缩和其他运动综合征

运动神经元病的诊断并不难，但必须注意与其他疾病鉴别。MND 必须与颈椎病、椎管狭窄症、颈和腰椎间盘突出、颅脊交界处畸形、脊髓肿瘤鉴别。也必须与外科的疾病如颈肋、第 7 颈椎横突过长和其他胸廓出口综合征的原因相区别。故颈椎或腰椎 X 线平片、CT、MRI 或椎管内碘造影等检查是必需的。除此之外，进行性延髓麻痹还需与延髓和脊髓空洞症、脑干肿瘤、重症肌无力等鉴别。延髓空洞症有面部感觉障碍、眼球震颤、病程长等特点。脑干肿瘤多见于 5～15 岁儿童，有共济失调、眼肌运动障碍等可进行鉴别。重症肌无力症状呈晨轻暮重的波动性，受累肌运动后症状加重，休息后好转，常有眼外肌受累而无延髓肌萎缩为其特征。肌萎缩侧索硬化尚需与颈椎病、颈髓肿瘤、脊髓空洞症鉴别。颈椎病引起上肢肌萎缩，有时亦可无感觉障碍，但肌萎缩只限于某颈神经根所支配的肌肉。颈髓肿瘤有感觉障碍和（或）神经根痛，可逐渐发展成横贯性脊髓损害。脊髓空洞症有典型的节段性感觉分离现象，但极个别病例与 MND 在临床上难以鉴别。颈椎 X 线平片有助于颈椎病的诊断。MRI 检查可鉴别脊髓或延髓空洞症、脑干或颈髓肿瘤以及颈椎病。

知识链接

世界神经病学联盟（WFN）修订的 EL Escorial ALS 国际诊断标准

（1）必须具备：①临床、电生理或神经病理检查有下运动神经元变性的证据；②临床检查有上运动神经元变性的证据；③神经症状和体征从一个区域向另一个区域逐步发展的病史或查体证实。

（2）不应该有：①可有其他疾病过程可以解释的下运动神经元或上运动神经元变性的电生理改变；②可有神经元神经影像学证实的其他神经疾病解释的临床和电生理体征。

Note

四、治疗及预后

（一）治疗

MND 的治疗包括病因治疗、对症治疗和各种非药物治疗。必须指出的是，MND 是一组异质性疾病，致病因素多样且相互影响，故其治疗必须是多种方法的联合应用。期望用单个药物或单种治疗完全阻断疾病的进展是不现实的。

当前病因治疗的发展方向包括抗兴奋性氨基酸毒性、神经营养因子、抗氧化和自由基清除、新型钙通道阻滞剂、抗细胞凋亡、基因治疗及神经干细胞移植。利鲁唑（riluzole）具有抑制谷氨酸释放的作用，每次 50 mg，每天 2 次，服用 18 个月，能延缓病程、延长延髓麻痹患者的生存期。也有试用免疫抑制剂泼尼松、环磷酰胺等治疗本病，但必须定期复查血常规和肝功能，用药后延髓麻痹症状在部分病例中可改善，但对四肢无力萎缩的患者帮助不大。

对症治疗包括针对吞咽、呼吸、构音、痉挛、疼痛、营养障碍等并发症和伴随症状的治疗。吞咽困难者应鼻饲饮食。有呼吸衰竭者可行气管切开并机械通气。在对症治疗的同时，要充分注意药物可能发生的不良反应。临床应用时需仔细权衡利弊、针对患者的情况个体化用药。

（二）预后

运动神经元病的预后因不同的疾病类型和发病年龄而不同。原发性侧索硬化进展缓慢、预后良好；部分进行性脊肌萎缩的病情可以维持较长时间稳定，但不会改善；肌萎缩侧索硬化、进行性延髓麻痹以及部分进行性脊肌萎缩症患者的预后差，病情持续性进展，多于 5 年内死于呼吸肌麻痹或肺部感染。

第三节　阿尔茨海默病

阿尔茨海默病（Alzheimer's disease，AD）是一种中枢神经系统原发性退行性变性疾病，主要临床相为痴呆综合征，临床表现以记忆功能和认知行为障碍为主，该病起病缓慢，呈进行性发展，在老年前期和老年期痴呆中 AD 较多见。由于人均寿命的延长，已经逐渐成为许多国家的主要保健和社会问题之一，因此 AD 的研究日益受到人们的重视。

《中国阿尔茨海默病报告 2021》中显示：2019 年，全国各省及直辖市（各省市）的 AD 及其他痴呆发病率为（56.47～207.08）/10 万，中国的 AD 及其他痴呆患病率、死亡率略高于全球平均水平，且在女性中的相关数据高于男性，其中中国女性的患病率（1188.9/10 万）、死亡率（30.8/10 万）分别高于男性的患病率（669.3/10 万）、死亡率（14.6/10 万）。

一、病因及发病机制

阿尔茨海默病的发病原因及机制尚不完全清楚，可能的因素和假说很多，但都是对同一问题不同方面的研究，相互之间并不互相排斥。目前的研究结果显示，阿尔茨海默病可能存在的原因大致与遗传、中枢神经递质、微量元素、慢性病毒感染、脑外伤、免疫、钙离子的保持及兴奋性毒素等有关。

AD 可分为家族性 AD 和散发性 AD。家族性 AD 呈常染色体显性遗传，多于 65 岁前起病，现已发现位于 21 号染色体的淀粉样前体蛋白（amyloid precursor protein，APP）基因、位于 14 号染色体的早老素 1（presenilin 1，PS1）基因及位于 1 号染色体的早老素 2（presenilin 2，PS2）基因突变是家族性 AD 的病因。而对于占 90% 以上的散发性 AD，尽管候选基因众多，目前肯定有关的仅载脂蛋白 E（apolipoprotein E，APOE）基因，APOEε4 携带者是散发性 AD 的高危人群。

有关 AD 的确切病因，现有多种假说，其中影响较广的有 β-淀粉样蛋白（amyloid β-protein，Aβ）瀑布假说（the amyloid cascade hypothesis）。该假说认为 Aβ 的生成与清除失衡是导致神经元变性和痴呆发生的起始事件。家族性 AD 的三种基因突变均可导致 Aβ 的过度生成，是该假说的有力佐证。而 Down 综合征患者因体内多了一个 β-淀粉样前体蛋白（β-amyloid precursor protein，APP）基因，在早年就出现 Aβ 沉积斑块，也从侧面证明了该假说。另一重要的假说为 tau 蛋白假说，认为过度磷酸化的 tau 蛋白影响了神经元骨架微管蛋白的稳定性，从而导致神经原纤维缠结形成，进而破坏了神经元及突触的正常功能。近年来，也有学者提出了神经血管假说，提出脑血管功能的失常导致神经元细胞功能障碍，并且 Aβ 清除能力下降，导致认知功能损害。除此之外，尚有细胞周期调节蛋白障碍、氧化应激、炎性机制、线粒体功能障碍等多种假说。尽管每种假说均有一定的证据表明与 AD 的发病有关，但其在整个 AD 病理生理过程中所占的比重还不甚明了。

流行病学研究还发现众多危险因素与 AD 相关，如低教育程度、膳食因素、女性雌激素水平降低、高血糖、高胆固醇、高同型半胱氨酸、血管因素、心理社会危险因素等。

二、病理及临床表现

（一）病理

AD 的大体病理表现为脑的体积缩小和重量减轻，脑沟加深、变宽，脑回萎缩，颞叶特别是海马区萎缩。组织病理学上的典型改变为神经炎性斑（嗜银神经轴索突起包绕 Aβ 变性而形成）、神经原纤维缠结（由过度磷酸化的微管 tau 蛋白于神经元内高度螺旋化形成）、神经元缺失和胶质增生。

1. 神经炎性斑（neuritic plaques，NP）　在 AD 患者的大脑皮质、海马、某些皮质下神经核如杏仁核、前脑基底神经核和丘脑存在大量的 NP。NP 以 Aβ 沉积为核心，核心周边是更多的 Aβ 和各种细胞成分。目前广泛使用的是美国学者 Mirra 等 1911 年提出的半定量诊断标准。

2. 神经原纤维缠结（neurofibrillary tangles，NFT）　大脑皮质和海马存在大量 NFT，NFT 主要在神经元胞体内产生，有些可扩展到近端树突干。含 NFT 的神经元细胞大多已呈退行性变化。NFT 也常见于杏仁核、前脑基底核、某些下丘脑神经核、脑干的中缝核和脑桥的蓝斑。轻度 AD 患者 NFT 可能仅限于内嗅皮质和海马。

（二）临床表现

AD 通常是隐匿起病，很难确切了解具体的起病时间，病程为持续进行性，无缓解，停止进展的平稳期即使有也极罕见。AD 的临床症状可分为两方面，即认知功能减退及其伴随的生活能力减退症状和非认知性神经精神症状。其病程演变大致可以分为轻度、中度、重度三个阶段。

1. 轻度　此期的主要表现是记忆障碍。首先出现的是近事记忆减退，常将日常所做的事和常用的一些物品遗忘。随着病情的发展，可出现远期记忆减退，即对发生已久的事情和人物的遗忘，面对生疏和复杂的事物容易出现疲乏、焦虑和消极情绪，还会表现出人格方面的障碍，如不爱清洁、不修边幅、暴躁、易怒、自私多疑。需要指出的是，在该期发生的记忆减退常可因患者本人及其家属误为老年人常见的退行性改变而被忽视，直至出现了定向力障碍（对时间和空间的定向力紊乱）才会引起重视。此期患者易与良性记忆障碍或称年龄相关记忆障碍相混淆。

2. 中度 此期除记忆障碍继续加重外，患者可出现思维和判断力障碍、性格改变和情感障碍，患者的工作、学习新知识和社会接触能力减退，特别是原已掌握的知识和技巧出现明显的衰退。出现逻辑思维、综合分析能力减退，言语重复，计算力下降，还可出现一些局灶性脑部症状，如失语、失用、失认或肢体活动不灵等。有些患者还可出现癫痫、强直-少动综合征。此时患者常有较多的行为和精神活动障碍，有的因外出后找不到回家的路而走失，有些原来性格内向的患者现在变得易激惹、兴奋欣快、言语增多，而原来性格外向的患者则可变得沉默寡言，对任何事情（原来熟悉的事物、工作和个人爱好）提不起兴趣，甚至出现人格改变，如不注意卫生、仪表，甚至做出一些丧失廉耻（如随地大小便等）的行为。

3. 重度 此期的患者除上述各项症状逐渐加重外，还有情感淡漠、哭笑无常、言语能力丧失，以致不能完成日常简单的生活事项（如穿衣、进食），终日无语而卧床，与外界（包括亲友）逐渐丧失接触能力，四肢出现强直或屈曲瘫痪，括约肌功能障碍。此外，此期患者常可并发全身系统疾病的症状，如肺部及尿路感染、压疮，以及全身性衰竭症状等，最终因并发症而死亡。

轻中度 AD 患者常没有明显的神经系统体征，少数患者有锥体外系体征。重度晚期患者出现神经系统原始反射，如强握反射、吸吮反射等。晚期患者常有肌张力增高，四肢呈持久的屈曲姿态。

三、辅助检查及诊断

（一）辅助检查

1. 实验室检查 血、尿常规检查和脑脊液检查，脑脊液检查用于 AD 的辅助检查有脑脊液 $A\beta 42$ 和 tau 蛋白定量。但它们的结果均为提示性，现主要在科研领域，尚未推广至临床。

2. 影像学检查 影像学检查是最具实际鉴别意义的辅助检查。CT 检查见脑萎缩、脑室扩大；头颅 MRI 检查显示的双侧颞叶、海马萎缩为 AD 的诊断提供了强有力的依据。

3. 脑电图 AD 的早期脑电图改变主要是波幅降低和 α 节律减慢。如有病前的基础脑电图做对比，对诊断有一定的价值。少数患者早期就有脑电图 α 波明显减少，甚至完全消失，以额、顶叶明显。晚期则表现为弥漫性慢波。

4. 神经心理学检查 在对 AD 进行诊断的过程中，神经心理学测验是必不可少的内容。目前临床上用于 AD 的神经心理学测验有许多种，每一种测验工具都有其在诊断和预后评估上的特点，但其覆盖的认知功能领域不尽相同，对结果的评估也有不同。一般而言，对 AD 的认知评估领域应包括定向力、记忆功能、言语功能、应用能力、注意力、知觉（视、听、感知）和执行功能七个领域。临床上常用的工具可分为：①大体评定量表，如简易精神状况检查量表（MMSE）、阿尔茨海默病认知功能评价量表（ADAS-Cog）、长谷川痴呆量表（HDS）、Mattis 痴呆量表、认知能力筛查量表（CASI）等；②分级量表，如临床痴呆评定量表（CDR）和总体衰退量表（GDS）；③精神行为评定量表，如痴呆行为障碍量表（DBD）、汉密尔顿抑郁量表（HAMD）、神经精神问卷（NPI）；④用于鉴别的量表，如Hachinski缺血量表。还应指出的是，选用何种量表，如何评价测验结果，必须结合临床表现和其他辅助检查结果综合得出判断。

5. 基因检查 有明确家族史的患者可进行 APP、PS1、PS2 基因检测，突变的发现有助于确诊。

（二）诊断

AD 作为一个症状群，最终确诊有赖于病理学。AD 临床上主要依据其临床表现、适当的辅助检查及神经心理学检查来做出诊断，但必须与其他类型的痴呆鉴别。其诊断要点如下：①存在痴呆；②潜隐起病，缓慢衰退，通常难以指明起病时间，但他人突然发现症状，疾病进展过程中可出现一个相对稳定的阶段；③无临床依据或特殊检查结果能够提示精神障碍是由其他可引起痴呆的全身疾病或脑部疾病所致；④缺乏突然卒中样发作，在疾病早期无局灶性神经系统损害的体征。

关于 AD 的诊断标准，目前认识比较一致的是采用美国的《精神疾病诊断与统计手册》（第四版）（DSM-Ⅳ）和美国国立神经病语言障碍卒中研究所和阿尔茨海默病及相关疾病协会（NINCDS-ADRDA）两种诊断标准。

四、治疗及预后

（一）治疗

1. 生活护理 包括使用某些特定的器械等。有效的护理能延长患者的生命及改善患者的生活质量，并能防止摔伤、外出不归等意外的发生。

2. 非药物治疗 包括职业训练、音乐治疗和群体治疗等。

3. 药物治疗 目前，还没有确定的能有效逆转认知缺损的药物，针对淀粉样前体蛋白和 p 淀粉样蛋白的药物开发和免疫治疗尚处于试验阶段。

（1）改善认知功能：①胆碱能制剂：用于改善认知功能的药物主要是胆碱能制剂，包括乙酰胆碱前体、乙酰胆碱酯酶抑制剂（AChEI）和选择性胆碱能受体激动剂。AChEI 因疗效肯定而被广泛应用，比较有代表性的药物有多奈哌齐、利斯的明、石杉碱甲等。②NMDA受体拮抗剂：美金刚能够拮抗 N-甲基-D-门冬氨酸（NMDA）受体，具有调节谷氨酸活性的作用，现已用于中晚期 AD 患者的治疗。③临床上有时还使用脑代谢赋活剂如吡拉西坦、茴拉西坦和奥拉西坦；微循环改善药物如麦角生物碱类制剂；钙离子拮抗剂如尼莫地平等。

（2）控制精神症状：很多患者在疾病的某一阶段出现精神症状，如幻觉、妄想、抑郁、焦虑、激越、睡眠紊乱等，可给予抗抑郁药物和抗精神病药物，前者常用选择性 5-HT 再摄取抑制剂，如氟西汀、帕罗西汀、西酞普兰、舍曲林等，后者常用不典型抗精神病药，如利培酮、奥氮平、思瑞康等。这些药物的使用原则如下：①小剂量起始；②缓慢增量；③增量间隔时间稍长；④尽量使用最小有效剂量；⑤治疗个体化；⑥注意药物间的相互作用。

3. 支持治疗 重度患者自身生活能力严重减退，常导致营养不良、肺部感染、泌尿系统感染、压疮等并发症，应加强支持治疗和对症治疗。

（二）预后

AD 病程为 5～10 年，少数患者可存活 10 年或更长的时间，多死于肺部及泌尿系统感染、压疮等并发症。

第四节 路易体痴呆

路易体痴呆(dementia with Lewy bodies,DLB)是一种神经系统变性疾病,临床主要表现为波动性认知障碍、帕金森综合征和以视幻觉为突出代表的精神症状。20 世纪 80 年代前,路易体痴呆的病例报道并不多,直至后来细胞免疫组化方法的诞生使之诊出率大幅度提高。目前在老年人神经变性性痴呆中,它的发病率仅次于阿尔茨海默病。流行病学研究显示,65 岁以上老年人中 DLB 的患病率为 3.6%~7.1%,仅次于阿尔茨海默病和血管性痴呆,男性较女性略多,发病年龄为 60~80 岁。

一、病因及发病机制

路易体痴呆的病因和危险因素尚未明确。本病多为散发,虽然偶有家族性发病,但是并没有明确的遗传倾向。路易体痴呆的发病机制不明确。病理提示 Lewy 体中的物质为 α-突触核蛋白(α-synuclein)和泛素(ubiquitin)等,异常蛋白的沉积可能导致神经元功能紊乱和凋亡。但是 α-突触核蛋白和泛素的沉积机制仍有疑问,其可能发病机制两种假设现介绍如下。

1. α-突触核蛋白基因突变 α-突触核蛋白是一种由 140 个氨基酸组成的前突触蛋白,以新皮质、海马、嗅球、纹状体和丘脑含量较高,基因在第 4 号染色体上。正常情况下,α-突触核蛋白二级结构为 a 螺旋。研究证明,α-突触核蛋白基因突变可导致蛋白折叠错误和排列混乱。纤维状呈凝团状态的 α-突触核蛋白积聚物,与其他蛋白质一起形成了某种包涵物,即通常所说的 Lewy 体。α-突触核蛋白基因有 4 个外显子,如 209 位的鸟嘌呤变成了腺嘌呤,即导致氨基酸序列 53 位的丙氨酸被苏氨酸替代,破坏了蛋白的螺旋,而易于形成 β 片层结构,后者参与了蛋白质的自身聚集并形成淀粉样结构。Feany 等采用转基因方法在果蝇身上表达野生型和突变型 α-突触核蛋白,可观察到发育至成年后,表达突变型基因的果蝇表现出运动功能障碍,脑干多巴胺能神经元丢失,神经元内出现 Lewy 体等。

2. Parkin 基因突变 泛素-蛋白水解酶系统(ubiquitin-proteasome system)存在于真核细胞的内质网和细胞质内,主要包括泛素(ubiquitin)和蛋白水解酶(proteasome)两种物质,它们能高效、高选择性地降解细胞内受损伤的蛋白,避免异常蛋白的沉积,因此发挥重要的蛋白质质量控制作用。在此过程中,受损蛋白必须要和泛素结合才能被蛋白水解酶识别,该过程称为泛素化。泛素化需要多种酶的参与,其中有一种酶称为底物识别蛋白(parkin 蛋白或 E3 酶),该酶由 Parkin 基因编码。如果 Parkin 基因突变导致底物识别蛋白功能损害或丧失,则上述变异的 α-突触核蛋白不能被泛素化降解而在细胞内聚集,最终引起细胞死亡。

二、病理及临床表现

(一) 病理

1912 年德国病理学家 Lewy 首先发现路易体。这是一种见于神经元内圆形嗜酸性(HE 染色)的包涵体,它们弥漫分布于大脑皮层,并深入边缘系统(海马和杏仁核等)、黑质或脑干其他核团。20 世纪 80 年代通过细胞免疫染色方法发现 Lewy 体内含有泛素蛋白，以后又用抗 α-突触核蛋白抗体进行免疫标记，使诊断率进一步提高。Lewy 体并不为路易体痴呆所特有，帕金森病等神经退行性疾病均可出现；另外路易体痴呆神经元中可能还有以下非特异性变化，如神经炎性斑、神经原纤维缠结、局部神经元丢失、微空泡变、突触消失、神经递质枯竭等，这些变化在帕金森病和阿尔茨海默病也可检测到，但分布和严重程度不一，因此可以鉴别。

（二）临床表现

路易体痴呆多于老年期发病，仅少数为中青年患者，缓慢进展。其临床主要表现为进行性痴呆、锥体外系运动障碍及精神障碍等三组症状。其主要表现以痴呆为主，帕金森病症状较轻，少数病例相反，症状可有波动。

1. 认知功能障碍　DLB 患者的认知功能全面减退，与 AD 均属皮质性痴呆，有类似之处，常以记忆力减退、定向力缺失起病，但早期记忆障碍较轻，有波动性，亦可出现失语、失用及失认。部分患者有皮质下痴呆特点，如注意力不集中、警觉性减退及语言欠流利等。在痴呆进展中出现视空间能力缺失，有额叶释放症状如强握及摸索反射。认知功能障碍可有波动，在数周内甚至 1 天内可有较大变化，异常与正常状态交替出现，表现时轻时重或无规律。

2. 锥体外系运动障碍　DLB 患者多出现帕金森综合征表现，如肌强直、动作减少和运动迟缓等，震颤少见。锥体外系症状可与认知障碍同时发生，亦可先后出现。两组症状在 1 年内相继出现有诊断意义，一般对左旋多巴治疗反应差。因 DLB 与 AD 均系隐袭起病，缓慢进展，确切的起病时间难以估计，应全面分析病史及症状、体征，不可简单地囿于某一时间段。DLB 患者还可出现肌阵挛、自主神经功能紊乱、肌张力障碍、吞咽障碍和睡眠障碍等，如经常跌倒、晕厥，甚至短暂性意识丧失。

3. 精神障碍　患者常出现精神症状，特点是 80% 的患者可有视幻觉，内容生动、完整，常为安静的人、物体和动物的具体图像，患者可绘声绘色地描述所见景物，并坚信不移，可有妄想、谵妄、躁动等精神异常，呈明显波动性。对神经安定剂及抗精神病药非常敏感是 DLB 区别于其他类型痴呆的特点，但易出现副作用或原有锥体外系运动障碍加重，认知功能下降，甚至嗜睡、昏迷等。有报道严重的药物副作用可使 DLB 的死亡率增高 3 倍，副作用与性别、年龄、疾病程度、药物种类和剂量无关。1 例 DLB 患者服用常规剂量安定助眠出现昏迷。

三、辅助检查及诊断

（一）辅助检查

1. 实验室检查　血常规、甲状腺功能、维生素 B_{12} 浓度、梅毒抗体、莱姆病抗体、HIV 抗体检查等。

2. 影像学检查　影像学检查可分为结构影像和功能影像。前者包括 MRI 和 CT，后者包括 SPECT 和 PET。路易体痴呆在 MRI 和 CT 上没有典型的表现，检查的目的是鉴别其他疾病。MRI 和 CT 可明确皮层萎缩的部位，对于额颞叶痴呆的诊断有一定意义，阿尔茨海默病内侧颞叶皮层萎缩的情况较路易体痴呆常见。MRI 和 CT 尚能反映脑白质情况，出现脑白质病变时应注意鉴别血管性痴呆。

3. 神经心理学检查　认知功能障碍主要表现在视空间功能障碍，比如让患者画钟面，虽然钟面上的数字、时针、分针和秒针一应俱全，但是相互间关系完全是混乱的，数字可能集中在一侧钟面,而时针分针长短不成比例。

（二）诊断

路易体痴呆的诊断比较困难,主要依靠病史,没有特异性的辅助检查手段。而且部分患者兼有阿尔茨海默病或帕金森病,因此很难鉴别。2005 年,McKeith 等报道了一个国际研究小组根据既往标准修改的诊断标准,该标准的主要内容如下。

1. 很可能的 DLB 和可能的 DLB 必须具备的症状

（1）进行性认知功能下降,以致明显影响社会或职业功能。

（2）认知功能以注意、执行功能和视空间功能损害最明显。

（3）疾病早期可以没有记忆损害,但随着病程发展,记忆障碍越来越明显。

2. 三个核心症状　如果同时具备以下三个特点中的两个则诊断为很可能的 DLB,如只具备一个,则诊断为可能的 DLB。

（1）波动性认知功能障碍,患者的注意和警觉性变化明显。

（2）反复发作的详细成形的视幻觉。

（3）自发的帕金森综合征症状。

3. 提示性症状　具备一个或一个以上的以下症状,并且具有一个或一个以上的核心症状,则诊断为很可能的 DLB;无核心症状,但具备一个或一个以上的以下症状可诊断为可能的 DLB;只有以下提示性症状不能诊断很可能的 DLB。

（1）REM 睡眠期障碍。

（2）对抗精神病类药物过度敏感。

（3）SPECT 或 PET 提示基底节多巴胺能活性降低。

4. 支持证据（DLB 患者经常出现,但是不具有诊断特异性的症状）

（1）反复跌倒、晕厥或短暂意识丧失。

（2）自主神经功能紊乱（如直立性低血压、尿失禁）。

（3）其他感官的幻觉、错觉。

（4）系统性妄想。

（5）抑郁。

（6）CT 或 MRI 提示颞叶结构完好。

（7）SPECT/PET 提示枕叶皮质的代谢率降低。

（8）心肌造影提示间碘苄胍（MIBG）摄取率降低。

（9）脑电图提示慢波,颞叶出现短阵尖波。

5. 不支持 DLB 诊断的条件

（1）脑卒中的局灶性神经系统体征或神经影像学证据。

（2）检查提示其他可导致类似临床症状的躯体疾病或脑部疾病。

（3）痴呆严重时才出现帕金森综合征的症状。

6. 对症状发生顺序的要求　对于路易体痴呆,痴呆症状一般早于或与帕金森综合征同时出现。对于明确的帕金森病患者合并的痴呆,应诊断为帕金森病痴呆（PDD）。如果需要区别 PDD 和 DLB,则应参照 1 年原则,即帕金森病症候出现后 1 年内发生痴呆可考虑 DLB,而 1 年后出现的痴呆应诊断为 PDD。

四、治疗及预后

（一）治疗

路易体痴呆尚无治疗方法,目前的用药主要是对症治疗。路易体痴呆精神行为症状

Note

和锥体外系症状比较突出,针对这两类症状的治疗药物,在药理机制上常有矛盾,有时会给治疗带来一定困难。对于改善认知,目前疗效比较肯定的是胆碱酯酶抑制剂,可作为首选药物,多奈哌齐对改善视幻觉有一定作用,利斯的明对改善淡漠、焦虑、幻觉和错觉有效。当胆碱酯酶抑制剂无效时,可选用新型非典型抗精神病药物如阿立哌唑、氯氮平、喹硫平、舍吲哚,这些药物比较安全。选择性 5-HT 受体再摄取抑制剂对改善情绪有一定作用。

经典抗精神病药物如氟哌啶醇和硫利达嗪可用于治疗阿尔茨海默病,但禁忌用于路易体痴呆。这类药物会加重运动障碍,导致全身肌张力增高,重者可出现抗精神药物恶性综合征(neuroleptic malignant syndrome)而危及生命。左旋多巴可加重视幻觉,并且对帕金森病症状改善不明显,故应当慎用。

(二)治疗

本病预后不佳,寿命预期为 5～7 年,较阿尔茨海默病短,患者最终死因常为营养不良、肺炎、摔伤、压疮等。

第五节 额颞叶痴呆

额颞叶痴呆(frontotemporal dementia,FTD)是一组与额颞叶变性有关的非阿尔茨海默病痴呆综合征,临床上以明显的人格、行为改变和认知障碍为特征,可以合并帕金森综合征和运动神经元病。根据系列尸检资料,FTD 在所有痴呆患者中占 6%,其中在 70 岁以下的痴呆患者中占 8%～17%。

一、病因及发病机制

FTD 的病因及发病机制尚不清楚,研究显示额颞叶痴呆患者额叶及颞叶皮层 5-羟色胺(5-hydroxytryptamine,5-HT)能递质减少,脑组织及脑脊液中多巴胺释放也有下降,胆碱能系统通常无异常。但近年已有学者发现在不具有 Pick 小体的 FTD 患者的颞叶中,毒蕈碱样乙酰胆碱受体的数量明显减少。这种胆碱受体神经元损害比突触前胆碱能神经元受损更为严重,并且胆碱酯酶抑制剂治疗无效。

近年来的研究资料显示,本病的多数患者具有明显的家族史,提示与遗传因素密切相关。遗传学检查可以发现多种 Tau 蛋白基因编码区或 10 号内含子的相关突变。最常见的一种突变是 P301L,与经典的 FTD 表现型有关。一项在有 P301L 突变的家系调查中,无症状的突变携带者先于痴呆数十年出现局灶性额叶损害。另一个重要的额颞叶痴呆亚型 FTDP 17(17 号染色体连锁伴帕金森病的额颞叶痴呆),其基因缺陷位于 17 号染色体(17q21),这类患者常常伴有帕金森综合征的特征。

二、病理及临床表现

(一)病理

额颞叶痴呆在大体上的主要病理特征是脑萎缩,主要累及额叶和(或)前颞叶,通常表现为双侧不对称性,多数患者左半球受累严重,杏仁核萎缩较海马明显,灰质和白质均可受累,侧脑室呈轻中度扩大。组织学可见皮质以及皮质下白质星形胶质细胞呈弥漫性增生伴海绵状改变;萎缩脑叶皮质各层的神经元数目均明显减少,尤以Ⅱ、Ⅲ层最为显著,残存神经元多呈不同程度的变性和萎缩;部分神经元呈膨胀变性,即为 Pick 细胞。在后者的胞浆内含有均匀的界限清楚的嗜银 Pick 小体。电镜下可以观察到 Pick 小体为圆形或卵圆形,无包膜,直径为 5～15 pm 的嗜银性包涵体,主要由 10 nm 细丝、核糖体、囊泡、脂褐素以及 24 nm 短节段的或直或曲的神经微丝和微管组成。含有 Pick 小体的患者可以诊断为 Pick 病,但这部分患者只占额颞叶痴呆患者的 1/4,其余患者的病理检查并未发现典型的 Pick 小体。部分 FTD 患者中可见泛素阳性包涵体,与运动神经元病神经元细胞内发现的包涵体相同。

根据病理表现,额颞叶痴呆可以分为以下类型:①3R-Tau 蛋白病:Pick 病。②4R-Tau 蛋白病:皮层基底节变性、进行性核上性麻痹和嗜银颗粒沉着病。③3R 和 4R-Tau 蛋白病:神经原纤维缠结占优势的痴呆。④缺乏组织病理特色的痴呆。⑤MND 包涵体型痴呆。

（二）临床表现

额颞叶痴呆的发病年龄在 30～90 岁,但 65 岁以后发病罕见。起病隐匿,进展缓慢。通常女性患者多于男性。约半数患者有家族史,遗传方式为常染色体显性遗传。

1. 行为异常　社会行为学改变是额颞叶痴呆早期的主要症状。患者常常表现为固执、易激惹或者情感淡漠、抑郁,之后逐渐出现行为异常、举止不当、对外界漠然以及冲动行为。通常颞叶痴呆患者对人际交流冷淡,没有明显丧失社会支配能力,而额叶痴呆患者变得温顺和服从。部分患者可出现特征性的 Kluver-Bucy 综合征,表现为迟钝、淡漠;口部过度探索,把拿到手的任何东西都放入口中试探;易饥、过度饮食、肥胖等食性改变;性行为增加等。

2. 言语异常　患者变得不能思考,言语减少,词汇贫乏,刻板语言和模仿语言,甚至缄默。90% 的额颞叶痴呆患者部分或完全缺乏自知力,尤其是男性患者。大约 2/3 的患者有中至重度的淡漠和言语异常。一半以上有中至重度的活动过多、失抑制、社会意识丧失、持续动作或不讲个人卫生。相比之下,抑郁症状罕见。随着年龄增加,这些非认知行为症状会减轻。随着病情进展,患者会出现认知障碍。与阿尔茨海默病的认知障碍不同,额颞叶痴呆患者记忆障碍较轻,尤其是空间定向保存较好,但行为、判断和语言能力明显障碍。晚期患者可以出现妄想以及感知觉障碍等精神症状,部分患者可以出现锥体系或锥体外系损害的表现。

三、辅助检查及诊断

（一）辅助检查

1. 影像学检查　可见 CT 或者 MRI 有特征性的额叶和(或)前颞叶萎缩,脑回变窄、脑沟增宽,侧脑室额角扩大,额叶皮层和前颞极皮层变薄,而顶枕叶很少受累。上述改变可在疾病早期出现,多呈双侧不对称性。SPECT 多表现为不对称性额、颞叶血流减少;PET 多显示不对称性额、颞叶代谢减低,与神经心理学异常相关,有利于本病的早期诊断。

2. 神经心理学检查　与阿尔茨海默病相比,在视空间短时记忆,词语测验中的即刻、延迟、线索记忆和再认记忆,内隐记忆,注意持续性测验中,额颞叶痴呆患者的表现较好;而 Wiscon-sin 卡片分类测验、Stroop 测验、连线测验等执行功能则相反,额颞叶痴呆患者的表现较差。额颞叶痴呆记忆缺损的模式属于"额叶型"遗忘,是继发于注意、提取策略、组织性与灵活性的衰退而非储存的原发性损害。值得注意的是，尽管认知测验能区分大部分阿尔茨海默病与额颞叶痴呆，但单独的神经心理测验表现并不足以诊断。非认知行为，如自知力缺乏、人际交往失范、反社会行为或淡漠、意志缺失等，比认知测验更能区分两者。

3. 实验室检查　血、尿常规检查，血生化检查。

（二）诊断

额颞叶痴呆的诊断尚无统一标准。此处介绍 McKhann 等 2001 年提出的 FTD 的临床诊断标准。

（1）行为或认知损害的进展表现：①人格的早期和进行性改变，以调整行为困难为特征，经常导致不恰当的反应；②语言的早期和进行性改变，以语言表达困难或严重命名障碍和找词困难为特征。

（2）上述行为或认知损害导致显著的社会或职业功能缺损，与病前功能水平比较有明显下降。

（3）病程以隐匿起病、持续加重为特征。

（4）上述行为或认知损害并不是由其他神经系统疾病（如脑血管意外）、躯体疾病（如甲状腺功能减低）或药物依赖所致。

（5）排除谵妄期间发生的损害。

（6）损害不能用精神疾病（如抑郁症）解释。

四、治疗及预后

（一）治疗

本病目前尚无有效治疗方法，主要以对症治疗为主。乙酰胆碱酯酶抑制剂通常无效。对于易激惹、好动、有攻击行为的患者可以给予镇静剂，如小剂量安定、选择性 5-HT 再摄取抑制剂等。如患者出现 Kluver-Bucy 综合征，应注意控制饮食。病程晚期主要是防止呼吸道、泌尿系统感染以及压疮等。有条件者可以由经过培训的看护者给予适当的生活及行为指导和对症处理。

（二）预后

本病预后较差，病程 5～12 年，患者多死于肺部及泌尿系统感染、压疮等并发症。

第六节　多系统萎缩

多系统萎缩（multiple system atrophy，MSA）是一组成年期发病、散发性神经系统变性疾病，临床表现为进行性小脑性共济失调、自主神经功能不全和帕金森综合征等症状，病因及发病机制不详。由于在起病时累及这三个系统的先后不同，所以造成的临床表现各不相同。但随着疾病的发展，最终出现这三个系统全部损害的病理表现和临床表现。

多系统萎缩是一种罕见病。每年平均发病率为（0.6～0.7）/10 万人，患病率为（3.4～4.9）/10 万人，在 40 岁以上人群中这一数值增加至 7.8/10 万人。帕金森综合征亚型（P-MSA）与小脑亚型（C-MSA）患者比例为 2∶1～4∶1。患者通常在 60 岁以后发病，无性别差异，发病后平均生存期为 6～10 年，极少患者生存期可超过 15 年。

一、病因及发病机制

尚未明确环境因素可导致 MSA,但与帕金森病(PD)类似,吸烟、喝酒为可能的保护性因素。一般认为 MSA 是一种散发性疾病,然而近期研究显示遗传因素在 MSA 发病过程中发挥了一定作用。可能参与 MSA 发病的基因包括编码辅酶 Q10 的基因 COQ2、SHC2、SNCA 等,其可发生不同类型的突变,但这些结果仍待进一步研究证实。

MSA 患者尸检可见不同程度的橄榄体脑桥小脑萎缩以及纹状体黑质变性,此外,神经变性还会累及中枢性自主神经系统,长期病程中还会出现额叶萎缩。蛋白性少突胶质细胞胞浆包涵体(也称 Papp-Lantos 小体)是 MSA 最主要的组织学标志物,包涵体的密度反映了 MSA 患者脑内神经变性的严重程度,其主要组成成分为错误折叠的 α-突触核蛋白,因此,MSA 也被认为是一种少突胶质细胞 α-突触核蛋白病。

大量临床前和尸检研究均提示少突胶质细胞病变是 MSA 最主要的发病机制。正常情况下维持髓鞘完整性的主要成分 p25α 进入少突胶质细胞胞体内可能发生于 α-突触核蛋白聚集之前,随后才出现少突胶质细胞肿胀以及 α-突触核蛋白过表达,形成胞浆包涵体。包涵体形成后反过来影响神经元功能,并释放 α-突触核蛋白进入细胞间隙内,导致形成神经元性的胞浆包涵体。这种朊病毒样的 α-突触核蛋白传播方式最终导致患者多系统受累。

二、病理及临床表现

(一)病理

MSA 的病理学标志是在神经胶质细胞胞浆内发现嗜酸性包涵体,其他特征性病理学发现还有壳核胶质细胞增生、小脑 Purkinje 细胞丧失和神经元丧失。病变主要累及纹状体-黑质系统、橄榄体-脑桥-小脑系统和脊髓的中间内、外侧细胞柱和 Onuf 核。MSA 包涵体的核心成分为 α-突触核蛋白,因此 MSA 和帕金森病、Lewy 体痴呆、Down 综合征、Hallervoden-Spatz 病一起被归为突触核蛋白病(synucleinopathy)。

(二)临床表现

本病成年期发病,50～60 岁发病多见,平均发病年龄为 54.2 岁(31～78 岁),男性发病率稍高,缓慢起病,逐渐进展。首发症状多为帕金森综合征、共济失调和自主神经功能不全,少数患者也有以肌萎缩起病的。不论以何种神经系统的症状群起病,当疾病进一步进展都会出现两个或多个系统的神经症状群。疾病发展至神经系统的多系统症状后,仍以首发症状为主要表现。按照上述三组症状出现的先后和不同组合,MSA 可分类为几组临床亚型,每个亚型过去曾被认为是独立病种,由各自不同的传统命名(表 12-2)。

表 12-2 多系统萎缩(MSA)亚型

传统名称	MSA 临床亚型
纹状体黑质变性(striatonigral degeneration, SND)	帕金森综合征(MSA-P)
散发性橄榄体脑桥小脑萎缩(sporadic olivopontocerebellar atrophy,sOPCA)	小脑性共济失调(MSA-C)(cerebellar ataxia)
Shy-Drager 综合征(Shy-Drager syndrome, SDS)	自主神经功能不全(MSA-A)(autonomic dysfunction)

三、辅助检查及诊断

（一）辅助检查

1. 实验室指标　目前无实验室指标可以协助诊断。

2. 影像学检查　有排除诊断价值，MRI 发现壳核背外侧缘可见一高信号的边缘；脑桥基底部可见"十"字形影像，多见于 MSA-P 和 MSA-C 晚期。MRI 可发现双侧小脑半球、延髓腹侧面、脑桥小脑等有明显萎缩，第四脑室、脑桥小脑脚池扩大，多见于 MSA-C 晚期。少数患者还发现有胼胝体萎缩，提示部分患者病变累及皮质。

3. 其他　直立倾斜试验、膀胱功能评价、肛门括约肌肌电图等检查。

（二）诊断

由于 MSA 多种多样的临床表现，其很容易被误诊。自主神经系统症状患者需要与单纯自主神经功能衰竭及伴有自主神经症状的 PD 相鉴别；小脑症状患者需要与晚发性小脑共济失调、脊髓小脑共济失调、晚发性 Friedreich 共济失调以及由其他药物所致的共济失调相鉴别。目前指南定义了三种不同程度的 MSA 诊断（表 12-3）。MSA 的诊断主要基于病史和神经系统体格检查；其他的辅助检查仅用于辅助诊断。

表 12-3　MSA 的改良 Gilman 诊断标准（2004）

诊断分级	定义
肯定 MSA	经病理证实存在 α-突触核蛋白阳性的胶质细胞胞浆包涵体，以及橄榄体脑桥小脑萎缩或纹状体黑质变性
可能 MSA	散发性、进展性疾病，伴有帕金森综合征或小脑共济失调，外加一项提示自主神经功能衰竭的症状
很可能 MSA	发病年龄＞30 岁，散发性、进展性疾病，伴有严重自主神经功能障碍，外加左旋多巴治疗效果不佳的帕金森综合征或小脑共济失调

MSA 的排除标准有以下三个方面。

（1）病史：①30 岁以前发病；②相似疾病的家族史；③有系统疾病或可查出的原因能解释临床症状；④和药物无关的幻觉。

（2）体格检查：①存在痴呆（DSM 标准）；②垂直扫视明显缓慢或垂直性核上性凝视麻痹；③存在局限性皮质功能障碍，如失语和顶叶综合征；④和药物无关的幻觉。

（3）实验室检查有代谢、分子遗传和影像学证据支持由其他病因所致。

四、治疗及预后

（一）治疗

路易体痴呆尚无治疗方法，目前的用药主要是对症治疗。路易体痴呆精神行为症状和锥体外系症状比较突出，针对这两类症状的治疗药物，在药理机制上常有矛盾，有时会给治疗带来一定困难。对于改善认知，目前疗效比较肯定的是胆碱酯酶抑制剂，可作为首选药物，多奈哌齐对改善视幻觉有一定作用，利斯的明对改善淡漠、焦虑、幻觉和错觉有效。当胆碱酯酶抑制剂无效时，可选用新型非典型抗精神病药物如阿立哌唑、氯氮平、喹硫平、舍吲哚，这些药物比较安全。选择性 5-HT 受体再摄取抑制剂对改善情绪有一定作用。

经典抗精神病药物如氟哌啶醇和硫利达嗪可用于治疗阿尔茨海默病,但禁忌用于路易体痴呆。这类药物会加重运动障碍,导致全身肌张力增高,重者可出现抗精神药物恶性综合征(neuroleptic malignancy syndrome)而危及生命。左旋多巴可加重视幻觉,并且对帕金森病症状改善不明显,故应当慎用。

（二）预后

本病预后不佳。寿命预期为5～7年,较阿尔茨海默病短,患者最终死因常为营养不良、肺炎、摔伤、压疮等。

（刘　尊）

 能力检测

1. 简述运动神经元病的主要鉴别诊断。
2. 简述 AD 的诊断要点。
3. 简述额颞叶痴呆的临床表现型。
4. 简述路易体痴呆的临床表现。
5. 简述多系统萎缩的临床特点。

思政学堂

命运与共,集中体现了中国人民和衷共济、爱好和平的道义担当。大道不孤,大爱无疆。我们秉承"天下一家"的理念,不仅对中国人民生命安全和身体健康负责,也对全球公共卫生事业尽责。

——2020年9月8日,习近平在全国抗击新冠肺炎疫情表彰大会上的讲话

第十三章 神经系统发育异常性疾病

学习目标

1. 掌握：小儿脑性瘫痪的临床表现和治疗。
2. 熟悉：小儿脑性瘫痪的分类，先天性脑积水的临床表现及治疗。
3. 了解：小儿脑性瘫痪和先天性脑积水的病因及病理。

案例引导

患者，男，8岁。自幼肢体活动困难，姿势怪异8年入院。患儿出生时产程长，有脐带绕颈和窒息病史。出生后新生儿黄疸持续1个月余。出生后吮奶困难，6个月时出现四肢活动困难，肌张力增高，躯干及肢体出现怪异姿势。病情随年龄增大稍有好转，8年来不能站立，但基本能滚爬翻身。家属诉患儿有时发作性肢体扭转，头成后仰状，精神紧张时明显。其父母身体健康。神经系统检查：不能合作，仅能简单回答问题，肢体远端游走性肌张力增高与减低交替，出现手足徐动征。躯干和肢体近端不自主运动、扭转痉挛状，姿势怪异。不能站立，爬行困难。双下肢Babinski征阴性。无明显肌肉萎缩。思考：

1. 患儿最有可能患的是什么疾病？并进行分型。
2. 小儿脑瘫有哪些治疗方法？

第一节 概　　述

神经系统发育异常性疾病（神经系统先天性疾病）是指胎儿在胚胎发育期，由于多种原因引起的获得性神经系统发生或发育缺陷性疾病。胚胎期特别是妊娠前3个月，是神经系统发育的关键期，胎儿容易受到母体内、外环境等各种因素的影响，导致不同程度的神经系统发育障碍、迟滞或缺陷，表现为出生后神经组织及其覆盖的被膜和颅骨的各种畸形和功能异常。神经系统功能异常的症状在婴儿出生时即可出现，也可在出生后神经系统发育的过程中逐渐表现出来，严重者可能导致胎儿流产或在出生后1年内夭折。

本组疾病的病因及发病机制尚不完全清楚，多为遗传和环境因素共同导致，可能是

Note

243

在胎儿早期,特别是在胚胎发育期前 3 个月内,母体内、外环境各种有害因素对胚胎发育产生影响。有害因素可能引起基因的突变或染色体异常,从而导致神经系统发育异常。有时先天性因素与后天性因素共同存在。

妊娠期常见的致畸因素包括:

1. 感染 母体受到细菌、病毒(风疹病毒常见)、螺旋体或原虫等感染。病原体通过胎盘引起胚胎先天性感染而致畸,如先天性心脏病、脑发育异常、脑积水及先天性耳聋等。

2. 药物 肾上腺皮质激素、雄性激素、地西泮类、抗癌药、止痉药和抗甲状腺药物等对胎儿均有致畸可能。

3. 辐射 妊娠前 4 个月孕妇接受骨盆及下腹部放射性治疗或强烈的 γ 射线辐射等可导致胎儿畸形,以小头畸形最常见。

4. 躯体疾病 孕妇患严重贫血、营养不良、异位胎盘等可导致胎儿营养障碍;频繁惊厥发作,羊水过多导致子宫内压力过高,使胎儿窘迫缺氧;糖尿病、代谢障碍等都能直接影响胚胎发育,导致畸形发生。

5. 其他社会心理因素 孕妇焦虑、忧郁等消极情绪及吸烟、酗酒等不良行为均能对胎儿的发育造成伤害。

神经系统发育性疾病主要包括:①与颅骨脊柱畸形相关的神经疾病,如神经管闭合缺陷、颅骨脊柱畸形、脑室系统发育畸形(如先天性脑积水)。②神经组织发育缺陷,如脑皮质发育不良、先天性脑穿通畸形、胼胝体发育不良、全脑畸形。③脑性瘫痪。④神经外胚层发育不全。本章主要介绍脑性瘫痪和先天性脑积水。

第二节 脑 性 瘫 痪

脑性瘫痪(cerebral palsy,CP)简称脑瘫,是指胎儿、婴儿或儿童时期脑发育阶段,各种原因所致的非进行性脑损伤综合征,主要表现为中枢性运动障碍和姿势异常,可伴有不同程度的智力低下、惊厥、心理行为异常,感知觉障碍及其他异常。它是具有不同临床表现的一组综合征,而不是单一的疾病。儿童时期的脑在持续不断地发育成熟,3 岁以前更是处于生长发育阶段,因此,脑瘫患儿的临床表现并不是静止不变的,近年来脑的可塑性研究更加证明了这一观点。

一、病因

脑瘫的直接病因是脑损伤和脑发育缺陷,造成脑损伤和脑发育缺陷的时间可划分为三个阶段,即出生前、围生期和出生后。我国脑性瘫痪多发生于早产、低出生体重、产时缺氧窒息及产后黄疸的婴儿。

1. 出生前因素 大致分为:①母体因素。母亲孕期大量吸烟、酗酒、理化因素、妊娠期感染、先兆流产、用药、妊娠中毒症、外伤、风湿病、糖尿病、弓形体病、胎儿期的缺血缺氧、母亲智力低下、母体营养障碍等。②遗传因素。近年来的研究认为,遗传因素对脑瘫的影响越来越重要。瑞典的调查表明,有明显产前因素的脑瘫中 1/6 为遗传因素所致,日本的调查也得出类似结果。我国学者毕学燕在 59 例脑瘫患儿中发现 20 例染色体异常。

2. 围生期因素　　主要有：胎龄＜32周、出生体重＜2000 g、胎龄＞42周、出生体重＞4000 g、产程过长或急产、臀位分娩、双胎或多胎、窒息、胎位异常、脐带过短、产伤以及胎盘早剥、前置胎盘致胎儿脑缺氧、出血性疾病所致的颅内出血、母子血型不合或其他原因引起的新生儿高胆红素血症所致的核黄疸等可引起本病。

3. 出生后因素　　主要有：中枢神经系统感染、中毒、头部外伤、严重窒息、心跳停止、持续惊厥、颅内出血及不明原因的急性脑病等。即新生儿期惊厥、新生儿呼吸窘迫综合征、吸入性肺炎、败血症、缺氧缺血性脑病、胆红素脑病以及婴幼儿期的脑部感染、低血糖症、脑外伤等都被认为是脑瘫的危险因素。

二、病理

脑损害可广泛累及大脑及小脑，以弥漫性大脑皮质发育不良或萎缩性脑叶硬化较为常见，皮质和基底核有分散的大理石样瘢痕病灶；其次为局限性病变，包括局限性白质硬化和巨大脑穿通畸形。肉眼可见脑回变窄、脑沟增宽等；显微镜下可见皮质各层次的神经细胞退行性变、神经细胞减少、白质萎缩、胶质细胞增生等。

病理改变可分为两类：①出血性损害，如室管膜下出血或脑室内出血，多见于妊娠不足32周的未成熟胎儿，可能因为此期脑血流量相对较大，血管发育不完善所致；②缺血性损害，如脑白质软化、皮质萎缩或萎缩性脑叶硬化等，多见于缺氧窒息的婴儿。

无论何种原因造成脑的何种病理变化，损伤的部位与脑瘫的病型有关。损伤的部位主要分为三大类：锥体系、锥体外系和小脑。锥体系损伤引起随意运动障碍，主要为痉挛型脑瘫。锥体外系损伤引起异常的不随意运动，肌张力的变化，主要为强直型、手足徐动型和舞蹈型、震颤型脑瘫。小脑损伤主要为共济失调型脑瘫。以上各种损伤往往不单独出现，但以一种损伤为主。人体正常肌张力调节及姿势反射的维持有赖于皮质下行纤维抑制作用与周围Ⅰa类传入纤维易化作用的动态平衡。当脑发育异常使皮质下行纤维束受损时，下行抑制作用减弱，周围传入纤维的兴奋作用相对增强，导致痉挛性运动障碍和姿势异常。感知能力如视、听力受损可加重患儿的智力发育低下；基底核受损可导致手足徐动症；小脑损害可发生共济失调等。

三、分类

脑性瘫痪的病因、病理和临床表现复杂多变，分类方法也繁多。各国学者对脑瘫分类进行了大量研究，至今尚无统一的标准分类，但分类原则大同小异，即根据临床神经病学表现、解剖学特征、运动障碍的程度等进行分类。我国1988年在佳木斯召开的首届全国小儿脑瘫座谈会上，参考各国脑瘫分类方法制定了我国脑瘫分类标准。

1. 按瘫痪的部位分为7型

（1）四肢瘫：指四肢及躯干瘫痪，四肢瘫痪程度无大的差别。

（2）双瘫：是四肢瘫的一种类型，双下肢瘫痪较重，双上肢和躯干瘫痪较轻。

（3）截瘫：指双下肢的瘫痪。临床上被称为截瘫的患儿，多为双瘫的轻症，其躯干和上肢并不是完全正常。

（4）偏瘫：指一侧上下肢的瘫痪，尤其上肢障碍较重。

（5）重复偏瘫：指四肢瘫痪，双上肢重于双下肢或一侧上下肢重于另一侧上下肢。

（6）三肢瘫：指三个肢体的瘫痪，或四肢瘫的不完全型。

（7）单瘫：指一个肢体的瘫痪，临床上很少见。

2. 按临床神经病学表现分为 8 型

（1）痉挛型（spastic）。

（2）不随意运动型（athetotic）。

（3）强直型（rigid）。

（4）共济失调型（ataxia）。

（5）震颤型（tremor）。

（6）肌张力低下型（hypotonic）。

（7）混合型（mixed types）。

（8）不可分类型（unclassifiable）。

3. 根据运动障碍的程度分为轻度、中度、重度三种　由于脑瘫是脑损伤所致的综合征，原因复杂，损伤复杂，临床表现复杂，因此分类存在一定困难，难以从单一的角度进行分类，也难以严格确定某一类型。比如，临床上很难将双瘫和四肢瘫进行区别。双瘫原则上应为痉挛型，但也有不随意运动型。早期见到的单瘫，可实际上是偏瘫。早期见到的肌张力低下型，可能会发展为不随意运动型。混合型脑瘫可以是两种类型的混合，也可以是三种以上类型的混合。

四、临床表现

小儿脑瘫临床表现各异，多数病例在出生数月后，家人试图扶起时才发现异常，严重者出生后数日内即可出现吸吮困难、角弓反张、肌肉强直等症状，脑性瘫痪的主要临床表现是运动障碍，主要为锥体系损伤所致。可以并发小脑脑干以及脊髓等损伤，表现为不同程度的瘫痪、肌张力增高、腱反射亢进和病理征阳性等。患儿可伴有癫痫发作、视力障碍、听力障碍、行为异常及认知功能异常等，症状、体征随年龄的增长可能会有所改善，是脑性瘫痪区别于其他遗传代谢疾病的临床特点。

（一）各型脑瘫的临床表现

1. 痉挛型　低出生体重儿和窒息儿易患本型，占脑瘫患儿的 $60\% \sim 70\%$。痉挛型脑瘫主要损伤部位是锥体系，临床检查可见锥体束征：腱反射亢进，骨膜反射增强，踝阵挛阳性，2 岁后病理反射仍呈阳性。但病变部位不同，临床表现也不同。主要表现为：肌张力增高、被动屈伸肢体时有"折刀"样肌张力增高的表现、关节活动范围变小、运动障碍及姿势异常。由于屈肌张力增高，多表现为各大关节的屈曲、内旋内收模式。上肢表现为手指关节掌屈、手握拳、拇指内收、腕关节屈曲、前臂旋前、肘关节屈曲及肩关节内收。下肢表现为尖足，足内、外翻，膝关节屈曲，髋关节屈曲、内收、内旋，下肢大腿内收，行走时足尖着地，呈剪刀步态。

2. 不随意运动型　也称为手足徐动型，可根据肌张力的变化程度，分为紧张性和非紧张性两种类型。可表现为手足徐动、舞蹈样动作、扭转痉挛等，也可同时具有上述几种表现，约占脑瘫的 20%。

损伤部位以锥体外系为主，主要表现为：难以用意志控制的全身性不自主运动，颜面肌肉、发音和构音器官受累，常伴有流涎、咀嚼吞咽困难，语言障碍。当进行有意识、有目的运动时，表现为不自主、不协调和无效的运动增多，与意图相反的不随意运动扩延至全身，安静时不随意运动消失。头部控制差，与躯干分离动作困难，难以实现以体轴为中心的正中位姿势运动模式。患儿肌张力强度和性质不断发生变化，亦可见皱眉、眨眼、张口、颈部肌肉收缩，脸歪向一侧，独特的面部表情等。

3. 强直型　较为少见,由锥体外系损伤所致,主要表现为:肢体僵硬,活动减少。被动运动时,伸肌和屈肌都有持续抵抗,因此肌张力呈现铅管状或齿轮状增高。无腱反射亢进,常伴有智力低下、情绪异常、语言障碍、癫痫、斜视、流涎等。此型一般临床症状较重,护理较难。

4. 共济失调型　本型不多见,多与其他型混合,占脑瘫的 5% 左右。主要损伤部位为小脑,因此表现以平衡功能障碍为主的小脑症状。步态不稳、不能调节步伐,醉酒步态,容易跌倒,基底宽,不敢迈大步。手和头部可看到轻度震颤,眼球震颤极为常见。指鼻试验、对指试验、跟胫膝试验都难以完成,肌张力低下。语言缺少抑扬声调,而且徐缓。本型不多见,多与其他型混合。

5. 肌张力低下型　主要表现为肌张力低下,肌力降低。四肢呈软瘫状,自主运动少,仰卧位时四肢呈外展外旋位,状似仰翻的青蛙,俯卧位时头不能抬起。本型易与肌病所致的肌张力低下相混,但可引出腱反射。常为脑瘫婴儿早期症状,幼儿期以后可能转为其他型,多为不随意运动型。

6. 震颤型　主要表现为身体的某部分,在一个平面内呈不随意的、节律性的摇动,典型的震颤症状多为四肢的静止震颤,在脑瘫患儿中极少单独出现。

7. 混合型　某两种类型或某几种类型的症状同时存在于一个患儿的身上时称为混合型,以痉挛型和不随意运动型症状同时存在为多见。两种或两种以上症状同时存在时,可能以一种类型的表现为主,也可以大致相同。

长期从事脑瘫防治研究的学者注意到,脑瘫患儿的病型有各种各样的变化,初诊与最终诊断的病型经常发生变化,因此,应正确区别脑瘫各型的主要特点。

(二) 小儿脑性瘫痪的并发障碍

脑性瘫痪是以中枢性运动障碍为主的症候群,同时因脑损害还表现其他方面的障碍,也称脑性瘫痪合并症或重复障碍。

1. 癫痫　在脑瘫合并症中以癫痫发病率最高,综合报道癫痫占婴幼儿脑瘫发病率的 20%~30%。尤以重度弱智及痉挛性四肢瘫痪发生率最高,可占其病例的 40%~50%。根据癫痫发作的国内分类法(1985),脑瘫合并癫痫的表现,以全身强直阵挛发作持续状态(惊厥)最为显著,其次为肌阵挛发作,再次为精神症状发作。

2. 合并智能障碍　脑瘫患儿,其中约 25% 的智能达正常,25% 的出现轻度弱智,25% 的中度弱智,25% 的重度弱智。有学者分析了 7 个国家 6572 例脑性瘫痪智能分布,25% 的患儿 IQ 值在 90~110(正常),25% 的智能 IQ 值在 71~89(轻度弱智),50% 的智能 IQ 值在 70 以内(弱智)。脑瘫合并智能障碍的因素多见于核黄疸、窒息、未熟儿,往往还合并三重重复障碍。出生后获得性脑性瘫痪合并智能障碍的比例更高些。

3. 脑性瘫痪合并语言障碍　小儿脑瘫伴有语言障碍,并往往以吮吸、吞咽及咀嚼障碍为先导,可表现发音不清、构语困难、语言表达障碍及失语。语言障碍程度与运动丧失能力有直接关系,语言发育迟滞与智能高低成正比。发音困难常见于四肢瘫,其次见于双下肢瘫。语言障碍在不随意运动型的脑瘫中占 88%,因为患者往往合并听力障碍。

4. 脑性瘫痪合并感觉障碍

(1) 知觉、认识障碍脑瘫患儿往往存在两点识别、形的鉴别、空间知觉等认知障碍。知觉和认识障碍在脑瘫评价、制订训练计划时都应作为重点考虑。

(2) 眼病和视功能障碍:脑瘫常合并斜视及视功能障碍,日本学者丸尾调查了 2000 名脑瘫患儿,眼病发病率为 23.2%,其中以内斜视为多见,其他有眼颤及凝视障碍,以及追视、上方斜视、麻痹等。弱视的发生率也较常见。

（3）听功能障碍：听功能障碍可分末梢性和中枢性，脑瘫患儿多见末梢性听功能障碍，其发病原因可因胎内先天性感染、围生期窒息、新生儿核黄疸、脑膜炎以及头颅外伤所致。Morris(1973)报告学龄前和学龄期脑瘫患儿 276 名，其中 19％的有感音性听力障碍，约 14％的有影响语言发育的听觉障碍，80％的为痉挛性脑瘫。

（4）其他：小儿脑瘫还可以合并其他器官发育障碍，如牙齿发育障碍、体力障碍、健康障碍和情绪障碍。

5. 心理行为异常　脑瘫患儿可以出现行为异常，如自残行为、暴力倾向、睡眠障碍、性格异常等。脑瘫患儿在情绪安定性、自制力、自立性、温和理性方面均低于正常儿童，表明脑瘫儿童易有情绪不稳定、易变、自我控制能力低、依赖性强、易冲动、攻击性强等性格特征。脑瘫患儿对社会、家庭的适应性低于正常儿童，对客观环境变化产生应变的心理适应力低。因此，要注意观察脑瘫患儿的行为，采取有效措施预防异常行为的发生，同时要积极矫治，避免症状加重。

6. 流涎　脑瘫患儿可能很难控制口水。婴儿多有 6 个月左右的流涎，但很快学会吞咽口水。脑瘫患儿很难将口唇闭严，也很难规律地吞咽口水，因此持续流涎致口周和前胸总是处于潮湿状态。目前通过口周按摩以及小手术的方法都可有效治疗流涎。

五、辅助检查

1. 头部影像学检查　对于临床症状明显的脑瘫患儿不必进行 CT 检查，但需要明确是否存在脑畸形、脑积水、硬膜下血肿，明确脑损伤的部位、脑萎缩的程度时需要进行检查。痉挛型脑瘫常在额叶、顶叶有低密度区，侧脑室扩大或中间部异常。但这些均不是脑瘫的特异性表现，与病型、病情、病因、合并症有关。不随意运动型脑瘫较少发现 CT 改变，可能与脑细胞变性较轻、基底节区明显色素沉着，CT 目前尚不能显像有关。不随意运动型与痉挛型的混合型脑瘫可见第三脑室扩大和侧脑室扩大。共济失调型脑瘫表现为第四脑室扩大及小脑低密度区，亦可见小脑萎缩。二者同时存在时可出现痉挛的表现。肌张力低下型可见侧脑室扩大、脑积水及胼胝体发育不全。MRI 可以弥补 CT 检查的某些缺陷，如髓鞘发育迟缓、灰质块移位、多小脑回、导水管狭窄、小脑和脑干软化灶等，能从三维方向显示病灶的性质，但由于检查价格昂贵，只在必要时检查。

2. 神经电生理学检查　①脑电图(EEG)检查能为脑瘫的诊断、治疗、预后判断提供一定依据，具有明确高危因素的脑瘫应定期检查。②肌电图(EMG)检查可区分肌源性与神经源性疾病。③诱发电位(EP)可以分析幼儿的视听功能异常。

六、诊断及鉴别诊断

由于婴幼儿期的脑处于发育最旺盛时期，脑的可塑性强，代偿能力强，接受治疗后效果好，因此早期发现异常，早期干预和治疗十分重要。早期发现异常，不等于一定急于做出脑瘫的诊断，但应早期进行干预。出生后 6～9 个月做出诊断为早期诊断，一般认为最迟应在 1 岁左右做出诊断。只有及早进行针对性的促进正常发育、抑制异常发育的康复训练，才能取得最理想的效果。目前尚缺乏特异性的诊断指标，主要依靠临床症状和体征。我国(1988 年)小儿脑性瘫痪会议拟定的诊断标准如下：

（1）婴儿期出现中枢性瘫痪。

（2）伴有智力低下、言语障碍、惊厥、行为异常、感知障碍及其他异常。

（3）需除外进行性疾病所致的中枢性瘫痪及正常小儿一过性运动发育落后。

有以下情况应高度警惕脑性瘫痪发生的可能：

（1）早产儿、低出生体重儿、出生时及新生儿期严重缺氧、惊厥、颅内出血及核黄疸等。

（2）精神发育迟滞、情绪不稳、易惊恐等。

（3）运动发育迟缓，有肢体及躯干肌张力增高和痉挛的典型表现。

（4）锥体外系症状伴双侧耳聋及上视麻痹。

应注意与以下疾病鉴别：

（1）遗传性痉挛性截瘫：本病多有家族史，儿童期起病，进展缓慢，双下肢肌张力增高、腱反射亢进、病理征阳性，可有弓形足畸形，但无智能障碍。

（2）共济失调、毛细血管扩张症、常染色体隐性遗传，进行性病程。除共济失调、锥体外系症状外，还可有眼结膜毛细血管扩张，甲胎蛋白显著升高等特异性表现。

（3）小脑退行性病变，共济运动障碍的表现随年龄增长而加剧可帮助鉴别。

（4）婴儿肌营养不良可有进行性肌萎缩和肌无力。进行性肌萎缩伴舌体肥大，肝、脾增大应考虑糖原贮积病。

七、脑瘫的康复治疗

脑瘫康复治疗原则应遵循早发现、早确诊、早治疗的原则。应以综合性康复治疗为主，通过医疗、教育、职业、社会等康复手段，使脑瘫患儿在身体、心理、职业、社会等方面达到最大程度的恢复和补偿，即采用运动治疗、引导式教育、物理因子治疗、作业治疗、语言治疗等现代康复治疗方法，辅以必要的药物治疗、手术治疗、辅助器具的使用、传统康复治疗等方法。尽可能最大限度地降低患儿残疾程度，提高其生活自理能力和社会参与度。

（一）运动治疗

根据运动学、神经发育学的理论，借助器具或徒手的方法，对脑瘫患儿实施运动疗法治疗。运动疗法的基本原则：①遵循儿童运动发育的规律，促进运动发育；②在抑制异常运动模式的同时，进行正常运动模式的诱导；③使患儿获得保持正常姿势的能力，促进左右对称的姿势和运动；④诱发和强化所希望的运动模式；⑤康复训练前对肌张力的缓解。

（1）Bobath疗法（神经发育学疗法）：Bobath从神经生理学角度分析，认为脑瘫患儿根本问题是由于缺少对反射性姿势和运动模式的抑制（中枢性抑制）而导致的异常。其基本原理是通过反射性抑制异常姿势和运动，促进正确的运动感觉和运动模式。其方法以抑制手技、关键点的控制、促通手技、刺激本体感受器和体表感受器手技（以叩击手技为主）等为重点，根据脑瘫患儿的不同类型和临床表现，采用不同手法。

（2）Vojta疗法：是通过对身体一定部位（诱发带）的压迫刺激，诱导产生全身性、协调性的反射性的移动运动，促进和改善患儿的移动运动功能，因此又称为诱导疗法。Vojta疗法所诱导的运动为反射性翻身（R-U）和反射性腹爬（R-K）两种，通过这种移动运动反复规则地出现，促进正常反射通路和运动模式，抑制异常反射通路和运动模式，达到治疗目的。

（3）运动训练的要点：①头部的控制：儿童在做各种姿势和运动时都是以头部直立为先行的，不能控制头部是难以完成其他运动的。②支撑抬起训练：进行躯干肌肉的控制训练，逐渐实现肘支撑、手支撑、坐位支撑。③翻身训练：小儿开始翻身时要先抬起头，因此翻身和抬头是密切相关的。④坐位训练：坐位是日常生活动作的一种基本姿势，对生活、学习和工作都十分重要。⑤其他：膝手立位和高爬位的训练、站立和立位训练、步行训练、步行的进步和实用性训练。

其他运动疗法，临床上还采用上田法、Temple Fay 法、Do-main 法、Brunnstrom 法、Rood 法、PNF 法等方法。这些方法被称为易化技术，是根据神经生理学与神经发育学的原理，利用各种方式刺激运动通路上的神经元，调节其兴奋性，以获得正确的运动控制能力的一类康复治疗技术。

（二）引导式教育

引导式教育又称 Peto 疗法。引导式教育的概念体系是通过教育的方式，使功能障碍者的异常功能得以改善或恢复正常。其目的是通过一定的手段，最大限度引导调动患儿本身自主运动的潜力，以娱乐性、节律性、意向性教育培养患儿的兴趣及参与意识，诱导和实现预先所设定的目标，达到学习、掌握、主动完成功能动作。此方法非常重视功能障碍者人格的形成、认知能力、日常生活动作、人际交往等能力的提高。引导式教育已经成为脑瘫康复治疗的一个重要方法，适用于各种原因引起的功能障碍，以及并发智力低下、语言障碍、行为异常等的康复治疗，但不适于重症智力低下的患儿，小年龄组的治疗需有家长的辅助。

（三）物理因子疗法

（1）水疗：水疗是利用水的物理特性对脑瘫患儿进行康复训练的方法。

（2）传导热疗：常用的有石蜡、水、泥、蒸汽以及化学热袋等，达到改善血液循环、缓解肌肉紧张等作用。

（3）电疗法、超声波疗法等：如经络导平仪、神经肌肉电刺激、肌电生物反馈等治疗法。

（4）高压氧疗法：通过提高血氧分压、提高组织氧储备、对血液黏度和内分泌系统的影响而起辅助作用。其作用和效果有待进一步研究。

（四）作业治疗

作业治疗是有目的、有计划、有针对性地从患儿日常生活、学习、劳动、认知等活动中，选择一些作业，对患儿进行训练，以缓解症状和改善功能的一种方法。作业疗法的重点为：①保持正常姿势；②促进上肢功能的发育；③促进感觉、知觉运动功能的发育；④促进日常生活动作及运动发育；⑤促进情绪的稳定和社会适应性。

（五）言语障碍的矫治

语言障碍的矫治实际上是指语言及交流障碍的矫治。脑瘫患儿约有 80％ 具有不同程度的语言障碍。主要是由于语言发育迟缓，发音器官功能障碍，交流意愿障碍及其他障碍所致。语言障碍矫治的主要内容：①日常生活交流能力的训练；②进食训练；③构音障碍训练，包括抑制异常姿势反射训练，构音器官运动训练，构音训练；④语言发育迟缓训练；⑤利用语言交流辅助器具进行交流的能力训练等。

（六）药物治疗

药物治疗小儿脑瘫的目前仍属辅助性治疗，主要目的是针对脑瘫患儿的伴随症状和合并症。

1. 肉毒杆菌毒素 A 肌内注射　目前被认为是缓解痉挛型与强直型小儿脑瘫局部肌张力，争取康复治疗时机，建立良好功能，防止挛缩的新的和有效的辅助方法。

2. 抗癫痫　脑瘫患儿常合并癫痫，不仅影响康复治疗，而且加重异常姿势和运动。

主要采用抗癫痫药物,从一种药物小剂量开始,逐渐增加剂量达到控制发作的剂量,切忌短时间内频繁加减剂量和换药。用药期间康复训练的强度要适量。

3. 其他药物　①安定被认为适用于小年龄组儿童以降低肌张力,大年龄组儿童可以选择口服巴氯芬降低肌张力和肌肉痉挛。②以腹壁植入计算机控制的微型泵,进行鞘内巴氯芬注射是近几年由美国首先使用,用以替代选择性脊神经后根切断术的最佳方法。但价格昂贵。③左旋多巴和安坦等多巴胺类药物被认为适用于抑制锥体外系损伤的不自主运动,对于手足徐动型脑瘫有较理想效果。④各类促进脑组织发育的生物制剂也被应用于小年龄组脑瘫患儿。

（七）传统医学康复疗法

中医治疗方法很多,如中药疗法,针刺疗法的头针、体针、耳针,按摩疗法的各种手法,穴位注射等。临床上多采用头针和按摩疗法。

思政学堂

要做好中医药守正创新、传承发展工作,建立符合中医药特点的服务体系、服务模式、管理模式、人才培养模式,使传统中医药发扬光大。
——2021 年 3 月 6 日,习近平在全国政协十三届四次会议看望参加政协会议的医药卫生界教育界委员时讲话

（八）手术治疗

手术治疗是脑瘫康复治疗的一种辅助疗法,其目的是改善功能,矫正畸形和痉挛,重建肢体运动功能,为日后的生活自理奠定基础。分为神经外科和矫形外科的手术治疗。

神经外科的治疗目前主要是选择性脊神经后根切断术(SPR),以降低重症痉挛型脑瘫的下肢肌张力,手术最佳年龄为 2～6 岁,以痉挛性脑瘫、智力接近正常、肌张力在 3 级以上、并保持一定的肌力和运动功能者为宜。术后坚持康复训练是治疗成功的基本条件。其治疗机制为选择性切断肌梭传入神经Ⅰa 纤维,阻断脊髓反射环路解除肌痉挛并不再复发,而肌张力的降低并不影响运动功能。对不宜或不接受 SPR 手术者,可以进行蛛网膜下腔持续注入巴氯芬治疗痉挛性脑瘫。

矫形外科手术:目的是改善功能,矫正局部畸形和挛缩。对于经长期治疗运动能力改善不大的关节囊挛缩导致的关节畸形及肢体痉挛可行肌腱切开、移植或延长等矫形手术,以松解痉挛软组织和稳定关节。

（九）辅助器具及矫形器

根据不同类型、不同年龄、瘫痪部位的不同、不同目的等进行辅助器具和矫形器的配备。

（十）感觉统合训练

目的是增强正常的感觉—运动经验,提高运动与感觉以及各感觉之间的相互作用,改善中枢的感觉统合功能。

（十一）心理康复

脑瘫患儿由于身体缺陷和周围环境的影响使其心理上有一定的影响,常常表现为自闭、自信较差,甚至自我否定。制订有规律的生活安排,给予患儿更多自由的空间。给予

Note

鼓励和激励,创造条件,在日常生活和康复训练过程中,注意培养患儿的自信心和自立、自理能力。

(十二)社区康复

定期到康复机构接受康复评定和指导性的康复治疗或解决特殊需求,长期以家庭或社区康复站点为基地,进行康复训练和治疗,是脑瘫患儿实现全面康复和理想、持久康复效果的必由之路。

八、康复结局

小儿脑瘫的康复结局,关键在于康复治疗时间的早晚、大脑损害程度的轻重及是否有并发症等。发现越早,治疗越及时,改善会越明显。因婴儿大脑发育还没成熟,容易控制、塑造及诱发应有的生理反射,促使残存的组织发挥代偿作用,争取运动功能正常化,达到生活自理、能够学习和走向社会从事劳动。因此,正确认识小儿脑瘫的康复结局,采取有效措施进行小儿脑瘫的预防,将小儿脑瘫的医疗康复与教育康复、社会康复相结合,才能对小儿脑瘫进行全面康复,达到最佳康复治疗效果。尽管脑瘫患儿的期望寿命比一般人群短,但90%以上可以活到成年乃至老年。

第三节 先天性脑积水

先天性脑积水(congenital hydrocephalus)也称婴儿脑积水,是由于脑脊液分泌过多、循环受阻或吸收障碍,在脑室系统和蛛网膜下腔内不断积聚增长,继发脑室扩张、颅内压增高和脑实质萎缩等。婴儿因颅缝尚未闭合,头颅常迅速增大。

一、病因及分类

本病的发生原因是多方面的,以先天性畸形如中脑导水管狭窄及闭塞、小脑扁桃体下疝及第四脑室中孔或侧孔闭锁为主要病因。临床分为梗阻性脑积水和交通性脑积水。

(1)梗阻性脑积水是脑脊液循环通路受阻碍,使脑脊液流入蛛网膜下腔(或小脑延髓池)的通路发生障碍。其特征是脑脊液过多地积聚,导致脑室扩大,颅内压增高,伴随继发性脑实质萎缩。常由于室间孔、第三脑室、中脑导水管、第四脑室及其中孔和侧孔以及小脑延髓池的不通畅而发生。

(2)交通性脑积水是由于脑脊液吸收不良或分泌过多及排泄障碍所引起。由于长期脑室内压增高,大脑组织受压,发生退行性变,可变得极为菲薄。

二、病理

脑积水病理特点是脑室扩张,可表现为第二脑室以上或侧脑室的扩张,也可以是全脑室系统的扩张。脑实质因长期受压变薄,脑回平坦,脑沟消失,脑白质萎缩明显,胼胝体、基底核及四叠体最易受到损害。

三、临床表现

婴幼儿先天性脑积水多在出生后数周头颅开始增大,一般经3～5个月方逐渐发现,

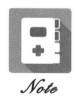

也有出生时头颅即增大者。早期可不影响患儿的生长发育,晚期可见生长停滞,智力下降。部分患儿脑积水发展到一定时期自行停止进展。主要临床表现如下。

1. 头颅形态异常　头围增大,婴儿出生数周或数月内头颅进行性增大,前囟也随之扩大和膨隆。头颅的外形与脑脊液循环的阻塞部位紧密相关。如中脑导水管阻塞时,头颅的穹窿扩张而颅后窝窄小;蛛网膜下腔阻塞时整个头颅对称性增大;第四脑室的出口阻塞,常引起颅后窝的选择性扩大。头颅与躯干的生长比例失调,如头颅过大过重而垂落在胸前,头颅与脸面不相称,头大而面小,前额突出,下颌尖细,颅骨菲薄,同时还伴有头皮浅静脉怒张,头皮发亮光泽性增强(图 13-1)。

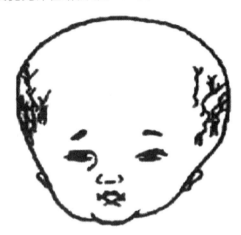

图 13-1　先天性脑积水

2. 颅内压增高　前囟扩大且张力增加,其他囟门也可扩大,颅骨骨缝分离,头皮静脉扩张。随着脑积水的进行性发展,颅内压力增高症状的逐渐出现,尽管患儿颅缝囟门具有缓冲颅内压力的作用,但仍是有限的,婴儿期颅内压力增高的主要表现是呕吐。由于婴儿不会说话,无表达能力,常以抓头、摇头、哭闹等表示头部不适和头痛,病情加重时可出现嗜睡或昏睡。对脑积水患儿进行头部(额颞顶叶交界处)叩诊时,其声如同叩破罐或熟了的西瓜样,称破罐音(Maceven 征)。

3. 神经功能障碍　脑积水的进一步发展,可使第三脑室后部的松果体隐窝显著扩张,压迫中脑顶盖部或由于脑干的轴性移位,产生类似 Parinaud 眼肌麻痹综合征,即向上凝视麻痹现象,使婴儿的眼球不能上视,出现所谓的落日征。展神经麻痹也较常见。视神经乳头萎缩:婴幼儿脑积水以原发性视神经萎缩多见,即使有颅内压增高也看不到视神经乳头水肿。视神经受压萎缩,可致失明。晚期患儿出现生长停滞、智力下降、嗅觉减退、严重者呈痉挛性瘫痪、共济失调和去大脑强直。

脑积水患儿常伴有其他的畸形,如脊柱隐裂、脊柱裂、肢体肌张力增高、腱反射亢进、发育迟缓或伴有较严重的营养不良。少数病例,脑积水在发展到一定时期后可自行停止,头颅不再继续增大,颅内压亦不高,成为"静止性脑积水"。

四、辅助检查

1. 头围测量　头围显著增加,可为正常同龄儿头围的数倍。头围测量一般测三个径:①周径:为最大头围,自眉间至枕外隆凸间的长度。正常新生儿头周径为 33~35 cm,出生后头 6 个月每月增加 1.2~1.3 cm。②前后径:自眉间沿矢状线至枕外隆凸连线的长度。③横径:两耳孔经前囟连线的长度。

2. 影像学检查　①头颅平片：颅腔扩大，颅骨变薄，颅缝分离，前后囟扩大。②头颅CT检查：可了解阻塞的部位、原因、脑室扩大的程度及皮层的厚度，还能确诊是否合并畸形，是目前诊断脑积水的主要辅助检查手段和客观指标。③磁共振检查：是目前理想的检查方法。除具备CT检查的一切优点和功能外，更能清晰地显示颅内结构，可查出病因与脑脊液被梗阻的部位，可以显示出三维清晰图像。

五、诊断及鉴别诊断

根据婴儿出生后头颅明显快速增大、前囟扩大或膨出、特殊头型、颅内压增高症状、落日征、叩诊破壶音以及头围测量明显增大等诊断不难。头颅CT、MRI检查可确诊本病并可进一步明确病因。本病应注意与其他疾病（如巨脑症、佝偻病、婴儿硬膜下血肿等）相鉴别，CT或MRI可帮助明确诊断。

六、治疗

治疗分为非手术治疗和手术治疗，以手术治疗为主。做好产前诊断和选择性终止妊娠，可以降低本病的发病率。

手术治疗是主要治疗手段，尤其是对有进展的脑积水更应手术治疗，包括：

病因治疗：解除梗阻的病因是理想的治疗方法，可采用大脑导水管成形术或扩张术，第四脑室正中孔切开或成形术，枕骨大孔先天性畸形者可做颅后窝及上颈椎椎板切除减压术等。

减少脑脊液形成：如侧脑室脉络丛切除术等。

脑脊液分流术：常采用侧脑室颈内静脉分流术、侧脑室腹腔分流术及侧脑室心房分流术等。

药物治疗主要用于减少脑脊液的分泌或增加体内水分的排出，一般作为暂时对症或手术治疗的辅助治疗，不宜长期使用。首选乙酰唑胺，可抑制脑脊液分泌，但此药可引起代谢性酸中毒，亦可选用高渗脱水药物与利尿药物，如甘露醇、呋塞米等，降低颅内压；对有蛛网膜粘连者可试用糖皮质激素。

（杜　平）

能 力 检 测

1. 简述脑性瘫痪的临床表现。
2. 简述脑性瘫痪的治疗。
3. 简述先天性脑积水的临床表现。

第十四章 神经-肌肉接头和肌肉疾病

数字课件 14

学习目标

1. 掌握：重症肌无力的概念、临床表现及治疗。
2. 熟悉：重症肌无力的临床诊断。
3. 了解：周期性瘫痪、多发性肌炎等神经-肌肉接头疾病的临床特征。

第一节 概　述

神经-肌肉接头疾病(disorders of neuromuscular junction)是指神经和肌肉间神经电活动障碍引起的一组疾病，主要包括重症肌无力和 Lambert-Eaton 肌无力综合征(Lamber-Eaton myasthenic syndrome，LEMS)等。骨骼肌疾病(skeletal muscular)简称为肌病或肌肉病(myopathy)，是指由骨骼肌纤维本身病变引起的肌无力和肌萎缩，主要包括周期性瘫痪、多发性肌炎、进行性肌营养不良症、强直性肌营养不良症和线粒体肌病等。

一、骨骼肌的解剖生理

骨骼肌是执行人体运动功能的效应器官，同时也是人体能量代谢的重要器官之一。一块骨骼肌由数个至数百个肌束所组成，每条肌束由许多纵向排列的肌纤维组成。肌纤维(肌细胞)为多核细胞，外被肌膜，内含肌浆，呈圆柱状，长 10～15 cm，直径 7～100 μm。细胞核位于肌膜下，呈椭圆形，一个肌细胞的细胞核数目可达数百个。肌膜是一层密度较高的匀质性薄膜，具有兴奋传递的功能。

神经肌肉兴奋传递功能是通过肌膜的特定部位——终板与神经末梢构成神经-肌肉突触联系而实现的。肌膜每间隔一定距离向内凹陷形成横管，穿行于肌原纤维之间。横管与肌原纤维表面包绕的肌质网共同构成膜管系统。横管将肌膜去极化时的冲动传达到肌纤维的内部，引起肌质网中钙离子的释放，导致肌纤维收缩。

骨骼肌由两型肌纤维构成。Ⅰ型为红肌纤维，又称慢缩肌纤维(slow twitch fibers)，其氧化酶活性较高，糖原水解酶活性较低，脂类含量高，主要通过有氧代谢获取能量，在维持与体位有关的肌肉中比例较高，如竖脊肌等躯干肌肉。Ⅱ型为白肌纤维，又称快缩肌纤维(fast twitch fibers)，与Ⅰ型肌纤维相反，氧化酶活性低，糖原水解酶活性高，通过糖原无氧代谢获得能量，在与运动直接有关的肌肉中比例较高。

骨骼肌受运动神经支配。运动单位是指一个运动神经元所支配的范围,包括脊髓和脑干的运动神经细胞的胞体、周围运动神经、神经-肌肉接头和所支配的肌纤维,是运动系统的最小单位。不同肌肉包含的运动单位数量不同。神经-肌肉接头由突触前膜(突入肌纤维的神经末梢)、突触后膜(肌膜的终板)和突触间隙构成。神经末梢不被髓鞘,分成细支,终端呈杵状膨大,通过"胞纳作用"摄取细胞外液的胆碱,然后合成乙酰胆碱(acetylcholine,ACh),进入突触囊泡(vesicle)储存。囊泡直径约 45 nm,每个囊泡内约含 1 万个 ACh 分子。突触后膜即肌膜的终板含有许多皱褶,乙酰胆碱受体(acetylcholine receptors,AChR)就分布于这些皱褶的嵴上,密度为 $10^4/\mu m^2$。

突触间隙非常狭小,约为 50 nm,其间充满细胞外液,内含乙酰胆碱酯酶可以降解 ACh。

神经-肌肉接头的传递过程是电学和化学传递相结合的复杂过程,当电冲动从神经轴突传到神经末梢,电压门控钙通道开放,钙离子内流使突触囊泡与突触前膜融合,囊泡中的 ACh 以量子形式释放进入突触间隙。ACh 的这种释放遵从全或无的定律,每次大约 10^7 个 ACh 分子进入突触间隙。其中 1/3 ACh 分子弥漫到突触后膜,通过与 AChR 的结合,促使阳离子通道开放,引起细胞膜钾、钠离子通透性改变,Na^+ 内流,K^+ 外溢,导致肌膜去极化产生终板电位,并通过横管系统扩散至整个肌纤维全长及肌纤维内部,最终引起肌纤维收缩。另 1/3 的 ACh 分子在到达 AChR 前被突触间隙中的胆碱酯酶水解灭活,生成乙酸和胆碱,后者可被突触前膜摄取重新合成 ACh。其余 1/3 的 ACh 分子释放后即被突触前膜重新摄取,准备另一次释放。肌纤维收缩后由肌质网释放到肌浆中的钙迅速被肌质网重吸收,肌浆中 Ca^+ 浓度下降,粗细肌丝复位,引起肌肉舒张。与此同时,肌细胞 Na^+ 外流,K^+ 内流,静息膜电位恢复,一次肌肉收缩周期完成。

二、发病机制

1. 神经-肌肉接头病变的机制　①突触前膜病变涉及 ACh 合成和释放障碍;②突触间隙中乙酰胆碱酯酶活性和含量异常;③突触后膜 AChR 病变。

2. 肌肉疾病的发病机制　①肌细胞膜电位异常;②能量代谢障碍;③肌细胞结构病变。

三、临床症状

(1)肌肉萎缩:指由于肌纤维数目减少或体积变小导致的骨骼肌的容积下降。肌萎缩常伴有肌无力,但肌无力并不一定有肌萎缩。

(2)肌无力:指骨骼肌力量下降,是神经-肌肉接头疾病最为常见的症状。不同类型的神经-肌肉接头疾病,肌无力的分布不尽相同:①近端肌无力,多见于进行性肌营养不良症和代谢性肌病等;②远端肌无力,多见于包涵体肌炎、远端型肌病和强直性肌营养不良等;③面肌受累,主要见于肩肱型肌营养不良、先天性肌营养不良以及重症肌无力等;④眼外肌受累,主要见于重症肌无力、线粒体脑肌病等;⑤颈肌和咀嚼肌无力,常见于多发性肌炎和皮肌炎等。肌肉疾病和神经-肌肉接头疾病所致的肌无力一般双侧对称,累及范围常常不能以某一组或某一根神经损害来解释。

(3)不耐受疲劳:指达到疲劳的运动负荷量明显下降,行走数十米或数百米后出现明显疲劳感,需休息后可缓解。见于重症肌无力、线粒体肌病、脂质沉积性肌病等。

(4)真性肌肥大与假性肌肥大:肌肥大是指肌容积增大。由肌纤维直径增大引起的肌容积增加称为真性肌肥大,多见于先天性肌强直和甲状腺功能低下性肌病;由肌纤维破坏导致肌间质的反应性增生引起的肌容积增加,称为假性肌肥大。

(5)肌肉疼痛和肌压痛:是炎症性肌病的重要临床表现特征之一。活动性疼痛是指活动时肌肉疼痛,可见于长途行走后的缺血性胫前肌综合征、线粒体肌病和脂质沉积性肌病等。Ⅴ型糖原累积病运动后可出现痉挛性疼痛,称为痛性痉挛。

(6)肌肉强直(myotonia):指由于肌膜兴奋性升高导致肌肉收缩或机械刺激后产生不自主的持续肌收缩,多可由肌自主收缩或外界机械性刺激诱发。

(7)肌肉不自主运动:指肌肉在静息状态下不自主地收缩、抽动。①肌束颤动(fasculation):指肌束发生的短暂性不自主收缩,肉眼可以辨认但不引起肢体运动,见于脊髓前角或前根损害。②肌纤维颤动(fibrillation):肉眼不能识别,只能在肌电图上显示。③肌颤搐(myokymia):指一群或一块肌肉在休止状态下呈现的缓慢、持续、不规则的波动性颤动,肉眼可见,见于特发性肌颤搐。

四、诊断

肌肉疾病和神经-肌肉接头疾病的正确诊断必须建立在完整、准确的临床资料与相关辅助检查相结合的基础上。根据肌无力和肌萎缩的起病年龄、进展速度、是否为发作性、萎缩肌肉的分布、遗传方式、病程和预后,结合实验室生化检查、肌电图、肌肉病理以及基因分析,可对各种肌肉疾病进行诊断和鉴别诊断。

五、治疗

(一)病因治疗

去除病因或根据发病机制进行治疗。如对重症肌无力患者进行胸腺瘤切除以减少抗体的产生;糖皮质激素及免疫抑制剂药物可以减轻乙酰胆碱受体抗体对突触后膜乙酰胆碱受体的破坏而达到治疗效果;多发性肌炎的免疫抑制治疗等。

(二)对症治疗

对症治疗可改善患者症状。溴吡斯的明通过抑制胆碱酯酶对突触间隙乙酰胆碱的水解,从而可减轻重症肌无力的症状;苯妥英钠通过稳定肌膜电位减轻肌肉强直;低钾型周期性瘫痪患者口服10%的氯化钾改善肌无力,强直性肌营养不良症的白内障可手术治疗以恢复视力等。

典型病例

第二节 重症肌无力

重症肌无力(myasthenia gravis,MG)是一种神经-肌肉接头传递功能障碍的获得性自身免疫性疾病。主要临床表现为部分或全身骨骼肌无力和极易疲劳,症状呈现为晨轻暮重,活动后症状加重,经休息和胆碱酯酶抑制剂(cholinesterase inhibitors,ChEI)治疗后症状减轻。

一、病因及发病机制

重症肌无力的发病机制与自身抗体介导的突触后膜 AChR 抗体介导的体液免疫反应和 T 细胞参与的免疫反应密切相关。除此之外,胸腺异常和遗传易感因素也与重症肌

Note

无力发病相关。

（一）自身免疫

动物实验研究发现,将电鳗鱼放电器官提纯的 AChR 注入家兔、猴等哺乳动物,可制成重症肌无力的实验性自身免疫动物模型,其血清中可检测到 AChR 抗体,可与突触后膜的 AChR 结合。免疫荧光发现实验动物突触后膜上的 AChR 的数目大量减少。80%～90%的重症肌无力患者血清中可以检测到 AChR 抗体,并且 10%～20%的重症肌无力患者血清中可以检测到抗骨骼肌抗体,其肌无力症状可以经血浆交换治疗得到暂时改善。因此,多数重症肌无力是体液免疫介导的、细胞免疫参与的自身免疫病。

近年来研究还发现,血清 AChR 抗体和 MuSK 抗体阴性的重症肌无力患者血清中可以检测到低密度脂蛋白受体相关的蛋白 4 的抗体。此外,由于对 AChR 抗体阴性的重症肌无力的认识,细胞免疫异常在此型重症肌无力发病中的意义逐步受到重视。

（二）胸腺异常

重症肌无力患者胸腺有与其他自身免疫病相似的改变,80%患者有胸腺肥大,淋巴滤泡增生,10%～20%的患者有胸腺瘤。胸腺切除后,70%患者的临床症状可得到改善或痊愈。胸腺肌样上皮细胞表面存在 AChR,在病毒感染和特定的遗传因素下,自身免疫耐受机制受到损害,产生抗 AChR 的自身抗体,从而产生神经-肌肉接头损害而导致重症肌无力的发生。

（三）遗传因素

重症肌无力的遗传因素并不明显,极少数有家族史,称为家族性重症肌无力。

二、病理

病理改变主要包括胸腺、神经-肌肉接头及肌纤维三个方面。

1. 胸腺　80%的重症肌无力患者胸腺重量增加,淋巴滤泡增生,生发中心增多;10%～20%的患者合并胸腺瘤。70%的胸腺异常患者出现重症肌无力。胸腺增生主要表现为髓质扩大,淋巴细胞增生。

2. 神经-肌肉接头　突触间隙加宽,突触后膜皱褶变浅并且数量减少,免疫电镜可见突触后膜崩解,其上 AChR 明显减少并且可见 IgG-C3-AChR 结合的免疫复合物沉积等。

3. 肌纤维　肌纤维本身变化不明显,有时可见肌纤维凝固、坏死、肿胀。少数患者肌纤维和小血管周围可见淋巴细胞浸润,称为"淋巴溢"。慢性病变可见肌萎缩。

三、临床表现

本病任何年龄段均可发病,20～40 岁发病者女性多于男性,约为 3∶2;40～60 岁发病者以男性多见。年龄大者常伴有胸腺瘤。少数患者有家族史。常见诱因有感染、手术、精神创伤、全身疾病、过度疲劳、妊娠、分娩等,有时甚至可以诱发重症肌无力危象。

（一）临床特征

1. 受累骨骼肌病态疲劳　连续收缩后肌肉出现严重无力甚至瘫痪,休息后症状可减轻或暂时好转。肌无力多见于下午或傍晚劳累后加重,晨起或休息后减轻,称之为"晨轻暮重"。

2. 受累肌的分布和表现　虽然全身骨骼肌均可受累,但多以脑神经支配的肌肉最先受累。肌无力常从一组肌群开始,范围逐步扩大。首发症状常为一侧或双侧眼外肌麻

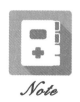

痪,如上睑下垂、斜视和复视,重者眼球运动明显受限,甚至眼球固定,但瞳孔括约肌不受累。面部肌肉和口咽肌受累时出现表情淡漠、苦笑面容;连续咀嚼无力、饮水呛咳、吞咽困难;说话带鼻音、发音障碍。若累及胸锁乳突肌和斜方肌则颈软、抬头困难,转颈无力、耸肩无力。四肢肌肉受累以近端无力为重,表现为抬臂、梳头、上楼梯困难,腱反射通常不受影响,感觉正常。呼吸肌受累出现咳嗽无力、呼吸困难,称为重症肌无力危象,是导致死亡的主要原因,若心肌受累时,可引起突然死亡。

3. 胆碱酯酶抑制剂治疗有效　这是重症肌无力的一个重要的临床特征。

4. 病程特点　起病隐匿,整个病程有波动,缓解与复发交替,晚期患者休息后不能完全恢复,但重症肌无力不是持续进行性加重疾病。多数病例迁延数年至数十年,靠药物维持,少数病例可自然缓解。偶有亚急性起病,进展较快者。

(二) 临床分型

1. 重症肌无力的一般分型　根据横纹肌受累的范围和病情的严重程度,国内多采用改良的 Osserman 分型(表 14-1),也可采用美国重症肌无力协会提出的分型方法称为 MGFA 临床分型(表 14-2),目前国外多采用 MGFA 临床分型。

表 14-1　改良的 Osserman 分型

分型	临床表现
Ⅰ 型	只有眼肌的症状和体征,无死亡率
ⅡA 型	轻度全身肌无力,发作慢,常累及眼肌,逐渐影响骨髓肌及延髓肌。无呼吸困难,对药物反应差。活动受限,死亡率极低
ⅡB 型	中度全身肌无力,累及延髓肌,呼吸尚好,对药物反应差。活动受限,死亡率低
Ⅲ 型	急性暴发性发作,早期累及呼吸肌,延髓和骨髓肌受损严重,胸腺瘤发现率最高。活动受限,对药物治疗效差,但死亡率较低
Ⅳ 型	后期严重的全身型重症肌无力。最少在Ⅰ型或Ⅱ型症状出现 2 年后才达此程度,可逐步发生或突发。胸腺瘤发现率占第 2 位。对药物反应差,预后不佳

表 14-2　MGFA 临床分型

分型	临床表现
Ⅰ 型	任何眼肌无力,可伴有眼闭合无力,其他肌群肌力正常
Ⅱ 型	无论眼肌无力的程度,其他肌群轻度无力
Ⅱa 型	主要累及四肢肌或(和)躯干肌,可有同等程度以下的咽喉肌受累
Ⅱb 型	主要累及咽喉肌或(和)呼吸肌,可有同等程度以下的四肢或(和)躯干肌受累
Ⅲ 型	无论眼肌无力的程度,其他肌群中度无力
Ⅲa 型	主要累及四肢肌或(和)躯干肌,可有同等程度以下的咽喉肌受累
Ⅲb 型	主要累及咽喉肌或(和)呼吸肌,可有同等程度以下的四肢或(和)躯干肌受累
Ⅳ 型	无论眼肌无力的程度,其他肌群重度无力
Ⅳa 型	主要累及四肢肌或(和)躯干肌,可有同等程度以下的咽喉肌受累
Ⅳb 型	主要累及咽喉肌或(和)呼吸肌,可有同等程度以下的四肢或(和)躯干肌受累
Ⅴ 型	气管插管,伴或不伴机械通气(除外术后常规使用);无插管的鼻饲病例为Ⅳb 型

2. 特殊类型的重症肌无力

（1）儿童型：多数患者仅表现为眼外肌麻痹，上睑下垂、复视、斜视。双眼可交替，25%可自然缓解。

（2）新生儿型：约有10%的MG孕妇可将AChR抗体IgG经胎盘传给胎儿，患儿出生后即哭声低、吸吮无力、肌张力低、动作减少。经治疗多在1周至3个月缓解。

（3）先天性肌无力综合征：出生后短期内出现持续的眼外肌麻痹，常有阳性家族史，但其母亲未患MG。

（4）少年型：多在14～18岁之间发病，多表现为单纯眼外肌麻痹，部分伴吞咽困难及四肢无力。

四、辅助检查

（一）常规检查

血、尿、脑脊液检查正常，常规肌电图检查基本正常，神经传导速度正常。

（二）疲劳试验（Jolly试验）

受累肌活动后症状明显加重。适用于病情较轻，症状不明显的患者。具体做法：用力眨眼30次后，眼裂明显缩小；两臂持续平举后出现上臂下垂，休息后可恢复；蹲下、站起20～30次后不能继续前进。

（三）神经电生理检查

1. 重复神经电刺激（repeating nerve electric stimulation，RNES） 为常用的具有确诊价值的检查方法。应在停用新斯的明17 h后进行，否则可出现假阴性。具体操作方法：以低频（3～5 Hz）和高频（10 Hz以上）刺激重复刺激尺神经、正中神经和副神经等运动神经，当出现动作电位波幅第5波比第1波在低频刺激时递减10%以上或高频刺激时递减30%以上为阳性。90%的重症肌无力患者低频刺激时为阳性，且与病情轻重相关。

2. 单纤维肌电图（single fibre electromyography，SFEMG） 通过特殊的单纤维针电极测量并判断同一运动单位内的肌纤维产生动作电位的时间，通过间隔时间是否延长来反映神经-肌肉接头处的功能，同一运动单位的2个肌纤维在连续放电时，两者潜伏期时间间隔的差异正常为10～35 μs，>55 μs为颤抖增宽。如果针对一块肌肉记录的20个颤抖中有大于或等于2个超过55 μs为异常。

（四）血清学检查

1. 乙酰胆碱受体抗体（AChR-Ab）的检测 对重症肌无力的诊断具有特征性意义。85%以上患者的血清中AChR-Ab浓度明显升高，但眼肌型患者的AChR-Ab升高可不明显，且抗体滴度的高低与临床症状的严重程度不成比例。

2. 抗肌肉特异性受体酪氨肌酸酶（抗-Musk）抗体 部分AChR-Ab阴性的全身性重症肌无力患者可检测到此抗体。

3. 抗横纹肌抗体 包括抗Titin抗体、抗RyR抗体等。多见于伴有胸腺瘤、病情较重的晚发性重症肌无力患者或治疗不敏感者。

4. 甲状腺功能检测 5%重症肌无力患者有甲状腺功能亢进，表现为T_3、T_4升高。

5. 其他检测 部分患者抗核抗体和甲状腺抗体阳性。

（五）胸腺CT、MRI检查或X线断层扫描检测

可发现胸腺增生和肥大。

（六）抗胆碱酯酶药物试验

1. 新斯的明试验　新斯的明 $0.5\sim1$ mg 肌注,20 min 后症状明显减轻者为阳性,可持续 2 h,可同时注射阿托品 0.5 mg 以对抗新斯的明的毒蕈碱样反应。

2. 腾喜龙试验　腾喜龙(依酚氯铵)10 mg 用注射水稀释至 1 mL,静脉注射 2 mg,观察 20 s,如无汗、唾液增加等副反应,再给予 8 mg,1 min 内症状如好转为阳性,持续 10 min 后又恢复原状。

五、诊断

根据患者的临床、血清学以及神经电生理学等特征可确定诊断。另外,还应该行胸腺 CT、MRI 检查确定有无胸腺增生或胸腺瘤,并根据病史、症状、体征和其他免疫学检查明确是否合并其他自身免疫疾病。

1. 临床特征　重症肌无力患者受累肌肉的分布与某一运动神经受损后出现肌无力不相符合,临床特点为受累肌肉在活动后出现疲劳无力,经休息或胆碱酯酶抑制剂治疗可以缓解,肌无力表现为"晨轻暮重"的波动现象。

2. 疲劳试验(Jolly 试验)　嘱患者持续上视出现上睑下垂或两臂持续平举后出现上臂下垂,休息后恢复则为阳性。

3. 血清学特征　血清中可检测到 AChR-Ab 或抗-Musk 等。

4. 药理学特征　新斯的明试验阳性,腾喜龙试验阳性。

5. 神经电生理特征　低频重复神经电刺激显示波幅递减 10% 以上。单纤维肌电图显示"颤抖"增宽,伴或不伴有阻滞。

六、鉴别诊断

临床上需要与以下疾病进行鉴别。

1. Lambert-Eaton 肌无力综合征　一种免疫介导的神经肌肉病,主要累及神经-肌肉接头突触前膜 P/Q 型电压门控钙通道,男性患者居多,约 2/3 患者伴发恶性肿瘤。临床表现为四肢近端肌无力,需与重症肌无力鉴别。此病患者虽然活动后即感疲劳,但短暂用力收缩后肌力反而增强,而持续收缩后又呈疲劳状态,脑神经支配的肌肉很少受累。另外,约半数患者伴有自主神经症状,出现口干、少汗、便秘、阳痿。新斯的明试验可呈阳性,但不如重症肌无力敏感;神经低频重复刺激时波幅变化不大,但高频重复刺激波幅增高可达 200% 以上;血清 AChR-Ab 阴性;用盐酸胍治疗可使 ACh 释放增加而使症状改善。这些特征可与重症肌无力相鉴别。

2. 肉毒杆菌中毒　肉毒杆菌作用在突触前膜阻碍了神经-肌肉接头的传递功能,出现骨骼肌瘫痪。但患者多有肉毒杆菌中毒的流行病学史,新斯的明试验或腾喜龙试验阴性。

3. 肌营养不良症　多隐匿起病,症状无波动,病情逐渐加重,肌萎缩明显,血肌酶明显升高,新斯的明试验阴性,抗胆碱酯酶药治疗无效。

4. 延髓麻痹　因延髓发出的后组脑神经受损出现咽喉肌无力表现,多伴舌肌萎缩、纤颤和四肢颤动,病情进行性加重无波动,疲劳试验和新斯的明试验阴性,抗胆碱酯酶药治疗无效。

5. 多发性肌炎　表现为四肢近端肌无力,多伴有肌肉压痛,无晨轻暮重的波动现象,病情逐渐进展,血清肌酶明显增高。新斯的明试验阴性,抗胆碱酯酶药治疗无效。

6. 吉兰-巴雷综合征 急性起病的全身型肌无力,偶可与本病相混淆,但可借助起病急、末梢感觉障碍、腱反射降低或消失、脑脊液蛋白质增高而细胞数正常,肌电图中神经传导速度异常,以及病程无明显波动进行鉴别。

七、治疗

本病为慢性病,让患者了解疾病性质,避免过度疲劳、注意劳逸结合是本病防治的首要措施。常用的治疗方法如下。

(一)胸腺治疗

1. 胸腺切除 可去除患者自身免疫反应的始动抗原,减少参与自体免疫反应的 T 细胞、B 细胞和细胞因子。18 岁以上疑为胸腺瘤的患者应尽早行胸腺摘除手术,以降低肿瘤浸润和扩散的风险。14 岁以下儿童一般不主张采用胸腺切除术治疗,首选糖皮质激素治疗。

2. 胸腺放射治疗 主要适用于胸腺增生,药物治疗效果不佳,浸润性胸腺瘤不能手术、未完全切除或术后预防复发的患者。给予^{60}Co放射治疗,分次日照量 1~2 Gy,每周 5 次,一般总量 50~60 Gy。

(二)药物治疗

1. 胆碱酯酶抑制剂 药物治疗是本病治疗的主要手段。通过抑制胆碱酯酶,减少 ACh 的水解,改善神经-肌肉接头间的传递,增加肌力。应从小剂量开始,逐步加量,以能维持日常起居为宜。常用的药物有溴新斯的明、溴吡斯的明、美斯的明。

(1)溴吡斯的明(pyridostigmine bromide):最常用。成人起始量 30~60 mg,3~4 次/日,根据临床症状逐渐增量。应在饭前 30~40 min 服用,口服 2 h 达高峰,作用时间为 6~8 h,作用温和、平稳,不良反应小。

(2)溴新斯的明(neostigmine bromide):成人每次口服 15~30 mg,3~4 次/日。可在餐前 15~30 min 服用,释放快,30~60 min 达高峰,作用时间为 3~4 h,不良反应为毒蕈碱样反应,可用阿托品对抗。

(3)美斯的明(mytelase):成人 5~10 mg,每日 3~4 次。口服后 20~30 min 起效,副反应为低血钾。

辅助药如氯化钾、麻黄碱可加强胆碱酯酶抑制剂的作用。

2. 肾上腺皮质激素 一般为一线用药,既抑制细胞免疫又抑制体液免疫,可减少 AChR-Ab 的生成及促使运动终板再生和修复,改善神经-肌肉接头的传递功能。适用于各种类型的重症肌无力。有效率可高达 72%~96%,当激素在用至中等到大剂量后,重症肌无力通常在 2~3 周内出现改善。

(1)冲击疗法:适用于住院危重病例、已用气管插管或呼吸机者。甲泼尼龙(methylprednisolone,MPI)1000 mg 静脉滴注,1 次/日,连用 3~5 日,随后地塞米松 10~20 mg 静脉滴注,1 次/日,连用 7~10 日。临床症状稳定改善后,停用地塞米松,改为泼尼松 60~100 mg 隔日顿服。当症状基本消失后,逐渐减量至 5~15 mg 长期维持,至少 1 年。若病情波动,则需随时调整剂量。也可一开始就口服泼尼松每天 60~80 mg,2 周后症状逐渐缓解,常于数月后疗效达高峰,然后逐渐减量。大剂量类固醇激素治疗初期可使病情加重,甚至出现危象,应予注意。

(2)小剂量递增法:从小剂量开始,隔日每晨顿服泼尼松 20 mg,每周递增 10 mg,直至隔日每晨顿服 60~80 mg,待症状稳定改善 4~5 日后,逐渐减量至隔日 5~15 mg,维持数年。病情无变化再逐渐减量至完全停药。此法可避免用药初期病情加重。

长期应用激素者应注意激素的不良反应,如胃溃疡出血、血糖升高、库欣综合征、股骨头坏死、骨质疏松等。

3. 免疫抑制剂　适用于对肾上腺糖皮质激素疗效不佳或不能耐受,或因有高血压、糖尿病、溃疡病而不能用肾上腺糖皮质激素者。应注意药物不良反应,如:周围血白细胞、血小板减少,脱发,胃肠道反应,出血性膀胱炎,肝、肾功能受损等。一旦出现白细胞达 $3 \times 10^9/L$ 或血小板 $60 \times 10^9/L$ 应停药,同时应注意肝、肾功能的变化。

(1) 环磷酰胺:成人口服每次 50 mg,2~3 次/日;或 200 mg,每周 2~3 次静脉注射,总量 10~20 g;或静脉注射 1000 mg,每 5 日 1 次,连用 10~20 次。儿童口服 3~5 mg/(kg·d)。

(2) 硫唑嘌呤:口服每次 25~100 mg,2 次/日,用于类固醇激素治疗不佳者,用药4~26 周起效。

(3) 环孢素 A(cyclosporine A):对细胞免疫和体液免疫均有抑制作用,减少 AChR-Ab 生成。口服 6 mg/(kg·d),12 个月为一个疗程。副反应有肾小球局部缺血坏死、恶心、心悸等。

4. 禁用和慎用药物　氨基糖苷类抗生素、新霉素、多黏菌素、巴龙霉素等可加重神经-肌肉接头传递障碍;奎宁、奎尼丁等药物可以降低肌膜兴奋性;另外,吗啡、安定、苯巴比妥、苯妥英钠、普萘洛尔等药物也应禁用或慎用。

(三) 血浆置换

血浆置换适用于肌无力危象以及对抗胆碱酯酶药物、胸腺切除、激素疗效不佳者。通过正常人血浆或血浆代用品置换患者血浆,能清除重症肌无力患者血浆中 AChR-Ab、补体及免疫复合物。每次交换量为 2000 mL 左右,每周 1~3 次,连用 3~8 次。起效快,但疗效持续时间短,仅维持 1 周至 2 个月,随抗体水平增高而症状复发且不良反应大。

(四) 大剂量静脉注射免疫球蛋白

重症全身肌无力患者可选用。外源性 IgG 可以干扰 AChR-Ab 与 AChR 的结合从而保护 AChR 不被抗体阻断。IgG 0.4 g/(kg·d)静脉滴注,5 日为一个疗程,作为辅助治疗缓解病情。

(五) 危象的处理

危象是指重症肌无力患者在某种因素作用下突然发生严重呼吸困难,甚至危及生命,是重症肌无力患者最危急的状态,病死率曾为 15.4%~50%,随着治疗技术进展病死率已明显下降。不管何种类型危象,首要救治措施为保证患者呼吸道通畅,应及时进行气管切开和人工辅助呼吸,监测血氧饱和度,应用足量和适当的抗菌药物控制呼吸道感染。危象分三种类型。

1. 肌无力危象(myasthenic crisis)　为最常见的危象,由疾病本身发展所致,往往由于抗胆碱酯酶药量不足所致。如注射滕喜龙或新斯的明后症状减轻则可诊断,加大抗胆碱酯酶的剂量。

2. 胆碱能危象(choli nergic crisis)　非常少见,由于抗胆碱酯酶药物过量引起,患者肌无力加重,并且出现明显胆碱酯酶抑制剂的不良反应如肌束颤动及毒蕈碱样反应。可静脉注射依酚氯铵 2 mg,如症状加重则应立即停用抗胆碱酯酶药物,过一段时间后如抗胆碱酯酶药物有效再重新调整剂量。

3. 反拗危象(brittle crisis)　由于对抗胆碱酯酶药物不敏感,而出现严重的呼吸困难,依酚氯铵试验无反应,此时应停止抗胆碱酯酶药,对气管插管或切开的患者可采用大剂量类固醇激素治疗,待运动终板功能恢复后再重新调整抗胆碱酯酶药物剂量。

当经早期处理病情无好转时,应立即进行气管插管或气管切开,应用人工呼吸器辅助呼吸;停用抗胆碱酯酶药物以减少气管内的分泌物;选用有效、足量和对神经-肌肉接头无阻滞作用的抗生素积极控制肺部感染;给予静脉药物治疗,如类固醇皮质激素或大剂量丙种球蛋白;必要时采用血浆置换。

八、预后

重症肌无力患者一般预后良好,但危象的死亡率较高。

第三节　周期性瘫痪

周期性瘫痪(periodic paralysis)是一组以反复发作的骨骼肌弛缓性无力为特征,不伴感觉异常和颅神经受累表现的肌病,与钾离子代谢异常有关。肌无力可持续数小时或数周,发作间歇期完全正常,根据发作时血清钾的浓度,可分为低钾型、高钾型和正常钾型三类。临床上以低钾型者多见,其中部分患者合并甲状腺功能亢进、醛固酮增多症、肾衰竭和代谢性疾病,称为继发性周期性瘫痪。本节重点介绍低钾型周期性瘫痪。

一、低钾型周期性瘫痪

低钾型周期性瘫痪(hypokalemic periodic paralysis)是周期性瘫痪中最常见的一种,为常染色体显性遗传或散发的疾病,我国以散发多见。临床表现为发作性肌无力、血清钾降低、补钾后能迅速缓解。

(一) 病因及发病机制

低钾型周期性瘫痪为常染色体显性遗传性疾病,其致病基因主要位于1号染色体长臂(1q31-32),该基因编码肌细胞二氢吡啶敏感的L型钙离子通道(L type calcium channel)蛋白,是二氢吡啶复合受体的一部分,位于横管系统,通过调控肌质网钙离子的释放而影响肌肉的兴奋-收缩偶联。肌无力在饱餐后或激烈活动后的休息中最易发作,能促使钾离子转入细胞内的因素如注射胰岛素、肾上腺素,大量葡萄糖也能诱发。

具体发病机制尚不清楚,普遍认为可能与骨骼肌细胞膜内、外钾离子浓度的波动有关。在正常情况下,钾离子浓度在肌膜内高,肌膜外低,当两侧保持正常比例时,肌膜才能维持正常的静息电位,才能为ACh的去极化产生正常的反应。本病患者的肌细胞膜经常处于轻度去极化状态,较不稳定,电位稍有变化即产生钠离子在膜上的通路受阻,导致电活动的传导障碍。在疾病发作期间,受累肌肉对一切电刺激均不起反应,处于瘫痪状态。

(二) 病理

多数患者无明显肌肉病理改变,长期反复发作的患者可发现肌肉肌浆网空泡化,空泡内含透明的液体及少数糖原颗粒,单个或多个,位于肌纤维中央甚至占据整个肌纤维,另外可见肌小管聚集。电镜下可见空泡由肌浆网终末池和横管系统扩张所致。发作间歇期可恢复,但不完全,故肌纤维间仍可见数目不等的小空泡。

（三）临床表现

（1）一年四季均可发病。任何年龄均可发病，男女比例约为 3∶1，以 20～40 岁男性最为常见，发作次数随年龄增长而减少。常见的诱因有疲劳、饱餐、受冷、酗酒、精神刺激等。

（2）发病前可有肢体疼痛、感觉异常、口干、多汗、少尿、潮红、嗜睡、恶心等。

（3）常于饱餐后、夜间睡眠或清晨起床时，发现肢体肌肉对称性不同程度的无力或完全瘫痪，下肢重于上肢、近端重于远端，也可从下肢逐渐累及上肢。

（4）发作期间瘫痪肢体肌张力低，腱反射减弱或消失。可伴有肢体酸胀、针刺感。脑神经支配肌肉一般不受累，膀胱直肠括约肌功能也很少受累。少数严重病例可发生呼吸肌麻痹，尿、便潴留，心动过速或过缓，心律失常，血压下降等情况，甚至危及生命。

（5）发作持续时间自数小时至数日不等，最先受累的肌肉最先恢复。发作频率也不尽相同，一般数周或数月一次，个别病例每天均有发作，也有数年一次甚至终身仅发作一次者。发作间期一切正常。伴发甲状腺功能亢进者发作频率较高，每次持续时间短，常在数小时至 1 天之内。甲亢控制后，发作频率减少。

（四）辅助检查

（1）血清钾检测：发作期血清钾常低于 3.5 mmol/L，间歇期正常。

（2）心电图检查：心电图呈典型的低钾性改变，U 波出现，T 波低平或倒置，P-R 间期和 Q-T 间期延长，ST 段下降，QRS 波增宽。

（3）肌电图检查：肌电图示运动电位时限短、波幅低，完全瘫痪时运动单位电位消失，电刺激无反应。膜静息电位低于正常。

（4）常规及生化检查：检查甲状腺功能全套、尿常规、肾功能等，排除继发性周期性瘫痪。

（五）诊断

根据常染色体显性遗传或散发、突发四肢弛缓性瘫痪，近端为主，无脑神经支配肌肉损害，无意识障碍和感觉障碍，数小时至一日内达高峰，结合检查发现血钾低于 3.5 mmol/L，特征性低血钾改变心电图，经补钾治疗肌无力迅速缓解等特点进行诊断。

（六）鉴别诊断

1. 高钾型周期性瘫痪　本病一般在 10 岁以前发病，白天运动后发作频率较高。肌无力症状持续时间短，发作时血钾增高，心电图呈高血钾改变，可自行缓解，或降血钾治疗可好转。

2. 正常血钾型周期性瘫痪　少见，10 岁以前发病，常在夜间发作，肌无力持续的时间较长，无肌强直表现。血钾正常，补钾后症状加重，服钠后症状减轻。

3. 重症肌无力　亚急性起病，可累及四肢及脑神经支配肌肉，症状呈波动性，晨轻暮重，病态疲劳。疲劳试验及新斯的明试验阳性。血清钾正常，重复神经电刺激波幅递减，抗乙酰胆碱受体抗体阳性可资鉴别。

4. 吉兰-巴雷综合征　本病呈四肢弛缓性瘫痪，远端重于近端，可有周围性感觉障碍和脑神经损害，脑脊液蛋白-细胞分离现象，肌电图神经源性损害，可与低钾型周期性瘫痪鉴别。

5. 继发性低血钾　散发病例应与可反复引起低血钾的疾病鉴别，如甲亢、原发性醛固酮增多症、肾小管酸中毒、失钾性肾炎、腹泻、药源性低钾麻痹（噻嗪类利尿剂、皮质类固醇等)等。但上述疾病均有原发病的其他特殊症状可资鉴别。

6. 继发性周期性瘫痪 继发于甲状腺功能异常、药物相关、醛固酮增多、慢性肾衰等病因的低钾型周期性瘫痪。

(1) 甲亢性周期性瘫痪:甲亢可致低血钾,很多患者甲亢相关临床表现较轻。因此对成年发病且无周期性瘫痪家族史、心动过速、心电图 QRS 高电压、Ⅰ度房室传导阻滞的患者应警惕本病的可能性。针对本病患者补钾时应特别注意随着麻痹症状缓解,细胞内钾外流造成反射性高血钾。

(2) 肾功能异常相关周期性瘫痪:Ⅰ型和Ⅱ型肾小管性酸中毒、尿毒症、肾衰竭等伴肾性失钾的原发病均可导致周期性瘫痪,实验室检查可发现代谢性酸中毒、肌酐明显升高、高尿钾、高尿钙和高尿钠等。

(3) 药物相关周期性瘫痪:庆大霉素、两性霉素 B、维生素 B_{12}、酒精等药物可导致低血钾,ACER、ARB、螺内酯等药物可导致高血钾,产生周期性瘫痪。症状在停药后及补钾后停止发作。

(七) 治疗

发作时给予 10% 氯化钾或 10% 枸橼酸钾 40~50 mL 顿服,24 h 内再分次口服,一日总量为 10 g,也可静脉滴注氯化钾溶液以纠正低血钾状态。对发作频繁者,发作间期可口服钾盐 1 g,3 次/日;螺旋内酯 200 mg,2 次/日以预防发作。同时避免各种发病诱因如避免过度劳累、受冻及精神刺激,低钠饮食,忌摄入过多高碳水化合物等。严重患者出现呼吸肌麻痹时应给予辅助呼吸,严重心律失常者应积极纠正。

(八) 预后

预后良好,随年龄增长发作次数趋于减少。

二、高钾型周期性瘫痪

高钾型周期性瘫痪(hyperkalemia periodic paralysis)又称强直性周期性瘫痪,较少见。1951 年由 Tyler 首先报道,呈常染色体显性遗传。

(一) 病因及发病机制

高钾型周期性瘫痪的致病基因位于第 17 号染色体长臂(17q13),由于编码骨骼肌门控钠通道蛋白的仅一亚单位基因的点突变,导致氨基酸的改变,如 Thr704Met、Ser906Thr、Ala1156Thr、Met 1360Val、Met 1592Val 等,引起肌细胞膜钠离子通道功能异常,膜对钠的通透性增加或肌细胞内钾、钠转换能力缺陷,钠内流增加,钾离子从细胞内转移到细胞外,膜不能正常复极呈持续极化,肌细胞膜正常兴奋性消失,产生肌无力。

(二) 病理

肌肉活组织检查与低钾型的改变相同。

(三) 临床表现

(1) 多在 10 岁前起病,男性居多,饥饿、寒冷、剧烈运动和钾盐摄入可诱发肌无力发作。

(2) 肌无力从下肢近端开始,然后影响到上肢甚至颈部肌肉,脑神经支配肌肉和呼吸肌偶可累及,瘫痪程度一般较轻,但常伴有肌肉痛性痉挛。部分患者伴有手肌、舌肌的强直发作,肢体放入冷水中易出现肌肉僵硬,肌电图可见强直电位。

(3) 发作时血清钾和尿钾含量升高,血清钙降低,心电图 T 波高尖。每次发作持续时间短,数分钟到 1 h。发作频率为每天数次到每年数次。

(4)多数病例在 30 岁左右趋于好转,逐渐停止发作。

(四)辅助检查

发作时血清钾水平升高甚至达 7～8 mmol/L。血清酶如肌酸激酶(creatine kinase,CK)可正常或升高。心电图呈高血钾性改变,如 T 波高尖、P 波降低甚至消失、QRS 波改变等。肌电图可见纤颤电位和强直放电。在肌无力发作高峰时,EMG 呈电静息,自发的或随意的运动、电刺激均无动作电位出现。神经传导速度正常。

(五)诊断及鉴别诊断

根据常染色体显性遗传家族史,儿童发作性无力伴肌强直,无感觉障碍和高级神经活动异常,血钾增高,可作出诊断。若诊断有困难时,可行诱发试验:①钾负荷试验:口服氯化钾 3～8 g,若服后 30～90 min 内出现肌无力,数分钟至 1 h 达高峰,持续 20 min 至 1天,则有助于诊断。②冷水诱发试验:将前臂浸入 11～13 ℃水中,若 20～30 min 诱发肌无力,停止浸冷水 10 min 后恢复,有助于诊断。

应注意与低钾型周期性瘫痪、正常钾型周期性瘫痪和先天性副肌强直症鉴别,还需与继发性高血钾瘫痪鉴别,如肾功能不全、肾上腺皮质功能下降、醛固酮缺乏症和药物性高血钾等。

(六)治疗

对发作时间短,症状较轻患者一般不需特殊治疗,症状重时可用 10％葡萄糖酸钙溶液 10～20 mL 静注,或 10％葡萄糖溶液 500 mL 加胰岛素 10～20 U 静脉滴注以降低血钾,也可用呋塞米排钾。预防发作可给予高碳水化合物饮食,避免过度劳累及寒冷刺激,口服氢氯噻嗪等利尿药帮助排钾。

三、正常钾型周期性瘫痪

正常钾型周期性瘫痪(normal kalemic periodic paralysis)又称钠反应性正常血钾型周期性瘫痪,为常染色体显性遗传,较为罕见。病理改变与低钾型周期性瘫痪相似。多在 10 岁前发病,常于夜间或清晨醒来时发现四肢或部分肌肉瘫痪,甚至发音不清、呼吸困难等。发作常持续 10 天以上。运动后休息、寒冷、限制钠盐摄入或补充钾盐均可诱发,补钠后好转。血清钾水平正常。鉴别诊断上主要与吉兰-巴雷综合征、高钾型和低钾型周期性瘫痪相鉴别。

治疗上可给予:①大量生理盐水静脉滴入;②10％葡萄糖酸钙 10 mL,2 次/日静脉注射,或钙片每天 0.6～1.2 g,分 1～2 次口服;③每天服食盐 10～15 g,必要时用氯化钠静脉点滴;④乙酰唑胺 0.25 g,2 次/日。

预防发作可在间歇期给予氟氢可的松和乙酰唑胺,避免进食含钾多的食物,如肉类、香蕉、菠菜、薯类,防止过劳或过度肌肉活动,注意寒冷或暑热的影响。

第四节　多发性肌炎

多发性肌炎(polymyositis,PM)是一组多种病因引起的弥漫性骨骼肌炎症性疾病,发病与细胞免疫和体液免疫异常有关。主要病理特征是骨骼肌变性、坏死及淋巴细胞浸润,临床上呈急性或亚急性起病,主要表现为四肢近端、颈肌、咽喉肌无力,肌肉压痛,血清肌酶增高,血沉增快,肌电图呈肌源性损害,用糖皮质激素治疗效果好等。

（一）病因及发病机制

多发性肌炎确切的病因和发病机制至今尚不清晰,可能与免疫异常、病毒感染和遗传因素相关。部分患者在发病前有病毒或寄生虫感染史或伴有恶性肿瘤病史等。

有研究发现,多发性肌炎患者可发生免疫失调。90％的患者血清抗肌球蛋白抗体阳性,50％患者的抗核抗体阳性,肌纤维及周围可见 T 辅助细胞。周围淋巴细胞对肌肉抗原敏感,对肌细胞培养有明显的细胞毒性作用。

本病的发生与遗传背景有一定的关系,欧美白人中 HLA-DR3、D8 频度增高,而黑人中 HLA-B7 频度增高,它们可能与本病在不同人种中易感性有关。

（二）病理

受累肌纤维出现肥大、玻璃样变性和颗粒变性。常见嗜碱性肌纤维,含有明显核仁泡状核,为再生肌纤维。在多发性肌炎中,炎性细胞以 T 细胞和巨噬细胞为主,分布在与肌纤维坏死有关肌膜内,或包绕侵入非坏死肌纤维。而皮炎性的炎性细胞以 B 细胞为主,多分布在肌束或血管周围,不侵及非坏死肌纤维。

（三）临床表现

1. 急性或亚急性起病 任何年龄均可发病,但儿童和成人多见,女性多于男性。病情逐渐加重,几周或几月达高峰。病前可有低热或感冒史。发病频率为 2/10 万～5/10 万。根据伴发疾病和年龄分布,可将多发性肌炎分为 5 型:Ⅰ 型,单纯多发性肌炎;Ⅱ 型,单纯皮肌炎;Ⅲ 型,儿童多发性肌炎(或皮肌炎);Ⅳ 型,多发性肌炎(或皮肌炎)重叠综合征;Ⅴ 型,伴发恶性肿瘤的多发性肌炎(或皮肌炎)。

2. 首发症状 通常为四肢近端无力,常从盆带肌开始逐渐累及肩带肌肉,表现为上楼、起蹲困难,双臂不能高举,梳头困难等;颈肌无力,出现抬头困难;咽喉肌无力,表现为构音、吞咽困难;呼吸肌受累则出现胸闷、气短。常伴有关节、肌肉痛。眼外肌一般不受累。肌无力可持续数年。

3. 体格检查 可见四肢近端肌肉无力、压痛,晚期有肌萎缩和关节挛缩。

（四）辅助检查

1. 实验室检查

（1）血清肌酶检测:为本病诊断重要血清指标之一。血清酶(LDH、CPK、GOT、GPT)活性等明显增高,晚期患者肌酶轻度增高或正常。

（2）24 h 尿肌酸增高,这是肌炎活动期的一个指标。部分患者可有肌红蛋白尿。

（3）自身抗体检测:1/3 患者类风湿因子和抗核抗体阳性,免疫球蛋白及抗肌球蛋白的抗体含量增高。

（4）其他实验室检测:血沉增快,急性期周围血白细胞含量增高,血清白蛋白正常,球蛋白含量增高。

2. 肌电图 可见自发性纤颤电位和正向尖波。多相波增多,呈肌源性损害表现。神经传导速度正常。

3. 肌活检 可见纤维变性、坏死、再生、炎性细胞浸润、血管内皮细胞增生。电镜下可见横管系统与肌肉有异物吻合。包涵体肌炎的特征性改变是肌质网中发现嗜碱性包涵体颗粒,肌纤维中发现嗜碱性包涵体。

4. 心电图　52%～75%的患者有心电图异常,QT 延长,ST 段下降。

5. MRI 检查　可见受累肌肉以炎症性水肿样病变为主,即 T_1 为低或中等信号,T_2 为高信号。

（五）诊断

根据典型临床表现,即可诊断。根据临床特点表现为:①急性或亚急性起病,四肢近端及骨盆带肌无力伴压痛,对称或不对称,腱反射减弱或消失;②血清 CK 明显增高,尤以 LDH 更为敏感;③肌电图呈肌源性损害,可见自发性纤颤电位和正尖波;④肌肉活检见典型肌炎病理表现,肌纤维呈现不同程度的坏死、再生以及炎性细胞浸润;⑤伴有典型皮肤损害。具有前 4 条者诊断为 PM,前 4 条标准具有 3 条以上并且同时具有第 5 条者为 DM。免疫抑制剂治疗有效支持诊断。40 岁以上患者应除外恶性肿瘤。

（六）鉴别诊断

很多肌病均可表现为近端肌无力症状,多发性肌炎应注意与以下疾病进行鉴别。

1. 包涵体肌炎　起病隐匿,进展缓慢。因有肌肉炎性损害、吞咽困难需与多发性肌炎鉴别。但包涵体肌炎的肌无力呈非对称性,远端肌群受累常见,如屈腕屈指无力与足下垂,肌痛和肌肉压痛非常少见。血清 CK 正常或轻度升高、肌肉病理发现嗜酸性包涵体和激素治疗无效可与多发性肌炎鉴别。

2. 肢带型肌营养不良症　因有四肢近端和骨盆、肩胛带无力及萎缩,肌酶增高而需与多发性肌炎鉴别。但肢带型肌营养不良症常有家族史,无肌痛,病程更缓慢,肌肉病理表现以肌纤维变性、坏死、萎缩和脂肪组织替代为主而无明显炎性细胞浸润,可资鉴别。

3. 重症肌无力　多发性肌炎晚期卧床不起,构音障碍,吞咽困难要与本病鉴别。可根据前者病情无明显波动、抗胆碱酯酶药物治疗不敏感、血清酶活性增高而排除重症肌无力。

4. 横纹肌溶解　剧烈运动、创伤、感染、药物等可诱发横纹肌溶解,临床表现为疼痛、无力、肌酶升高、肌红蛋白尿等,需要与多发性肌炎进行鉴别。横纹肌溶解解除诱因后,症状恢复较快,肌酶迅速下降。

5. 风湿性多肌痛（polymyalgia rheumatica,PMR）　是以四肢和躯干近端疼痛为特征的临床综合征,老年人多见。肩胛带、骨盆和颈部三处易患部位中有两处出现疼痛和晨僵,时间超过 30 min,持续 1 个月以上,需要考虑 PMR。鉴别的要点在于 PMR 肌酶和肌电图正常,但血沉往往升高超过 40 mm/h。小剂量激素治疗风湿性多肌痛效果较好。

（七）治疗

急性期患者应卧床休息,适当治疗以防治并发症发生、保持肌肉功能和避免挛缩。

1. 类固醇皮质激素　为多发性肌炎之首选药物。常用方法为:泼尼松 100～220 mg 隔日顿服或地塞米松 10～20 mg/d 静脉滴注,最大剂量 100 mg/d。一般在 4～6 周之后临床症状改善明显,CK 下降接近正常,然后持续维持 8～12 周后逐渐减量,每 2～4 周减少 1 次,每次减少 5～10 mg。逐步减少至 30 mg 隔日顿服。激素剂量不足时症状不易控制,减量太多则症状易发生波动,同时长期类固醇皮质激素治疗应预防其不良反应,给予低糖、低盐和高蛋白饮食,用抗酸剂保护胃黏膜,注意补充钾和维生素 D,对结核病患者应进行相应的治疗。

2. 免疫抑制剂　当激素治疗效果不佳或无效时应采用免疫抑制剂治疗。首选甲氨蝶呤,其次为硫唑嘌呤、环磷酰胺、环孢素 A,用药期间注意白细胞减少和定期进行肝肾功能的检查。甲氨蝶呤常用剂量为 10～20 mg/周,口服或加生理盐水 20 mL,静脉缓慢

Note

269

推注,若无不良反应,可根据病情酌情加量,但最大剂量不超过 30 mg/周,待病情稳定后应逐渐减量,持续治疗数月至 1 年以上。对甲氨蝶呤不耐受或疗效不佳者可改用环磷酰胺 50～100 mg/d 口服或 0.2 g 静脉给药,每周 2 次,总量用 8～10 g。对症状较重者,可用 0.8～1 g 环磷酰胺加生理盐水 100 mL,静脉冲击治疗。用药期间应注意控制白细胞减少。

3. 免疫球蛋白 多应用于肌炎伴有吞咽困难或以上免疫治疗疗效不佳者。免疫球蛋白 1 g/(kg·d),静脉滴注连续 2 天;或 0.4 g/(kg·d)静脉点滴,每月连续 5 天,4 个月为一个疗程,不良反应为恶心、呕吐、头晕,但能自行缓解。

4. 支持治疗 给予高蛋白和高维生素饮食,进行适当体育锻炼和理疗,重症者应预防关节挛缩及失用性肌萎缩。

5. 中药治疗 常用药物有雷公藤糖浆和昆明山海棠片。服药期间应密切关注肝肾功能。

（八）预后

儿童预后较好。多发性肌炎患者中半数可基本痊愈。伴肿瘤的老年患者,尤其是有明显的肺、心、胃肠受累者预后差。

第五节　进行性肌营养不良症

进行性肌营养不良症(progressive muscular dystrophy,PMD)是一组遗传性肌肉变性疾病,临床上主要表现为缓慢进行性加重的对称性肌肉无力和萎缩,无感觉障碍。病变常累及肢体、躯干和头面部肌肉。肌电图为肌源性损害,神经传导速度正常。肌病理表现为进行性肌纤维变性、坏死、再生和脂肪组织及结缔组织增生,肌肉无异常代谢产物堆积。遗传方式主要为常染色体显性、隐性和 X 连锁隐性遗传。电生理表现主要为肌源性损害、神经传导速度正常。治疗方面主要为对症治疗,目前尚无有效的根治方法。

（一）病因及发病机制

进行性肌营养不良症的各种类型的基因位置、突变类型和遗传方式均不相同,其致病机制也不一样。实际上各种类型均是一种独立的遗传病。如假性肥大型肌营养不良症(DMD 和 BMD)的基因位于染色体 Xp21,属 X 连锁隐性遗传。DMD 患者因基因缺陷而使肌细胞内缺乏抗肌萎缩蛋白,造成肌细胞膜不稳定并导致肌细胞坏死和功能缺失而发病。DMD 患者大脑皮质神经元突触区抗肌萎缩蛋白的缺乏可能是智力发育迟滞的原因。FSHD 基因定位在 4 号染色体长臂末端(4q35),在此区域有一与 KpnI 酶切位点相关的 3.3 kb 重复片段。正常人该 3.3 kb/KpnI 片段重复 10～150 次,而 FSHD 患者通常少于 8 次,故通过测定 3.3 kb/KDnI 片段重复的次数可作出基因诊断。FSHD 患者 3.3 kb/KpnI 片段重复次数的减少并不直接引起基因的结构破坏,而是引起 4q35 基因的转录抑制被减弱或消除,使其表达上调而致病。肢带型肌营养不良症是一类具有高度遗传异质性和表型异质性的常染色体遗传性肌病。90% 以上的肢带型肌营养不良症是常染色体隐性遗传,以 LGMD2A 型最常见。肢带型肌营养不良症的发病与肌膜蛋白和近膜蛋白的异常有关,直接影响肌细胞膜上的抗肌萎缩蛋白-糖蛋白复合体的结构和功能。复合体内各蛋白之间紧密结合,互相关联,作用为连接膜内骨架蛋白和膜外基质以保持肌细胞膜的稳定性。任何一种蛋白的缺失均会影响整个膜结构的稳定，导致肌细胞的坏死。眼咽型肌营养不良症基因位于染色体 14q11.2-13，其蛋白产物为多聚腺苷酸结合蛋白 2（polyadenylate-binding protein 2，PABP2），故也称多聚腺苷酸结合蛋白 2 基因。Emery-Dreifuss 型肌营养不良症基因位于染色体 Xq28 和 1q21-23，分别编码 Emerin 蛋白和核纤层蛋白 A/C(lamin A/C)，主要位于骨骼肌、心肌、平滑肌核膜。该基因异常导致核膜稳定性受损，造成骨骼肌和心肌的损害。

（二）病理

各种类型的进行性肌营养不良症的肌肉病理改变主要为肌纤维的变性、坏死、萎缩和再生，肌膜核内移增多。随着病情进展，肌细胞大小差异不断增加，有的萎缩，有的代偿性增大，呈镶嵌分布；萎缩的肌纤维间有大量的脂肪细胞和结缔组织增生。电镜下可见肌细胞膜锯齿状变，线粒体肿胀、变性，肌质网内散在淀粉颗粒。假性肥大型肌营养不良症的肌活检标本用免疫组化染色可见抗肌萎缩蛋白缺失，对诊断有决定性意义。

（三）临床分型及临床表现

根据遗传方式、起病年龄、萎缩肌肉的分布、病程进展速度和预后，进行性肌营养不良症至少可以分为 9 种类型：假性肥大型肌营养不良症（pseudohypertrophy muscular dystrophy），包括 Duchenne 型肌营养不良症（Duchenne muscular dystrophy，DMD）和 Becker 型肌营养不良症（Becker muscular dystrophy，BMD），面肩肱型肌营养不良症（facioscapulohumeral muscular dystrophy，FSHD），肢带型肌营养不良症（limb-girdle muscular dystrophy，LGMD），Emery-Dreifuss 型肌营养不良症（Emery-Dreifuss muscular dystrophy，EDMD），先天性肌营养不良症（congenital muscular dystrophy，CMD），眼咽型肌营养不良症（oculopharyngeal muscular dystrophy，OPMD），眼型肌营养不良症（ocular muscular dystrophy）和远端型肌营养不良症（distal muscular dystrophy）。在这些类型中，DMD 最常见，其次为 BMD、FSHD 和 LGMD。具体临床表现如下：

1. 假性肥大型肌营养不良症　肌肉假性肥大是由于肌束内大量脂肪和结缔组织的堆积造成。根据抗肌萎缩蛋白疏水肽段是否存在，以及蛋白空间结构变化和功能丧失程度的不同，本型又可分为 DMD 和 BMD 两种类型。

（1）Duchenne 型肌营养不良症（DMD）：

①DMD 是我国最常见的 X 连锁隐性遗传的肌病，发病率约 30/10 万男婴。1/3 的患儿是 DMD 基因新突变所致。女性为致病基因携带者，所生男孩 50% 发病，无明显地理或种族差异。

②通常 3～5 岁隐匿起病，主要临床表现为学步困难、行走缓慢、容易跌倒并且跌倒后不易爬起。

多数患者有小腿肌肥大，臀中肌受累而致骨盆左右上下摇动，跟腱挛缩而足跟不能着地，腰大肌受累而腹部前凸，头后仰，仰胸凸肚，呈"鸭步"。由于腹肌和腰肌无力，患儿自仰卧起立时必须先翻身转为俯卧，然后以双手支撑地面和下肢缓慢站立，称为 Gower 征，为 DMD 的特征性表现。DMD 患儿坐在地板上，双手交叉抱肩不能站起，而正常小儿很容易站起。

③肩胛带肌、上臂肌往往同时受累，但程度一般较轻，由于肩胛带松弛形成游离肩。因前锯肌和斜方肌萎缩无力，举臂时肩胛骨内侧远离胸壁，两肩胛骨呈翼状竖起于背部，称为翼状肩胛，在两臂前推时最明显。

④90%的患儿有肌肉假性肥大,触之坚韧,为首发症状之一。以腓肠肌最明显,三角肌、臀肌、股四头肌、冈下肌和肱三头肌等也可发生。因萎缩肌纤维周围被脂肪和结缔组织替代,故体积增大而肌力减弱。

⑤大多数 DMD 患儿的血清肌酸激酶显著升高,可达正常值的 30~100 倍;血清肌酐明显下降。大多患者伴心肌损害,如心律不齐,右胸前导联出现高 R 波和左胸前导联出现深 Q 波;心脏扩大,心瓣膜关闭不全。肌电图呈肌源性损害。约 30%患儿有不同程度的智能障碍。平滑肌损害可有胃肠功能障碍,如呕吐、腹痛、腹泻、吸收不良、巨结肠等。面肌、眼肌、吞咽肌、胸锁乳突肌和括约肌不受累。

⑥病情进展快,患儿 12 岁左右不能行走,需坐轮椅。晚期因患者的下肢、躯干、上肢、髋和肩部肌肉均明显萎缩,腱反射消失,而产生关节挛缩及骨骼畸形,最后因呼吸肌萎缩而出现呼吸变浅,咳嗽无力,肺容量明显下降,心律失常和心功能不全,多数患者在 20~30 岁因呼吸道感染、心力衰竭而死亡。

(2) Becker 型肌营养不良症(BMD):BMD 的病程相对良性,发病率为 DMD 患者的 1/10。受累肌的分布、假性肥大和心电图与 DMD 相似,但程度较轻,很少有智能障碍和心肌受累。常于 12 岁左右起病,进展速度缓慢,病程较长,可达 25 年以上,部分患者最终在轮椅上生活,但仍有部分患者即使在晚年也没有明显症状。存活期长,接近正常生命年限。抗肌萎缩蛋白基因多为整码缺失突变,骨骼肌膜中的抗肌萎缩蛋白表达减少。

2. 面肩肱型肌营养不良症(FSHD)

(1) 常染色体显性遗传,亦有散发,致病基因定位于 4q35。性别无差异,多在青少年期起病。

(2) 患者面部表情少,眼睑闭合无力或露出巩膜,皱额、吹口哨、鼓腮、露齿不能或无力,甚者呈面具脸。因口轮匝肌假性肥大嘴唇增厚而微翘,称为"肌病面容"。颈部胸锁乳头肌萎缩或变细,两臂平举时可见颈肌悬吊肩胛,而呈"蝠翼状"。肩胛带肌肉明显萎缩,冈上肌、冈下肌尤为明显,胸大肌萎缩内陷,锁骨水平支撑,呈现"衣架状"。肩胛骨后竖,呈"翼状肩"。三角肌受累不明显,即使在晚期可能三角肌仍保留完好。

(3) 病情进展缓慢,常有顿挫或停止发展,逐渐累及躯干和骨盆带肌肉,可有腓肠肌假性肥大、视网膜病变和听力障碍(神经性耳聋)。大约 20%的患者需坐轮椅,生命年限接近正常。

(4) 肌电图为肌源性损害,血清酶正常或轻度升高。肌肉病理提示肌病改变,可有散在炎性细胞浸润灶。印迹杂交 DNA 分析可测定 4 号染色体长臂末端 3.3 kb/KpnI 重复片段的多少来确诊。

3. 肢带型肌营养不良症(LGMD) 一组异质性常染色体隐性或显性遗传,散发病例也较多,可于儿童期、青春期或成年起病,性别差别不大。与显性遗传相比,隐性遗传的患者较常见、症状较重、起病较早。10~20 岁起病,临床上以肩胛带和骨盆带肌不同程度的无力或萎缩为主要特点,首发症状多为骨盆带肌肉萎缩、腰椎前凸、鸭步,下肢近端无力而出现上楼困难,可有腓肠肌假性肥大。逐渐发生肩胛带肌肉萎缩,抬臂、梳头困难,翼状肩胛。面肌一般不受累。膝反射比踝反射消失早。血清酶明显升高,肌电图提示肌源性损害,心电图正常。病情缓慢发展,平均起病后 20 年左右丧失劳动能力。

4. 眼咽型肌营养不良症 常染色体显性遗传,偶有散在发病。40 岁左右起病,首发症状为对称性上睑下垂和眼球运动障碍。逐步出现轻度面肌、眼肌无力和萎缩,吞咽困难,发音不清,近端肢体无力。血清 CK 正常或轻度升高。检测基因可见 CAG 重复顺序增加。

5．Emery-Dreifuss 型肌营养不良症（EDMD）　X 连锁隐性遗传,5～15 岁缓慢起病。临床特征为疾病早期出现肘部屈曲挛缩和跟腱缩短、颈部前屈受限、脊柱强直而弯腰转身困难。受累肌群主要为肱二头肌、肱三头肌、腓骨肌和胫前肌,继之骨盆带肌和下肢近端肌肉无力和萎缩。腓肠肌无假性肥大。智力正常。心脏传导功能障碍,表现为心动过缓、晕厥、心房纤颤等,心脏扩大,心肌损害明显。血清 CK 轻度增高。病情进展缓慢,患者常因心脏病而致死。

6．其他类型

（1）眼型肌营养不良症:又称 Kiloh-Nevin 型,较为罕见。常染色体显性遗传,20～30 岁缓慢起病,病变主要限于眼外肌,易误诊为重症肌无力。本型无肢体肌肉萎缩和腱反射消失。

（2）远端型肌营养不良症:较少见,常染色体显性遗传。10～50 岁起病,肌无力和萎缩始于四肢远端、腕踝关节周围和手足的小肌肉,如大、小鱼际肌萎缩。伸肌受累明显,亦可向近端发展。无感觉障碍和自主神经损害。常见的亚型有 Welander 型（常染色体显性遗传,基因定位于 2p13）,其次为芬兰型、Nonaka 型（常染色体隐性遗传）、Miyoshi 型（常染色体隐性遗传）等。

（3）先天性肌营养不良症:起病于出生时或婴儿期,表现为全身严重肌无力、肌张力低和骨关节挛缩。面肌可轻度受累,咽喉肌力弱,哭声小,吸吮力弱。可有眼外肌麻痹,腱反射减弱或消失。常见的亚型有 Fukuyama 型、Merosin 型、肌肉-眼-脑异常型（muscle-eye-brain disorder）等。

（四）辅助检查

1．血清酶学检测　常规的血清酶学检测主要包括肌酸激酶（creatine kinase,CK）、乳酸脱氢酶（lactate dehydrogenase,LDH）和肌酸激酶同工酶（creatine kinase-MB,CK-MB）。DMD 患儿的 CK、LDH 和 CK-MB 显著升高（正常值的 20～100 倍）。CK 在新生儿期即可开始升高,远早于临床症状的出现,疾病晚期随着肌纤维坏死殆尽,CK 水平逐渐降低,无法反映疾病进展情况。

2．肌电图　具有典型的肌源性受损的表现。用针电极检查股四头肌或三角肌,静息时可见纤颤波和正锐波;轻收缩时可见运动单位时限缩短,波幅降低,多相波增多;大力收缩时可见强直样放电及病理干扰相。神经传导速度正常。

3．基因检查　采用 PCR、MLPA、印迹杂交、DNA 测序等方法,可以发现基因突变进行基因诊断。如用多重 PCR 或 MLPA 法可检测 DMD 基因外显子的缺失,印迹杂交法可进行 FSHD 基因诊断,DNA 测序可明确 LGMD 等基因的突变碱基。

4．肌肉活检　多数类型的进行性肌营养不良症患者的肌肉活检均表现为肌肉的坏死和再生、间质脂肪和结缔组织增生这一共性,常规染色方法不能区分各种类型,但采用免疫组织化学法使用特异性抗体可以检测肌细胞中特定蛋白是否存在,以此来鉴别各种类型的肌营养不良。如用抗肌萎缩蛋白抗体检测 DMD 和 BMD,用 γ-肌聚糖蛋白（γ-sarcoglycan）抗体检测 LGMD2C,用 α-肌聚糖蛋白抗体检测 LGMD2D,用 β-肌聚糖蛋白抗体检测 LGMD2E 和用 Emerin 蛋白抗体检测 EDMD 等。

5．心肺功能检查　大部分患者心电图可见窦性心动过速,V_1～V_3 导联高 R 波,侧壁导联有时可见大 Q 波。动态心电图可见心律昼夜节律消失,心律变异减少,室性早搏和室性心动过速等室性异位节律。心脏超声检查示左心室短轴缩短率、射血分数降低等收缩功能下降表现。肺功能检查可见用力肺活量下降。随着年龄的增长,患者心肺功能的下降逐渐加重,10 岁后应每年做一次心肺功能检测。

6. 其他检查 X 线检查可早期发现进行性肌营养不良症患者的心脏受累的程度。CT 可发现骨骼肌受损的范围,MRI 可见不同程度的水肿、脂肪浸润和间质增生,呈不同程度的"蚕食现象"。DMD 和 BMD 患者应做智力检测。

（五）诊断

根据临床表现特别是出现肌无力症状和 Gower 征阳性,结合遗传方式、起病年龄、家族史,加上血清酶测定及肌电图、肌肉病理检查和基因分析,诊断不难。如基因检测阴性或检测所有基因突变点有困难,用特异性抗体对肌肉组织进行免疫组化检测,可以明确诊断。

（六）鉴别诊断

1. 少年型近端脊肌萎缩症 因青少年起病,有对称分布的四肢近端肌萎缩需与肢带型肌营养不良症鉴别。本病多伴有肌束震颤,肌电图为神经源性损害,有较大电位差,病理特征为神经源性肌萎缩,可资鉴别。

2. 慢性多发性肌炎 因对称性肢体近端无力、萎缩与血清酶学等异常需与肢带型肌营养不良症鉴别。但本病无遗传史,病情进展较快,常有肌痛,血清肌酶增高,肌肉活检符合肌炎改变,用皮质类固醇治疗有效等特点可资鉴别。

3. 肌萎缩侧索硬化症 因四肢对称性分布近端肌萎缩临床上需要与远端型肌营养不良症鉴别。但本病除肌萎缩外,尚有肌肉震颤、肌张力高、腱反射亢进和病理反射阳性,肌电图示神经源性损害,病理特征为神经源性肌萎缩,血清酶学无改变等特点,易于鉴别。

4. 重症肌无力 主要与眼咽型和眼型相区别。重症肌无力早期肌萎缩并不明显,且具有易疲劳性和波动性的特点,新斯的明试验阳性,肌电图的低频重复电刺激检查也可作鉴别。

（七）治疗

1. 一般治疗 进行性肌营养不良症迄今无特异性治疗,只能采用对症治疗及支持治疗,如增加营养,适当锻炼。物理疗法和矫形治疗可预防及改善脊柱畸形和关节挛缩,对维持活动功能很重要。应鼓励患者尽可能从事日常活动,避免长期卧床。

2. 药物治疗 目前还未有治疗的特效药,治疗上局限于激素治疗和支持治疗。在患儿运动发育完成前不宜应用激素治疗,只有在患儿基本获得运动技能并开始出现肌无力症状后可考虑开始使用激素。主要应用泼尼松 $0.3\sim0.75$ mg/(kg·d),口服一定程度上可改善肌无力症状。其他药物可选用 ATP、肌苷、维生素 E、肌生注射液和补中益气的通塞脉片等。基因治疗及干细胞移植治疗有望成为有效的治疗方法。

3. 预防措施 由于目前尚无有效的治疗方法,因此检出携带者、进行产前诊断、人工流产患病胎儿就显得尤其重要。首先,应确定先证者(患儿)的基因型,然后确定其母亲是否是携带者。当携带者怀孕以后确定是男胎还是女胎,对男胎进行产前基因诊断,若是病胎则终止妊娠,防止患儿出生。

（八）预后

PMD 患者没有特效的治疗方法,且病情进展缓慢,多数预后较差。特别是 DMD 患者,20 多岁死于呼吸衰竭或心力衰竭,LGMD2C、LGMD2D、LGMD2E、LGMD2F 患者也预后不良。FSHD、BMD、眼型、眼咽型和远端型肌营养不良症患者的预后较好,部分患者寿命可接近正常生命年限。

第六节　肌强直性肌病

肌强直是一种病态临床现象,其特征为骨骼肌在随意收缩或受物理刺激收缩后不易立即放松;电刺激、机械刺激时肌肉兴奋性增高;重复收缩或重复电刺激后骨骼肌松弛,症状消失;寒冷环境中肌强直加重;肌电图检查呈现连续的高频放电现象。肌强直性肌病包括非肌营养不良性肌强直和肌营养不良性肌强直(即强直性肌营养不良症)。肌强直的原因不清,可能与肌膜对某些离子的通透性异常有关。

一、强直性肌营养不良症

强直性肌营养不良症(myotonic dystrophy,MD)是一组以肌无力、肌强直、进行性肌萎缩、白内障、心脏传导阻滞、性腺萎缩以及智力低下等为特点的,多系统受累的常染色体显性遗传病。不同的患者病情严重程度相差很大,如在同一家系中可见从无症状的成人杂合体到病情严重的婴幼儿。发病率为 13.5/10 万。

(一) 病因及发病机制

强直性肌营养不良症为常染色体显性遗传性疾病,病因尚未完全明确。其基因(MDL 基因)位于 19 号染色体长臂(19q13.3),基因组跨度为 14 kb,含 15 个外显子,编码 582 个氨基酸残基组成萎缩性肌强直蛋白激酶(dystrophia myotonica protein kinase,DMPK)。该基因的 3'-端非翻译区存在一个三核苷酸串联重复顺序,即 $p(CTG)_n$ 结构,正常人的 $p(CTG)_n$ 结构中 n 拷贝数在 5~40 之间,而强直性肌营养不良患者的 n 为50~2000,称为 $(CTG)_n$ 动态突变。$p(CTG)_n$ 的异常扩展影响基因表达,对细胞有毒性损害而致病。该病的外显率为 100%。

(二) 病理

肌活检病理特征可见肌纤维大小不一,Ⅰ型肌纤维选择性萎缩,Ⅱ型肌纤维可见肥大、环状纤维,肌细胞核内移增加,呈链状排列,肌原纤维退缩到肌纤维一边,形成肌膜的团块及环形纤维。肌细胞大小不一,呈相嵌分布。肌细胞坏死和再生不明显。心脏传导系统纤维化,心肌细胞萎缩,脂肪浸润。丘脑和黑质的胞质内可见包涵体。

(三) 临床表现

1. 发病年龄及起病形式　多在 30 岁以后隐匿起病,男性多于女性,进展缓慢,肌强直在肌萎缩之前数年或同时发生。病情严重程度差异较大,部分患者可无自觉症状,仅在查体时才被发现有异常。

2. 肌强直　肌肉用力收缩后不能正常地松开,遇冷加重。主要影响手部动作、行走和进食,如用力握拳后不能立即将手伸直,需重复数次才能放松,或用力闭眼后不能睁开,或开始咀嚼时不能张口。用叩诊锤叩击四肢肌肉、躯干甚至用棉签刺激舌肌时,可见局部肌球形成,持续数秒后才能恢复原状,具有重要的诊断价值。

3. 肌无力和肌萎缩　常先累及手部和前臂肌肉,继而累及头面部肌肉,尤其颞肌和咬肌萎缩最明显,患者面容瘦长,颧骨隆起,呈"斧状脸",颈消瘦而稍前屈,而成"鹅颈"。呼吸肌也常受累,引起肺通气量下降。部分患者有上睑下垂、眼球活动受限、构音障碍、吞咽困难、足下垂及跨越步态。

Note

4. 骨骼肌外的表现 成年患者较明显,病变程度与年龄密切相关。

(1)白内障:成年患者很常见。裂隙灯下检查白内障是发现轻症家族性患者的敏感方法。患者也可有视网膜色素变性。

(2)内分泌症状:①男性睾丸小,生育能力低;女性月经不规律,卵巢功能低下,过早停经,甚至不孕;②糖耐量异常,伴糖尿病的患者较多;③部分患者有宽额头及秃顶。

(3)心脏:心律不齐、心悸,甚至晕厥。常有Ⅰ度、Ⅱ度房室传导阻滞。

(4)胃肠道:平滑肌受累可出现胃排空慢、胃肠蠕动差、假性肠梗阻、便秘。有时因肛门括约肌无力可大便失禁。

(5)其他:部分患者消瘦,智力低下,听力障碍,多汗,肺活量减少,颅骨内板增生,脑室扩大等。

5. 肌电图检查 可见一次性收缩后引起一系列动作电位,为典型的"肌强直放电"。

(四)辅助检查

1. 肌电图 典型的肌强直放电对诊断具有重要意义。受累肌肉出现连续高频强直波逐渐衰减,肌电图扬声器发出一种类似轰炸机俯冲样声音。

2. 肌肉活组织检查 Ⅱ型肌纤维肥大,Ⅰ型肌纤维萎缩,伴大量核内移,可见肌浆块和环状肌纤维,以及肌纤维的坏死和再生。

3. 基因检测 患者染色体 19q13.3 的肌强直蛋白激酶基因的 3'-端非翻译区的 CTG 重复顺序异常扩增超过 100 次(正常人为 5~40 次),即可确诊。

4. 其他 血清 CK 和 LDH 等酶正常或轻度升高;血清免疫球蛋白 IgA、IgG、IgM 减少;心电图显示有房室传导阻滞;头颅 CT 及 MRI 示蝶鞍变小和脑室扩大。

(五)诊断

根据常染色体显性遗传史,中年缓慢起病,临床表现为全身骨骼肌强直、无力及萎缩,同时具有白内障、秃顶、内分泌和代谢改变等多系统受累表现。肌电图呈典型的肌强直放电,基因的 3'-端非翻译区的 CTG 重复顺序异常扩增超过 100 次,肌肉活检为肌源性损害,血清 CK 水平正常或轻度升高,诊断一般不困难。

(六)鉴别诊断

临床上主要与其他类型的肌强直鉴别。

1. 先天性肌强直 与强直性肌营养不良症的主要区别点是肌强直及肌肥大,貌似运动员,但肌力减弱,无肌萎缩和内分泌改变。

2. 先天性副肌强直(paramyotonia congenital) 突出的特点是出生后就持续存在面部、手、上肢远端肌肉遇冷后肌强直或活动后出现肌强直和无力,如冷水洗脸后眼睛睁开缓慢,在温暖环境下症状迅速消失,叩击性肌强直明显。为常染色体显性遗传,致病基因定位在染色体 17q23。患者寿命正常。

3. 高血钾型周期性瘫痪 10 岁前起病的弛缓性瘫痪伴肌强直,发作时血钾水平升高、心电图 T 波增高,染色体 17q13 的 α-亚单位基因的点突变检测可明确诊断。

4. 神经性肌强直(neuromyotonia) 又称 Isaacs 综合征,儿童及青少年期隐匿起病,缓慢进展,临床特征为持续性肌肉抽动和出汗,腕部和踝部持续或间断性痉挛。

(七)治疗

目前缺乏根本的治疗方法。针对肌强直可口服苯妥英钠 0.1 g,3 次/日;卡马西平 0.1~0.2 g,3 次/日;普鲁卡因胺 1 g,4 次/日;奎宁 0.3 g,3 次/日。但有心脏传导阻滞者忌用奎宁和普鲁卡因胺,可改用钙离子通道阻滞剂。物理治疗对保持肌肉功能有一定的作用。注意心脏病的监测和处理。白内障可手术治疗。内分泌异常者给予相应处理。

（八）预后

个体间差别很大。起病越早预后越差,有症状者多在 45～50 岁死于心脏病。症状轻者可接近正常生命年限。

二、先天性肌强直症

先天性肌强直症(myotonia congenita)又称为 Thomsen 病,最早由 Charles Bell (1832 年)报道,1876 年丹麦医师 Thomsen 详细描述了其本人及家族四代的患病情况,本病为常染色体显性遗传,主要临床特征为骨骼肌用力收缩后放松困难,患病率为(0.3～0.6)/10 万。

（一）病因及发病机制

Thomsen 病是由位于染色体 7q35 的氯离子通道(chloride channel,CLCN1)基因突变所致。该基因编码的骨骼肌电压门控性氯离子通道蛋白(chloride channel protein),是一种跨膜蛋白,对骨骼肌细胞膜内外的氯离子的转运起着重要作用。当 CLCN1 基因点突变引起氯离子通道蛋白主要疏水区的氨基酸替换(第 480 位的脯氨酸变成亮氨酸,P480L)时,使氯离子的通透性降低从而诱发肌强直。

（二）病理

主要病变在骨骼肌,肉眼可见肌肉肥大、苍白。光镜下肌纤维肥大,肌浆增多,肌膜内核增多且核中心移位,肌纤维横纹不清,主要累及 Ⅱ 型肌纤维,也可见少数肌纤维萎缩,可有肌小管聚集。

（三）临床表现

症状自婴儿期间开始,逐渐进行性加重,在成人期趋于稳定。临床表现为全身骨骼肌强直和肥大,肢体僵硬,动作笨拙,肌力基本正常,无肌肉萎缩,感觉正常,腱反射存在。静息后初次运动较重,如久坐后不能立即站立,静立后不能起步,握手后不能放松,但重复运动后症状减轻。面部、下颌、舌、咽和上肢肌强直较下肢明显,在寒冷的环境中上述症状加重。叩击肌肉可见肌球。呼吸肌及尿道括约肌受累可出现呼吸及排尿困难,眼外肌强直可出现斜视或复视。家族中不同患者肌强直的程度差异很大。寒冷刺激后上述症状加重。部分患者可出现精神症状,如易激动、情绪低落、孤僻、抑郁及强迫观念等。心脏不受累,患者一般能保持工作能力,寿命不受限。

（四）辅助检查

1. 体检 可见全身肌肉肥大,酷似"运动员"。叩击肌肉可见肌球或局部肌肉收缩出现持久凹陷。

2. 肌电图检查 出现肌强直电位,插入电位延长,扬声器发出轰炸机俯冲样或蛙鸣样声响。

3. 肌肉活组织检查 示肌纤维肥大、核中心移位、横纹欠清。

4. 其他检查 血清肌酶正常,心电图正常。

（五）诊断

根据阳性家族史,临床表现为婴儿期或儿童期起病的全身骨骼肌普遍性肌强直、肌肥大,结合肌电图、肌活检以及血清肌酶检查可以作出诊断。

（六）鉴别诊断

1. 强直性肌营养不良症 30 岁以后起病,肌力减弱、肌萎缩明显,无普遍性肌肥大,有白内障、前额秃发、睾丸萎缩、月经失调等,易与之鉴别。

2. 其他 还应与先天性副肌强直、神经性肌强直、高钾型周期性瘫痪等肌强直性肌病鉴别。

（七）治疗

目前尚无特效的治疗方法,药物可用苯妥英钠、卡马西平、普鲁卡因胺、乙酰唑胺（diamox）等减轻肌强直,但不能改善病程和预后。保暖也可使肌强直减轻。

（八）预后

本病预后良好,寿命不受影响。

第七节　代谢性肌病

代谢性肌病包括糖原累积病、脂质沉积病和线粒体肌病。糖代谢、脂肪酸氧化、氧化磷酸化等通路异常均可导致细胞代谢异常,由此而引起的疾病称为代谢性肌病。

一、线粒体肌病

线粒体肌病（mitochondria myopathy）是由线粒体 DNA（mitochondrial DNA,mtDNA）或核 DNA 缺陷引起线粒体呼吸链氧化代谢障碍所致的一组累及肌肉的遗传性疾病。它是以肌无力为主要表现的综合征,病理特征为破碎红纤维（ragged red fiber,RRF）。若线粒体肌病病变同时累及中枢神经系统则称为线粒体脑肌病。肌活检可见破碎纤维。

（一）病因及发病机制

线粒体（mitochondria）是给细胞供能的重要细胞器,人类 mtDNA 是主要编码呼吸链和能量代谢有关的蛋白。mtDNA 及编码线粒体相关蛋白的核 DNA（nDNA）发生突变,可导致编码线粒体在氧化代谢过程中必需的酶活载体发生障碍,从而影响某些酶介导的糖、脂和氨基酸代谢,不能产生足够维持细胞正常生理的 ATP,引起人体多器官的功能障碍。

（二）病理

肌活检可见典型的破碎红纤维。电镜下可见肌膜下或肌纤维间有大量线粒体堆积,大小形态异常,有时含有类结晶样包涵体。

（三）临床类型及临床表现

线粒体肌病和脑肌病临床表现复杂,临床常见的主要为线粒体脑肌病伴高乳酸血症和卒中样发作综合征与肌阵挛性癫痫伴肌肉破碎红纤维。

1. 线粒体脑肌病伴高乳酸血症和卒中样发作综合征（mitochondrial encephalomyopathy with lactic acidemia and stroke-like episodes,MELAS）

（1）母系遗传,常于儿童期发病。

（2）临床特征为线粒体肌病、高乳酸血症和卒中样发作。大多数表现为轻偏瘫、偏身感觉障碍、偏盲等,常伴有头痛、呕吐、反复癫痫发作等,此外,尚有智力低下、身材矮小、多毛、神经性耳聋等。

(3)血清 CK 正常或轻度增高,血清和脑脊液乳酸水平升高。头颅 CT 可见基底节对称性钙化。MRI 多提示后循环跨不同血管分布区的病灶,尤其是顶枕区最常受累。

(4)肌活检 Gomori 染色示 RRF,这些纤维在反映线粒体呼吸链功能的细胞色素氧化酶 C 染色上大多呈阳性,可见琥珀酸脱氢酶反应性血管(strongly positive SDH vessels)。

2. 肌阵挛性癫痫伴肌肉破碎红纤维(myoclonus epilepsy with ragged-red-fiber, MERRF)　母系遗传,青少年至中年起病,临床表现包括骨骼肌无力、疲劳不耐受、眼睑下垂、肌阵挛、癫痫全面性发作、共济失调、认知障碍、听力丧失等。肌活检同样可见大量破碎红纤维,但与 MELAS 不同的是,这些纤维的细胞色素氧化酶 C 染色多呈阴性,琥珀酸脱氢酶反应性血管少见,脂滴轻度增加。

(四)辅助检查

1. 血生化检查

(1)乳酸、丙酮酸最小运动量试验:约 80% 的患者呈阳性,即运动后 10 min 血乳酸和丙酮酸仍不能恢复正常。脑肌病者 CSF、乳酸含量也增高。此项检查对诊断本病有较大价值,可作为筛选项目。

(2)酶活性测定:是诊断本病的可靠指标。从新鲜肌标本中提取线粒体,测定其代谢过程中酶的活性,例如测定线粒体呼吸链酶复合体的活性,或测定一些载体是否缺乏等。

(3)约 30% 的患者的血清 CK 和 LDH 水平升高。

2. 肌肉活检　见前面病理所述,是诊断本病必不可少的项目。

3. 影像学检查　头颅 CT 或 MRI 示白质脑病、基底核钙化、脑软化、脑萎缩和脑室扩大。

4. 肌电图检查　60% 的患者为肌源性损害,少数呈神经源性损害或两者兼之。

5. 线粒体 DNA 分析　对诊断有决定性意义。

6. 脑电图检查　对伴有抽搐、癫痫样发作的线粒体脑肌病具有重要意义。

7. 心脏彩超检查　对伴有心脏损害的患者应常规进行心脏彩超等检查。

(五)诊断

主要根据患者的极度不能耐受疲劳以及各型脑肌病的临床表现,及时行肌电图检测、血乳酸和丙酮酸测定,如发现异常,应进行肌肉活检,以及形态学、生化学、遗传学检查以帮助确诊。

(六)鉴别诊断

线粒体肌病主要与重症肌无力、脂质沉积性肌病、多发性肌炎、肢带型肌营养不良症鉴别,也要与周期性瘫痪及其他代谢性疾病鉴别。线粒体脑肌病除了需与上述疾病鉴别外,还应与多发性硬化、急性播散性脑脊髓炎、脑血管病、心肌病、肌阵挛癫痫、血管性痴呆等鉴别。

(七)治疗

1. 饮食疗法　饮食治疗可减少内源性毒性代谢产物的产生。高蛋白、高碳水化合物、低脂饮食能代偿受损的糖异生和减少脂肪的分解。

2. 药物治疗　可给予静脉滴注 ATP 80～120 mg 及辅酶 A 100～200 U,每日一次,

持续10～20天，以后改为口服 ATP。辅酶 Q 10 和大量 B 族维生素可使血乳酸和丙酮酸水平降低。左卡尼汀可以促进脂类代谢、改善能量代谢，成人 1～3 g/d，分 2～3 次口服，儿童 50～100 mg/(kg·d)，每日最大剂量不超过 3 g。若血清肌酶谱明显升高可选择皮质激素治疗。对癫痫发作、颅压增高、心脏病、糖尿病等进行对症治疗。另外，中药如黄芪、党参、枸杞子等补气活血治疗及综合调理也可改善症状。

3．其他 物理治疗可减轻痛苦。

（八）预后

预后与发病年龄和临床表现密切相关，发病年龄越早，临床症状越多，预后越差。

二、糖原累积病

糖原累积病（glycogen storage diseases，GSDs）是一组由于先天性酶缺陷所造成的遗传性糖原代谢障碍疾病。其临床表现多样，可累及多系统或仅累及骨骼肌，根据酶缺陷或转运体的不同可分为十几个类型。

（一）病因及发病机制

糖原在机体的合成与分解是在一系列酶的催化下进行的，由于基因缺陷导致的糖代谢途径中的某个酶缺乏或活性降低，糖酵解和糖原分解异常，造成能量产生障碍及糖原颗粒堆积，累及肝、肾、心、肌肉甚至全身各器官。糖原颗粒沉积在肌肉组织中，挤压破坏肌纤维结构，可引起肌纤维收缩障碍，表现为肌无力和肌萎缩；糖原利用障碍导致不能及时供应能量，出现疲劳不耐受。

（二）病理

可见肌纤维大小不等，肌核内移，肌纤维坏死，肌纤维胞浆内可见大小不等的空泡，空泡内有嗜碱性颗粒或斑块状异染物质。特征性的病理改变为过碘酸-雪夫（PAS）染色显示部分肌纤维及空泡内强着色，并可被淀粉酶消化。酸性磷酸酶（ACP）染色可见肌纤维内酶活性明显增强，呈多发阳性颗粒或斑块。电镜下观察可见肌细胞胞浆内不同程度的糖原颗粒增多，自噬空泡，肌丝结构断裂，少数伴有线粒体增多。

（三）临床表现及诊断

糖原累积病的临床表现可分为两方面：一是运动疲劳不耐受，表现为运动相关的肌痉挛、肌痛、急性反复发作的横纹肌溶解/肌球蛋白尿；二是表现为进行性肌无力和肌萎缩。

三、脂质沉积病

脂质沉积病为一组较为复杂的由脂质代谢异常所致的肌病。本病多见于青少年及儿童，临床特点为逐渐进展的肌肉无力，以四肢肌为主，近端重于远端。有时病程突然加重呈波动性。有时可有疲劳和运动相关疼痛，但不是患者的主要诉求。发作期血清 CK、SGOT、LDH 明显升高，肌电图提示为肌源性损害。发作期肌肉病理检查可见肌浆内大量脂滴空泡，以 I 型肌纤维受累为主，可有肌纤维破坏现象。电镜可见无界膜的脂质空泡呈平行或簇样排列，肌纤维结构破坏，线粒体外形、结构异常。治疗上主要用核黄素100 mg/d，添加左卡尼汀和辅酶 Q10 治疗也有一定的帮助。

能力检测

1. 重症肌无力的诊断依据是什么？
2. 重症肌无力危象有哪几种？处理原则是什么？
3. 简述周期性瘫痪的分型、临床表现及治疗。
4. 多发性肌炎和皮肌炎如何诊断和治疗？

Note

第十五章　神经系统疾病伴发的精神障碍

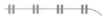

学习目标

1. 掌握:神经系统疾病伴发的精神状态如抑郁、焦虑、躯体形式障碍、睡眠障碍的概念。

2. 熟悉:抑郁、焦虑、躯体形式障碍、睡眠障碍的诊断及治疗原则。

3. 了解:神经系统疾病伴发的精神障碍的病因、机制及辅助检查。

 案 例 引 导

　　患者,男,36岁,公司职员。一年前眼眶上方长了一个骨肿瘤,手术切除后发现是恶性的,但是发现得早,没有转移;又做了一些后续的治疗,医生告诉他定期复查。3个月后,他感觉手术部位有一点点疼痛,时有时无,去医院做了相关检查,没发现问题;以后疼痛逐渐加重,疼痛部位也逐渐扩大,从眼眶上方,到脑门,到脑子里面。这期间不断地找医生咨询、检查,CT、MRI都做过,还是没有发现问题;手术医生解释不了他的头痛,他就更加担心和害怕,"瘤子是恶性的,会复发、会转移,是不是现在肿瘤太小了查不出来? 如果没事,为什么头痛呢?"由于疼痛难忍,开始服用止痛药物。请问:

　　1. 该患者目前属于哪种精神障碍?

　　2. 如何进行评定?

　　3. 如何对患者进行治疗?

第一节　概　　述

　　神经系统疾病伴发的精神障碍广义上包括脑器质性精神障碍(由于外伤、肿瘤、脑部感染、脑血管病变等引起的精神障碍)以及疾病过程中出现的各种反应性情绪障碍、躯体化障碍和睡眠障碍等。

　　《中国精神障碍分类与诊断标准》第三版(CCMD-3)中器质性精神障碍症状标准为:①有神经系统及实验室检查证据;②有脑病、脑损伤或可引起脑功能障碍的躯体疾病,并

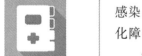

至少有下列一项：a.智能损害征；b.遗忘综合征；c.人格改变；d.意识障碍；e.精神病性症状（如幻觉、妄想、紧张综合征等）；f.情感障碍综合征（如躁狂综合征、抑郁综合征等）；g.解离（转换）综合征；h.神经症样综合征（如焦虑综合征、情感脆弱综合征）。

神经系统疾病易于和抑郁或焦虑伴随或共病，本章所用"抑郁"和"焦虑"术语主要是指抑郁和焦虑状态，即严重程度达中等或以上，超出患者所能承受的程度或自我调整能力，对其生活和社会功能造成影响，但这种焦虑、抑郁并不一定达到或符合精神障碍的具体诊断标准。若患者症状达到抑郁症及焦虑症诊断标准，应就诊于精神科。

躯体形式障碍的主要特征是患者反复陈述躯体症状，不断要求给予医学检查，无视反复检查的阴性结果并拒绝接受"心理因素"作为原因的解释。部分患者存在神经系统疾病，但其所患疾病不能解释患者所述症状的性质、程度或患者的痛苦。这部分患者是神经科门诊常见患者，占神经系统疾病相关精神障碍的 52.0%，以慢性疼痛症状最常见。躯体形式障碍男女均有，为慢性波动性病程。

睡眠障碍（sleep disorders）是指睡眠的量、质或定时的异常，或者是在睡眠中或睡眠觉醒转换时发生异常的行为或生理事件。40% 以上的人存在睡眠障碍，其中 75% 是40～60 岁的中老年人，女性发病率是男性的 1.5 倍。引起睡眠障碍的原因很多，包括生理、心理、环境等因素的改变，以及药物、神经精神和躯体疾病。睡眠障碍是很多躯体疾病、神经精神疾病的表现之一，睡眠障碍及其相关性疾病不及时处理和调整，又可诱发更为严重的躯体和心理疾病，其在神经科临床上越来越受到重视。

第二节　抑　　郁

一、概述

（一）抑郁的概述

抑郁是神经系统疾病伴发的常见疾病，以精神障碍为主。抑郁是由各种原因引起、以显著且持久的情绪低落为主要临床特征的一类心境障碍，影响社会功能。抑郁状态是一组症状综合征，以显著抑郁心境为主要特征，丧失兴趣或愉快感，表现有情绪、行为和躯体症状，一般为病理性，持续时间略长，需要医学处理，本章所涉及抑郁，是指神经系统疾病伴发的症状，泛指患者在各种神经系统疾病中或疾病后所表现出来的情绪低落及兴趣丧失，通常为抑郁状态。

1. 抑郁的定义　抑郁（depression）是日常生活中常见的一种负性情绪体验，其主要表现为情绪低落。如持续时间短，为正常心理反应，多数不需要处理。抑郁障碍即抑郁症，是一种扰乱人们生活的精神疾病，从情绪体验到躯体感受，造成思维、情绪、行为和自我感知方式等多方面发生改变。

2. 抑郁的发病机制　神经系统疾病伴发的抑郁发病机制复杂。抑郁和原发疾病之间的关系有两个方面：一是疾病本身症状，有神经解剖和生化等生物学基础；二是反应性症状，即由躯体症状导致的变化（躯体功能丧失、社会功能损害、社会地位的改变及人际关系的变化）延伸为精神心理症状，是患者的一种心理应激反应。常见研究机制如下所述。

（1）原发性内源机制学说：病损部位累及去甲肾上腺素能和 5-羟色胺（5-HT）能神经元及其传导通路，致使 NE 和 5-HT 含量下降而致抑郁。PET 研究支持该学说。

（2）反应性机制学说：即家庭、社会、心理等多种影响因素导致反应性抑郁。流行病学研究表明，脑卒中后抑郁发生率最高时并非在卒中的急性期，支持此学说。

①脑卒中后抑郁（poststrokedepression，PSD）的病因：脑卒中后抑郁发病率高，研究显示约 2/3 脑卒中患者再发病后两年中伴发抑郁症状，机制复杂。

②帕金森病（PD）伴发抑郁的病因：帕金森病伴发抑郁的发生率甚高，发生率约为 40%，其机制尚不明确。PD 伴发抑郁的发生率在疾病早期和后期各有一个高峰期，早期的抑郁可能是一种反应性抑郁的表现，后期的抑郁可能主要是由于疾病进程和药物治疗不敏感所致。帕金森病患者的抑郁程度一般为轻、中度，重度不多。

③阿尔兹海默病 AD 伴发抑郁的病因：早期 AD 患者的轻度抑郁可能与心理反应有关，而晚期合并抑郁可能更多地涉及 AD 患者脑内神经生物学的变化。

（二）抑郁的临床表现

神经系统并发抑郁与抑郁症的临床表现基本相同。其区别在于是否存在神经系统原发疾病相应的临床表现。抑郁症的临床表现包括三部分，即核心症状、心理症状和躯体症状。

1. 核心症状 主要包括情绪低落、兴趣缺乏和乐趣丧失。

（1）情绪低落：常常表现为心情不好、悲观、自我评价降低。有无用感、无助感或绝望感，对疾病的治疗和康复失去信心，认为生活毫无价值，甚至厌世，产生自杀观念和行为。

（2）兴趣缺乏：对以往的兴趣或各种文体活动（如下棋、打牌、读书、看电视、听音乐等）均缺乏兴趣，典型者对任何事物都缺乏兴趣，离群独居，回避一切社交。

（3）乐趣丧失：无法从家庭、工作或生活中体验到乐趣，又称快感缺失。

以上三个核心症状可以在一个患者身上同时出现，且是相互联系、互为因果的。可以同时出现三个核心症状，也可只表现其中一种或者两种以上核心症状。

2. 心理症状 又称伴随症状，主要包括焦虑、自罪自责、精神病性症状（妄想或幻觉）、认知症状、自杀观念或行为等。

（1）焦虑：焦虑往往与抑郁同时存在。焦虑时常可伴发躯体症状，如心悸、胸闷、汗多、尿频等。

（2）自罪自责：无端内疚，认为自己的疾病给家人带来了负担，对不起家人甚至对过去的一些错误或过失痛悔不已，妄加自责，严重者达到妄想的程度。

（3）精神病性症状：主要包括妄想和幻觉。妄想又可分为两种：一种是与心境相和谐的妄想，即妄想的内容与其抑郁心境相称，如脑血管病无法恢复妄想、罪恶妄想、灾难妄想、无价值妄想等，或常听到一些谴责自己、嘲弄自己的听幻觉等；另一种为与心境不和谐的妄想，即妄想的内容与抑郁状态不相称，如被害妄想、被折磨妄想等。

（4）认知症状：主要是注意力和记忆力的下降。

（5）自杀观念或行为。

3. 躯体症状 又称生物学症状，主要表现为睡眠障碍、食欲紊乱、性功能减退以及体重下降、便秘、全身疼痛不适等非特异性躯体症状。

（1）睡眠障碍：合并抑郁的睡眠障碍表现为入睡困难，夜间梦多、早醒、睡眠感丧失等，早醒对抑郁最具特征意义。部分患者会出现睡眠感缺失，临床上称为主观性失眠。

（2）食欲紊乱：食欲减退发生率约 70%，食欲下降，重者可出现体重减轻。部分可表现为食欲亢进和体重增加。

（3）性功能减退：与情绪低落是一致的，性欲减退乃至完全丧失。

（4）非特异性躯体症状：精力下降、头痛头昏、胸闷心慌、全身任何部位的疼痛、麻木、肌肉跳动或抽动、心慌气短乃至胸前区疼痛，尿频、尿急、胃肠道功能紊乱、多汗等。

（三）辅助检查

神经系统的影像学检查，如颅脑 CT、MRI 可以提供神经系统疾病的病变证据。生化检查可能发现与基础疾病相关的异常。

（四）抑郁的诊断及鉴别诊断

目前尚无神经系统疾病伴发的抑郁障碍的诊断标准，主要是参考抑郁症的诊断标准。原发病基础上出现情绪低落、兴趣缺乏或乐趣丧失等抑郁核心症状，合并一些心理症状或躯体症状是抑郁诊断的主要依据，抑郁量表的评定分达到标准有助于抑郁诊断。

抑郁可以表现为慢性疲劳状态或其他内科疾病的躯体症状，这些情况称为隐匿性抑郁或抑郁等位症，应与躯体器质性疾病相鉴别。鉴别中需要注意的是，患者抑郁症状突出表现为动力不足、运动迟滞和躯体症状主诉，而这些表现与患者躯体疾病症状的严重程度不相符，难以用躯体疾病本身特点来解释。早期痴呆可以表现为抑郁；反之，隐匿性抑郁常引起思维和记忆困难，称为假性痴呆，应与阿尔兹海默病等以痴呆为主要表现的疾病相鉴别，仔细深入的精神检查可发现，痴呆者表现出记忆、注意、计算和判断等认知能力的损害，而抑郁者则表现为心境的低落。

二、抑郁的评定

抑郁症相关的评估量表测评可以帮助判断是否有抑郁情绪，以及抑郁情绪的严重程度，常用的评定量表有抑郁自评量表（SDS）、汉密尔顿抑郁量表。

抑郁自评量表（SDS）由 20 个陈述句组成。每一条目相当于一个有关症状，按 1～4 级评分。评定时间跨度为最近 1 周。20 个条目反映了抑郁状态四组特异性症状，能有效地反映抑郁状态的有关症状及其严重程度和变化情况，评分不受年龄、性别、经济状况等因素的影响，并且操作方便，容易掌握，因而应用十分广泛，可用于心理咨询中判断来访者的抑郁程度，也可特别应用于综合医院以发现抑郁症患者（详见《心理卫生评定量表手册》）。

汉密尔顿抑郁量表由汉密尔顿（Hamilton）于 1960 年编制，是临床上评定抑郁状态时应用得最为普遍的量表。本量表有 17 项、21 项和 24 项 3 种版本，这里介绍的是 24 项版本。这些项目包括抑郁所涉及的各种症状，并可归纳为 7 类因子结构。本量表适用于有抑郁症状的成年患者，可用于抑郁症、躁郁症、神经症等多种疾病的抑郁症状的评定，尤其适用于抑郁症（详见《心理卫生评定量表手册》）。

三、抑郁的康复治疗

1. 心理治疗　主要是通过解释、鼓励、支持、安慰、提高认知功能等方法，涉及内容包括认知行为、精神分析、人际关系和婚姻家庭等方面，这些需要患者家属及亲友共同配合来进行。

对轻度抑郁障碍患者，选择单一心理治疗时，建议采用以下原则：

（1）心理治疗以消除当前障碍症状为目的；

（2）在制订治疗计划时，不以改变和重塑人格作为首选目标；

（3）一般应该限时；

（4）如果患者治疗效果不完全，对症状的进一步评估也有助于下一步治疗措施；

（5）如果治疗6周抑郁症状无改善或治疗12周症状缓解不彻底，则需考虑重新评价和换用或联用药物治疗。

具体方法：

（1）疏导与宣泄：患者在寻求心理治疗前的处境是无人理解、无处诉说的，因此医生要关心、富有同情心、安静地倾听，使患者清楚他的痛苦已被人们作为现实接受了。

（2）在与患者交谈中要避免矛盾性及可引起患者误解的表述。

（3）不因治疗困难而失去信心，要以足够的耐心，坚韧地带领患者度过发病期。

（4）接受现实，积极行动：森田疗法将顺其自然、为所当为视为一种生活的态度，通过积极的行动，去获得成功和喜悦。

（5）健全人格与完善自我：精神分析理论认为抑郁症的产生是缺乏基本的安全感，将挫折转化为针对自己的愤怒，因而颓丧、抑郁。所以应让患者了解自己心理动态与病情，洞察自己对困难的反应模式来促进人格的成长。

（6）社会支持：社会支持、家人、朋友、同学的精神支持，可以改变患者不良认知和提高其适应能力，有助于改善人际关系。

2. 药物治疗 传统的抗抑郁药有单胺氧化酶抑制剂（MADIs）和三环类抗抑郁药（TCAsh），前者包括苯乙肼、异卡波肼等，后者包括阿米替林、地昔帕明、去甲替林等。但这类药物由于其毒副作用大，不良反应多，患者常无法耐受，加之其治疗剂量与中毒剂量相近，目前已较少使用。新型抗抑郁药物选择性5-HT再摄取抑制剂（SSRIs）如氟西汀、帕罗西汀、舍曲林、氟伏沙明、西酞普兰和艾司酞普兰。选择性NA再摄取抑制剂（SNRIs）如米安色林。5-HT、NA再摄取抑制剂（NARIs）如文拉法辛和度洛西汀。NA及特异性5-HT能抗抑郁药（NSSA）如米氮平。另外还有选择性5-HT再摄取促进剂（SSRAs）如噻奈普汀等。SSRIs类药物由于其较好的安全性，临床可作为神经系统疾病伴发抑郁的首选药物，其中氯西汀具有激活作用，可用于运动迟滞的患者；帕罗西汀治疗焦虑症状相对较强，可治疗伴发焦虑患者；而舍曲林具有一定的镇静作用，可用于改善患者的睡眠；米氮平具有较强的H_1受体阻断作用，对治疗伴失眠的抑郁患者有效，但应注意患者对药物的耐受性，特别是老年患者；文拉法辛对5-HT和NA神经元均有作用，因而抗抑郁作用较强，同时具有抗焦虑作用，治疗起效也较快，但应注意其对血压的影响，特别是伴高血压的老年患者和脑血管疾病患者。

实践证明，普及抑郁症的基本知识及相关的心理卫生常识宣传，使神经系统疾病患者能及时识别抑郁症，而及时得到正规治疗，调动发挥各种社会资源，通过各种有效的途径和方法，预防抑郁症的复发，是家庭、社会防治的重点。

第三节 焦 虑

一、概述

（一）焦虑的概述

焦虑（anxiety）是神经内科最常见的心理障碍，通常是一种处于应激状态时的正常情绪反应,表现为内心紧张不安,预感到似乎要发生某种不利情况,属于人体防御性的心理反应,多数不需要处理。焦虑障碍即焦虑症,是一类疾病诊断,症状持续、痛苦,严重影响患者日常功能,并导致异常行为,需要治疗,引起焦虑的躯体疾病原因中,约 1/4 的与神经内科疾病有关。焦虑状态是一组症状综合征,表现为个体有与处境不相符的情绪体验,可伴睡眠困难,属病理性,一般需要医学处理。焦虑障碍给患者自身、家庭、社会带来严重影响。

1. 焦虑的定义　　焦虑是以广泛性和持续性焦虑和反复发作的惊恐不安为主要特征的神经症性障碍,常伴有烦躁、胸闷、心悸、呼吸急促、口干、尿频、尿急、出汗、震颤等植物神经症状和运动性紧张。上述症状并非由实际威胁危险所引起,或其紧张不安与恐慌或与现实处境很不相称。

2. 焦虑的发病机制　　焦虑与 5-HT、NA、多巴胺和 7-氨基丁酸等神经递质有关,其中 5-HT 增高与焦虑的关系最为密切。焦虑的产生与神经功能缺损的严重程度及损伤容积大小有关,是对躯体残疾产生的心理应激反应。焦虑存在着身心两方面的病理过程,是生物、心理、社会因素等综合作用的结果。

（二）焦虑的临床表现

1. 心理症状　　过度担心的心理体验和感受是焦虑的核心症状。神经系统疾病患者出现与真实病况不相符合的痛苦性情绪体验,感到危险即将发生,自觉无能力面对疾病威胁,内心处于高度警觉状态,感到烦躁不安、害怕恐惧、不祥预感等。

2. 躯体症状　　是反应性的交感神经兴奋引起的躯体症状。其躯体症状表现多种多样,但缺少证明疾病的阳性体征和证据。呼吸系统、心血管系统、神经系统、泌尿生殖系统以及皮肤血管反应性症状较常见。

3. 行为表现　　为情绪表达和躯体运动症状等外在行为学表现。如表情紧张、双眉紧锁、脸面痉挛、笨手笨脚、坐立不安、来回走动、小动作多(抓耳挠腮、搓手、弹指、踢腿)、姿势僵硬、肌肉紧张僵硬、全身或局部不自主震颤或发抖、奔跑呼叫、哭泣等;说话唐突、语无伦次、言语结巴,注意力不集中、思绪不清,或警觉性增高、情绪易激动等,极度焦虑患者还可出现回避行为。

（三）焦虑的辅助检查

焦虑情绪反应一般都伴有生理指标的改变,生理指标可间接反映焦虑的水平。通常使用的指标包括:皮肤电反应、皮肤导电性、皮肤温度、皮肤血流容积、肌电图、心率、血压、呼吸频率和掌心出汗等。但生理指标测量焦虑缺少常模数据,多用于研究领域,临床应用较少。

（四）焦虑的诊断及鉴别诊断

神经系统疾病伴发焦虑的诊断主要依据临床表现(符合《国际精神行为疾病分类》第10 版旗帜性焦虑障碍的诊断标准),结合量表评分。原发病基础上出现焦虑症的心理体验、自主神经系统兴奋的躯体化症状及运动行为表现是诊断核心,焦虑量表评分达到焦虑标准有助于诊断(汉密尔顿焦虑量表标准分≥14 分)。

正确的诊断基于对病史、症状、体征的全面掌握,采集焦虑患者的临床资料,应注意:①焦虑障碍的主观感受和行为表现:不同个体面对疾病压力所表现出的不同内心感受和体验,以及焦虑相关的紧张性行为表现。②了解患者对疾病的认识、社会适应功能情况,观察、分析焦虑行为症状和器质性疾病之间的关系。③选择合适的量表评定焦虑状况,根据评定结果,参考常模焦虑水平的划界分值,了解患者焦虑的程度或作出辅助性诊断。

另外,许多药物的长期和过量应用可出现典型的焦虑障碍,如拟交感药物、阿片类药物、激素、镇静催眠药和抗精神病药物等,可根据其服药史和对药物反应的特点来进行判断。

二、焦虑的评定

焦虑自评量表(SAS),简单常用,主要是用于评定焦虑患者的主观感受。

汉密尔顿焦虑量表(HA-MA)(表 15-1),为经典的焦虑评定量表,量表分为躯体性、精神性两项因子分,可进一步了解患者的焦虑特点,主要用于评定神经症和其他患者的焦虑程度。焦虑状态-特质问卷(STAI),前 20 项评定状态焦虑,后 20 项评定特质焦虑,具有广泛的适应性。贝克焦虑量表(BAI),适合具有焦虑症状的成年人,主要用于测量受测者主观感受到的焦虑程度。综合性医院焦虑抑郁量表(HAD),主要应用于综合性医院患者中焦虑和抑郁情绪的筛查。

表 15-1 汉密尔顿焦虑量表

症状	特点	评分
焦虑心境	担心、担忧,感到有最坏的事情将要发生,容易激惹	0 1 2 3 4
紧张	紧张感、易疲劳、不能放松,情绪反应,易哭、颤抖、感到不安	0 1 2 3 4
害怕	害怕黑暗、陌生人、一人独处、动物、乘车或旅行及人多的场合	0 1 2 3 4
失眠	难以入睡、易醒、睡得不深、多梦、梦魇、夜惊、醒后感疲倦	0 1 2 3 4
认知功能	又称记忆、注意障碍。注意力不能集中,记忆力差	0 1 2 3 4
抑郁心境	丧失兴趣、对以往爱好缺乏快感、忧郁、早醒、昼重夜轻	0 1 2 3 4
肌肉系统症状	肌肉酸痛、活动不灵活、肌肉抽动、肢体抽动、牙齿打战、声音发抖	0 1 2 3 4
感觉系统症状	视物模糊、发冷发热、软弱无力感、浑身刺痛	0 1 2 3 4
心血管系统症状	心动过速、心悸、胸痛、血管跳动感、昏倒感、心搏脱漏	0 1 2 3 4
呼吸系统症状	胸闷、窒息感、叹息、呼吸困难	0 1 2 3 4
胃肠道症状	吞咽困难、嗳气、消化不良(进食后腹痛、胃部烧灼痛、腹胀、恶心、胃部饱感)、肠鸣、腹泻、体重减轻、便秘	0 1 2 3 4
生殖泌尿系统症状	尿意频数、尿急、停经、性冷淡、过早射精、勃起不能、阳痿	0 1 2 3 4
植物神经系统症状	口干、潮红、苍白、易出汗、易起"鸡皮疙瘩"、紧张性头痛、毛发竖起	0 1 2 3 4
会谈时行为表现	(1)一般表现:紧张、不能松弛、忐忑不安、咬手指、紧紧握拳、摸弄手帕、面肌抽动、不停顿足、手发抖、皱眉、表情僵硬、肌张力高、叹息样呼吸、面色苍白 (2)生理表现:吞咽、打呃、安静时心率快、呼吸快(20 次/分以上)、腱反射亢进、震颤、瞳孔放大、眼睑跳动、易出汗、眼球突出	0 1 2 3 4
总　分		

注:所有项目采用 0~4 分的 5 级评分法。各级的标准为:"0"为无症状,"1"为轻,"2"为中等,"3"为重,"4"为

极重。

结果分析：总分超过 29 分，可能为严重焦虑；超过 21 分，肯定有明显焦虑；超过 14 分，肯定有焦虑；超过 7 分，可能有焦虑；如小于 6 分，患者没有焦虑症状。一般划界分，HA-MA 14 项分界值为 14 分。

三、焦虑的康复治疗

1. 心理治疗　最常用的心理治疗包括认知治疗、行为治疗或认知-行为治疗等。可以向患者讲解其所患神经系统疾病的相关知识，帮助患者明确病因、诱因，确定影响因素，学习控制焦虑症状的简便方法等，既有直接治疗作用，又能帮助患者建立治疗信心。此外运用行为治疗如放松训练、系统脱敏等处理焦虑引起的躯体症状，也有一定疗效。通过生物反馈训练使患者放松，可以减轻焦虑。

2. 药物治疗　一般来说对于迁徙性、程度较轻的焦虑患者可以不给予药物治疗，对症状较严重者，要考虑使用药物，常用抗焦虑药有苯二氮䓬类药物，可稳定情绪，减轻焦虑及紧张状态，改善睡眠，对应急期焦虑患者可考虑短期使用，一般治疗时间不超过 2～3 周，对轻症病例可以间断应用。丁螺环酮作为一种选择性 5-HT 激动剂，对广泛性焦虑障碍及其他焦虑性障碍有效，且没有明显的镇静、嗜睡及体重增加的副作用，尤其适用于门诊治疗。目前抗抑郁药物是临床治疗焦虑的主要选择，其中 SSRI 类药物因其临床应用的安全性和有效性，已成为治疗躯体疾病伴发焦虑性障碍的首选药物。研究证实，SSRI 类药物对惊恐发作和广泛性焦虑均有效，SNRI 类药物对广泛性焦虑也有效。对于自主神经症状突出的患者，尤其是心悸等心血管症状明显者，可选用 P 受体阻滞剂辅助治疗。

第四节　躯体形式障碍

一、概述

(一) 躯体形式障碍的概述

躯体形式障碍(somatoform disorder)的主要特征是患者反复陈述躯体症状，认为其疾病在本质上是躯体性的，需要进一步检测，常有一定程度寻求注意行为，若患者不能说服医生接受此观点，便会非常不满而加剧寻求注意行为。

1. 躯体形式障碍的定义　躯体化指的是患者体验或表达躯体不适和症状的倾向，但这类不适和症状表现难以用病理来解释。躯体形式障碍是一种以持久地担心或相信各种躯体不适或症状的优势观念为特征的神经症。患者反复陈述躯体症状，不断要求给予医学检查，无视反复检查的阴性结果。躯体疾患可能与躯体化表现共存，可能被躯体化症状所掩饰，或促进躯体化表现更为明显。躯体形式障碍为神经科门诊最为常见的精神障碍，以慢性疼痛症状最常见。国内采用躯体形式障碍筛选表和躯体障碍评定表检查神经内科门诊患者，筛查了 3346 例综合医院门诊患者，躯体形式障碍患病率约 18.2%。

2. 躯体形式障碍的发病机制　躯体形式障碍是针对社会-心理应激的一种心理反应，其机制包括：

(1) 一些遗传研究认为，躯体形式障碍与遗传易患素质有关，但尚不清楚遗传的具体贡献。

（2）神经生理研究表明，躯体形式障碍的患者存在脑干网状结构滤过功能障碍。正常情况下，网状结构为提高高级中枢的信息加工效率，将注意力指向外界，过滤了体内脏器正常活动的信息。一旦这种滤过功能失调，各种生理变化信息不断被感受，久而久之这些生理变化就可能被患者体验为躯体症状。

（3）认知心理因素：这类患者多具有敏感多疑、固执、对健康过度关心的神经质人格特征，注意力过多集中于自身的躯体不适及其相关事件上，导致感觉阈值降低，增加了对躯体感觉的敏感性，易于产生各种躯体不适和疼痛。

（4）社会因素：父母对疾病的态度，早年与慢性疾病患者生活在一起是发生躯体形式障碍的易患因素。童年期受到父母过度的照顾或缺乏照顾都可促使成年后躯体形式障碍的形成。躯体形式障碍患者的症状常常是他们儿童期所看到的患慢性疾病家属的症状模式。

（二）躯体形式障碍的临床表现

躯体化表现可涉及躯体的任何部位、任何功能和任何器官系统，可模仿任何躯体疾病的表现。躯体形式障碍作为一种精神疾病，主要表现为下列类型。

1. 躯体化障碍（somatization disorder）　主要特征为多种多样、反复出现、时常变化的躯体症状。症状可涉及身体的任何系统和部位，各种医学检查不能证实有足以解释其躯体症状的任何器质性病变，常存在明显的焦虑或抑郁情绪，伴有社会、人际和家庭方面的社会功能损害。最常见的是消化道症状（如疼痛、呃逆、反酸、呕吐、便秘或腹泻），头痛、其他部位疼痛、性功能障碍、呼吸循环系统症状和假性神经症状。

2. 疑病障碍（hypochondriasis）　又称疑病症，即疑病性神经症，主要特征为患者对身体的不适症状或感觉的错误理解，导致其具有罹患某种严重疾病的恐惧或先占观念，而不仅仅是过分关注自身的症状。医学检查的客观证据不支持，也无法用其他精神障碍解释，医生向患者反复解释与保证，患者的疑病观念仍然持续存在，并且可反复寻求不适当的医疗检查和帮助，导致其出现日常生活、职业、社会交往等方面的功能损害，病程多呈慢性。

3. 躯体形式自主神经紊乱（somatoform autonomic dysfunction）　主要特征为症状集中在主要受自主神经支配的器官或系统的躯体障碍，即心血管系统、消化系统、呼吸系统及泌尿生殖系统。本类障碍中，患者在自主神经兴奋症状（如心悸、出汗、脸红、震颤）的基础上，又附加了非特异性的主观性症状，如部位不定的疼痛、烧灼感、沉重感、肿胀感、紧束感等，并坚持将症状归咎于某一特定的器官或系统，经检查这些症状都不能证明这些器官或系统有相应的器质性躯体疾病，有时可有生理功能的轻度紊乱，如呃逆、胃肠胀气、过度换气，但这些紊乱本身并不扰乱有关器官或系统的基本生理功能。

4. 躯体形式疼痛障碍（somatoform pain disorder）　主要临床特征为持续、严重的疼痛，该疼痛不能用生理过程或躯体障碍予以合理的解释。患者常感到痛苦，社会功能受损。情绪冲突或心理社会问题与疼痛的发生相关，经过医学检查，未发现疼痛的部位有相应的器质性躯体疾病。常见的疼痛为头痛、非典型面部痛、腰背痛和慢性盆腔痛，疼痛可位于体表、深部组织或内脏器官，性质可为胀痛、酸痛、钝痛或锐痛。发病高峰年龄为30～50岁，女性多见。患者常以疼痛为主诉反复就医，并伴有焦虑、抑郁和失眠、社会功能受损，服用多种药物，甚至导致镇静止痛药物依赖。

（三）躯体形式障碍的辅助检查

躯体形式障碍的诊断为排他性诊断，没有特异性的检查措施。相关实验室和辅助检查没有器质性损伤的证据,或者神经系统体检发现与患者的临床表现不符时,就要考虑合并有躯体形式障碍。此外,如90项症状自评量表(SCL-90)、抑郁自评量表(SDS)和焦虑自评量表的躯体化情况及对抑郁焦虑的情绪进行评分,对诊断具有辅助作用。

（四）诊断与鉴别诊断

临床上发现患者出现很多躯体不适症状的主诉,但其症状的严重程度或持续时间与神经系统基础疾病很不相称,医学检查不能发现与躯体不适症状相应的器质性病变的证据,这些临床特征持续存在者可诊断为躯体形式障碍。

诊断过程中应注意以下问题:①症状的持续时间:相对急性表现的躯体化症状持续较短,可能是对躯体疾病或其他社会心理因素的短暂的心理反应,可以自行消失,而长期持续存在的反复发作的躯体化即为躯体形式障碍。②疑病化的程度:躯体化患者主诉多种躯体不适症状,但其症状的严重程度或持续时间与躯体疾病不相符,体格检查和实验室检查未能发现与躯体不适症状相应的器质性病变证据,而患者则对自身不适感受念念不忘,过分担心、坚信患躯体疾病,并追求医学诊断和治疗,但这种信念未达到妄想的程度。③心理特征的影响:躯体化症状是个体内心冲突和情绪的外在表现形式,因而其受患者的个性特点和表达方式的影响,其表现形式因人而异,症状的轻重不同,如从转换症状的漠然表现,到自疑将死或严重残疾的惊恐或抑郁表现。

对于躯体化表现的鉴别诊断主要是与器质性疾病相鉴别,诊断功能性疾病时首先排除器质性疾病。临床常见下列问题需与躯体形式障碍相鉴别。

1. 疼痛　是躯体形式障碍最为常见的症状,在神经系统器质性疾病中疼痛也比较常见,其最典型的是头痛。常见的神经系统器质性头痛有偏头痛、紧张性头痛以及外伤药物等引起的头痛等。此外,如中枢神经系统感染、蛛网膜下腔出血、脑出血等颅内疾病也可以有头痛的表现。诊断上首先要排除器质性疾病,进行相关检查。如疼痛无法找到客观的医学依据,或者其症状的严重程度或持续的时间很不相称,用任何器质性疾病都难以解释的疼痛,病程至少达3个月,可考虑躯体形式障碍。但临床上对于躯体形式障碍的诊断一定要谨慎,不要根据患者有心理诱因、初步检查未发现阳性体征、有一定的暗示性等就轻易作出躯体形式障碍的诊断,要仔细观察,以免误诊、误治。

2. 抑郁症　抑郁症常伴有躯体不适症状,而躯体形式障碍也常伴有抑郁情绪。鉴别时一方面要考虑症状发生的先后;另一方面,要分析症状的特征。如为重性抑郁,尚有一些生物学方面的症状,如早醒、晨重夜轻的节律改变,体重减轻及精神运动迟滞、自罪自责、自杀言行等症状,求治心情也不如躯体形式障碍强烈,而药物治疗效果较好等可鉴别。

3. 精神分裂症　早期可有疑病症状,但其内容多离奇、不固定,有思维障碍和常见的幻觉和妄想,患者并不积极求治,可以与之鉴别。

二、躯体形式障碍的评定

对躯体化患者的全面评定是适宜治疗的基础,评定涉及生物、社会、心理诸方面,临床常用量表为症状自评量表(Self-reporting Inventory),又名90项症状清单(SCL-90),同时也称为Hopkin症状清单(HSCL,编制年代早于SCL-90,作者为同一人,HCSL最早版编于1954年)。于1975年编制,其作者是德若伽提斯(L. R. Derogatis)。该量表共有90个项目,包含有较广泛的精神病症状学内容,从感觉、情感、思维、意识、行为直至生活习惯、人际关系、饮食睡眠等,均有涉及,并采用10个因子分别反映10个方面的心理症状情况。

本测验共 90 个自我评定项目。测验的九个因子分别为：躯体化、强迫症状、人际关系敏感、抑郁、焦虑、敌对、恐怖、偏执及精神病性（详见《心理卫生评定量表手册》）。

三、躯体形式障碍的治疗

对于神经系统疾病伴发躯体形式障碍的患者，要在对原发疾病的有效治疗基础上针对躯体形式障碍症状进行治疗，心理治疗和药物治疗同样重要。

1. 心理治疗 医师首先要做到接纳患者的感受和体验，善于表达对患者躯体化症状痛苦的理解和关注，良好的医患关系是进一步治疗的前提，避免因医师的排斥态度而导致患者产生愤怒、绝望和不信任感，而进一步强化其躯体化症状适当的医学评估和检查是必要的，但避免过多的不必要检查，以免强化患者的疾病行为。选择适当的时机与患者讨论其问题的实质，让患者认识自己的不良疾病行为，分析引发疾病的有关因素，共同寻找解决问题的方法，建立对生活事件及躯体病痛的正确态度。心理治疗包括认知行为治疗、精神动力治疗、环境及家庭治疗、催眠暗示治疗等。

2. 药物治疗 躯体形式障碍患者常伴有焦虑、抑郁、失眠等症状，且与躯体症状互为因果，形成恶性循环。在心理治疗的基础上，尽早使用抗焦虑、抗抑郁药能起到一定的疗效。常用的药物包括苯二氮䓬类等抗焦虑药，三环类、SSRIs 等抗抑郁剂以及镇痛药、镇静药等对症处理药物。对躯体形式疼痛障碍 SNRI 类药物有效，如度洛西汀等，部分症状明显者可合并使用丙戊酸钠等情绪稳定剂，对伴偏执人格缺陷者，可合并小剂量非经典抗精神病药物。药物治疗应注意患者对药物的副作用表现得比较敏感，从小剂量开始，并向患者说明可能的副作用及起效的时间以增加患者对治疗的依从性。

第五节　睡　眠　障　碍

一、概述

（一）睡眠的概述

睡眠和觉醒是人和高等动物普遍存在的生理节律现象，对于维护机体健康以及中枢神经系统正常功能有着重要作用，睡眠占到人生的三分之一时间，对人影响重大。

根据睡眠时脑电图的表现、眼球运动和睡眠深度等情况，人类正常睡眠可分为非快速眼动（NREM）和快速眼动（REM）睡眠。正常的睡眠首先是 NREM，根据睡眠深度和脑电图慢波程度将 NREM 分为入睡期/浅睡期，中度睡眠期和深度睡眠期。目前国际分类将中度睡眠和深度睡眠期同归为深睡期。在生理睡眠中，NREM 循环由浅入深再由深入浅，然后进入 REM 睡眠。REM 特征是自主神经功能不稳定、肌张力进一步降低、出现梦境等。睡眠中 NREM 和 REM 睡眠交替出现，一般一夜经历 4～6 个 NREM/REM 周期，每周期 90～120 min，NREM 越来越短，REM 越来越长。觉醒可以发生在 NREM 和 REM，REM 觉醒时梦境记忆可能更为清楚。首次 REM 的潜伏期一般为 60～100 min，其潜伏期的改变对发作性睡病和抑郁诊断有价值。

与睡眠相关的脑区结构较复杂，包括脑干网状结构、丘脑、下丘脑-视交叉区、前脑基底部、额叶底部和眶部等。很多神经递质参与了睡眠过程,如 5-羟色胺(5-HT)对促进睡眠起重要作用,去甲肾上腺素(NA)可增加觉醒次数和减少 REM 睡眠,乙酰胆碱则与 REM 的发生相关,褪黑素可以调节机体的昼夜节律等。

1. 睡眠障碍的定义

睡眠障碍是由多种因素引起的(常与躯体疾病有关),睡眠和觉醒正常节律性交替紊乱,造成睡眠数量、质量、时间和节律紊乱。睡眠障碍是很多躯体疾病、神经精神疾病的表现之一,睡眠障碍及其相关性疾病不及时处理和调整,又可诱发更为严重的躯体和心理疾病,其在神经科临床中越来越受到重视。

2. 睡眠障碍的发病机制

神经系统疾病伴发睡眠障碍的机制复杂,可能的机制如下所述。

(1)神经系统疾病累及睡眠相关的神经结构和神经递质平衡引起 如双侧脑桥被盖部的病变常常有 REM 睡眠障碍;双侧旁正中丘脑梗死常有睡眠增多;家族性致死性失眠患者有双侧丘脑前核、背内侧核的神经细胞严重缺失;痴呆患者体内褪黑素的分泌量降低,24 h 分泌曲线低平,昼夜节律异常等。

(2)神经系统疾病导致躯体症状和伴发的精神症状引起 如帕金森病患者肢体活动和翻身动作减少所致的不适感,也会使觉醒次数增加。疾病所导致的焦虑和抑郁等也会诱发和加重睡眠障碍,

(3)神经系统疾病治疗药物引起 抗癫痫药物和帕金森病治疗药物对睡眠均有显著的影响。

(二)睡眠障碍的分类及临床表现

1. 失眠症(insomnia) 是最常见的睡眠障碍,是由于入睡或睡眠持续困难所导致的睡眠质量和时间下降,不能满足正常生理和体能恢复的需要,从而影响其正常的社会功能的一种主观体验。随着社会竞争加剧,失眠患病者越来越多。失眠是最常见的睡眠障碍。据报道,美国的失眠发生率高达 32%～50%,英国为 10%～14%,日本为 20%,法国为 30%,中国在 30% 以上,失眠给全球经济、环境和人类的生命安全带来极其巨大的影响,因此有关睡眠问题引起了国际社会的关注。

男女均可发病,女性更多,表现为入睡困难、易醒、早醒和醒后再入睡困难等。日间困倦,体力下降,伴有紧张不安、情绪低落等,严重者心率加快、体温升高、周围血管收缩等自主神经紊乱症状。多数患者会过度关注自身的睡眠问题产生焦虑,而焦虑又可加重失眠,导致症状的恶性循环。

2. 发作性睡病(narcolepsy) 是一种原因不明的慢性睡眠障碍,临床上以出现日间嗜睡、猝倒发作、睡眠瘫痪以及睡眠幻觉四大主征为特点。

发作性睡病四联征即日间嗜睡、猝倒发作、睡眠瘫痪和睡眠幻觉。通常好发于 10～30 岁,男女患病率差别不大。

(1)日间嗜睡:指白天不可抗拒的睡意发作,多在非睡眠环境和时间突发,如散步、进餐、看电视、驾驶、工作中突发睡意和睡眠发作。每次发作持续数秒至数小时不等,一般十几分钟,短暂的睡眠后可恢复精神,

(2)猝倒发作:约 70% 合并存在。在强烈感情刺激下,躯体两侧肌张力突然丧失猝倒,但当时意识清楚,记忆保存,呼吸正常。可很快进入 REM 睡眠,醒后恢复完全。

(3)睡眠瘫痪:见于约 30% 的患者,是睡眠中发生在才入睡或才觉醒时的一过性的全身性无力,患者意识保存但不能活动、不能说话,常常伴有恐惧害怕,甚至濒死感等内

心体验,持续数秒至数分钟,症状发作往往自行终止或被轻轻触动所终止。

(4)睡眠幻觉:见于约30%的患者,指睡眠-觉醒转化时出现的生动的、多为不愉快的感觉性体验,可以为视、触、听和运动性幻觉;可分为入睡前幻觉和醒后幻觉,部分患者还可有自动症、遗忘症、耳鸣、抑郁和焦虑等症状。

3. 睡眠呼吸暂停低通气综合征(sleep apnea hypopnea syndrome,SAHS) 睡眠呼吸暂停是指每夜 7 h 睡眠中呼吸暂停反复发作 30 次以上,每次 10 s 以上;或睡眠呼吸紊乱指数(AHI,平均每小时呼吸暂停和低通气次数总和)达 5 次或 5 次以上。SAHS 可分为中枢性、阻塞性和混合性三种,以阻塞性睡眠呼吸暂停低通气综合征(obstructive sleep apnea-hypopnea syndrome,OSAHS)最为常见。OSAHS 是由反复发作的上呼吸道狭窄和阻塞所致的睡眠呼吸暂停,其打鼾具有特征性,由响亮的鼾声或简短的气喘以及短暂的沉默期交替组成,在呼吸暂停阶段口鼻无气流,但胸腹式呼吸仍然存在。本病可见于任何年龄,多见于中年以后超重者,男性多与女性。最常见的表现是鼾声伴有呼吸暂停。其鼾声响亮,声音时高时低,伴有气喘,有时鼾声完全中断伴有呼吸暂停,严重者反复憋醒。呼吸暂停,表现为口鼻的气流停止,但胸腹部运动仍然保留。部分患者伴有睡眠行为异常,日间过度睡意也是该综合征的主要表现。严重的 OSAHS 长期得不到治疗可合并高血压、心力衰竭、心律失常、肺动脉高压等。

4. 不宁腿综合征(RLS) 在静息或夜间睡眠时出现双下肢但常以一侧为重难以名状的感觉异常和不适感,以膝部、股部的深部感觉不适为主,安静和睡前可更加重,且范围扩大,迫使患者不停走动或甩动患肢,才能缓解症状。睡眠中下肢频繁活动或躯干辗转反侧,症状于活动后缓解,停止后又再次出现。患者常焦虑不安或极度痛苦,使症状进一步加重,严重影响睡眠状况。根据有无原发疾病分为原发性和继发性 RLS 两种类型。原发性 RLS 可能与遗传有关,继发性 RLS 的原因多样,包括脊髓小脑共济失调、腓骨肌萎缩症、帕金森病、缺铁性贫血、尿毒症、妊娠等。

任何年龄均可发病,中老年多见。主要症状包括下肢远端难以名状的不适感,例如虫蠕动感、刺痛感、肿胀感、麻木感等,以及强烈的活动双腿的愿望。下肢活动后不适感得以部分或完全缓解。80%表现有周期性肢动(PLM,重复刻板的髋-膝-踝的三联屈曲以及拇指背伸)。症状在觉醒和睡眠的移形过程中最为严重,绝大多数患者有入睡困难、觉醒次数增多等。

5. 快速眼球运动睡眠行为障碍(rapid-eye-movement sleep behavior disorder,RBD) RBD 是指以丧失 REM 睡眠期肌肉弛缓并出现与梦境相关的复杂运动为特征的发作性疾病,由 Schenck 等于 1986 年在人类中报道。发作时的暴力行为可造成自身及同床者伤害并破坏睡眠。RBD 通常发生在 50 岁以上的人群,但也有 15 岁发病的报道。在普通人群中发病率为 0.4%~0.5%,70 岁以上人群发病率为 7%~8%。既往认为 RBD 仅是一种独立的睡眠障碍,但越来越多的临床随访研究显示,其与帕金森病、多系统萎缩、路易体痴呆等多种神经系统变性疾病有着密切关联。目前认为,RBD 对于神经系统变性疾病的早期预警有重要意义。

RBD 可起始于任何年龄者,多出现在 60~70 岁老年人。男性患病率远高于女性。RBD 可以突然起病,也可有长时间的前驱症状,主要表现为与睡眠相关的运动和言语(肢体抽动、梦呓、喊叫等)。典型形式出现在入睡 90 min 后,发作频率有很大变异,可以从数周一次到每晚数次不等。RBD 患者主要表现是 REM 睡眠中突发的面部和肢体的各种复杂异常动作,伴梦语。动作比较粗暴猛烈,如拳打、踢腿、说话、翻滚、跳跃、呼喊、反复坠床以及对同床者造成伤害等。通常需要极大声音或触动才能将患者唤醒,唤醒后患者多能回忆起梦境内容,通常是十分生动的,且充满剧烈的活动,常存在愤怒或恐惧的体验,患者的行为异常与所报告的梦境内容密切相关。本病的主要并发症是对患者自己或同床者的伤害如撕裂伤、皮下血肿、骨折等以及对周围环境的破坏。

(三) 睡眠障碍的诊断

1. 失眠的诊断　有多种不同的失眠诊断标准,符合以下条件者可诊断为失眠:①失眠主诉,包括入睡困难(30 min 不能入睡),易醒(超过 2 次),多梦,早醒或醒后入睡困难(30 min 不能再入睡);②社会功能受损,白天头昏乏力、疲劳思睡、注意涣散、工作能力下降;③上述症状每周出现 3 次以上,持续至少 1 个月;④多导睡眠图提示,睡眠潜伏期大于 30 min,夜间觉醒时间超过 30 min,睡眠总时间少于每夜 6 h。

依据失眠症持续的时间可分为:①急性失眠:失眠时间为 1 月之内。可有突发性的应激(如突发的脑血管事件)或服用中枢性兴奋药(苯丙胺、哌甲酯等)引起。②慢性失眠:时间大于 6 个月,可见于帕金森综合征、痴呆、神经变性疾病等慢性神经系统疾病。

失眠可以伴有焦虑和情感障碍,它们之间症状的主次需要鉴别诊断。失眠中一种严重疾患-家族性致死性失眠症(fatal familia linsomnia,FFI)需要注意鉴别。FH 为常染色体显性遗传病,是由编码朊蛋白等位基因第 178 位点基因的突变所致,多为致死性。

2. 发作性睡病的诊断　主要依据发作性睡病临床四联征诊断,根据 2014 年最新颁布的 ICSD-3 诊断标准,发作性睡病可以分成两型,包括发作性睡病 1 型和 2 型。1 型为发作性睡病伴猝倒发作型,又称食欲素缺陷综合征(hypocretin deficiency syndrome);2 型为发作性睡病不伴猝倒发作型。具体诊断依据如下:

(1) 发作性睡病 1 型,须同时满足 A、B 两项条件:

A. 患者存在白天难以遏制的困倦和睡眠发作,症状持续至少 3 个月。

B. 满足以下 1 项或 2 项条件:

①猝倒发作,MSLT 检查平均睡眠潜伏期为 8 min,且出现 2 次 REM 起始睡眠;

②脑脊液中 hypocretin-1 浓度在 110 pg/mL 或低于正常参考值的 1/3;

(2) 发作性睡病 2 型,须同时满足以下 A～E 项条件:

A. 患者存在白天难以遏制的困倦和睡眠发作,症状持续至少 3 个月;

B. MSLT 检查,平均睡眠潜伏期在 8 min,且出现多 2 次 REM 起始睡眠;

C. 没有猝倒发作;

D. 脑脊液中 hypocretin-1 浓度未行检测,或免疫反应法测量值高于 110 pg/mL 或高于正常参考值的 1/3;

E. 嗜睡症状和(或)MSLT 结果无法用其他睡眠障碍,如睡眠不足、OSAS、睡眠时相延迟综合征或药物、物质撤药。

发作性睡病可伴有自动症和遗忘,需与癫痫鉴别,后者没有猝倒发作以及睡眠发作,多导睡眠图可以鉴别,也需与低血糖和脑干器质性病变等引起的发作性嗜睡鉴别。伴贪食、肥胖者需与症状性发作性睡病 Kleine-Levin 综合征相鉴别。

3. 睡眠呼吸暂停低通气综合征的诊断

(1) 阻塞性睡眠呼吸暂停低通气综合征(OSAHS)诊断的主要依据包括响亮鼾声、睡眠中频繁觉醒以及呼吸暂停。PSG 是 OSAHS 诊断的金标准,每夜 7 h 睡眠中呼吸暂停反复发作 30 次以上,每次 10 s 以上;或 AHI 达 5 次或 5 次以上。多导睡眠图可见睡眠的片段化觉醒,其特点是 1 期睡眠增加,3 期、4 期和 REM 睡眠减少以及反复出现与呼吸有关的觉醒。

（2）中枢性睡眠呼吸暂停低通气综合征（CSAHS）较为少见，发作时口鼻无气流，呼吸暂停，胸腹式呼吸消失，是由于呼吸中枢功能受损所致，多见于脑干病变患者。混合性睡眠呼吸暂停综合征是指在一次呼吸暂停过程中，先出现中枢性的呼吸暂停，继之出现阻塞性呼吸暂停。

4. 不宁腿综合征的诊断 诊断依据包括：① 强烈的活动双下肢的愿望以及显著的下肢不适感；②安静休息时出现，夜间睡眠时加重；③活动后部分或完全缓解；④铁代谢异常；⑤PSG 显示周期性腿动。

不宁腿综合征的诊断需与周期性肢体活动障碍以及药物引起的静坐不能相鉴别。

5. 快速眼球运动睡眠行为障碍的诊断 本病诊断应至少满足下面的第（2）、（3）项：

（1）住宿睡眠期间出现的暴力和伤害性行为。

（2）肢体或躯干的异常运动与梦境相关。

（3）至少出现以下几项：

①存在伤害性和潜在危险性的睡眠行为。

②梦境被演示出来。

③睡眠过程中的异常行为破坏了睡眠的连续性。

（4）多导睡眠图监测 REM 睡眠期至少出现以下情况之一：

①颏肌肌电图显示肌肉紧张性过度增加。

②肢体肌电图出现大量动作电位。

③不存在癫痫样电活动。

（5）无精神障碍，或症状与精神障碍无关，但可与其他神经系统疾病有关。

（6）可存在其他类型的睡眠障碍，但不是引起本病的原因。

本病应与睡眠相关性癫痫发作、睡惊症、睡行症、创伤后应激障碍以及梦魇等鉴别。

二、睡眠障碍的评定

（一）失眠的评定

临床上可以用症状问卷评价失眠。匹兹堡睡眠质量指数问卷（PSQI）是常用的睡眠评定量表，用于评定最近 1 个月的睡眠质量。PSQI 由 19 个自评和 5 个他评条目组成，参与记分的 18 个条目划为睡眠质量、入睡时间、睡眠时间、睡眠效率、睡眠障碍、药物以及日间功能 7 个因子，每因子 0～3 分，总分 0～21 分，得分越高，睡眠障碍越明显。

多导睡眠图（polysomnogram，PSG）：由脑电图、肌电图、眼动电图、心电图和呼吸描记装置等组成，可以客观、准确记录睡眠的脑电图、心律、呼吸、血氧浓度、肢体活动等情况。根据脑电波等区分 NREM 和 REM，给出睡眠潜伏期、REM 潜伏期，睡眠觉醒次数、总睡眠时间等多种睡眠相关的客观指标。失眠患者的 PSG 表现为睡眠潜伏期延长，夜间觉醒增多，睡眠总时间减少等。匹兹堡睡眠质量指数量表（PSQI）如表 15-2 所述。

表 15-2　匹兹堡睡眠质量指数量表（PSQI）

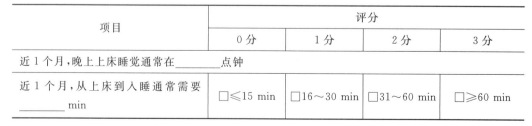

项目	评分			
	0 分	1 分	2 分	3 分
近 1 个月，晚上上床睡觉通常在_____点钟				
近 1 个月，从上床到入睡通常需要_____min	□≤15 min	□16～30 min	□31～60 min	□≥60 min

续表

项目	评分			
	0 分	1 分	2 分	3 分
近 1 个月,通常早上_____点起床				
近 1 个月,每夜通常实际睡眠_____h(不等于卧床时间)				
近 1 个月,因下列情况影响睡眠而烦恼				
a. 入睡困难(30 min 内不能入睡)	□无	□<1 次/周	□1~2 次/周	□≥3 次/周
b. 夜间易醒或早醒	□无	□<1 次/周	□1~2 次/周	□≥3 次/周
c. 夜间去厕所	□无	□<1 次/周	□1~2 次/周	□≥3 次/周
d. 呼吸不畅	□无	□<1 次/周	□1~2 次/周	□≥3 次/周
e. 咳嗽或鼾声高	□无	□<1 次/周	□1~2 次/周	□≥3 次/周
f. 感觉冷	□无	□<1 次/周	□1~2 次/周	□≥3 次/周
g. 感觉热	□无	□<1 次/周	□1~2 次/周	□≥3 次/周
h. 做噩梦	□无	□<1 次/周	□1~2 次/周	□≥3 次/周
i. 疼痛不适	□无	□<1 次/周	□1~2 次/周	□≥3 次/周
j. 其他影响睡眠的事情	□无	□<1 次/周	□1~2 次/周	□≥3 次/周
如有,请说明:				
近 1 个月,总的来说,您认为您的睡眠质量:	□很好	□较好	□较差	□很差
近 1 个月,您用药物催眠的情况:	□无	□<1 次/周	□1~2 次/周	□≥3 次/周
近 1 个月,您常感到困倦吗?	□无	□<1 次/周	□1~2 次/周	□≥3 次/周
近 1 个月,您做事情的精力不足吗?	□没有	□偶尔有	□有时有	□经常有

计分方法:

成分	内容	评分			
		0 分	1 分	2 分	3 分
A. 睡眠质量	条目 6 计分	□很好	□较好	□较差	□很差
B. 入睡时间	条目 2 和 5a 计分累计	□0 分	□1~2 分	□3~4 分	□5~6 分
C. 睡眠时间	条目 4 计分	□>7 h	□6~7 h (不含 6 h)	□5~6 h (含 6 h)	□<5 h
D. 睡眠效率	以条目 1、3、4 的应答计算睡眠效率 *	□>85%	□75%~85% (不含 75%)	□65%~75% (含 75%)	□<65%
E. 睡眠障碍	条目 5b~5j 计分累计	□0 分	□1~9 分	□10~18 分	□19~27 分
F. 催眠药物	条目 7 计分	□无	□<1 次/周	□1~2 次/周	□≥3 次/周
G. 日间功能障碍	条目 8 和 9 的计分累计	□0 分	□1~2 分	□3~4 分	□5~6 分

* 睡眠效率计算方法:

$$睡眠效率 = \frac{条目 4(睡眠时间)}{条目 3(起床时间) - 条目 1(上床时间)} \times 100\%$$

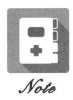

Note

297

（二）阻塞性睡眠呼吸暂停低通气综合征(OSAHS)的评定

主要评定依据是多导睡眠图(polysomnogram，PSG)，包括响亮鼾声、睡眠中频繁觉醒以及呼吸暂停。每夜 7 h 睡眠中呼吸暂停反复发作 30 次以上，每次 10 s 以上；或 AHI 达 5 次或 5 次以上。多导睡眠图可见睡眠的片段化觉醒，其特点是 1 期睡眠增加，3 期、4 期和 REM 睡眠减少以及反复出现与呼吸有关的觉醒。

三、睡眠障碍的治疗

1. 失眠症的治疗 包括心理辅导和药物治疗。

（1）睡眠卫生教育和心理辅导：睡眠卫生知识教育，可以帮助养成良好的睡眠习惯，消除对失眠症状的关注和恐惧，是失眠治疗的基础。一些患者的失眠可能是源于或伴发焦虑和抑郁，因此，相应的心理辅导和心理治疗十分重要。

（2）药物治疗：应用促进睡眠药物要注意药物依赖和停药症状反弹，遵从个体化和按需用药的原则，以低剂量、间断、短期给药为主，长期用药者应注意逐渐停药。治疗失眠的药物主要有非苯二氮䓬类药物（如吡唑嘧啶类、吡咯环酮类、GABA 受体激动药及其再摄取抑制药等）以及其他有助于睡眠的药物（包括抗抑郁药物）等。临床应该针对不同的失眠类型选择合适的药物：对入睡困难的患者，可以选用短半衰期镇静催眠药，如唑吡坦、三唑仑及水合氯醛；对维持睡眠困难的患者，应该选用延长 NREM 睡眠的深睡期和 REM 睡眠期的药物，上半夜易醒者可选用咪哒唑仑、三唑仑、阿普唑仑等，下半夜易醒者可选用艾司唑仑、氯硝西泮和氟西泮等，对晨间易醒者可以选用长或中半衰期的镇定催眠药，如地西泮、艾司唑仑、氯硝西泮和氟西泮等。合并抑郁者可以选用增加睡眠的抗抑郁药物，如米氮平等。

2. 发作性睡病的治疗 目前主要是对症治疗，通常采用以药物治疗为主，辅以精神心理治疗的综合疗法。

药物治疗主要是中枢兴奋药的应用。传统的中枢兴奋药包括苯丙胺（安非他明）、哌甲酯（利他林）、匹莫林等，其机制是促进突触前单胺递质释放、抑制再摄取，长期应用注意其成瘾和依赖。目前比较推荐的治疗药物是新型的中枢兴奋药莫达非尼，主要作用于突触后膜肾上腺素能受体，通过激活下丘脑觉醒中枢达到催醒作用，常规治疗剂量为每日 200～400 mg。莫达非尼不良反应轻，是目前已知最安全的理想药物，但该药对猝倒发作的效果差。

其他药物：三环类抗抑郁剂（如普罗替林、丙米嗪、氯丙咪嗪等）以及 5-羟色胺再摄取抑制剂（如氟西汀）可以用于治疗猝倒发作、睡眠麻痹、入睡前幻觉。

3. 睡眠呼吸暂停低通气综合征(SAHS)的治疗 通过扩大气道容积、增加气道张力、建立旁道通气等减轻或消除呼吸暂停和低通气，改善临床症状，提高生活质量。

危险因素的治疗和干预：减肥、戒酒等危险因素干预，以及睡前忌兴奋、避免过饱饮食、侧卧位睡眠、不服用镇静安眠药等睡眠卫生有助于症状改善。

经鼻持续正压气道通气(nCAP)：是治疗中重度 OSAHS 的主要措施。nCAP 起效迅速且操作方便，强制正压气流可使患者在各睡眠阶段不论采取任何体位均能保持上呼吸道通畅，避免塌陷或阻塞。有些患者需要使用口腔矫治器，增加咽部横截面积，增加呼吸气流量。

手术治疗：鼻咽部或口腔手术消除气道机械性狭窄，包括下颌前移手术，悬雍垂-软腭-咽成形术，激光腭-咽成形术等。严重阻塞、呼吸暂停每小时 60 次以上者可以行气管切开术建立旁道通气。

4. 不宁腿综合征的治疗

（1）RLS可能原因的治疗：补充铁剂，改善下肢血液循环等，疼痛患者可以镇痛治疗。

（2）多巴胺制剂及多巴胺受体激动剂：多巴胺受体激动剂为首选药物。睡前低剂量多巴胺制剂可以改善症状，减少周期性肢动，提高睡眠质量。

5. 快速眼球运动睡眠行为障碍的治疗

（1）药物治疗：氯硝西泮能显著改善患者噩梦和行为异常症状，90%患者有效，且很少引起药物耐受。常用剂量为睡前一次服用1~2 mg，最高可用到4 mg。对于有入睡困难、入睡不久即出现肢体弹跳或者晨起后仍存在过度镇定的患者可提前2 h服用。三环类抗抑郁药对部分患者有效，但效果不如氯硝西泮。其他作用于脑神经网络的药物包括多巴胺、5-HT、盐酸可乐定、卡马西平、加巴喷丁以及单胺氧化酶抑制剂均报道有效。近年来多巴胺受体激动剂普拉克索和褪黑素逐渐得到关注。

（2）预防继发性损伤：主要是采取环境保护措施。如移走房间有潜在危险性的物品、床边增加栏杆等，有助于减少本病发作时可能出现的潜在危险。尤其是针对那些不能药物治疗或者药物治疗无效的患者效果明显。

（朱 坤）

能力检测

1. 抑郁障碍的核心临床特点包括哪些？如何治疗？

2. 躯体形式障碍分为哪几类？都有哪些症状特征？

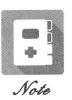

第十六章 神经系统危重症监测与治疗

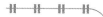

学习目标

1. 掌握：脑损伤的临床表现、治疗目标，掌握颅内压增高的治疗方法，掌握呼吸泵衰竭的临床表现和血气分析结果，掌握呼吸泵衰竭的气道管理，掌握 MODS 常规监测方法及主要治疗目标。

2. 熟悉：颅内压增高的监测方法，熟悉呼吸泵衰竭的病因。

3. 了解：脑损伤的分类，SIRS 的诊断标准和治疗原则。

第一节 概 述

现代医学的高速发展，使过去许多重度颅脑损伤早期不能存活的患者的生命得以延长。另外，虽然神经系统损伤的发病原因不同，但发展到一定阶段均会导致脑等重要脏器及全身系统的功能紊乱，从而对患者的生命构成严重的威胁。但无论什么原因造成的神经系统损伤，都存在相似的监测与治疗问题。虽然根据患者的具体情况需要特定的治疗，但在某些方面，包括机械通气、控制颅内压及其他治疗，则可能是相似的。因此，神经系统危重症监测和治疗大大提高了神经科危重症患者抢救成功率，及时的监测与治疗为神经的再生及重塑赢得时间，结合相关的康复训练可以很大程度地提高患者的生活质量。本章节主要讲述几个常见的神经系统危重症监测与相关的治疗。

第二节 脑 损 伤

脑损伤是指暴力作用于头部造成脑组织器质性损伤。根据伤后脑组织与外界相通与否分为开放性脑损伤和闭合性脑损伤。根据暴力作用于头部时是否立即发生脑损伤，分为原发性脑损伤和继发性脑损伤。原发性脑损伤是指伤后立即发生的病理性损害，包括脑震荡、脑挫裂伤和弥漫性轴索损伤。继发性脑损伤是指在原发性脑损伤的基础上逐渐发展起来的病理改变，主要是颅内血肿和脑肿胀、脑水肿。本节介绍原发性脑损伤。

一、脑震荡

（一）发生机制和病理

脑组织无肉眼可见的病理变化而在显微镜下可以观察到细微的形态学改变如点状出血、水肿。有的毫无异常，故一般认为脑震荡为头部外伤引起的短暂的脑功能障碍。一般认为脑震荡引起的意识障碍主要是脑干网状结构损害所致。

（二）临床表现和诊断

（1）短暂意识障碍：伤后立即出现，表现为神志不清或完全昏迷。一般不超过半小时。

（2）逆行性遗忘：清醒后不能回忆受伤当时乃至伤前一段时间内的情况。

（3）伤后短时间内表现：面色苍白、出汗、血压下降、心动徐缓、呼吸浅慢、肌张力降低、各种生理反射迟钝或消失。此后有头痛、头昏、恶心、呕吐等，这些症状常在数日内好转、消失，部分患者症状延续较长。

（4）神经系统检查一般无阳性体征，脑脊液压力正常或偏低，其成分化验正常。CT检查示颅内无异常。

（三）治疗

脑震荡无须特殊治疗，一般卧床休息 5～7 天，酌情用镇静、镇痛药物，做好解释工作，消除患者的畏惧心理，多数患者在 2 周内恢复正常，预后良好。

二、脑挫裂伤

（一）病理

脑挫裂伤轻者仅见局部软膜下皮质散在点片状出血。较重者损伤范围较广泛，常有软膜撕裂，深部白质亦受损。严重者脑皮质及其深部的白质广泛挫碎、破裂、坏死，局部出血、水肿，甚至形成血肿。在显微镜下可见脑组织出血，脑皮质分层结构不清或消失，灰质和白质分界不清；神经元胞质空泡形成，尼氏体消失，核固缩、碎裂、溶解，轴突肿胀、断裂，髓鞘崩解；胶质细胞变性、肿胀；毛细血管充血，细胞外间隙水肿。

（二）临床表现

1. 意识障碍　脑挫裂伤最突出的症状之一。伤后立即发生，持续时间常较长，短者数小时或数日，长者数周、数月，有的持续昏迷至死或以持续性植物状态生存。

2. 颅内压增高症状　头痛、恶心、呕吐或因脑出血、脑水肿引起，生命体征也出现相应变化；血压一般正常或偏高，脉搏正常或加快，呼吸正常或急促。如血压升高，脉搏缓慢有力，呼吸深慢，提示有可能合并颅内血肿导致脑疝的征象。

3. 局灶症状和体征　伤后立即出现与脑挫裂伤部位相应的神经功能障碍或体征，如运动区损伤出现对侧瘫痪，语言中枢损伤后出现失语等，但额叶和颞叶前端等"哑区"损伤后，可无明显局灶症状或体征。

（三）诊断

通过损伤后立即出现的意识障碍、局灶症状和体征及较明显的头痛、恶心、呕吐等，再结合必要的辅助检查，可迅速明确诊断。常见的辅助检查如下。

1. CT 检查　能清楚地显示脑挫裂伤（图 16-1）的部位、范围和程度，是目前最常应用、最有价值的检查手段。MRI 检查时间较长，一般很少用于急性颅脑损伤的诊断，但对于较轻的脑挫伤灶的显示优于 CT。X 线虽不能显示脑挫裂伤,但对了解有无骨折,对着力部位、致伤机制、伤情判断有一定意义。

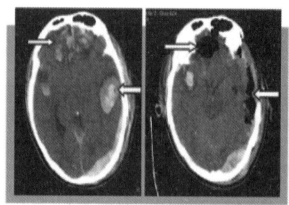

箭头所示部位即为脑挫　箭头所示原挫裂伤灶及
裂伤并脑内血肿部位　　血肿已完全清除,低密
　　　　　　　　　　度区为术后残腔

图 16-1　脑挫裂伤

2. 腰椎穿刺　以了解脑脊液压力和成分改变,但对已有脑疝表现或疑有颅后凹血肿者应视为禁忌。

（四）治疗

1. 严密观察病情　注意密切观察患者的生命体征、意识和瞳孔改变,注意有无新症状和体征出现。必要时应做颅内压监护或及时复查 CT。

2. 一般处理

（1）体位:如患者意识清楚,可抬高床头 15°～30°,以利于颅内静脉血回流,但对于昏迷的患者,宜取侧卧位或侧俯卧位,以免涎液或呕吐物误吸。

（2）保持呼吸道通畅:呼吸道梗阻可加重脑水肿,使病情恶化,故对昏迷患者应及时清除呼吸道分泌物,对预计昏迷时间较长者应及时行气管切开,以确保呼吸道通畅。呼吸减弱、潮气量不足的患者,宜用呼吸机辅助呼吸。

（3）营养支持:早期可采用肠外营养支持,一般经 3～4 日,肠蠕动恢复后,即可经鼻胃管补充营养。少数患者长时间处于营养不良状态,可经大静脉输入高浓度、高营养液体。个别长期昏迷者,可考虑行胃造瘘术。

（4）躁动和癫痫的处理:对于躁动不安者应查明原因,并做相应的处理。对于脑挫裂伤后癫痫者,应联合应用多种抗癫痫药物控制。

（5）高热的处理:查明引起高热的原因,按原因不同分别处理。中枢性高热,可取亚低温冬眠治疗。

（6）脑保护、促苏醒和功能恢复治疗:应用巴比妥类药物、神经节苷脂、胞磷胆碱等,对患者的苏醒和功能恢复可能有帮助。

3. 防止脑水肿或脑肿胀　具体方法见"颅内压增高和脑疝"的治疗部分。

4. 手术治疗　其目的在于清除颅内血肿等占位病变,以解除颅内压增高,防止脑疝形成或解除脑疝。手术包括:颅骨钻孔探查、血肿清除术和脑组织清创减压术等。

三、弥漫性轴索损伤

（1）病理:产生剪切或牵拉作用导致脑白质轴索肿胀、断裂,好发于胼胝体、小脑、脑

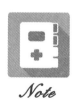

干等神经轴索聚集区,可见损伤区组织间裂隙和血管撕裂性出血灶,显微镜下见轴索球。临床表现:意识障碍;伤时立即出现昏迷,时间长;瞳孔和眼球运动改变,重者瞳孔多变。

（2）诊断标准:伤后持续昏迷时间大于 6 h;CT 示脑组织撕裂出血或正常;颅内压正常但临床状况差;无明显脑结构异常的伤后持续性植物状态;创伤后期弥漫性脑萎缩;尸检见特征性病理改变。

（3）CT 表现:皮质下白质内出血灶直径<2 cm;脑中线部位结构如胼胝体出血;脑干、第三脑室周围出血。

（4）治疗:脱水、止血、抗炎等,血肿或严重脑水肿行血肿清除或减压术;昏迷患者行气管切开术;脑室外引流术。

四、颅内血肿

颅内血肿是颅脑损伤中最常见的继发性脑损伤,如不及时处理常可危及患者的生命。颅内血肿按症状出现的时间分为急性血肿（3 日内出现症状）、亚急性血肿（伤后 3 日至 3 周出现症状）、慢性血肿（伤后 3 周以上才出现症状）。按血肿所在部位分为硬脑膜外血肿、硬脑膜下血肿、脑内血肿。

（一）硬脑膜外血肿

硬脑膜外血肿（epidural hematoma）约占外伤性颅内血肿的 30%,大多属于急性型。可发生于任何年龄,但小儿少见。

1. 发生机制　常因颞侧颅骨骨折致脑膜中动脉破裂所引起。除此之外,脑膜中静脉、静脉窦破裂、板障静脉或导血管损伤也可能导致硬脑膜外血肿。血液积聚于颅骨与硬脑膜之间,以颞部、额顶部和颞顶部最常见（图 16-2）。

2. 临床表现

（1）意识障碍:进行性意识障碍为颅内血肿的主要症状。临床上常见三种情况:①典型的意识障碍是伤后昏迷有"中间清醒期",即伤后原发性脑损伤的意识障碍清醒后,在一段时间后颅内血肿形成,因颅内压增高导致患者再度出现昏迷。②原发性脑损伤严重,伤后昏迷持续并进行性加重,血肿的症状被原发性脑损伤所掩盖。③原发性脑损伤轻,伤后无原发性昏迷,至血肿形成后出现继发性昏迷。

（2）颅内压增高:患者在昏迷前或中间清醒期常有头痛、恶心、呕吐等颅内压增高症状,伴有血压增高、呼吸和脉搏缓慢等生命体征改变。

（3）瞳孔改变:早期因动眼神经受刺激,伤侧瞳孔缩小,往往不被察觉;随即动眼神经受压,患侧瞳孔扩大;随着病情发展,双侧动眼神经受压,双侧瞳孔扩大。

（4）神经系统体征:伤后立即出现局灶症状和体征。当幕上血肿引起小脑幕切迹疝时,则可出现对侧锥体束征。

3. 诊断　结合外伤史、临床表现、CT 扫描、颅骨 X 线平片一般可以做出诊断。

4. 治疗

（1）保守治疗:患者病情稳定,CT 扫描结果显示幕上血肿<40 mL、幕下血肿量<10 mL,采用保守治疗。

（2）手术治疗:①手术适应证:明显颅内压增高症状和体征,CT 扫描提示明显的颅内血肿,幕上血肿量>40 mL、幕下血肿量>10 mL。②手术方法:采用骨瓣或骨窗开颅。

（二）硬脑膜下血肿

1. 急性硬脑膜下血肿　主要由脑实质血管破裂所致。因多数与脑挫裂伤和脑水肿同时存在,故表现为伤后持续昏迷或昏迷进行性加重,少有"中间清醒期",较早出现颅内压增高和脑疝症状。

2. 慢性硬脑膜下血肿　较少见,好发于老年人,病程较长。临床表现差异很大,多有轻微头部外伤史,主要表现为慢性颅内压增高症状,也可有间歇性神经定位体征,有时可有智力下降、记忆力减退、精神失常等智力和精神症状。

CT扫描示脑表面新月形高密度、混杂密度或等密度影(图16-3)。

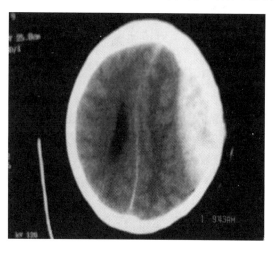
图 16-2　硬脑膜外血肿

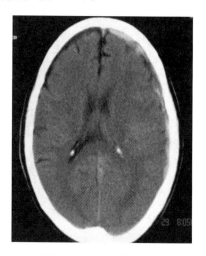
图 16-3　硬脑膜下血肿

3. 治疗　急性和亚急性硬脑膜下血肿的治疗与硬脑膜外血肿的治疗相仿;慢性硬脑膜下血肿症状明显者立即手术治疗,首选钻孔置管引流术。

(三)脑内血肿

多因脑挫裂伤导致脑实质内血管破裂引起,常与硬脑膜下血肿同时存在,临床表现与脑挫裂伤和急性硬脑膜下血肿的症状很相似。CT检查:脑挫裂伤灶附近或深部白质出现圆形或不规则高密度影。脑内血肿的治疗与硬脑膜下血肿相同,多采用骨瓣或骨窗开颅。少数脑深部血肿,病情进行性加重,选用开颅血肿清除术或钻孔引流术。

五、脑损伤监测

(一)生命体征的监测

定时测定呼吸、脉搏、血压及体温。

(二)影像学监测

CT检查能快速诊断脑损伤、有无脑内并发症。MRI对脑实质病变更敏感,但对急性脑损伤的检查CT更实用。

(三)颅内压监测

(1)作为手术指征的参考:颅内压呈进行性升高表现,有颅内血肿可能,提示需手术治疗;颅内压稳定在2.65 kPa(270 mmH$_2$O)以下时,提示无须手术治疗。

(2)判断预后,经各种积极治疗,颅内压仍持续在5.29 kPa(540 mmH$_2$O)或更高,提示预后极差。

(四)脑诱发电位监测

可分别反映脑干、皮质下和皮质等不同部位的功能情况,对确定受损部位、判断病情

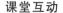
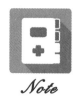

严重程度和预后等有帮助。

六、脑损伤的康复治疗

脑损伤的康复治疗包括康复评定和康复治疗。①康复评定包括：脑损伤严重程度的评定。脑损伤的程度主要通过意识障碍的程度反映,昏迷的深度和持续时间是判断脑损伤严重程度的指标。国际上普遍采用格拉斯哥昏迷评分(Glasgow coma scale,GCS)量表来判断急性损伤期的意识状况。②认知功能障碍评定内容包括：蒙特利尔认知评估(Montreal cognitive assessment,MOCA)、简易精神状态检查(mini mental state examination,MMSE)、Halstead-Reitan 成套神经心理测验、洛文斯顿作业疗法认知评定成套测验(Loewenstein occupational therapy cognition assessment battery,LOTCA battery)、韦氏记忆量表、临床记忆量表、注意功能评定、知觉障碍评定。③行为障碍评定：主要依据症状判断,如攻击、冲动、丧失自制能力、无积极性及严重的强迫观念、癔症等。④言语障碍评定：对失语症患者主要通过与患者交谈,让患者阅读、书写或采用通用的量表来评定;对构音障碍的患者,除了观察患者发音器官的功能是否正常外,还可以通过仪器对构音器官进行检查。⑤运动障碍评定：肌张力评定、肌力评定、关节活动范围测定、步态分析、平衡与协调功能评定、感觉功能评定和心肺运动试验。⑥日常生活活动(activities of daily living,ADL)能力评定：ADL 能力反映了人们在家庭(或医疗机构)内和在社区中的最基本的能力,因而在康复医学中是最基本和最重要的内容。ADL 有许多评定的方法,常用的基本的或躯体的日常生活活动(basic or physical ADL,BADL or PADL)能力的评定为 Barthel 指数,常用的 IADL 评定为功能活动问卷(the functional activities questionary,FAQ)。⑦脑损伤结局：采用格拉斯哥预后评分(Glasgow outcome scale,GOS)预测脑损伤结局。

(2) 康复治疗方案为：①早期康复治疗：包括药物和外科治疗、支持治疗、保持良好姿势、促醒治疗、保持呼吸道通畅、维持肌肉和其他软组织的弹性、尽早活动、物理因子治疗、矫形支具的应用、高压氧治疗。②恢复期的康复治疗：认知障碍治疗中的记忆训练、注意训练和思维训练,知觉障碍治疗中的功能训练法、转移训练法和感觉运动法,以及行为障碍治疗中的创造适合行为治疗的环境、药物治疗和行为治疗。③后遗症期的康复治疗：包括日常生活活动能力的训练、职业训练和矫形器及辅助器具的应用。

案例分析

病例摘要：患者,男,30 岁,车祸致头部外伤、昏迷 4 h。4 h 前,两车相撞,患者由车上摔下,头部着地,他人呼唤不能应答。2~3 min 后,能述头痛、头晕。四肢可活动,送往医院途中呕吐 3 次,1 小时前到本院急诊。查体：浅昏迷,左顶部有头皮血肿,瞳孔左侧直径 5 mm,对光反射消失,右侧直径 3 mm,对光反射迟钝。BP 140/94 mmHg,R 22 次/分,P 66 次/分,右侧肢体强刺激活动少于左侧,肌张力高,腱反射亢进。

1. 试述诊断及诊断依据。

2. 试述鉴别诊断。

3. 试述进一步检查。

4. 试述治疗原则。

技能要点

掌握脑损伤患者所需的相关康复治疗操作步骤及方法,包括物理治疗、作业治疗、言语治疗、认知康复和康复辅具的训练内容及相关操作方法。

Note

第三节　颅内压增高

颅内压（intracranial pressure，ICP）是指颅腔内容物（脑组织、脑脊液和血液）对颅腔壁所产生的压力，其中任何部分容积的增加均会导致颅内压增高。正常成人为 70～200 mmH$_2$O（0.7～2.0 kPa），儿童为 50～100 mmH$_2$O（0.5～1.0 kPa）。当颅内容物体积增加或颅腔容积缩小，使颅内压持续高于 200 mmH$_2$O（2.0 kPa）时，即为颅内压增高（intracranial hypertension，ICH）。颅内压增高是神经科常见的急危重症，需快速、准确地判断，精确、持续地监测和及时、有效地治疗。

（一）颅内压增高的监测

临床上除了传统的颅内压增高症候群监测外，还有技术性较强的有创性颅内压监测和无创性颅内压监测。

1. 颅内压增高症候群监测　颅内压增高时，最常见的症状是头痛、恶心、呕吐，有时还会出现复视和强迫头位；最常见的体征是意识障碍、瞳孔改变、视神经盘水肿、眼球外展不全和颈抵抗等；最常见的生命体征变化包括血压增高、心率减慢和呼吸减慢。这些临床症候群监测十分简便易行，但应注意每个个体对颅内压增高的耐受有所不同。

2. 有创性颅内压监测　腰椎穿刺脑脊液压力测定是最常用的颅内压监测技术，但这一检查有发生脑疝的风险，且不能做到实时监测，故不能作为常规的颅内压监测手段。有创性颅内压监测是将压力传感器的一端与颅内相通，另一端与监护仪相连，从而实现实时监测技术。这一技术按测压部位不同分为脑室内、脑实质内、硬膜下和硬膜外压力监测，其中以脑室内压力监测最为准确。

脑室内压力监测（intraventricular measurements）：在无菌条件下，将导管置入侧脑室，导管的颅外端与 ICP 传感器和监测仪相连。传感器固定的位置与室间孔保持在同一水平。正常脑室内压力为 5～15 mmHg（0.67～2.00 kPa）。①脑室内压力监测的优点：颅内压测定准确，通常被作为金标准（gold standard）；便于零点漂移检测；可通过导管间断引流脑脊液以降低颅内压；可通过导管多次反复留取脑脊液送检。这一技术更适应于脑脊液循环梗阻和需反复检测脑脊液的患者。②缺点包括：容易并发颅内感染、颅内出血、脑脊液漏和脑组织损伤等；脑组织高度肿胀可使脑室受压变形，置管困难且降颅内压效果不佳。

3. 无创性颅内压监测　无创性颅内压监测技术很多，但多因准确性和可靠性不够而未能普及。以下仅对临床应用较多的经颅多普勒超声（transcranial doppler，TCD）和神经影像学检查进行介绍。

脑血流量（cerebral blood fluid，CBF）与 ICP 密切相关，临床上可通过 TCD 参数和血液频谱变化推测 ICP。TCD 常规检测的参数包括：收缩期峰值血流速度（systolic velocity，Vs）、舒张期末血流速度（diastolic velocity，Vd）、平均血流速度（mean velocity，Vm）和搏动指数（pulsatility index，PI）。PI＝（Vs－Vd）/Vm，主要反映血管阻力变化。当 ICP 增高时，TCD 最早出现的参数变化是 Vd 下降和 Vm 下降；随后，Vs 下降，PI 增高，且 ICP 越高时，PI 增高越明显。ICP 增高时的 TCD 血流频谱变化首先表现为典型的"三峰形"频谱消失，收缩峰变得高而尖，S1（收缩期高峰）与 S2（收缩期高峰后的血管重搏波峰)融合,舒张期前切迹加深。当 ICP 与舒张压接近时,舒张期血流信号消失。当 ICP 高于舒张压时,出现"振荡波",即血流收缩期正向,舒张期反向。当 ICP 继续增高时,出现"钉子波",进而脑血流信号消失。TCD 监测 ICP 的优点是:床旁操作简单易行,检查时间短暂,可重复性良好,通过连续监测可获得有价值的信息,并很少受药物因素影响。其缺点是:监测结果不够敏感、精确;部分患者声窗不穿透或穿透不良,使操作无法进行;参数变化受血压、心率、二氧化碳分压、血细胞比容和脑血管自身调节机制等多种因素影响,使参数分析更加复杂多变。此外,TCD 对操作者要求较高,需要娴熟的操作技术和丰富的临床经验。

脑形态变化与 ICP 密切相关,而神经影像学检查是最直接的脑形态显像。头颅 CT 检查可快速提供 ICP 增高信息,如脑组织水肿、脑沟和脑裂变窄、脑室变小、中线结构移位和脑疝形成等。头颅 CT 检查时间短暂,故可作为 ICP 监测的首选神经影像项目。头颅 MRI 检查与头颅 CT 检查比,ICP 增高的信息更多、更准确、更可靠,但因检查时间相对较长,不适合具有意外风险的重症患者。由于影像学检查需要搬动和转运患者,故密集的连续监测受到限制。

(二) 临床表现

1. 头痛　这是颅内压增高最常见的症状之一,程度不同,以早晨或晚间较重,部位多在额部及颞部,可从颈枕部向前方放射至眼眶。头痛程度随颅内压的增高而进行性加重。当用力、咳嗽、弯腰或低头活动时常使头痛加重。头痛性质以胀痛和撕裂痛为多见。

2. 呕吐　当头痛剧烈时,可伴有恶心和呕吐。呕吐呈喷射性,易发生于饭后,有时可导致水、电解质紊乱和体重减轻。

3. 视神经乳头水肿　这是颅内压增高的重要客观体征之一。表现为视神经乳头充血,边缘模糊不清,中央凹陷消失,视盘隆起,静脉怒张。若视神经乳头水肿长期存在,则视盘颜色苍白,视力减退,视野向心缩小,称为视神经继发性萎缩。此时如果颅内压增高得以解除,往往视力的恢复也并不理想,甚至继续恶化和失明。

知识链接

视神经萎缩不是一种单独的疾病,而是各种病因累及并损害视神经后,造成神经纤维丧失及神经胶质增生后的最终结局。由于视神经有约 120 万条神经纤维,这些纤维从受侵害到萎缩有一个渐进发展过程。一般分为原发性和继发性两类。原发性视神经萎缩常因缩球后视神经炎、遗传性视神经病变(Leber 病)、眶内肿瘤压迫、外伤、神经毒素等原因所致。这些病变发生在眼球后部。继发性视神经萎缩常见于视乳头炎、视乳头水肿、视网膜脉络膜炎、视网膜色素变性、视网膜中央动脉阻塞、奎宁中毒、缺血性视乳头病变、青光眼等。眼底检查可见视乳头颜色为淡黄或苍白色,境界模糊,生理凹陷消失,血管变细等。

4. 意识障碍及生命体征变化　疾病初期意识障碍可出现嗜睡,反应迟钝。严重病例,可出现昏睡、昏迷,终因呼吸循环衰竭而死亡。

5. 其他症状和体征　头晕,头皮静脉怒张。小儿患者可有头颅增大、颅缝增宽或分裂、前囟饱满隆起。头颅叩诊时呈破罐声,头皮和额眶部浅静脉扩张。

(三) 诊断

通过全面而详细地询问病史和认真地进行神经系统检查,可发现许多颅内疾病在引

Note

起颅内压增高之前已有一些局灶性症状与体征,由此可做出初步诊断。应及时地做以下辅助检查,即电子计算机 X 线断层扫描(CT)(图 16-4)、磁共振成像(MRI)、数字减影血管造影(DSA)、头颅 X 线摄片、腰椎穿刺。

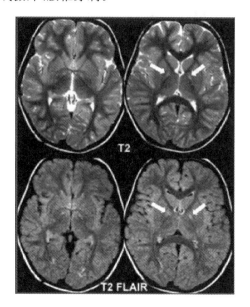

图 16-4　颅内压增高

（四）治疗原则

1. 一般处理　凡有颅内压增高的患者,应留院观察。密切观察神志、瞳孔、血压、呼吸、脉搏及体温的变化,以掌握病情发展的动态。

2. 病因治疗　颅内占位性病变,首先应考虑做病变切除术。若有脑积水者,可行脑脊液分流术,颅内压增高已引起急性脑病时,应分秒必争进行紧急抢救或手术处理。

3. 降低颅内压治疗　适用于颅内压增高但暂时尚未查明原因或虽已查明原因但仍需要非手术治疗的病例。

（1）常用口服的药物有：①氢氯噻嗪 25～50 mg,每日 3 次；②乙酰唑胺 250 mg,每日 3 次；③氨苯蝶啶 50 mg,每日 3 次；④呋塞米(速尿)20～40 mg,每日 3 次；⑤50%甘油盐水溶液 60 mL,每日 2～4 次。

（2）常用的可供注射的制剂有：①20%甘露醇 250 mL,快速静脉滴注,每日 2～4 次；②山梨醇溶液 200 mL,静脉滴注,每日 2～4 次；③呋塞米 20～40 mg,肌内或静脉注射,每日 1～2 次。此外,也可采用浓缩 2 倍的血浆 100～200 mL 静脉注射；20%人血清白蛋白 20～40 mL 静脉注射,对减轻脑水肿、降低颅内压有效。

4. 激素应用　地塞米松 5～10 mg 静脉或肌内注射,每日 2～3 次；氢化可的松 100 mg 静脉注射,每日 1～2 次；泼尼松 5～10 mg 口服,每日 1～3 次。

5. 冬眠低温疗法或亚低温疗法　有利于降低脑的新陈代谢率,减少脑组织的氧耗量,防止脑水肿的发生与发展,对降低颅内压亦起一定作用。

6. 脑脊液体外引流　有颅内压监护装置的病例,可经脑室缓慢放出脑脊液少许,以缓解颅内压增高。

7. 巴比妥治疗　大剂量异戊巴比妥钠或硫喷妥钠注射可降低脑的代谢,减少氧耗及增加脑对缺氧的耐受力,使颅内压降低；但需要在有经验的专家指导下应用。在给药期间应做血药浓度监测。临床研究表明,巴比妥治疗并未改进患者的预后。

8. 辅助过度换气　目的是使体内 CO_2 排出。当动脉血的 CO_2 分压每下降 1 mmHg 时,可使脑血流量递减 2%,从而使颅内压相应下降。

9. 对症治疗　头痛者可给予镇痛剂,但应忌用吗啡和哌替啶等类药物,以防止抑制呼吸中枢。有抽搐发作者,应给予抗癫痫药物治疗。烦躁患者在排除颅内高压进展、气道阻塞、排便困难等前提下,给予镇静剂。

案例分析

患者,男,30 岁,病程 3 个月,头痛,入院前出现左侧肢体乏力,呕吐。入院查体:意识清,眼底视乳头水肿,左上、下肢肌力 Ⅳ 级,腱反射活跃,病理征(＋)。

1. 考虑诊断为何病?
2. 应采用的检查有哪些?
3. 根本治疗原则是什么?

第四节　呼吸泵衰竭

呼吸衰竭是指不能维持正常组织氧运输或二氧化碳排出的病理状态。按照发病机制可分为通气性呼吸衰竭和换气性呼吸衰竭,也可分为呼吸泵衰竭和呼吸肺衰竭。驱动或制约呼吸运动的中枢神经系统、外周神经系统、神经肌肉组织(包括神经肌肉接头和呼吸肌)以及胸廓统称为呼吸泵,这些部位的功能障碍引起的呼吸衰竭称为呼吸泵衰竭。通常呼吸泵衰竭主要引起通气功能障碍,表现为 Ⅱ 型呼吸衰竭。肺组织、气道阻塞和肺血管病变造成的呼吸衰竭,称为肺衰竭。肺组织和肺血管病变常引起换气功能障碍,表现为 Ⅰ 型呼吸衰竭。

一、呼吸泵衰竭监测

（一）呼吸状态观察

可通过多功能心电监护仪完成,其中包括呼吸频率、呼吸幅度、呼吸节律、SpO_2 和 $ETCO_2$。呼吸频率变化时,显示屏上可见呼吸频率<12 次/分或>20 次/分,但应注意腹部运动和呃逆等计算在内的误差。呼吸幅度变化时,显示屏上可见增高或降低的与呼吸运动同步的腹部起伏曲线。呼吸节律变化时,显示屏上可见潮式呼吸、中枢神经源性过度呼吸、长吸气式呼吸、丛集式呼吸和共济失调式呼吸等异常呼吸曲线。当 SpO_2 低于90%时,除了考虑呼吸泵衰竭外,还应注意皮肤温度、血压、药物(血管活性药物)和脉搏血氧饱和度传感器接触不良等其他因素的影响,并迅速做出判断。

（二）动脉血气分析

急性呼吸泵衰竭时,PaO_2 降低(<60 mmHg)、$PaCO_2$ 增高(>50 mmHg)、HCO_3^- 正常和 pH 值降低(<7.35);慢性呼吸泵衰竭时,因机体代偿作用而 HCO_3^- 增高(>27 mmol/L)和 pH 值大致正常。因此,连续监测动脉血气分析不仅可以及时发现呼吸泵衰竭,还可以了解其严重程度。

（三）神经电生理检查

膈肌是最重要的呼吸肌,在吸气运动中膈肌所起的作用占吸气肌的 $60\%\sim80\%$。因此,膈肌无力或麻痹直接与呼吸泵衰竭相关。肌电图可记录脊髓前角至膈肌的电生理活动和功能状态,并可作为评估膈肌神经-肌肉活动的指标。膈肌频谱变化可提示膈肌疲劳,其先于膈肌肌力减弱。高频成分(H)由肌肉内代谢毒性物质堆积造成,恢复期短(数分钟);低频成分(L)由肌肉结构改变引起,恢复需 24 h 以上。膈肌疲劳时肌电图频谱的低频成分增加,高频成分减少,当 H/L 的基础值降低 20% 时,提示呼吸肌疲劳。

（四）胸部影像学检查

胸部 X 线、CT 或 MRI 等影像学检查可为呼吸泵衰竭的并发症(肺不张、肺炎等)提供诊断依据。

二、呼吸泵衰竭的治疗

（一）紧急处理

呼吸泵衰竭是神经系统重要的急危重症。在治疗中,首要的是解决通气问题。当发现患者呼吸减弱或停止时,应迅速给予高浓度面罩吸氧,或经口/鼻导管插管和简易呼吸器通气。随后选择有创或无创呼吸机进行机械通气,无须等待动脉血气结果。

（二）病因治疗

去除病因不仅可以缩短病程,还能影响患者的转归。因此,在改善呼吸功能的同时须积极治疗原发病,如颅内压增高或脑疝的降颅内压治疗,吉兰-巴雷综合征的丙种球蛋白治疗或血浆置换治疗,重症肌无力的胆碱酯酶抑制剂治疗和免疫抑制剂治疗等。

（三）气道管理

(1)气管插管或气管切开:缺氧明显的患者须立即建立人工气道,即气管插管或气管切开。

(2)湿化气道:①可用加温湿化器加温、湿化吸入的氧气,适用于机械通气时。②雾化气道:适用于非机械通气患者。

(3)气道清理:鼓励患者主动咳嗽排痰的同时,加强被动排痰,如翻身拍背排痰、机械震动排痰和体位引流排痰。痰量过多、过黏时,加强祛痰药物治疗,如氨溴索 15～30 mg 静脉输注,每日 2～3 次。痰栓或异物堵塞气道时,应用纤维支气管镜清除。

(4)气道解痉:针对支气管痉挛的常用药物为:①β₂受体激动剂类:沙丁胺醇 5 mg 加至 5～20 mL 生理盐水中雾化吸入,或特布他林 1.25～2.5 mg,每日 2～3 次口服。②茶碱类:氨茶碱 0.25～0.5 g 静脉滴注,每日 1 次;或多索茶碱 300 mg,加入 5％葡萄糖注射液或生理盐水注射液 100 mL 中,缓慢静脉滴注,每日 1 次。③糖皮质激素类:地塞米松

技能要点
掌握面罩吸氧的操作方法。注意面罩的放置位置及氧流量的调节。

5～10 mg 静脉输注,每日 1 次;甲泼尼龙 40～80 mg 静脉输注,每日 1 次,必要时重复。

(四) 机械通气

(1) 通气指征:①呼吸频率大于 35 次/分或小于 8 次/分。②潮气量<5 mL/kg。③肺活量<15 mL/kg。④最大吸气负压为−25 cmH_2O;⑤低氧血症和(或)高碳酸血症。

(2) 通气模式:包括完全控制通气和辅助控制通气。自主呼吸微弱患者选择完全控制通气模式。随着病情的好转,为促进患者自主呼吸,可改为辅助控制通气模式。

(3) 通气参数:①呼吸频率:16～20 次/分。②潮气量 6～12 mL/kg。潮气量适宜与否的判断标准是 PaO_2(>70 mmHg)、$PaCO_2$(<50 mmHg)和 pH(7.35～7.45)。机械通气稳定 20 min 和 1～2 h 后须分别复查动脉血气分析 1 次。机械通气量初 1～2 天根据动脉血气分析结果调整呼吸频率和潮气量。当通气过度时,以降低呼吸频率为主。当通气不足时,以增加潮气量为主。③呼气末正压(positive end expiratory pressure,PEEP),当患者持续卧床或自主呼吸减弱时(容易发生低位肺组织淤血和微小肺不张,并导致肺顺应性减弱)启用。当气道-肺组织基本正常时,与增加潮气量相比,增加 PEEP 的平均气道压更强,效果更好;但平均气道压的增加可阻碍颅内静脉血回流,并导致颅内压增高。因此,对颅内压增高的患者,应选择增加潮气量,而不是是启用 PEEP。与此同时,应减少呼吸频率,以维持适当的肺泡通气量。④每分通气量:3～10 L/min。高碳酸血症和酸中毒可使脑血管扩张,脑血流量增加,颅内压增高。此时,须适当增加每分通气量,降低 $PaCO_2$,维持 pH 值在正常偏高或略高的水平,从而有助于脑血管收缩,脑血流量降低和颅内压降低。

(4) 撤机:包括自主呼吸试验(spontaneous breathing test,SBT)撤机法、压力支持通气(pressure support ventilation,PSV)撤机法和同步间歇指令通气(synchronized intermittent mandatory,SIMV)撤机法。撤机过程宜早宜慢,约占整个机械通气时间的 40%。撤机成功的标准:撤机 120 min 后,①呼吸频率<35 次/分或变化小于 50%;②$SpO_2>90$%,$PaO_2>60$ mmHg,$PaCO_2$ 增加小于 10 mmHg,pH 值>7.32;③心率<140 次/分或变化小于 20%,收缩压>90 mmHg 和小于 180 mmHg 或变化小于 20%;④无躁动、多汗以及辅助呼吸机参与呼吸。

(五) 氧气治疗

非机械通气患者首选低浓度(<40%)、低流量(2 L/min)氧气吸入。如果需要中浓度(50%～60%)氧气吸入,应间歇给予。机械通气患者初始阶段选择高浓度(70%～100%)供氧,避免缺氧导致的脑损伤。随后根据动脉血气分析调整吸氧浓度至 35%～45%,并维持氧分压在 80～100 mmHg。

(六) 中枢驱动药物治疗

必要时给予呼吸兴奋剂,如尼可刹米 0.375 g 静脉注射,1～2 h 后重复,最大剂量 1.25 g;洛贝林 3 mg 静脉注射,每次最大剂量 6 mg,每日 20 mg。避免使用抑制中枢驱动的药物,如阿片类(吗啡、哌替啶等)、苯二氮䓬类(地西泮、氯硝西泮等)和氨基糖苷类(链霉素、依米替星等)药物。

(七) 抗感染治疗

包括经验治疗和目标治疗。在未得到病原学报告之前,采用抗感染经验治疗,获得报告后,分析结果进行抗感染目标治疗。避免滥用或长时间使用广谱抗菌药物,以防止耐药或二重感染发生。此外,加强手卫生和无菌操作,防止交叉感染。

（八）人文治疗

呼吸泵衰竭和机械通气患者言语表达障碍,故应建立良好的医患沟通或交流方式,以随时了解病情变化或主观不适。

三、中枢神经性呼吸泵衰竭

中枢神经系统的多个解剖结构与呼吸运动有关,延髓是呼吸节律的起源点,控制吸气与呼气;间脑、中脑、脑桥是呼吸调整中枢,使呼吸节律更加完善;大脑皮质是随意呼吸(有意识或无意识)控制中枢,使呼吸具有更强的控制能力。这些结构的任一部分受损均可发生中枢神经性呼吸泵衰竭。

（一）病因

中枢神经性呼吸泵衰竭的原因可分为器质性和非器质性。器质性原因包括颅脑外伤、脑出血、脑梗死和脑肿瘤等。非器质性原因包括药物(如麻醉剂、镇静剂)、毒物(如有机磷农药)的中毒等。

（二）发病机制

中枢神经性呼吸泵衰竭的机制是支配呼吸肌运动的中枢不能正常产生神经冲动,使呼吸运动减弱。其临床特征为呼吸频率和潮气量降低,由此引起呼吸性酸中毒和低氧血症。此外,中枢神经性呼吸泵衰竭可与神经源性肺水肿并存。病理学研究发现:严重脑损伤迅速死亡的患者几乎均有肺水肿,即神经源性肺水肿,其呼吸衰竭的特点是低氧血症程度超过高碳酸血症。神经源性肺水肿的确切机制不清楚,可能与自主神经损伤所致的反应性肺血管张力过度增高有关。尽管神经源性肺水肿与其他类型肺水肿不易区别,但其迅速地出现与消退最具特征。

（三）临床表现

中枢神经性呼吸泵衰竭的呼吸频率、节律和幅度均可发生不同变化,表现为特殊的呼吸类型。大脑半球病变时,中脑或间脑呼吸调节中枢失去控制,出现呼吸幅度由小到大,又由大变小的呼吸波动,甚至呼吸逐渐消失(暂停)后再逐渐出现的潮式呼吸。中脑被盖损害时,脑桥网状结构呼吸中枢失去控制,出现中枢神经源性过度呼吸。脑桥首端的被盖病变时,延髓呼吸中枢失去控制,出现吸气时间延长与呼吸暂停交替的长吸式呼吸。脑桥下端的被盖部损害时,延髓呼吸中枢失去控制,出现4~5次呼吸后呼吸暂停的丛集式呼吸。延髓(呼吸最低级中枢)病变时,出现共济失调式呼吸,即呼吸频率及幅度不时变化,间以不规则的呼吸暂停,下颌呼吸甚至呼吸停止。

（四）诊断

中枢神经性呼吸泵衰竭的诊断依据为:中枢神经系统疾病诊断明确;呼吸驱动力下降和呼吸节律失控并存,表现为与脑解剖结构损伤相关的呼吸频率、节律和幅度变化;$PaO_2 < 60\ mmHg$ 和(或)$PaCO_2 > 50\ mmHg$。

（五）治疗

中枢神经性呼吸泵衰竭的治疗原则是及时建立人工气道和机械通气辅助呼吸,避免呼吸骤停和更严重的酸碱失衡和电解质紊乱。神经源性肺水肿的治疗原则包括:①积极治疗原发病;②降低颅内压;③减轻肺水肿:用甲泼尼龙等糖皮质激素类药物治疗;④利尿:减轻前负荷;⑤给予高流量氧气吸入或机械通气;⑥清除呼吸道分泌物,保持气道通畅。

四、周围神经性呼吸泵衰竭

周围神经系统的多个解剖部位与呼吸运动相关,如神经、神经-肌肉接头和肌肉。脊髓虽然在神经系统解剖分类中归为中枢神经系统,但对呼吸肌运动的支配仅仅是联系脑与呼吸肌以及整合呼吸反射,而不产生呼吸节律,故在此一并叙述。这些结构的任一部分受损均可发生周围神经性呼吸泵衰竭。

（一）病因

1. 脊髓病变　缺血、炎症和外伤等脊髓损伤均可因脊髓前角受损而使呼吸肌收缩力减弱。当急性脊髓损伤发生在 C_4 平面以上时,表现为包括膈肌在内的呼吸肌麻痹,呼吸衰竭迅速而严重;C_4 平面以下损伤时,尽管膈肌运动保留,但也可发生呼吸衰竭。

2. 周围神经病变　吉兰-巴雷综合征是最具代表性的运动神经受损导致呼吸肌收缩力减弱的疾病,随着疾病的进展,还可发生神经性肌营养不良,使呼吸肌收缩力减弱加重。

3. 神经-肌肉接头病变　重症肌无力、肉毒中毒、药物中毒（如肌松药）等均可引起神经-肌肉接头的神经冲动传导障碍而使呼吸肌收缩减弱。

4. 肌肉病变　进行性肌营养不良、多发性肌炎或皮肌炎可因运动终板受损而使呼吸肌收缩力减弱,慢性病患者常伴随呼吸肌萎缩,使呼吸肌收缩力减弱加重。

（二）发病机制

周围神经性呼吸泵衰竭的发病机制是支配呼吸肌运动的神经不能正常传导神经冲动,使呼吸肌收缩力减弱,通气不足。周围神经性呼吸泵衰竭患者的肺实质多正常,呼吸肌收缩力减弱导致的通气功能障碍表现为高呼吸频率和低潮气量。轻症患者可通过增快呼吸频率保持通气量稳定,重症患者通过机械通气治疗而使通气量很快得到改善;但是,如果患者未能及早改善通气,则可因咳嗽无力和排痰不畅而引起气道阻塞、误吸或窒息、细菌性肺炎、肺不张等并发症,致使换气功能障碍,出现低氧血症和代谢性酸中毒。

（三）临床表现

周围神经性呼吸泵衰竭表现为呼吸浅快、无力。膈肌麻痹患者平卧时呼吸困难、气促、发绀、反向呼吸（吸气时胸部向外、腹部向内的矛盾运动）,头位抬高或端坐后缓解。急性周围神经系统疾病的膈肌麻痹进展迅速,需要呼吸机辅助呼吸。慢性周围神经系统疾病的膈肌麻痹进展缓慢,但晚期只能依赖机械通气维持呼吸。

（四）诊断

诊断依据:脊髓、周围神经系统疾病诊断明确;呼吸肌收缩力减弱突出,即高呼吸频率和低潮气量（呼吸浅快）;$PaO_2 < 60$ mmHg 和 $PaCO_2 > 50$ mmHg;肺活量<55% 预测值和（或）<1500 mL;常伴误吸、窒息、细菌性肺炎和肺不张等并发症。

（五）治疗

除了治疗原发病外,最重要的措施是尽早建立人工气道,必要时机械通气辅助呼吸。对急性期轻症患者可选择无创呼吸机辅助呼吸,重症患者直接选择气管插管（或气管切开）和有创呼吸机辅助呼吸。

课堂互动

同学们以 2 人 1 组互相观察彼此的呼吸运动。

313

第五节　多器官功能障碍综合征

一、多器官功能障碍综合征

多器官功能障碍综合征(multiple organ dysfunction syndrome,MODS)是指机体在严重创伤、感染、休克、烧伤等急性危重病时或在其复苏后,同时或相继出现两个或两个以上器官的功能障碍的损害。如果能早期发现和早期治疗,MODS 可完全治愈,反之则进展为多脏器功能衰竭(multiple organ failure,MOF)。MODS 按发病形式分为两种类型:①单相速发型:此类型患者常在休克复苏后12～36 h 内发生呼吸衰竭,继之发生其他器官的功能障碍和衰竭。病变由原始损伤引起,病变的进程只有一个时相,即只有一个器官衰竭高峰,故又称其为一次打击。②双相迟发型:患者在原始病因作用后,经治疗病情得到缓解,并相对稳定,但在数天后继发严重感染,即遭受"第二次打击",在此基础上发生 MODS。发病过程有两个时相,即病程中有两个器官衰竭高峰出现。

MODS 的发病机制以炎症失控假说和两次打击假说被广泛接受。正常情况下,感染和组织损伤时,局部炎症反应对细菌清除和损伤组织修复都是必要的,具有保护性作用。当炎症反应过度,引起细胞因子级联效应或炎症介质"瀑布效应",炎症反应对机体的作用从保护性转变为损害性。两次打击假说是指第一次打击(原始致病因素)导致程度有限的炎症反应和第二次打击(激发状态的炎症细胞释放过量炎症介质)导致的全身炎症反应综合征(systemic inflammatory response syndrome,SIRS)和 MODS。

(一) MODS 的监测

1. 呼吸功能监测　呼吸频率、节律和幅度、脉搏血氧饱和度,呼气末二氧化碳分压,动脉血气分析,肺通气功能,肺换气功能,呼吸肌功能;进行呼吸力学和影像学(床旁胸部X 线、CT、MRI)检查;使用呼吸机、床旁多功能心电监护和床旁呼吸功能监测仪等监测。

2. 心血管功能监测　心率、心律、血压、心电图、混合静脉血氧饱和度、动脉血乳酸等。

(1) 血流动力学指标:右心房压、右心室压、主动脉压、肺动脉压、肺毛细血管楔压、心排血量和中心静脉压等。

(2) 心脏形态功能指标:超声心电图、影像学检查等。

(3) 常用床旁检测仪器设备:床旁多功能心电监测仪、标准心电图、动态心电图、床旁超声心动图仪等。

3. 肝功能监测　血清胆红素、丙氨酸氨基转移酶(ALT)、门冬氨酸氨基转移酶(AST)、氨基转移酶、碱性磷酸酶(ALP)、γ-谷氨酰转肽酶(GGT)、总蛋白、白蛋白、前蛋白、球蛋白、白蛋白和球蛋白的比值等。

4. 肾功能监测　肾小球滤过率、血尿素氮、血肌酐、尿渗透压、尿钠指数、尿量、尿比重、24 h 尿蛋白、尿糖、尿液沉渣涂片或培养、尿酸碱度等。

5. 胃肠功能监测　胃残留液量、pH 值、潜血试验、胃黏膜 pH 值,粪便的量、颜色、潜血试验、培养、细菌涂片,影像学检查、胃肠超声检查、胃肠动力检查等。

6. 凝血功能监测　凝血酶原时间(PT)、活化部分凝血活酶时间(APTT)、凝血酶时间（TT）、纤维蛋白原（FIB）、血小板计数（PLT）、抗凝血酶-Ⅲ、D-二聚体、纤维蛋白降解产物等。

7. 营养代谢功能监测　实测体重、体质指数（BMI）、血糖、血脂、血红蛋白等。

（二）MODS 的治疗

尽管 MODS 的病因复杂，涉及的器官和系统多，治疗中往往面临许多矛盾，但 MODS 的治疗应遵循以下原则。

1. 控制原发病　控制原发病是 MODS 的治疗的关键，应重视原发疾病的处理。对于存在严重感染的患者，必须积极引流感染灶和应用有效抗生素。若为创伤患者，则应积极清创，并预防感染的发生。当重症患者出现腹胀、不能进食或无结石性胆囊炎时，应采用积极的措施，如导泻、灌肠等，以保持肠道通畅，恢复肠道屏障功能，避免肠源性感染。对于休克患者，则应尽快复苏，尽可能缩短休克时间，避免引起进一步器官功能损害。

2. 改善氧代谢，纠正组织缺氧　其治疗措施包括增加全身氧输送、降低氧需、改善组织细胞利用氧的能力等。增加氧输送可以通过氧疗、呼吸机支持，必要时进行呼气末正压（positive end expiratory pressure，PEEP）通气等措施来改善。另外维持适当的血红蛋白浓度可保证血液携氧能力，但过高的血红蛋白浓度有可能导致血黏滞度增加而最终影响氧合。通常血红蛋白浓度目标水平在 80～100 g/L 或血细胞比容维持在 30%～35%。镇静、降低体温、机械通气等均是降低氧需的重要手段。

3. 循环功能代谢障碍的治疗　治疗措施包括：补充液体时先晶体后胶体，速度先快后慢；严重失血时补充全血，使血细胞比容为 30%。为避免缺血时间过长和持续低灌注引起的氧自由基损害，可给予氧自由基清除剂。

4. 肝功能障碍的治疗　肝细胞损伤最常见。治疗措施包括：补充足够的热量，维持正常血容量以及纠正低蛋白血症；控制感染和避免使用肝毒性药物；必要时给予人工肝支持，特别是非生物型人工肝支持（血液透析、血浆置换、血液滤过、血液/血浆灌流）。

5. 肾功能障碍的治疗　治疗措施包括：保证血容量，恢复尿量，避免或减少使用具有肾毒性的药物，必要时给予肾替代治疗。

6. 胃肠道功能障碍的治疗　早期开始肠内营养，早期使用胃黏膜保护剂；合理应用抗菌药物，维持肠道菌群生态平衡，如果伴有消化道出血，减少或暂停肠内营养，抑制胃酸分泌，给予冰盐水洗胃或应用止血药物，必要时给予内镜下电凝和吸收性明胶海绵止血。胃肠道动力障碍可应用促胃肠动力药物，减慢或暂停肠内营养，必要时给予胃肠减压。

7. 凝血功能障碍的治疗　弥散性血管内凝血（disseminated intravascular coagulation，DIC）最常见。治疗措施为：①肝素抗凝：1250 U/h，持续静脉滴注，根据疗效加以调整。②氨基己酸抗纤溶：初始剂量为 4～6 g 溶于 100 mL 生理盐水或 5%～10% 葡萄糖溶液中，静脉滴注 15～30 min，维持剂量 1 g/h，持续 12～24 h 或更久。DIC 时氨基己酸类药物存在抑制继发性纤溶代偿作用，可加重病情，需特别谨慎。

8. 代谢支持和调理　MODS 使患者处于高度应激状态，导致机体出现以高分解代谢为特征的代谢紊乱。器官及组织细胞功能的维护和组织修复有赖于细胞得到适当的营养底物，机体高分解代谢和外源性营养利用障碍，可导致或进一步加重器官功能障碍。因此，治疗 MODS 时，代谢支持和调理的目标应当是改善营养底物不足，防止细胞代谢紊乱，减少器官功能障碍的产生，促进组织修复。

9. 免疫调节治疗 免疫调控治疗实际上是 MODS 病因治疗的重要方面。目前临床上研究表明：配对血浆吸附滤过（coupled plasma filtration adsorption，CPFA）治疗具有更强的炎性介质清除能力，对血液有形成分损伤更小，尤其对血小板，是目前 MODS 患者治疗有效、安全的血液净化模式。糖皮质激素和非激素抗炎药，如布洛芬、消炎痛等有利于减少过度应激反应。炎症介质拮抗剂，如 TNF 与抗体，前列腺素抗内毒素血清，理论和实验研究效果较好，临床研究尚未获得一致结论。

二、全身炎症反应综合征

全身炎症反应综合征（systemic inflammatory response syndrome，SIRS）是因感染或非感染因素作用于机体而引起的一种难以控制的全身性瀑布式炎症反应综合征。严重者可导致多器官功能障碍综合征（MODS），而 MODS 早期一定经过 SIRS 阶段。

（一）病因

SIRS 的病因可概括为感染性和非感染性两类。感染因素涵盖了以往的菌血症（bacteremia）、脓毒症（sepsis）和脓毒综合征（septic syndrome）。感染途径包括外源性和内源性。外源性感染途径为侵入性感染，病原菌以革兰阴性细菌及其内毒素为主。内源性感染途径为移位的肠道菌群感染，病原菌经肠黏膜屏障入血，引起全身性感染（包括远隔器官感染）和（或）内毒素血症。

非感染性因素见于重大手术、重症创伤（包括脑损伤）、重症烧伤、重症胰腺炎、异物吸入、低血容量或失血性休克、组织缺血性坏死、再灌注损伤、大量输血输液、免疫介导性器官损伤、蛋白-热卡缺乏等，机体出现与感染相似的炎症反应过程。

（二）发病机制

（1）SIRS 的实质是机体过多释放炎症介质。从细胞、分子水平对严重感染和非感染强烈刺激引发的体内系列变化研究表明，SIRS 实质是机体过多释放多种炎症介质与细胞因子使许多生理生化及免疫通路被激活，引起炎症免疫失控和免疫紊乱。其发生和发展取决于：①刺激的大小；②机体反应的强弱。

（2）SIRS 是机体对各种刺激失控反应：现已知机体在启动炎症反应的同时，抗炎症反应也同时发生。正常炎症反应可防止组织损伤扩大，促进组织修复，对人体有益，但过度炎症反应对人体有害。SIRS 既可能是促炎症反应的失控，抗炎症机制受抑，也可能是两种机制的平衡失调。但无论是 SIRS，还是 CARS、MARS，均反映内环境失去稳定性，继续发展，最终造成器官功能不全的临床表现，即发生了 MODS 或 MOF。

（3）SIRS 是炎症介质增多引发的介质病：严重感染时细菌、病毒激活单核-巨噬细胞等炎症细胞释放大量炎症介质和细胞毒素。现已证实无论感染或非感染因素侵袭机体，体内均可产生炎症介质和细胞毒素，如 TNF-α、IL-1、IL-6、IL-8 等激活粒细胞使内皮细胞损伤，血小板黏附，进一步释放氧自由基和脂质代谢产物等，并在体内形成"瀑布效应"（cascade effects）样连锁反应，引起组织细胞损伤。SIRS 发生后，随着 SIRS 连续发展与恶化，最后还可发生 MODS。

（三）诊断标准

具有下列临床表现中两项或两项以上者即可诊断：体温>38 ℃或<36 ℃；心率>90 次/分；呼吸频率>20 次/分或 $PaCO_2<32$ mmHg；外周血白细胞计数$>12\times10^9$/L 或$<4\times10^9$/L，或幼稚粒细胞$>10\%$。

（四）SIRS 的治疗

SIRS 的治疗是多阶段、多环节的。

1. 病因治疗 早期病因治疗可调控炎症反应，阻断 SIRS 发展，预防 MODS 发生。

2. 免疫保护治疗 大剂量静脉注射丙种球蛋白可减少 MODS 的发生，降低 SIRS 的病死率。目前对 SIRS 常规应用大剂量丙种球蛋白，200～400 mg/(kg·d)，连用 5 天。

3. 清除炎性介质和细胞因子 ①连续肾替代疗法；②血浆置换：也可部分去除炎性介质与细胞因子，但效果较差。用新鲜血浆可补充凝血因子和一部分抗体。

4. 抑制炎性介质和细胞因子 ①非甾体类药物：可降温，也能部分抑制炎性因子，常用药为布洛芬，也可用阿司匹林。②糖皮质激素：选用小剂量地塞米松，0.2～0.5 mg/(kg·d)，分 1～2 次应用。③炎性介质单克隆抗体：较成熟的是 TNF-α 抗体和抗内毒素脂多糖（LPS）抗体的应用，目前也有白细胞介素（IL）1、2、4、8 以及血小板活化因子（PAF）等单抗可以应用。④自由基清除剂的应用：应用维生素 C 和维生素 E，也可应用 SOD 类制品。⑤氧疗：鼻导管、面罩或头罩吸氧，从低流量开始。

5. 糖皮质激素治疗 糖皮质激素具有抗炎作用，如刺激抑制因子（IF-κB）合成，稳定和抑制 NF-κB，减轻促炎介质瀑布效应和维持促炎与抗炎平衡等。氢化可的松使用的方法有两种：①大剂量冲击法：每日 30 mg/kg，静脉输注，连续 1～2 天；②小剂量短期法：每次 100 mg，每 8 h 1 次，每日总剂量不超过 300 mg，连续 5～7 天。

（李恩耀）

能 力 检 测

1. 简述脑损伤的康复治疗方案。
2. 简述颅内压增高的治疗方案。
3. 简述 MODS 的监测内容。

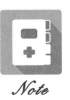

第十七章　神经系统疾病的康复

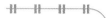

学习目标

1. 掌握：脑卒中、颅脑损伤、脊髓损伤、周围神经病损的定义、主要功能障碍、康复评定、康复治疗方法。
2. 熟悉：康复治疗分期及各期目标。
3. 了解：病因、预后及康复结局。

第一节　脑卒中患者的康复

一、概述

（一）脑卒中基本概念

脑卒中（stroke）又称脑血管意外（CVA），是一组急性脑血管疾病。由于急性脑血管破裂或闭塞，导致局部或全脑神经功能障碍，持续时间超过 24 h 或死亡。主要分为缺血性卒中和出血性卒中，是中老年人致死和致残的主要疾病之一，具有发病率高、致残率高、死亡率高和复发率高的特点。

（二）脑卒中主要危险因素

1. 高血压　血压无论是收缩压或舒张压的升高，对脑卒中的危险性都呈直线上升，人群脑卒中的发病率随收缩压及舒张压的升高而升高。脑卒中的发病率随年龄的增高而增高。

2. 心脏病　许多心脏病，包括房颤、左心室血栓形成、原发性心脏肿瘤、心肌病、冠状动脉疾病、瓣膜性心脏病及心脏手术等，都是引起脑卒中的重要原因。

3. 糖尿病　高血糖不仅可以诱导和加速动脉粥样硬化，还可通过多种途径增加产生血栓和发生缺血性脑卒中的危险。

4. 高胆固醇和高脂血症　高血脂对脑血管的危险性不如冠心病那样明显，但高血脂与低密度脂蛋白浓度同时升高，是缺血性脑卒中最危险的因素，尤其对年轻男性更重要。

5. 短暂性脑缺血发作　多数学者认为 TIA 是各型脑卒中特别是缺血性脑卒中的危险因素。大约 30% 完全性脑卒中患者，以前有 TIA 病史，约 1/3 的 TIA 患者迟早要发展或再发完全卒中。

6. 肥胖　体重的变化常与血压的变化有关，超过标准体重 20% 以上的肥胖者，患高血压、糖尿病和冠心病的危险性明显增加,而高血压及冠心病又是脑卒中的重要危险因素。

7. 吸烟和饮酒　吸烟量大的男性发生脑卒中的危险性几乎是非吸烟男性的 3 倍,吸烟与脑梗死呈剂量-反应关系,鼓励戒烟是减少脑卒中危险的措施之一。无论是急性醉酒还是慢性酒精中毒,对脑卒中都是重要危险因素。

8. 其他因素　脑卒中发生还与性别、种族、饮食、药物及家族遗传史等因素有关。

（三）神经康复的基本原则

（1）选择合适的康复对象:并不是所有神经系统疾患都可以或应该进行康复治疗,病情较轻者无须康复训练就可自然恢复;病情过重,有严重合并症和(或)并发症者,无论采用何种康复方法可能都不会使其获得有意义的恢复。

（2）早期开始康复治疗:早期康复的目的在于最大限度地保留患者尚存的功能,避免由于"制动"或"废用"造成的废用综合征。一般来说,一旦患者的生命体征和病情稳定48～72 h 后,即使意识障碍尚未恢复,康复治疗都应予以考虑并实施。

（3）主动性康复:强调加强主动性康复训练,确定正确的康复方案。

（4）个体化、阶段性康复训练。

（5）全面康复:改善疾病所导致的功能障碍,最大限度地提高个体独立生活、学习、工作和参与社会的能力。

（四）主要功能障碍

1. 运动功能障碍　早期多为迟缓性瘫痪,在恢复过程中逐渐出现痉挛型瘫痪,呈上运动神经元性瘫痪,并因反射活动和肌张力的异常导致姿势异常、协调功能和平衡功能的障碍。主要表现为:肌肉无力、肌肉痉挛、异常运动、异常步态。

最典型的是偏瘫。大部分患者表现为:上肢以屈肌共同运动为主,下肢以伸肌共同运动为主,最后直至出现肢体的痉挛和变形。

运动功能障碍的恢复过程(Brunnstrom 运动功能恢复的六个阶段):无随意运动;出现联合反应,少许随意运动或轻度痉挛;由部分随意运动引发的协同运动,痉挛达到高峰;开始脱离协同运动,出现分离运动,痉挛减轻;协同运动基本消失,分离运动更加充分,表现为各个关节的独立活动更强,痉挛明显减轻;痉挛基本消失,协调及技巧性运动接近正常。

2. 感觉功能障碍　脑卒中患者以偏身的感觉障碍为常见。特殊感觉障碍最常见的有偏盲。

3. 语言和吞咽功能障碍　言语功能障碍主要表现有失语症和构音障碍等。失语症是因脑功能受损所致语言能力障碍,多发生在优势半球,表现为对后天所获得的各种语言符号的表达及认识能力的受损或丧失。构音障碍为在脑组织病损后与言语产生有关的肌肉麻痹、肌力减弱和运动不协调而引发的言语障碍。

4. 认知功能障碍　认知功能障碍是脑卒中患者发生率较高的症状,也是导致该类患者日常生活活动能力下降,工作和家庭生活严重受限的主要因素之一。脑卒中后可出现多种认知功能障碍,主要有注意障碍、记忆障碍、思维障碍等。严重的认知障碍表现为痴呆。

5. 心理障碍　抑郁症是脑卒中患者最多见的心理障碍,表现为情绪低落、对事物缺乏兴趣、做事动作迟缓、长期失眠、体重下降、常伴有焦虑,各种症状常有夜晚较轻、白天严重等特点。抑郁症若存在,会明显影响康复的疗效。

6. 继发障碍　少数患者后期会出现一些并发症,常见的并发症有:肩手综合征、肩痛、肩关节半脱位、关节挛缩、骨质疏松症、深静脉血栓形成、直立性低血压、尿便障碍等。肩手综合征的特征是:偏瘫侧上肢肩手疼痛,皮肤潮红、皮温升高、手指屈曲受限。

二、康复评定

脑卒中会因组织损伤部位、性质和损伤程度的不同,出现不同的功能障碍。应在临床医疗诊断的同时进行相应的功能评定,以便制订出相应的康复治疗方案。

（一）运动功能评定

1. Brunnstrom 运动功能恢复评定　将偏瘫肢体功能的恢复过程根据肌张力的变化和运动功能情况分为六个阶段来评定脑卒中后运动功能的恢复过程。

2. Fugl-Meyer 和上田敏法　Fugl-Meyer 评定法是将上肢、下肢、手和手指运动等的功能评价、平衡能力、关节活动度和关节运动时的痛觉、感觉功能 5 项与偏瘫后身体运动功能恢复有密切关系的内容综合的定量的评定方法,评分为 0～100 分。它能反映偏瘫患者功能恢复过程中各种因素的相互作用,也是脑卒中康复评定常用的方法之一。上田敏法是在 Brunnstrom 方法的基础上,发展为更详细的评价方法。

3. 肌张力评定　目前常用的评定是改良 Ashworth 分级评定法。

4. 平衡功能评定　常用的有简易三级平衡评定标准、Fugl-Meyer 下肢平衡评定量表、Berg 平衡评价量表等。

5. 步行能力评定　可用"起立—行走"计时测试,六分钟步行测定,Holden 步行功能分类;同时注意评定步行中的步态,偏瘫患者多表现为划圈步态、长短步态、膝过伸步态。

（二）感觉功能评定

浅感觉的检查主要是触觉、痛觉、温度觉的检查,检查时应注意健侧与患侧的对比、温度觉的检查。本体感觉的检查包括位置觉、运动觉、震动觉的检查,在检查过程中应注意避免疼痛或肌肉痉挛的增加,若是有肌肉痉挛的出现,则应在检查前先行降低。复合感觉障碍评定是对皮肤定位感觉、两点间辨别觉、体表图形觉、实体觉和重量觉分别进行评定。

某些患者会存在特殊感觉障碍。脑卒中如果累及内囊、大脑枕叶等部位,可导致偏盲,需对偏盲进行评定。

（三）认知功能评定

脑卒中后因大脑损伤部位、范围、性质、程度的不用,导致形式多样、程度不一的认知功能障碍,在病例机制上与颅脑损伤后认知障碍相同,具体内容可参考本章颅脑损伤患者的康复。

（四）言语功能评定

脑卒中患者言语功能障碍的筛查和评定方法可参考《言语治疗技术》的相关章节。

（五）日常生活活动能力评定

脑卒中后,对患者的 ADL 评定根据功能程度和评定的时间分别采用 Barthel 指数分级法、Katz 分级法、Kenny 自理评定和 FIM 功能独立性测量进行评定。

（六）心理及精神功能评定

优势半球前部的梗死常引发精神抑郁。可依据患者情绪表现分析,客观评定可应用汉密尔顿抑郁评定量表给予评定。

（七）其他功能障碍评定

根据患者个体情况，可选择性地进行关节活动度评定、肌力评定、疼痛评定、肢体围度评定和肩关节半脱位、肩手综合征等评定。

三、康复治疗

脑卒中所引发的功能障碍以运动障碍为主，常伴有感觉、认知、言语、吞咽以及其他多方面障碍。康复治疗的目的是通过功能重组，或采用代偿、替代的方法，同时结合环境改造，从多方面进行干预，减轻或改善患者的障碍程度，提高患者参与家庭和社会生活的能力，全面提高病后的生存质量。

（一）运动障碍的康复

脑卒中造成的运动障碍为中枢性瘫痪（多数为偏瘫），其本质是造成上运动神经元损伤后，高位中枢神经系统失去了对低位中枢的调节（整合）作用，低位中枢被抑制的各种原始反射再次出现，导致了正常姿势反射机制的紊乱和运动协调性异常，出现肌肉失控状态。

1. 急性期　脑卒中急性期持续时间一般为 2～4 周，待病情稳定后康复治疗即可与临床诊治同时进行。康复目的是预防压疮、呼吸道和泌尿道感染、深部静脉炎及关节挛缩和变形等并发症；尽快地从床上的被动活动过渡到主动活动；为主动活动训练创造条件；尽早开始床上的生活自理；为恢复期功能训练做准备。

（1）正确的体位摆放（良肢位）：良肢位可预防和减轻痉挛模式的出现，预防肩关节半脱位、肢体肿胀和软组织挛缩，促进分离运动的出现。因此，自发病第一天起即应开始正确的体位摆放，且贯穿偏瘫的各时期。

①仰卧位：因受颈紧张反射和迷路反射的影响，异常反射活动较强，也容易引起骶尾部、足跟外侧或外踝部发生压疮，因此，脑卒中患者应以侧卧位为主。必须采取仰卧位时，患臂应放在体旁的枕上，肩关节前伸，保持伸肘，腕背伸，手指伸展或握一毛巾卷，也可以用一本书卷起来，外面裹上绷带代替毛巾卷。患侧臀部和大腿下放置支撑枕，使骨盆前伸，防止患腿外旋，膝下可置一小枕，使膝关节微屈，足底避免接触任何支撑物，以免足底感受器受刺激，通过阳性支撑反射加重足下垂。应避免半坐卧位，因该体位的躯干屈曲和下肢伸直姿势直接强化了痉挛模式（图 17-1）。

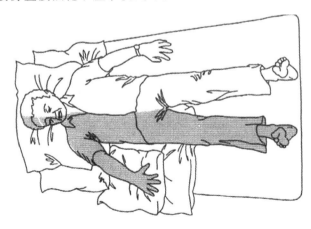

图 17-1　仰卧位良肢位摆放

②健侧卧位：是患者最舒适的体位，患肩前伸，肘、腕、指各关节伸展，放在胸前的枕

上，上肢向头顶方向上举约100°，患腿屈曲向前放在身体前面的另一支撑枕上，髋关节自然屈曲，避免足内翻(图17-2)。

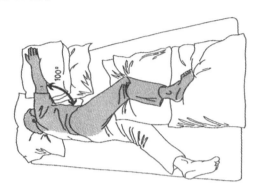

图 17-2　健侧卧位良肢位摆放

③患侧卧位：使患肩前伸，将患肩拉出，避免受压和后缩，肘关节伸直，前臂旋后，指关节伸展，患侧髋关节伸展，膝关节微屈，健腿屈曲向前置于体前支撑枕上。该体位可以增加患侧感觉输入，牵拉整个偏瘫侧肢体，有助于防治痉挛(图17-3)。

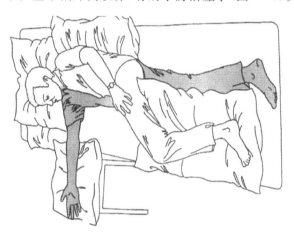

图 17-3　患侧卧位良肢位摆放

(2)患者关节活动度维持训练：被动活动宜在无痛范围内进行，以免造成软组织损伤，活动顺序从近端大关节到远端小关节；活动速度以上肢完成一个动作使用3~5 s，下肢使用5~10 s为宜，每次每个关节活动5~10遍，每日2~3次，直至患肢主动运动恢复。避免因粗暴动作而造成软组织损伤，要多做一些抗痉挛模式的活动，如肩外展、外旋、前臂旋后、腕背伸、指伸展、伸髋、屈膝、踝背伸等。

(3)床上活动：目的是使患者独立完成各种床上的早期训练后达到独立完成从仰卧位到床边坐位的转移。①上肢自助被动运动：双手手指交叉，患手拇指置于健指之上(Bobath握手)，利用健侧上肢的被动活动，注意肘关节要充分伸展。②下肢运动：下肢训练的重点是肢体的活动及其控制。例如，患者自己或在尽可能少的帮助下屈、伸膝并能保持在某一位置。当屈髋屈膝时，能从中立位进行髋的内旋或外旋，并能保持此位置而不会完全失控。

(4)按摩：按摩对患侧肢体是一种运动感觉刺激，并可促进血液和淋巴回流。对防治深静脉血栓形成有一定作用。按摩动作应轻柔、缓慢而有规律。

(5)物理因子治疗：功能性电刺激、肌电生物反馈、中频电疗法、药物离子导入法、中药熏蒸法和局部空气压力治疗,可使瘫痪肢体肌肉通过被动引发的收缩与放松逐步改善肌张力。

(6) 直立性低血压的适应性训练:利用角度可调节的病床,床头抬高,从倾斜 30°,维持 5 min 开始,每日增加床头倾斜的角度 10°～15°,或增加维持时间 5～15 min,增加角度不增加时间或增加时间不增加角度,逐渐增加到床头抬高 80° 或可维持床上坐位 30 min。在此基础上逐渐增加坐位训练的次数,并开始床边和轮椅坐位训练,争取尽早离开病房到训练室训练。进入训练室后应用电动起立床依照上述方法继续训练,使患者重获直立感觉,为后期康复做准备。

2. 恢复期　脑卒中恢复期一般为 1 年,言语和认知功能的恢复可能需要一两年。发病后 1～3 个月是康复治疗和功能恢复的最佳时期。恢复后期功能进步缓慢或停滞不前,出现肢体的废用。对患侧功能不可恢复或恢复很差者,应充分发挥健侧的代偿作用,必要时加用自助器具。

康复目标包括改善步态,恢复步行能力;增强肢体协调性和精细运动,提高和恢复日常生活活动能力;适时应用辅助器具,以补偿患肢的功能;重视心理、社会及家庭环境改造,使患者重返社会。

1) 迟缓期的康复治疗　该期为发病后 2～3 周内。特点为肌张力由弛缓到开始出现痉挛;姿势反射仅达脊髓水平和中脑水平;运动能力从无随意运动到出现联合反应和对刻板的协同模式有极少的随意控制;发起运动和稳定姿势的能力下降,后期可有极少的随意运动。此期的治疗主要是利用各种方法恢复或提高肌张力,诱发肢体的主动运动。

(1) 在床上训练正确的抗痉挛体位。

(2) 被动活动训练:

①上肢被动运动:a. 肩部运动:治疗者一手托患者上肢肘部,一手将患者上臂外展,复原后再向前做上举动作。动作要轻,活动范围要小,以不超过 90° 为宜。b. 前臂运动:治疗者一手托住患者手腕,掌心向上,另一手托住肘关节,抬起前臂向上臂靠拢,做屈曲、伸展动作。伸直前臂再做前臂内旋转动作。c. 手部运动:先做腕屈、伸运动,再帮助患者做手指屈、伸运动。②下肢被动运动:分别做髋、膝、踝、足各关节的关节活动技术。

(3) 改善软瘫:为促进肌张力出现、防止肌肉萎缩,在病情允许条件下,可用本体促进疗法进行治疗,对软瘫肌群应用 Rood 技术、牵拉肌肉法、轻扣肌腱或肌腹法及挤压法等实施治疗。应用 Bobath 技术的加压和负重、放置和保持、压迫性牵伸的治疗技术对软瘫肢体实施治疗。应用 Brunnstrom 技术的共同运动、联合反应、姿势反射等神经促通技术予以治疗,以提高肌张力,促进软瘫肢体肌肉的主动收缩。

2) 痉挛期的康复治疗　此期一般在发病 14 日以后,肌张力逐渐增高,以痉挛为主,姿势反射达基底节水平,运动以协同模式为主,并有脱离协同模式的活动。发动运动和稳定姿势的能力有改善,可有较复杂的姿势出现。此期治疗主要是控制肌痉挛和异常的运动模式,促进分离运动的出现。

(1) 抑制痉挛:治疗项目除急性期床上的各项治疗内容外,还包括:

①抑制躯干的痉挛:桥式运动和主动翻身训练。桥式运动:患者仰卧,双臂置于身体两侧,双足底着力在床上,帮助患者放置好患膝,提升其髋,将两臀抬离床面,即双桥式。如果患肢能支撑,患髋抬离床面,即单桥式。达到一定程度后,治疗者在其髋部加阻力,让其做阻桥运动。这对今后恢复正常步态有重要意义。

②抑制上肢屈肌痉挛和下肢伸肌痉挛:可采用抗痉挛体位摆放。此阶段还可应用神经生理学疗法:如 Rood 技术的挤压、牵拉等抑制手法;Bobath 技术的控制关键点、反射

Note

性抑制及调正反应、促进姿势反射等治疗;Brunnstrom 技术的各种反射的应用;PNF 技术的对角线螺旋式运动,促进分离运动的进一步成熟和正常运动模式的重新建立等。

（2）翻身和起坐训练:治疗者站在患者转向的一侧,患者双上肢 Bobath 握手伸肘,头转向侧方,肩上举约 90°,健侧上肢带动患肢伸肘向前送,用力转动躯干向翻身侧,同时摆膝,完成肩胛带、骨盆带的共同摆动而达到侧卧。向患侧翻身时应防患肩受损。训练患者起坐时,由侧卧位开始,健足推动患足,健手掌支撑腋下,用力推动躯干,手掌边推边后撤,同时躯干用力侧屈坐起,治疗者可在膝和小腿部推压以助坐起。

（3）平衡训练:

①坐位平衡训练:应尽早进行坐起训练,从仰卧位到床边坐,从患者能无支撑坐在椅子上达到一级静态平衡,到让患肢能做躯干各方向不同摆幅的摆动活动的"自动态"的二级平衡,最后能完成抵抗他人外力的"他动态"的三级平衡。

②站立的平衡训练:先站起立于床边,然后逐步进入扶持站立,平行杠间站立,让患者逐渐脱离支撑,重心移向患侧,训练患者的持重能力,能徒手站立后,再实施站立平衡训练,最后达到站立位的三级平衡。

（4）坐-站立训练:

①患肢负重训练:患者取坐位,双足平放于地面,双上肢 Bobath 握手伸肘,肩充分前伸,躯干前倾,抬头,向前、向患侧方向触及目标物,将重心移至患侧下肢。

②坐-站起训练:患者坐直,足尖与膝盖成一直线,上肢参照上述负重训练,髋关节尽量屈曲,让重心从臀部慢慢转移到双足上而站立。

（5）步行训练:恢复步行是康复治疗的基本目标之一。先进行扶持步行或平行杠内步行,再到徒手步行,改善步态的训练,重点是纠正划圈步态。

①手杖和扶持下的步行:对不能恢复独立步行或老年稳定性差的患者,可给予使用手杖的训练。

②上、下楼梯的训练:正确的上、下楼梯的训练方法是上楼先上健腿,后上患腿;下楼先下患腿,再下健腿。

③实施针对性的训练:如站立相时,患腿负重能力差,在体重转换的过程中,患腿缺乏平衡反应的能力,应重点训练患腿的负重能力,如摆动相时,患腿不能很好地屈曲,应练习幅度较小的屈伸交替进行的患侧膝关节的独立运动,在摆动相时患膝能完成屈曲而向前迈步。

（6）作业治疗:

①肩、肘、腕的训练:应用墙式或桌式插件进行肩、肘、腕的训练,捶钉木板、调和黏土等做肘伸、屈的训练。

②前臂旋前或旋后的训练:拧龙头、拧螺帽,利用圆盘状插件等。

③手指精细活动:用栓状插件进行拇指的对指、内收、屈曲活动,捡豆、和面、编织、刺绣、拼图、打字等。

④改善协调平衡训练:脚踏缝纫机,拉锯,打保龄球、砂磨板作业等。

⑤ADL 训练:包括转移床椅、穿衣、进食、上厕所、洗澡、行走、上下楼梯、做个人卫生等。

（7）手杖、步行器、轮椅和矫形器的应用:使用手杖的正确方法是以手杖-患足-健足的方式行走。没有步行能力的患者应学会轮椅的使用。患足矫形器可以矫正垂足和足内翻。

3. 相对恢复期 相对恢复期一般在发病 4 个月至 1 年这段时间。此期是患者逐步修正异常运动模式,产生选择性分离运动,建立正确的运动模式,以及改善精细运动能力和速度活动能力的阶段。治疗的成败直接关系到康复效果,同时也是患者看到成绩,增强信心的主要阶段。

(1)此阶段训练目标:促进患者主动运动的恢复,尽力提高运动功能水平、生活自理能力和社会生活的参与能力,尽可能减少协助,顺利地重返家庭和社会。

(2)康复治疗方法:继续逐级进行自主运动、分离运动、协调运动的训练,争取功能的恢复。进行站立位平衡的进一步训练、步态训练、实用步行训练、前臂及手功能训练、ADL 训练。对训练进展不大的患者要利用、加强残存的功能,对环境做必要的改变(职业、工种、住房等)以适应患者。

(3)作业治疗:此期的作业治疗,上肢主要选择以加强手的控制能力、精细动作和协调性的作业治疗,如用砂磨板训练上肢粗大运动;用练书法、做泥塑、拧螺丝、摆放积木、编织等训练手的精细活动和协调性;下肢通过作业治疗,提高患者的负重能力和耐力;同时也要进行吃饭、穿衣、移动、用厕、做个人卫生、洗澡及做家务的日常生活活动能力训练,帮助其重新获得失去的能力,并根据身体情况、性别、年龄和爱好,组织参加一些文体活动等。

(4)实用步行训练:在患者可以独立步行后,应进一步加强上、下楼梯,上、下斜坡,转弯,绕圈,跨越障碍物等与实际生活环境相适宜的各种实用性步行训练。

4. 后遗症期　是指脑卒中发生一年以后,仍存在各方面功能障碍的时间。本期的康复治疗应加强残存能力和已有的功能训练,同时注意防止异常肌张力和挛缩的进一步加重,使患者更加自如地使用患侧,避免废用综合征和误用综合征及其他并发症的发生。

(二)感觉障碍的康复

1. 偏盲的训练　让患者了解自身的障碍,进行双侧活动的训练;用拼版、拼图进行左右注视的训练;用文字删除法反复训练;视野缺损范围大的患者可建议向偏盲侧转头及视觉代偿。

学习视频 17-1

2. 实体觉训练　让患者用触觉辨认一个物体,方法是先让患者观察要辨认的物体,在其注视下治疗师将物体移动,然后再让患者先健手后患手触摸和移动此物体,反复几次后再让患者闭目进行。用这种方法让患者移动过几个物体后,把这些物体放入暗箱中,让患者用手触摸辨认出正确的物体。成功后可加入新的物品,也可以让患者看物体的图片在暗箱中找出相同的物体。

3. 深感觉的训练　先由治疗者通过被动运动引导患者患侧做出动作并体验正确的动作;然后指示患者用健侧去引导患侧完成这些动作;再进一步通过双手端起较大物品的动作,间断地引导患侧上肢做出正确动作。通过拿、放不同重量的物体,调节训练的难易程度。

(三)认知和行为障碍

单侧忽略部分患者有不同程度的认知功能障碍,对大脑损害部分的对侧肢体和一半空间感觉不到。

因此,康复治疗时要反复用语言不断刺激提醒患者注意其忽略的一侧;治疗和生活护理中尽量站于患者忽略侧,将患者所需物品放置在忽略侧,要求其用健手越过身体中线去拿取;鼓励患侧上、下肢主动参与翻身,必要时可用健手帮助患手向健侧翻身;对忽略侧提供触摸、拍打、挤压、擦刷、冰刺激等感觉刺激,并嘱患者说出刺激的部位和感觉;在忽略侧放置色彩鲜艳的物品或灯光提醒其对患侧注意;生活物品和床头桌也放于患

Note

侧,以引导患者对患侧以及环境的扫视和注意;能够阅读文章者,训练患者从边缘处开始阅读,在忽略侧一端放上色彩鲜艳的规尺,或使其用手摸着书的边缘,从边缘处开始阅读,避免漏读。

(四）其他功能障碍的康复治疗

言语、吞咽功能障碍和心理障碍的康复治疗可参考本套教材相关章节。

急性脑血管疾病的预后取决于脑血管病变的部位、范围,神经系统症状的轻与重,有无内脏并发症的发生,意识障碍的程度及是否早期进行有规律的功能训练。脑血管疾病患者经早期有规律的功能训练,约90%可恢复步行能力和生活自理,其中又有30%能恢复一些工作。早期手功能训练对手功能的恢复有重要意义。因日常生活和职业动作与手的精细运动有关,患者往往重视行走,加上常用健手代替病手的使用,所以忽略病手的康复。如果3个月以后再训练手功能,将有96%左右不能恢复功能。因此,应争取在患病后前3个月最大限度地康复手的功能。急性脑血管意外患者在医院内康复后,瘫痪肢体恢复到一定程度,可以在家庭、社区继续康复。

第二节　颅脑损伤患者的康复

一、概述

（一）基本概念

颅脑损伤(craniocerebral injury,head injury)为外界暴力直接或间接作用于头部所造成的损伤。颅脑损伤主要分为头皮损伤、颅骨损伤与脑损伤,这三种情况既可单独发生,也可同时并存。其中脑损伤患者大多数会有意识、认知、情绪情感、运动、感觉、言语等功能障碍。本节我们主要论述脑损伤的康复。

（二）临床分类

颅脑损伤的种类繁多,不同的致伤条件可造成不同类型颅脑损伤。

（1）按损伤方式分为闭合性损伤和开放性损伤。前者指脑组织不与外界相通,头皮、颅骨和硬脑膜的任何一层保持完整;后者指脑组织与外界相通,头皮、颅骨、硬脑膜三层均有损伤。

（2）按损伤部位分为局部脑损伤和弥漫性脑损伤。当造成损伤的外力作用于局部脑组织时,可导致额叶、顶叶、颞叶、脑干等部位的损伤;当外力较强、脑组织损伤广泛时,可出现弥漫性脑组织损伤,患者表现深度昏迷,自主功能障碍,植物状态持续数周。

（3）按损伤性质分为脑震荡、脑挫伤与脑裂伤(合称脑挫裂伤)、颅内血肿。脑震荡以受伤后患者出现短暂性昏迷、逆行性遗忘和头痛、头晕、无力、记忆力障碍等为特征,一般预后良好。脑挫裂伤是在不同外力与方向作用下脑任何部位出现脑组织断裂的表现,临床上表现为相应的具有特征性的严重神经损害。颅脑损伤只要有较大血管损伤出血,就有发生血肿的可能。

（4）按其伤情表现急性期主要依据昏迷时间、格拉斯哥昏迷量表(GCS)分为轻、中、重型。在恢复期主要依据伤后遗忘(PTA)的时间分类。在重型颅脑损伤中,持续性植物状态(PVS)占10%,它是大脑广泛性缺血性损害而脑干功能仍然保留的结果。

（三）主要功能障碍

轻度颅脑损伤患者早期可以产生很多躯体、认知和行为方面的症状，包括头痛、注意力差、思考时间延长、健忘、失眠、对光和噪音敏感等。大多数患者经治疗观察 2 天后神志清醒、生命体征稳定、CT 扫描复查无颅内异常，可回家或在门诊治疗。中、重度颅脑损伤患者易出现以下较典型的功能异常：

1. 认知功能障碍　认知是认识和理解事物过程的总称，包括知觉、注意、思维、言语等心理活动。颅脑损伤后常见的认知障碍是多方面的，有注意力分散、思想不能集中、记忆力减退、学习困难，归纳、演绎推理能力减弱等。

2. 行为功能障碍　由于患者承受各种行为和情感方面的困扰，如对受伤情景的回忆、头痛引起的不适、担心生命危险等不良情绪都可导致包括否认、抑郁、倦怠嗜睡、易怒、攻击性及躁动不安等类神经质的反应，严重者会出现人格改变、行为失控。

3. 言语功能障碍　言语是人类特有的复杂高级神经活动，言语功能障碍直接影响患者的社会生活能力和职业能力，使其社交活动受限。脑损伤后的言语运动障碍常见的有构音障碍和言语失用。构音障碍时患者表现为言语缓慢、用力、发紧，辅音不准，吐字不清，鼻音过重，或分节性言语等。言语失用患者表现为言语表达能力完全丧失，不能数数，不能说出自己的姓名，复述、呼名能力均丧失，不能模仿发出言语声音等。

4. 运动功能障碍　是运动控制和关节肌肉方面的问题。由于颅脑损伤形式多样，导致运动功能障碍差异很大，通常以高肌张力多见。出现痉挛、姿势异常、偏瘫、截瘫或四肢瘫、共济失调、手足徐动等，表现为患侧上肢无功能，不能穿脱衣物，下肢活动障碍，移动差，站立平衡差，不能如厕、入浴和上下楼梯。

5. 迟发性癫痫　有一半患者在发病后 0.5～1 年内有癫痫发作的可能，它是神经元阵发性、过度超同步放电的表现。其原因是瘢痕、粘连和慢性含铁血黄素沉积的刺激所致。全身发作以意识丧失 5～15 min 和全身抽搐为特征；局限性发作以短暂意识障碍或丧失为特征，一般持续数秒，无全身痉挛现象。

6. 日常功能障碍　主要由于认知能力不足及运动受限，在日常生活自理及家务、娱乐等方面受到限制。

7. 就业能力障碍　中、重度患者恢复伤前的工作较难，持续的注意力下降、记忆缺失、行为控制不良、判断失误等使他们不能参与有竞争性的工作。

二、康复评定

颅脑损伤患者存活者中 40% 有不同程度的神经功能缺损，表现为意识、认知、运动、言语等原发功能障碍，未得到及时康复治疗的患者则还会有不同程度的继发障碍，表现为关节挛缩、肌肉萎缩、直立性低血压、肩手综合征、足内翻等。本节我们主要讲述原发功能障碍，即意识、认知功能、言语功能等评定。

（一）严重程度的评定

1. 急性期评定　国际上普遍采用格拉斯哥昏迷量表（GCS）（表 17-1）（具体方法见第三章）来判断急性损伤期意识情况。该方法检查颅脑损伤患者的睁眼反应、言语反应和运动反应三项指标，确定这三项反映的计分后，再累积得分，作为判断伤情轻重的依据。GCS 能简单、客观、定量评定昏迷及其深度，而且对预后也有估测意义。

表 17-1　格拉斯哥昏迷量表（GCS）

项目	试验	患者反应	评分
睁眼 反应	自发	自己睁眼	4
	言语刺激	大声向患者提问时患者睁眼	3
	疼痛刺激	捏患者时能睁眼	2
	疼痛刺激	捏患者时不睁眼	1
运动 反应	口令	能执行简单命令	6
	疼痛刺激	捏痛时患者拨开医生的手	5
	疼痛刺激	捏痛时患者撤出被捏的手	4
	疼痛刺激	捏痛时患者身体呈去皮质强直 （上肢屈曲、内收内旋；下肢伸直，内收内旋，踝跖屈）	3
	疼痛刺激	捏痛时患者身体呈去小脑强直 （上肢屈曲、内收内旋；腕指屈曲，下肢与去皮质强直相同）	2
	疼痛刺激	捏痛时患者毫无反应	1
言语 反应	言语	能正确会话,并回答医生他在哪、他是谁及年和月	5
	言语	言语错乱,定向障碍	4
	言语	说话能被理解,但无意义	3
	言语	发出声音但不能被理解	2
	言语	不发声	1

注:在重度颅脑损伤中,持续性植物状态(PVS)占 10%,是大脑广泛性缺血性损害而脑干功能仍能保留的结果。PVS诊断标准:认知功能丧失,无意识活动,不能执行指令;保持自主呼吸和血压;有睡眠-觉醒周期;不能理解和表达言语;能自动睁眼或刺痛睁眼;可有无目的性眼球跟踪活动;丘脑下部及脑功能基本正常。以上 7 个条件持续 1 个月以上。

GCS 总分为 15 分。根据 GCS 计分和昏迷时间长短将颅脑损伤分为:①轻度颅脑损伤:13～15 分,昏迷时间为 20 min 以内;②中度颅脑损伤:9～12 分,伤后昏迷时间为 20 min 至 6 h;③重度颅脑损伤:8 分,伤后昏迷时间在 6 h 以上,或在伤后 24 h 内出现意识恶化并昏迷在 6 h 以上。

2. 恢复期评定　创伤后遗忘采用盖尔维斯顿定向力及记忆遗忘检查(Galveston orientation and amnesia test,GOAT)评定,主要是通过向患者提问的方式,检查患者伤后遗忘的情况,确定患者连续记忆是否恢复。

（二）认知功能障碍的评定

认知功能主要涉及记忆、注意、理解、思维、推理、智力和心理活动等,属于大脑皮层的高级活动范畴。

1. 注意功能的评定

（1）视觉注意:视跟踪和辨认测验。

①视跟踪:要求患者目光跟随光源做左、右、上、下移动。每一个方向记 1 分,正常为 4 分。

②形状辨别:要求患者临摹画出垂线、圆形、正方形和"A"字形。每项记 1 分,正常为 4 分。

学习视频 17-2

Note

③划削测验:要求患者用铅笔以最快速度划去字母列中的 C 和 E(测试字母大小应按规格)。100 s 内划错多于一个为注意有缺陷。

(2)听觉注意:数和词的辨别。

①听认字母测试:在 60 s 内以每秒 1 个字的速度念无规则排列的字母给患者听,其中有 10 个为指定的同一字母,要求听到此字母时举手,举手 10 次为正常。

②背诵数字:以每秒 1 个字的速度念一列数字给患者听,要求立即背诵。从两位数开始至不能背诵为止。背诵少于 5 位数为不正常。

③词辨认:向患者播放一段短文录音,其中有 10 个为指定的同一词,要求听到此词时举手,举手 10 次为正常。

(3)听跟踪:患者闭目,在其左、右、前、后及头上方摇铃,要求指出摇铃的位置。每个位置记 1 分,少于 5 分为不正常。

(4)声辨认。

①声识认:向患者播放一段有嗡嗡声、电话铃声、钟表声和号角声的录音,要求患者听到号角声时举手。号角声出现 5 次,举手少于 5 次为不正常。

②在杂音背景中辨认词测验:内容及要求同词辨认,但录音中有喧闹集市背景等,举手少于 8 次为不正常。

2. 记忆功能的评定　记忆是过去感知过、体验过和做过的事物在大脑中留下的痕迹,是过去的经验在人脑中的反应,是大脑对信息的接收、储存及提取的过程。短期记忆是指保持信息 1 min 到 1 h 的能力;长期记忆是保持记忆 1 h 或更长时间的能力。

1)韦氏记忆量表　是国际公认的评定记忆功能的量表,该量表共分 10 个测试项目,分别评测经历、定向、数字顺序、再认、图片记忆、视觉再生、联想学习、触觉记忆、逻辑记忆、背诵数目。该量表全面评定了记忆功能,其结果有助于鉴别器质性和功能性的记忆障碍。

2)简易评定记忆力方法

(1)基本信息(5 分):姓名(1 分)、年龄(2 分)、住址(2 分)。

(2)物件记忆(5 分):取 10 件日常生活常用物品放置于袋中,让患者用手触摸,然后说出物件名称,每件 0.5 分。

(3)视觉保持(5 分):给出 5 张几何图形,每张显示 5 s,然后让患者默画。完成一张得 1 分,如果有遗漏或增加、变形、位置偏移、错位和大小错误等,每一处扣 0.5 分。

(4)背数(5 分):从 4 位数到 8 位数,4 位数为 1 分,5 位数为 2 分,6 位数为 3 分,7 位数为 4 分,8 位数为 5 分。

结论:总分 20 分,得分由低到高,提示记忆力由差到好。

3. 思维的评定　思维是人脑对客观事物的概括和间接反应,反映事物的本质和规律。思维是心理活动最复杂的形式和认知过程的最高级阶段,包括推理、分析、综合、比较、抽象、概括等多种过程,表现于人类解决问题的过程中,以下是评定思维的简易方法。

(1)从一个系列的图形或数字中找出其变化的规律,如"2、4、6、8、10"。

(2)将排列的字、词组成一个有意义的句子,如"体育老师""球赛""自行车"可组成"体育老师骑自行车去看球赛"。

(3)比拟填空或给出某些词语的反义词,如"黑暗"的反义词是"光明"。

(4)成语或名人名言的解释,如"瓜田李下""谦虚过度是骄傲"等。

(5)假设的突发情况下如何应变,如上班路上遇到塞车,将要迟到该怎么办等。

4. 失认症的评定　知觉功能是脑部的高级功能,主要包括脑部对各种外界事物识别和处理的过程。当大脑损伤后,即使无感觉功能缺陷、智力障碍、意识障碍、言语困难,患者对自己以往熟悉的事物不能以相应感官感受加以识别,这种现象称为失认症。常见的失认症有视觉失认、触觉失认、听觉失认、一侧空间失认(单侧忽略)。常用如下方法进行评定:

(1)涂抹检查:主要有 Albert 划线检查,也可采用涂数字或符号等检查方法。

(2)模仿检查:仿画空心十字;仿画立方体;仿画花瓣等。所提供的示范样本可用平面图、立体图及实物,一般多用已事先准备好的空心十字、立方体、花瓣等平面图,给患者铅笔和白纸让其模仿画出,根据患者完成情况评定是否有半侧视空间失认。仿画立方体、花瓣较仿画平面空心字更易查出半侧视空间失认。也可以进行模仿画房子的检查方法。

(3)自画检查:自画人物,自画钟盘等。不予范本,仅由口头命令来描画。画钟盘主要采用自由方式画,按圆的大小、数字配置来判定。

(4)等分水平线检查:一般采用在平面内距离不等的多根水平线,将水平线正面居中提示给患者,命令患者将水平线的正中点判定划出。患者划出正中点偏斜全线长度的10%,或单侧漏划 2 根为阳性,则评定为有半侧视空间失认。

仅用一个长度的水平线判定时有可能漏判,所以一般用几个其他长度线一起来详细检查。也可以采用在一个线条居中的情况下,增加几个居左或居右的检查线,同样命患者划出正中点。

(5)写字检查:命患者自发写有偏旁的汉字,也可命患者按语言提示及图片写字,据写字完成情况判定。

(6)读出字、句子或读竖版及横版短文:可出现多种情况,如漏读汉字偏旁或仅读偏旁;漏读句子的左侧部分;仅读横版短文的偏右部分等。

(7)涂颜色检查:命令患者给空白画片涂上颜色,如给花涂上颜色的检查。有半侧视空间失认时常见左侧或右侧漏涂。

(8)迷宫检查:原本用于检查额叶功能,为一种观察分析思考能力的检查,在检查中也可发现视空间失认的问题。如有左半侧视空间失认时,患者常会因认识不了左侧空间而停下。

(9)反应时间测定:命患者注视电脑屏幕,及时注意到其上给出的光刺激并按下按钮。有半侧视空间失认的患者对左右刺激反应情况的差距较大。即使涂线条、自画等检查均未见异常,但由于对光刺激的反应时间有较大差距,在生活活动中也会出现半侧视空间失认问题。

(10)对面检查法:半侧视空间失认多伴有同向偏盲。检查者与患者相向而坐,检查者利用位于患者左右两侧视空间的手指的活动来确认患者对视空间认知情况。也可利用触觉及听觉刺激来检测触觉和听觉的认知情况。

(11)左、右失定向失认评定:常见左右失定向、手指失认、失写、失算 4 种症状。

5. 失用症的评定 指颅脑损害者不是由于运动瘫痪、感觉丧失、共济失调或记忆、理解障碍等原因,而不能完成已习得的、有目的或熟练的技巧性动作,又称运用障碍。

(1)意念(观念)运动性失用:即使患者完全了解动作的概念或意念,也不能模仿或进行有目的的运动。①模仿动作测试:检查者做举手、伸食指和中指(V 字形)、刷牙等动作,患者不能模仿则为阳性。②口头指令测试:让患者执行口头指令,不能完成者为阳性。

(2)运动性失用:可让患者完成舌部运动,做刷牙、划火柴、用钥匙开门、弹琴、扣纽扣等动作,不能完成或动作笨拙为阳性。

(3)意念(观念)性失用:无法正确完成日常习惯的动作,如把牙膏、牙刷放在桌上,让患者打开牙膏盖,拿起牙刷,将牙膏挤在牙刷上,然后刷牙。患者动作顺序颠倒为阳性。

(4)结构性失用:患者不能按命令或自发地描绘或搭拼图形、结构。在仿画图形、仿搭积木时出现的障碍,是视觉空间结构能力的障碍,是对整体空间分析和综合能力的障碍,但能认识各个构成部分,也能理解相互位置关系。

6. 痴呆的评定 痴呆是认知障碍最严重的表现形式,颅脑损伤后严重的认知障碍又称外伤性痴呆,指患者的注意、记忆、思维、语言等领域出现严重的障碍,且严重影响到患者的日常生活活动能力和社会交往能力。评定可采用简易智力状态检查量表(mini-mental state examination,MMSE),此量表在国内外被广泛使用,具有敏感性好、易操作、信度好等优点。MMSE 共 30 个检查项目,主要测定计算力、定向力、理解力及记忆力等。

(三)情绪障碍的评定

对于颅脑损伤患者的抑郁,可用汉密尔顿抑郁量表(Hamilton Depression Scale,HAMD)进行评定。

(四)行为障碍的评定

主要依据症状判断,如攻击、冲动、丧失自制力、无积极性及严重强迫观念、癔症等。

(五)运动障碍的评定

与脑卒中所致运动障碍评定相似。

(六)日常生活活动能力的评定

颅脑损伤患者 ADL 评定可采用 Barthel 指数,但由于颅脑损伤患者多有认知障碍,故宜选用含认知项目的评定量表,如功能独立性评定量表(FIM)。

(七)言语功能的评定

颅脑损伤患者言语障碍的特点如下。

(1)言语错乱:在失定向阶段主要为错乱性言语,表现为失定向,对人物、时间、地点等不能辨认,答非所问,但没有明显的词汇和语法错误;不配合检查,且意识不到自己回答的问题是否正确。

(2)构音障碍常见。

(3)命名障碍亦常见,而且持续很久。

(4)失语:除非直接伤及言语中枢,真正的失语较少见。在失语者中有 50% 左右为命名性,另外,对复杂资料理解差也很常见。

(八)颅脑损伤预后的评定

颅脑损伤患者预后评定可根据症状、体征、年龄等推测(表 17-2)。

表 17-2　严重颅脑损伤预后

	较差	较好
GCS	<7 分	>7 分
CT	颅内出血	正常
	大量	
	两侧大脑半球水肿	
年龄	年老	年轻

续表

	较差	较好
瞳孔对光反射	瞳孔散大	灵敏
Doll 眼征	受损	完整
冷热试验	眼不偏离	眼偏向刺激侧
对刺激的运动反应	去大脑强直	局部反应
体感诱发电位	缺失	正常
损伤后健忘症持续时间	＞2 周	＜2 周

（九）颅脑损伤结局的评定

颅脑损伤结局的评定采用格拉斯哥结局量表（GOS）（表 17-3）。

表 17-3 格拉斯哥结局量表（GOS）

分级	简写	特 征
死亡	D	死亡
持续性植物状态	PVS	无意识、无言语、无反应，有心跳、呼吸，在睡眠觉醒阶段偶有睁眼，偶有呵欠、吸吮等无意识动作，从行为判断大脑皮质无功能。特点：无意识但仍存活
严重残疾	SD	有意识，但由于精神、躯体残疾或由于精神残疾而躯体尚好而不能自理生活。记忆、注意、思维、言语均有较严重残疾，24 h 均需他人照顾。特点：有意识但不能独立
中度残疾	MD	有记忆、思维、言语障碍，极度偏瘫、共济失调等，可勉强利用交通工具，在日常生活、家庭中尚能独立，可在庇护性工厂中参加一些工作。特点：残疾，但能独立
恢复良好	GR	能重新进入正常社交生活，并能恢复工作，但可遗留有各种轻的神经学和病理学的缺陷。特点：恢复良好，但仍有缺陷

三、康复治疗

（一）基本原则

1. 早期介入 急性期即可介入，有利于预后。

2. 全面康复 因功能障碍是多方面的，因而要兼顾多种障碍，全面康复。

3. 循序渐进 时间上由短到长，难度由易到难，运动量由小到大。

4. 个性化原则 患者年龄、体质、功能障碍等差异很大，应因人而异。

5. 持之以恒 功能的恢复和提高是个漫长的过程，要持之以恒。

（二）康复治疗方法

颅脑外伤的康复可以分为三个阶段进行：早期、恢复期和后遗症期康复治疗。①早期：病情稳定后，以在急症医院内为主进行的康复治疗，患者处于恢复早期阶段。②恢复期：经急性期康复处理后，一般经过 1～2 年的治疗，主要在康复中心、门诊或家庭完成。③后遗症期：病程 2 年以上，各器官功能障碍恢复到一定水平，以社区及家庭重新融入性训练为主的治疗。三者是衔接良好的延续过程。

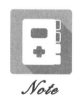

1. 早期康复治疗

1）康复介入时间　颅脑损伤患者的生命体征,即体温、脉搏、呼吸、血压稳定,颅内压稳定在 20 mmHg、持续 24 h 即可进行康复治疗。

2）康复目标　促醒治疗,预防并发症,促进功能恢复。

3）康复治疗

（1）床上良肢位摆放:患者应处于感觉舒适的抗痉挛模式的体位,头的位置不宜过低,以利于颅内静脉回流。具体可参照脑卒中患者抗痉挛体位的保持。

（2）综合促醒治疗:严重的颅脑损伤恢复首先由昏迷和无意识开始,为了加速患者苏醒恢复的进程,应增加各种神经肌肉促进的刺激手段帮助恢复。如让患者接受自然环境发生的刺激,定期听亲人的录音和言语交流,收听广播和音乐等。

（3）被动活动训练:每天定期、有计划地活动四肢,防止关节挛缩和肌肉萎缩。被动活动肢体时,用力要缓和,特别是卧床时间较长的患者,肢体存在不同程度的骨质疏松,如活动不当,容易在活动时骨折。

（4）保持呼吸道通畅:定时翻身,约 2 h 一次,并用空心掌在患者背部反复拍打,拍打顺序是从肺底部向上拍打至肺尖部,以帮助患者排痰,同时还可帮助患者做体位排痰引流。

（5）物理因子治疗:利用低频脉冲电疗法可兴奋神经及增强肌张力,以增强肢体运动功能;利用频率 2000 Hz 以上的超声波的机械、温热及化学治疗作用,可增加组织代谢和通透性,达到缓解肌肉痉挛、止痛、镇静和伤口愈合作用。

（6）高压氧治疗:患者在 2.0 kPa 的压力舱内,每天 1 次,每次 90 min。每疗程 10～20 天,根据病情需要可适当增加疗程。它可减轻脑水肿的颅内压增高、改善脑血液循环及脑缺氧,以挽救处于临界状态受损伤的神经细胞的功能。

（7）夹板和矫形器的使用:早期阶段主要用于以下情况:①用肩托防止肩关节脱位;②用分指板防止患者手指屈曲挛缩;③用踝关节矫形器矫正足下垂和足内翻。正确的使用夹板方法是每间隔 2 h 交替穿脱,应掌握穿脱夹板的正确方法,防止皮肤损伤。

2. 恢复期康复治疗　颅脑损伤患者经过急性期的临床处理和康复治疗,生命体征稳定 1～2 周后,病情已稳定,即可进行恢复期的康复治疗。

1）康复目标　减少患者的定向障碍和言语错乱,提高认知能力,最大限度地恢复感觉、运动、认知、言语功能和生活自理能力,提高生存质量。

2）康复治疗　颅脑损伤患者的功能障碍大部分与脑卒中后功能障碍相似,只是在认知和行为障碍等方面损害的程度明显严重,因此,本节主要介绍认知和行为障碍的康复治疗。

（1）认知障碍的康复治疗:认知康复是在脑功能受损后,通过训练和重新学习,使患者重新获得较有效的信息加工和执行行动的能力,以减轻其解决问题的困难和改善其日常生活能力的康复措施。认知功能训练是提高智能的训练,应贯穿在治疗的全过程。方法包括记忆力、注意力、理解判断能力、推理综合能力训练等。

①注意力障碍的训练:注意力与集中能力是指患者为促进理解并做出适当反应,集中足够时间的能力。注意力是活动的基础,颅脑损伤患者往往不能注意或集中足够的时间去处理一项活动任务,容易受到外界环境因素的干扰而精力涣散。对这类患者应重点选用改善注意力的训练,并对活动程序进行简化、分解;或延长患者完成活动的时间;对提供的新的信息不断重复;鼓励患者参与简单的娱乐活动。

②猜测游戏:取两个杯子和一个弹球,在患者注视下,治疗师将一个杯子反扣在弹球

上,让其指出球在哪个杯子里。反复数次,如无误差,改用两个以上的杯子一个弹球,方法同前;成功后可改用多个杯子和多种颜色的球,扣上后让患者分别指出被扣的各颜色球。

③删除作业:在纸上连续打印成组的数字符号或字母,让患者用笔删去指定的符号或片段,反复多次无误后,可增加难度。如可缩小字体,增加字符行数,要求区分大小写等。

④时间感:给患者秒表,要求患者按治疗师指令开启秒表,并于10 s内停止秒表。以后将时间延长至1 min,当误差小于1~2 s时改为不让患者看表,开启后心算到10 s停止,以后延长至2 min停止。当每10 min误差不超过1.5 s时,改为一边与患者讲话,一边让患者进行上述训练,要求患者尽量不受讲话影响而分散注意力。

⑤记忆力障碍的训练:记忆力是指保持恢复并以后可再次使用信息的能力。记忆由短期记忆和长期记忆组成。短期记忆是指保持信息1 min到1 h的能力;长期记忆是保持信息1 h或更长的时间的能力。常采用的康复训练法包括:

a. 朗诵法:反复朗诵需要记住的信息,随后回忆与朗诵相一致的图示印象,如回忆不出再朗诵,最终达到能回忆起来的目的。

b. 提示法:用活动信息的第一个字母或首个词句来提醒记忆,如"今天我要练习步行",让患者记住"今天"一词。在练习步行前可问患者"今天"有何安排,使患者回忆"今天"一词,随之联想到"练习步行"。

c. 叙述法:将需要记住的信息融合到一个故事里,当患者在表达故事情节时,可以将记忆信息不断的叙述出来,从而提示患者去从事已安排好的工作。

d. 印象法:在患者大脑中产生一个印象帮助记忆,比如将购物活动信息在大脑中形成一个熟悉的商店印象,当这个印象出现之后,随之回忆商店的距离、交通条件等,为购物做准备。

建立常规的日常生活活动程序,如同样的吃饭时间,相同的穿衣顺序,将各种物品分类,按一定的规律摆放等。

e. 辅助法:让患者利用写日记、填写表格、记录活动安排来帮助记忆,也可将每天的活动制成时间表,按计划执行,利用闹钟、手表提醒患者等。无论什么方法,训练初期均要提示患者。

⑥判断力障碍的训练:判断力是患者理解确定采取行为后果的能力,和以安全恰当的方式采取行动的能力。常用的康复训练法包括:让患者做简单的选择,如下跳棋和猜谜;让患者参与做决定的过程;提供多项活动选择的机会;提供频繁的反馈;降低/减少注意力涣散(精力涣散)而提供安静的环境;提供充裕的时间。

⑦顺序排列障碍的训练:大多数颅脑损伤患者不能说出自己认为完成一项活动各步骤的适当时序。常用训练方法包括:把活动分解成简单的步骤;对活动的每一步都提供暗示;在提供下一步的暗示前,允许患者尽己所能完成每一步的活动。

⑧失认的训练:失认是颅脑损伤患者在没有知觉障碍、视力障碍或语言障碍的情况下,对先前已知刺激的后天性辨别能力的损害。通常针对不同的失认状态,如视觉空间失认、身体失认、触觉失认、听觉失认、单侧忽略等,通过重复刺激、物体左右参照物对比、强调正确的答案及其他感觉的方式促进认识,如熟悉物体的照片可以帮助患者记忆其名称。

a. 单侧忽略:训练方法参见第五章。

b. 颜色失认:用各种颜色的图片和拼板,先让患者进行辨认、学习,然后进行颜色匹配和拼出不同颜色的图案,不正确时给予指示或提醒,反复训练。

c. 面容失认:先用亲友的照片让患者反复看,然后把这些照片混放在几张无关的照片中,让患者辨认出亲友的照片。

d. 结构失认:让患者按治疗师的要求用火柴、积木、拼板等构成不同图案。如用彩色积木拼图,先由治疗师向患者演示拼积木图案,然后要求患者按其排列顺序拼积木,如正确后再加大难度。

⑨失用的训练:训练时应遵循先分解训练,再逐步连贯训练;先做粗大活动,再逐步练习精细的运动技能;对难度较大的动作要反复练习的原则。治疗师在指导患者练习时,要用柔和、缓慢和简单的句子。方法如下:

a. 结构性失用:要针对患者选择有目的、有意义的作业活动,如训练患者对家庭常用物品的排列、堆放等。治疗师可先示范,再让患者模仿练习,开始时,对每一步练习可给予较多的暗示和提示,待患者有进步后逐步减少提示,增加难度。

b. 运动性失用:如训练患者完成刷牙动作,治疗师可与患者一起讨论活动的方法步骤,分解刷牙动作,先示范给患者看,然后提示患者一步步完成或手把手地教患者。反复训练,改善后可减少暗示、提示,并加入复杂动作。

c. 意念性失用:患者不能按指令要求完成系列动作,如令其倒一杯茶,患者常常会出现顺序上的错误,即不知道先要打开杯盖,再打开热水瓶塞,然后倒水这一顺序等,训练时可通过视觉暗示帮助患者,首先将每一步骤分解开,演示给患者看,然后分步进行训练,在上一个动作要结束时,提醒下一个动作,启发患者有意识地活动,或用手帮助患者进行下一个活动,反复练习,直到患者改善或基本正常为止。

d. 意念运动性失用:训练前向患者说明活动的目的、方法和要领。治疗时要设法触动其无意识地自发运动。如要让患者刷牙,可以将牙刷放在患者手中,通过触觉提示完成一系列动作。如患者划火柴后不能吹熄它,可把点燃的火柴放到患者面前,他常能自动吹熄。每次的重复练习活动都要按照同样的顺序和方法去做。

计算机在认知康复中的应用较普遍,它可用于注意、集中、视知觉、手眼协调、分辨、言语等方面的训练,患者往往乐于使用。

(2)行为障碍的治疗:目的在于消除患者不正常、不为社会所接受的行为,促进其亲社会的行为。治疗方法如下:

①创造适当的环境:创造关心、爱护、顺应患者活动能力的环境,避免那些刺激患者不良行为的因素。

②必要的药物:应用对改善行为和伤后癫痫有效而副作用少的药物,如卡马西平、普萘洛尔、奥氮平等对攻击行为或焦虑有效;氟西汀、帕罗西汀、西酞普兰等对症状性抑郁有效。

③行为治疗:采用奖励-强化法和处罚-消除法,具体包括:a. 对恰当的行为给予鼓励;b. 拒绝奖励现存的不恰当行为;c. 发生不恰当行为后,短时间内拒绝一切鼓励和奖励;d. 发生不恰当行为后,应用预先声明的惩罚;e. 在极严重或顽固的不良行为发生后,给患者以他所厌恶的刺激。

3. 后遗症期康复治疗　经过临床处理和正规的急性期、恢复期康复治疗后,患者各种功能已有不同程度的改善,大多数可回到社区或家庭,但部分患者仍遗留有不同程度的功能障碍,需要进入后遗症期康复。

1)康复目标　使患者学会应付功能不全状况,学会用新的方法代偿功能不全,增强患者在各种环境中的独立和适应能力,促进患者回归家庭、回归社会。

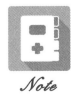

2）康复治疗

（1）运动疗法：对于能自己活动的患者，应鼓励其做力所能及的室内外活动。

（2）作业疗法：针对患者日常活动中不同程度的听、读、写能力障碍及计算能力不足，治疗师和患者一起分析伤前的日常活动规律，利用录音机训练其听、读、写能力；利用计算器及形状挂图训练绘画和计算能力；在家人的监督下制订每日作息时间，逐步严格要求执行；利用家庭或社区环境强化患者自我照料生活的能力，逐步与周围环境接触；学习乘坐交通工具、理财购物、看电影等。

（3）职业训练：逐渐培养患者与别人和谐共处、合作的精神，给予患者一些简单的操作性工作，观察其完成的情况，并逐步增加难度，为重返工作岗位奠定基础。

（4）心理治疗：要从患者细微情绪变化中发现其积极和消极因素，采用说服、解释、启发、鼓励、对比等方法，调动患者积极性，提高战胜伤残的信心。

第三节　脊髓损伤患者的康复

一、概述

（一）概念

脊髓损伤（spinal cord injury，SCI）是由于各种原因引起的脊髓结构、功能损害，导致损伤部位以下的神经功能障碍或丧失。这是一种可以导致患者终身残疾的损伤。不仅给患者及其家属带来灾难性后果，也给社会带来沉重的经济负担，是临床康复的主要治疗对象之一。

（二）致病因素

1. 外伤原因　包括各类交通事故、坠落或工伤、运动损伤、暴力损伤，可以造成脊柱以下的变化：

（1）脊椎骨折、脱臼，使椎体撕裂、韧带和神经受伤。

（2）当脊髓受到撞击，脊髓腔及椎体受压，导致脊髓血肿、扭曲。

（3）穿透性外伤：如枪弹杀伤及刀砍伤。

2. 非外伤原因　是指脊柱脊髓受病例因素作用导致的损害。其病因很多，主要分为：

（1）发育性病因：包括脊柱侧弯、脊柱裂、脊椎滑脱等。脊柱侧弯中主要是先天性脊柱侧弯易引起脊髓损伤。

（2）后天性疾病：主要包括感染（脊柱结核、脊柱化脓性感染、横贯性脊髓炎等），脊肿瘤（脊柱或脊髓肿瘤），脊柱退行性疾病，代谢性疾病及医源性疾病。脊柱结核曾是造成脊髓损伤的重要原因之一，即 Potts 病。我国统计脊柱结核患者中 10% 合并截瘫，其中胸椎结核患者中 24% 合并脊髓损伤。脊柱、脊髓的原发、继发性肿瘤均可造成脊髓损伤，脊柱是转移瘤好发部位，90% 的癌症患者病理检查可见脊柱转移。

（三）脊髓损伤的分类

脊髓损伤按照神经功能障碍进行分类，可以更准确记录神经症状。脊髓损伤的分类诊断对患者的治疗、康复及预后判断具有重要意义。

1. 按脊髓损伤部位分类　脊髓损伤水平越高,其功能丧失越大,颈髓损伤造成四肢瘫,胸、腰椎损伤造成截瘫。

(1)四肢瘫:指由椎管内颈段脊髓($C_1 \sim T_1$)损伤而导致的四肢和躯干的完全或不完全性瘫痪。

(2)截瘫:指由椎管内胸段、腰段或骶段脊髓(T_1以下,包括马尾和圆锥)损伤导致的下肢及躯干的完全或不完全性瘫痪。

2. 按脊髓损伤严重程度分类　脊髓损伤后短时间内出现损伤平面以下的脊髓神经功能完全消失,持续数小时、数周,偶有数月之久,此阶段成为脊髓休克期,此时无法对损伤程度做出正确的评估。当出现球-肛门反射和肛门反射时,提示脊髓休克期已经结束,可以开始评估损伤程度。

(1)完全性脊髓损伤:脊髓损伤平面以下的最低位骶段($S_4 \sim S_5$)感觉和运动功能完全丧失。骶部($S_4 \sim S_5$)的感觉功能指肛门皮肤黏膜交界处感觉和深部肛门感觉,运动功能指肛门指检时肛门外括约肌的随意收缩。

临床标准为损伤平面以下:深浅感觉完全丧失,包括鞍区感觉及震颤感觉丧失;运动肌完全瘫痪,一块肌肉的主动收缩也不存在;浅反射消失,深反射消失或亢进,病理反射可在脊髓休克过后出现;大小便潴留,失去控制。以上症状持续24 h以上,或在同期2次SEP均为阴性,即为完全性脊髓损伤。

(2)不完全性脊髓损伤:脊髓损伤平面以下的最低位骶段($S_4 \sim S_5$)感觉和运动功能部分存留。值得注意的是横贯性脊髓损伤表现为损伤平面以下的运动和感觉功能障碍,但不完全性脊髓损伤具有一些特殊表现。

(四) 主要的功能障碍

1. 运动功能障碍　脊髓损伤后,受损部位以下脊髓处于休克状态,短时间内脊髓功能,包括躯体感觉、内脏感觉、运动功能、肌张力和神经平面以下的反射完全消失,这样的症状可持续几小时甚至几周。随后,损伤水平以下脊髓逐渐恢复其独自的反射,此反射较受伤前亢进,表现为痉挛性瘫痪。但腰髓以下损伤不会出现痉挛,表现为肌张力下降、肌肉萎缩。

2. 感觉功能障碍　在完全性损伤患者,损伤平面以上可有感觉过敏,而在损伤平面以下所有感觉完全消失。在不完全性损伤患者,损伤部位靠前,则受损平面以下的感觉障碍为痛觉、温度觉障碍;损伤部位在后,则为触觉及本体感觉障碍;损伤部位在一侧,则为对侧的痛觉、温度觉以及同侧的触觉和深部感觉障碍。

3. 呼吸功能障碍　脊髓损伤特别是高位脊髓损伤患者因呼吸肌神经支配出现障碍而瘫痪,正常呼吸功能无法维持。$C_1 \sim C_3$脊髓损伤患者由于肋间肌和膈肌均发生瘫痪可出现呼吸暂停;C_4以下损伤者肋间肌瘫痪,但肋间肌和上腹部肌肉常伴有麻痹而影响正常胸壁运动。同时,内分泌物增多,咳嗽无力,也可造成通气功能障碍。

4. 体温控制障碍　脊髓损伤后,损伤水平以下的区域对热没有血管舒张,对冷没有血管收缩,没有体温调节性出汗。

5. 自主神经反射亢进　是T_6水平以上的脊髓损伤对内脏的恶性刺激和来自损伤平面以下的其他不良刺激引发的突发性高血压、头痛、面部潮红、多汗、皮肤充血和心动过缓等症状的阵发性症候群。

6. 大小便功能失常　可以出现尿潴留、尿失禁,也可以出现大便失禁或排便困难。

7. 其他　如高位截瘫者出现呼吸困难、排痰困难、血压控制异常,有的可出现疼痛、幻痛、勃起功能障碍、月经失调等。外伤性脊髓损伤大部分脊椎损伤明显,X 线可见脊椎骨折、脱位等表现。

二、康复评定

急性期对脊髓损伤的患者进行详细的检查和评价是有困难的,可以先了解患者的呼吸功能、关节活动度、肌力、有无痉挛、感觉、反射等情况,判断损伤的性质和程度,待损伤部位稳定后或可以离床时再做详细的检查和评价。

(一) 神经损伤平面的评定

神经平面是指脊髓具有身体双侧正常感觉、运动功能的最低脊髓节段。用右侧感觉节段、左侧感觉节段、右侧运动节段、左侧运动节段来判断神经平面。脊髓损伤后感觉和运动平面可以不一致,左右两侧也可能不同,神经平面的综合判定以运动平面为主要依据。但 $T_2 \sim L_1$ 损伤无法评定运动平面,所以主要依赖感觉平面来确定神经平面。对 C_4 损伤可以采用膈肌作为运动平面的主要参考依据。

根据关键肌和感觉关键点的检查,可迅速确定神经平面(表 17-4)。感觉检查时应以痛觉和轻触觉为准。

表 17-4　脊髓损伤神经平面的确定

损伤平面	关键肌	感觉关键点
C_2		枕骨粗隆
C_3		锁骨上窝
C_4	膈肌	肩锁关节的顶部
C_5	屈肘肌(肱二头肌、旋前圆肌)	肘前窝外侧面
C_6	伸腕肌(桡侧伸腕长肌及短肌)	拇指
C_7	伸肘肌(肱三头肌)	中指
C_8	中指屈指肌(中指末节指屈肌)	小指
T_1	小指外展肌	肘前窝尺侧面
T_2		腋窝
T_3		第三肋间
T_4		第四肋间
T_5		第五肋间
T_6		剑突水平
T_7		第七肋间
T_8		第八肋间
T_9		第九肋间
T_{10}		脐水平
T_{11}		第十肋间($T_{10} \sim T_{12}$)
T_{12}		腹股沟韧带中点
L_1		T_{12} 与 L_2 之间的上 1/3 处
L_2	屈髋肌(髂腰肌)	大腿前中部
L_3	伸膝肌(股四头肌)	股骨内上髁

续表

损伤平面	关键肌	感觉关键点
L_4	踝背伸肌(胫前肌)	内踝
L_5	长伸趾肌(趾长伸肌)	足背第三跖趾关节
S_1	踝跖屈肌(腓肠肌)	足跟外侧
S_2		腘窝中点
S_3		坐骨结节
$S_4 \sim S_5$		肛门周围

(二) 感觉功能的评定

脊髓损伤患者的感觉功能可以用感觉指数评分进行评定。方法是分别检查肢体两侧各 28 个关键点的轻触觉和针刺觉两种感觉,并按三个等级分别评定打分。0 分＝缺失,1 分＝障碍(部分障碍或感觉改变,包括感觉过敏),2 分＝正常,NT＝无法检查,不能区别钝性和锐性刺激的感觉评分为 0 分。正常人每一个髓节一侧正常为 4 分,则满分为 $28 \times 2 \times 4 = 224$ 分,分数越高,感觉越接近正常(表 17-5)。

表 17-5　脊髓损伤患者感觉指数评分

左		感觉关键点	右	
轻触觉	针刺觉		轻触觉	针刺觉
		C_2 枕骨粗隆两侧		
		C_3 锁骨上窝		
		C_4 肩锁关节的顶部		
		C_5 肘前窝外侧面		
		C_6 拇指		
		C_7 中指		
		C_8 小指		
		T_1 肘前窝尺侧面		
		T_2 腋窝顶部		
		T_3 第三肋间		
		T_4 第四肋间		
		T_5 第五肋间		
		T_6 剑突水平		
		T_7 第七肋间		
		T_8 第八肋间		
		T_9 第九肋间		
		T_{10} 脐水平		
		T_{11}		
		T_{12} 腹股沟韧带中点		
		L_1、T_{12} 与 L_2 之间的上 1/3 处		
		L_2 大腿前中部		

续表

左		感觉关键点	右	
轻触觉	针刺觉		轻触觉	针刺觉
		L₃ 股骨内上髁		
		L₄ 内髁		
		L₅ 足背第三跖趾关节		
		S₁ 足跟外侧		
		S₂ 腘窝中点		
		S₃ 坐骨结节		
		S₄ 肛门周围		
		S₅ 肛门周围		

（三）运动功能的评定

脊髓损伤后运动功能的评定采用运动指数评分（表 17-6），评定时左、右侧肢体分别进行，肌力 0～Ⅴ级分别评 0～5 分，满分 100 分。患者评分越高，表明肌肉力量越佳。

表 17-6　脊髓损伤患者运动指数评分

左侧评分	损伤平面	代表肌肉	右侧评分
5	C₅	肱二头肌	5
5	C₆	桡侧伸腕肌	5
5	C₇	肱三头肌	5
5	C₈	食指固有肌	5
5	T₁	对掌拇肌	5
5	L₂	髂腰肌	5
5	L₃	股四头肌	5
5	L₄	胫前肌	5
5	L₅	拇长肌	5
5	S₁	腓肠肌	5

（四）严重程度的评定

脊髓损伤后首先应判断是完全性还是不完全性脊髓损伤。在检查患者肢体和躯干的运动功能、感觉功能的同时，应重点检查肛门周围的运动和感觉，进一步确诊还需等到脱离脊髓休克期后。神经学的诊断标准是：肛门周围有感觉存在、足趾可以完成跖屈、肛门括约肌有随意收缩。以上三项存在一项，即为不完全性损伤，存在恢复的可能性；否则为完全性损伤，几乎没有恢复的可能性。

脊髓损伤严重程度的评定常采用美国脊髓损伤学会（ASIA）残损指数（表 17-7）。

表 17-7　美国脊髓损伤学会的损伤分级

损伤程度	运动和感觉功能
A——完全性损伤	在骶区节段 S₄～S₅ 无任何感觉或运动功能
B——不完全性损伤	在受损水平以下和骶区节段 S₄～S₅ 有感觉功能，但无运动功能

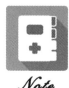

续表

损伤程度	运动和感觉功能
C——不完全性损伤	在受损平面以下,运动功能存在,大多数关键肌的肌力小于Ⅲ级
D——不完全性损伤	在受损水平以下运动功能存在,大多数关键肌的肌力大于或等于Ⅲ级
E——正常	感觉和运动功能恢复,可有病理反射

(五) 日常生活活动能力的评定

1. 截瘫患者　采用改良的 Barthel 评定量表进行评定。

2. 四肢瘫患者　需用四肢瘫功能指数法(QIF)进行评定。QIF 评定内容共 10 项,前 9 项主要是与日常生活有关的各项动作,包括转移、梳洗、洗澡、进食、穿脱衣服、轮椅活动、床上活动、膀胱功能、直肠功能;第 10 项是护理知识测验;总分为 100 分。

(六) 脊髓损伤平面和功能预后关系的评定

损伤程度越重,预后越差。完全性脊髓损伤患者约 1% 可以在损伤平面之下恢复功能肌力,而皮肤感觉保留的不完全性损伤患者,皮肤感觉保留区的肌力有 50% 的可能性恢复功能肌力(表 17-8)。

表 17-8　脊髓损伤平面和功能恢复的关系

损伤平面	最低有功能的肌肉	活动能力	生活能力
$C_1 \sim C_3$	颈肌	必须依靠膈肌起搏维持呼吸,可用声控方式操纵某些活动	完全依赖
C_4	膈肌、斜方肌	需使用电动高背轮椅,有时需要辅助呼吸	高度依赖
C_5	三角肌、肱二头肌	可用手在平坦路面上驱动高靠背轮椅,需要上肢辅助具及特殊推轮	大部分依赖
C_6	胸大肌、桡侧伸腕肌	可用手驱动轮椅,独立穿上衣,可以基本独立完成转移	中度依赖
$C_7 \sim C_8$	肱三头肌、桡侧屈腕肌、指深屈肌、手内部肌	使用轮椅,可以独立完成床到轮椅/厕所/浴室转移	大部分自理
$T_1 \sim T_6$	上部肋间肌/背肌	使用轮椅可独立,用长腿支具扶拐可以短距离步行	大部分自理
$T_3 \sim T_{12}$	腹肌、胸肌、背肌	用长腿支具扶拐步行,长距离行走需要轮椅	基本自理
L_4	股四头肌	用短腿支具扶手杖步行,不需要轮椅	基本自理

从表中可以看出,从生活自理角度分析,C_4 损伤患者为完全不能自理,C_5 和 C_6 损伤患者只能部分自理,C_7 损伤患者基本上能自理,因此 C_7 是个关键水平;从使用轮椅能否独立的角度分析,C_8 是个关键水平,C_8 以下损伤患者均能独立;从步行功能角度分析,$T_3 \sim T_{12}$ 损伤患者能治疗性步行,$L_1 \sim L_2$ 损伤患者能家庭性步行,$L_3 \sim L_5$ 损伤患者能社区功能性步行。

(七) 脊髓损伤康复疗效的评定

脊髓损伤康复疗效目前尚无统一的标准,目前通常采用患者治疗前后的 ADL 能力评分,其标准如表 17-9 所示。

表 17-9　脊髓损伤康复疗效的评定

疗效	四肢瘫(QIF)	截瘫(barthel 指数)
优	＞50	≥70
中	25～50	25～69
差	＜25	＜25

三、康复治疗

(一) 康复目标

确定不同损伤水平患者的康复目标通常以生活能否自理、轮椅上能否独立、能否步行作为重要依据。对于完全性损伤,脊髓损伤水平确定后,其康复目标基本确定(表 17-10);对于不完全性脊髓损伤,需根据残存肌力功能状况,参考患者的年龄、体质、有无其他并发症等情况,修正康复目标。

表 17-10　不同脊髓损伤水平患者的训练目标与训练计划

损伤水平	训练目标	训练计划
C_5	利用辅助具进食,使用手控电动轮椅,在他人帮助下完成床-轮椅转移	肌力训练(三角肌、肱二头肌),制作和训练使用进食自助具,长坐位及平衡训练,关节活动度维持训练
C_6	徒手翻身坐起,自己穿简单的衣服,利用三脚架、横木做转移,用抓捏支具抓捏物品	徒手翻身训练,坐起训练,肌力训练,驱动轮椅训练
C_7	生活基本自理,独立完成坐位上的减压,用滑板做各种转移动作	动作训练,各种转移训练,肌力训练(三角肌、胸大肌、肱三头肌、背阔肌)
$C_8 \sim T_2$	独立床上活动,独立轮椅活动,独立处理大小便,独立穿衣、写字、使用通信工具	加强上肢强度和耐力训练,坐位减压训练,练习轮椅后轮平衡和上下马路沿,技巧性轮椅操作训练
$T_3 \sim T_{12}$	生活自理,轮椅上独自起立,治疗性步行	站立平衡训练,平行杠内迈步训练,摆至步和摆过步训练
$L_1 \sim L_2$	能进行 $T_3 \sim T_{12}$ 损伤患者的一切活动,利用膝、踝关节矫形器和肘拐、手杖进行功能步行	步行训练,上下楼梯训练,上下坡训练,跌倒爬起训练
$L_3 \sim L_5$	能进行 $L_1 \sim L_2$ 损伤患者的一切活动,进行社区功能性步行	佩戴踝关节矫形器,四点步、摆至步、摆过步训练,其他训练计划同 $L_1 \sim L_2$

(二) 脊髓损伤运动治疗

脊髓损伤后,因为在不同的时期存在的主要问题不同,需要达到的目的不同,所采取的康复治疗措施也会不同。

1. 急性不稳定期(卧床期)康复　此期为脊髓损伤后 2～4 周之内,临床治疗与康复治疗是同时进行的,也是互相配合的。康复训练每日 1～2 次,训练强度不宜过量。早期康复的主要内容包括：

1）体位和体位变换 脊髓损伤后为了预防压疮、肢体挛缩及畸形等并发症的发生，应对患者采取正确的体位和体位变换。

（1）正确的体位：①上肢体位：a.仰卧位：肩外展90°，肘关节伸展，前臂旋后。b.侧卧位：下侧肩关节前屈90°，肘关节屈90°，上侧肢体的肩、肘关节伸直位，手及前臂中立。c.俯卧位：肩外展90°，屈肘90°，前臂旋前。②下肢体位：a.仰卧位：髋关节伸展并可轻度外展，膝关节伸展，踝背伸（应用垫枕）及足趾伸展。b.侧卧位：屈髋20°，屈膝60°，踝关节背伸和足趾伸展。

（2）体位变换：正确变换体位是预防压疮和关节挛缩的重要环节。变换体位时应遵守以下原则：①定时变换：为了预防脊髓损伤后长期卧床导致压疮及其他并发症的发生，应定时变换患者的体位。急性期应每2 h按顺序更换一次体位，恢复期可以每3～4 h更换体位一次。②轴向翻身：在急性期，脊柱不稳定或刚刚稳定时，变换体位必须注意维持脊柱的稳定。2～3人进行轴向翻身，不要将患者在床上拖动以防止皮肤擦伤。每次体位变换时，应简单检查一次患者骨突处的皮肤情况，使床单平整、清洁。

2）肌力训练 在保持脊柱稳定的原则下，所有能主动运动的肌肉都应当运动，使在急性期不发生肌肉萎缩或肌力下降。

3）关节活动度训练 瘫痪肢体的被动运动，即被动关节活动度训练，应在入院后首日进行，每日2次，每次10 min以上，每个肢体从近端到远端关节方向进行。进行ROM时应注意：在脊柱仍不稳定时，对影响脊柱稳定的肩、髋关节应限制活动；颈椎不稳定者，肩关节外展不超过90°；对胸、腰椎不稳定者，屈髋不宜超过90°；由于患者没有感觉，应避免过度过猛的活动，以防关节软组织的过度牵张损伤。需特别注意的是：C_6～C_7损伤的患者，在腕关节背伸时应保持手指屈曲，在手指伸直时必须同时屈腕。从而通过保持屈肌腱的紧张达到背伸腕的抓握功能，并可以防止手内在肌的过度牵张。

4）呼吸训练和协助咳嗽 颈髓损伤的患者，由于损伤部位以下的呼吸肌麻痹，明显降低了胸廓的活动能力，导致肺活量降低，痰不能咯出，易发生坠积性肺炎。因此每个患者都应进行呼吸训练。

（1）吸气：T_1以上损伤时，膈肌是唯一有神经支配的呼吸肌，应协助患者充分利用膈肌吸气，治疗师可用手掌轻压胸骨下段，使患者全部用膈肌进行吸气。

（2）呼气：患者在呼气期间，治疗师将两手放在患者胸壁上施加压力，并在每次呼吸之后变换位置。

（3）辅助咳嗽：腹肌麻痹者，患者不能完成咳嗽动作，治疗师可以用双手在其肋下面施加压力，协助患者咳嗽。

5）预防直立性低血压的适应性训练 为防止直立性低血压，应使患者逐步从卧位转向半坐卧位或坐位，倾斜的高度逐渐增加，以无头晕等低血压症状为度。除此之外，还可以用弹性绷带捆扎下肢或用腹带以增加回心血量。适应性训练的时间取决于损伤的平面，平面低则适应时间短；平面高则适应时间长。

2. 急性稳定期（轮椅期）康复 急性不稳定期结束后的4～8周为急性稳定期。脊髓休克多已结束，脊髓损伤水平和程度基本确定，康复成为首要任务。在强化急性不稳定期的有关训练的基础上增加垫上支撑训练、站立和平衡训练、床或平台上转移训练、轮椅训练和ADL训练。训练时可根据每个患者的年龄、体质、脊髓损伤水平与程度来选择训练的内容和强度。本期应强化康复训练内容，每日康复训练的时间总量应在2 h左右。在训练过程中注意监护心肺功能改变。此期内应对需要用下肢支具者，进行测量制作，以准备用于训练。在从急性不稳定期过渡到急性稳定期训练时,应注意脊柱稳定性的确定和直立性低血压的防治。

3. 恢复期康复 在早期康复治疗的基础上,进一步强化有关训练如肌力训练、平衡训练等体能性训练,其康复目标通常是患者能够生活自理、在轮椅上独立和步行。根据损伤平面的不同分别采用不同康复方法。

1）C_4 损伤患者 此类患者四肢肌、呼吸肌及躯干肌完全瘫痪,离开呼吸机不能维持生命,因此生活完全不能自理。应做以下训练。

由于患者头、口仍有功能,因此可以训练他们用口棍或头棍来操纵一些仪器和做其他活动,如写字、翻书页、打字、拨电话号码或触动一些仪器的按键来操纵仪器等。

由于呼吸肌大部分受损,故呼吸功能差。应加强呼吸功能的训练,方法是做深呼吸,大声唱歌和说话。

另外,为预防四肢关节僵硬,每天应进行关节被动活动,每个关节每次活动 10～15 次,每天至少一次。为减缓骨质疏松的发生和有利于二便排泄,应每天让患者有一定的站立时间,如采用斜床站立。

2）C_5 损伤患者 这类患者的特点是:肩关节能活动,肘关节能主动屈曲,但伸肘和腕、手所有功能均缺乏;呼吸功能差,躯干和下肢全瘫;不能独立翻身和坐起;自己不能穿戴辅助具;生活基本不能自理,需要大量帮助。对患者的康复训练内容有:

（1）学会使用矮靠背轮椅,并在平地上自己驱动。

（2）学会使用和操作轮椅。

（3）学会使用固定于轮椅靠背扶手上的套索前倾减压。

（4）学会使用各种支具,如把勺子固定于患者手上,练习自己进食。

（5）残留肌力训练:训练肱二头肌、三角肌,将套袖套在前臂或上臂,通过滑车重锤进行训练,或用 Cybex 等速仪进行运动训练。

（6）斜床站立:一般从 30°开始,每天 2 次,每次持续半小时以上,每 3 天增加 15°,直至能直立为止。

（7）关节活动训练同 C_4 损伤患者。

3）C_6 损伤患者 这类患者缺乏伸肘、屈腕能力,手功能丧失,其余上肢功能基本正常;躯干和下肢完全瘫痪;肋间肌受累,呼吸储备下降。但这些患者已经可以完成身体的转移,通过训练有可能学会独立生活所需的多种技巧。因此这些患者可以部分自理生活,需要中等量的帮助。以下训练适合此类患者:

（1）驱动轮椅的训练。

（2）单侧交替地给臀部减压（用肘勾住轮椅扶手,身体向同侧倾斜,使对侧减压）,每半小时进行一次,每次 15 s。

（3）利用床头或床脚的绳梯从床上坐起。

（4）站立、呼吸、关节活动训练同 C_4 损伤患者。

（5）增强肱二头肌（屈肘）和桡侧伸腕肌（伸腕）的肌力。

4）C_7 损伤患者 此类患者上肢功能基本正常,但由于手的内在肌神经支配不完整,抓握、释放和灵巧度有一定障碍,不能捏;下肢完全瘫痪;呼吸功能较差。一般情况下,患者在轮椅上基本能完全独立;平地上能独立操作轮椅;在床上能自己翻身、坐起和在床上移动;能自己进食,穿、脱衣服和做个人卫生;能独立进行各种转移。应进行以下训练:

（1）上肢残存肌力增强训练。

（2）坐在轮椅上可用双手撑在扶手上进行减压,每 30 min 一次,每次 15 s。

（3）用滑板进行转换。

（4）关节活动练习、呼吸功能训练、站立训练同 C_4 损伤患者。

5）$C_8 \sim T_2$ 损伤患者　此类患者上肢功能完全正常，但不能控制躯干，双下肢完全瘫痪，呼吸功能较差。能独立完成床上活动、转移，能驱动标准轮椅，上肢肌力好者可用轮椅上下马路镶边石，可用后轮保持平衡；能独立处理大小便，但应检查易损伤部位皮肤；能独立使用通信工具、写字、更衣；能进行轻的家务劳动，日常生活完全自理；可从事坐位工作，可借助长下肢支具在平行杠内站立。对患者应进行下列的训练：

（1）使用哑铃、拉力器等加强上肢肌肉强度和耐力的训练。

（2）坐位：注意练习撑起减压动作。

（3）进行各种轮椅技巧练习，以提高患者的适应能力。包括抬起轮椅前轮训练，用后轮保持平衡的训练和独立越过马路镶边石训练：

①指导患者用后轮保持平衡（图 17-4）：指导者把患者放在平衡位。向前驱动时，轮椅向后倾。向后拉轮椅时，轮椅回到直立位。非接触性保护让患者反复体会，掌握住平衡要领。

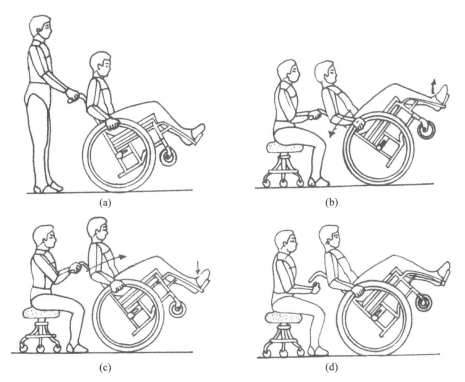

图 17-4　指导患者用后轮保持平衡

②从静止位上马路镶边石：开始位：前轮离台阶数厘米，面对台阶。前轮抬起置于台阶上。前轮退到台阶边缘。双手置于驱动手轮的恰当位置。完成上台阶。

③向后退下马路镶边石：开始位：轮椅后退到台阶边缘。控制轮椅下降。在控制下转动轮椅，把前轮从台阶上放下。

6）$T_3 \sim L_2$ 损伤患者　这些患者上肢完全正常，肋间肌也正常，呼吸因而改善，耐力增加，但下肢完全麻痹，躯干部分麻痹。因而患者不仅生活能自理，可以从事轻的家务劳动和坐位的工作，而且能做治疗性行走。对患者的训练应着重于站立和步行。

（1）在平衡杠内进行站立平衡训练和迈步训练：①站立：应首先在治疗师的辅助下练

习包括头、躯干和骨盆稳定在内的平衡；②迈步：$T_6 \sim T_8$ 损伤患者进行摆至步练习；$T_9 \sim$ T_{12} 损伤患者可进行摆至步和摆过步练习。

（2）用双拐和支具训练：在平衡杠中训练完成后，可利用双拐和矫形器在杠外进行同样的练习。所谓摆至步是指双拐同时向前着地，升起躯干，双足越离地面，落至不超出拐的着地点，这是一种稳定的步态（图 17-5）。摆过步与摆至步不同之处是双足的着地点越过双拐的着地点，这种步态行走快，姿势雅观，但较为困难，$T_9 \sim T_{12}$ 损伤患者可试用摆过步。但 $T_6 \sim T_8$ 损伤患者一旦发生意外，屈髋痉挛，患者会失去平衡而跌倒，因此不如摆至步安全。此外，还可训练向外踏步和向后踏步。

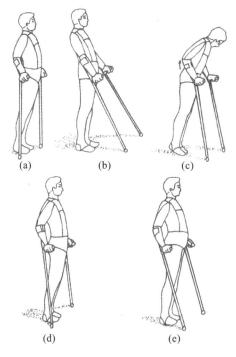

图 17-5　摆至步

（3）轮椅-地面转移的训练：可使患者移到地上或从地上移回轮椅，这个能力可丰富患者的生活，如能使患者在海滩上下水，在地板上与孩子玩耍，这项技术也是一个重要的自救措施。有些患者开始未能预见到这个问题的重要性，但在将来某个时候肯定会发现它的有用性。当患者从轮椅上摔下来后，他就能应用此项技术从地板上、大街上、篮球场上回到轮椅中。

轮椅地面转移的第一步是把轮椅摆好并刹住闸，一旦轮椅放好并刹住后，患者即可从侧面、前方或后方完成此动作。

①地-轮椅侧方转移法（图 17-6）：开始位：臀部置于轮椅坐垫上。手在腿上移动。坐直。

②地-轮椅前方转移法（图 17-7）：开始位：从地上抬起臀部。跪在轮椅前面。双手撑在扶手上，提起身子，放松另一只手，扭转身子坐在轮椅上。

地-轮椅后方转移法（图 17-8）。

7）$L_1 \sim L_2$ 损伤患者　此类患者上肢完全正常，躯干稳定，呼吸功能完全正常，身体耐力好，下肢大部分肌肉瘫痪，能进行 $T_3 \sim T_{12}$ 损伤患者的一切活动，能在家中用长或短下肢支具行走（距离短，速度慢），能上下楼梯，日常生活完全自理。在户外长时间活动或

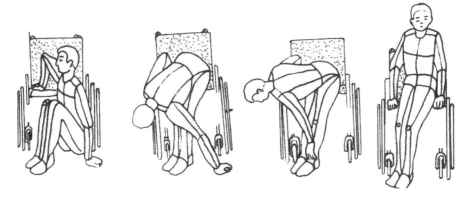

图 17-6 地-轮椅侧方转移

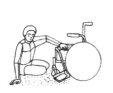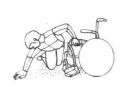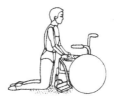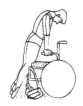

图 17-7 地-轮椅前方转移

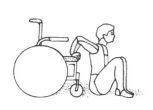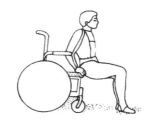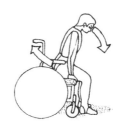

图 17-8 地-轮椅后方转移

为了节省体力和方便应使用轮椅。应进行下列训练：

（1）训练患者用四点步态行走，这是一种很稳定的步态（图 17-9）。

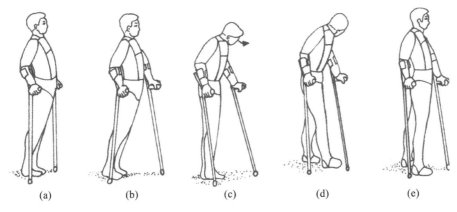

（a）　　　　　　（b）　　　　　　（c）　　　　　　（d）　　　　　　（e）

图 17-9 四点步

（2）练习从轮椅上独自站起。

（3）使用双拐上下楼梯的训练。

使用后退法上楼梯训练。离最低一级楼梯几寸远平衡站立。双拐置于楼梯上。伸肘,压低肩胛骨,依靠双拐把双脚提上台阶。重获平衡站姿。

(4)使用双拐安全跌倒和重新站起的训练:步行就有摔倒的危险,特别是运动和感觉功能受损的患者更易摔倒,患者在练习用辅助具和支具行走前应先学会安全地跌倒以减少损伤的危险。当用拐杖步行摔倒时,有两件事可做,以减少损伤的危险。第一,撇开拐杖,以免摔在拐杖上或拐杖产生过大的力量作用于上肢上。第二,当患者摔倒时应用手掌着地,上肢收于胸前,用肘和肩缓冲一下,应避免摔倒时上肢僵硬,造成摔伤。重新站起。

使用双拐重新站起的训练:开始位:俯卧位,双拐置于合适地方,双掌撑在地上。身体摆跱行位,屈臂用双掌支地。充分提起骨盆。抓住第一根拐杖。用一根拐平衡,同时抓住第二根拐。放好前臂套环。把身体推直。站直。

(5)其他训练同 $T_3 \sim T_{12}$ 损伤的患者。

8)L_3 及 L_3 以下损伤患者　这种患者上肢和躯干完全正常,下肢仍有部分肌肉麻痹,但可以用手杖或不用任何辅助用品,也可以做社区功能性步行。

对患者的训练仍以步行训练为主,早期训练方法同前,迈步练习使用肘拐即可。步行练习采用双拐迈四点步。为了提高患者的步行能力,还应注意对下肢的残存肌力进行训练,如可用沙袋等各种方法来提高肌力。

(三)脊髓损伤作业治疗

1. 日常生活动作训练

1)进食动作训练　对进食动作存在问题的四肢瘫患者,不同损伤水平的进食自助具不同,进食动作训练即是进食自助具的使用训练。C_8 损伤患者不用自助具,可用匙或叉子进食;C_7 损伤患者使用装在支具上的匙、叉子或粗把的勺进食;C_6 损伤患者在勺柄上装上硬铝的握把,勺在手部,亦可将匙插入万能持物器上进食;C_5 损伤患者在腕关节背伸支具上安匙,此时在知觉手掌部安上插袋,叉子和匙可替换使用;C_4 损伤患者使用前臂平衡支具及可动性臂托支具进食。

2)更衣动作训练

(1)套头类上衣的穿脱:多采用先穿上双袖,然后钻进头的方法。肩关节活动受限者,先穿上单袖,钻头,再穿上另一侧袖,动作中可有各种变法,使用口及牙齿则穿袖容易些。

(2)穿、脱裤子训练:患者穿裤子前先坐起,用手支配腿的弯曲和伸缩,穿上两侧裤腿,患者平躺取侧卧位,将一侧裤子拉起,再将另一侧裤子拉起,调整将裤子拉到腰部穿好。脱裤子方法与上述动作相反。

3)入浴动作训练　截瘫患者使用前方转移和侧方转移,入浴用椅高度与浴池高度相同,浴池侧壁安装扶手即可达到自理。

4)独立如厕方法　狭小的卫生间可以采用直入式,患者从前方靠近坐便器,利用扶手转移到坐便器上。在宽大的卫生间,患者驱动轮椅进入后,将轮椅侧放于坐便器旁,抓住扶手转移到坐便器上,然后抓住另一侧扶手,将臀部抬起脱下一侧裤子,另一侧参照以上动作。

2. 辅助具和手部支具的制作和配备　除脊髓损伤部位极高者外,所有患者都应学习穿衣动作,而且四肢瘫患者还应学习进食、饮水、洗漱等日常生活自理动作。部分患者需配备一些辅助具。如 C_4 脊髓损伤患者需借助一带口柄的口棒学习翻书、打字、画画等。C_5 损伤患者可用背屈支具固定其腕关节,支具上可固定一些简单的用具,进行进食、打

学习视频 17-3

字、翻书等练习。

（四）其他康复治疗

1. 心理治疗　脊髓损伤后，患者有着巨大的心理反应。如抑郁、悲观失望、丧失生活的信心等。因此，对患者进行心理康复是必不可少的。医护人员在进行肢体训练时，应针对患者心理历程的不同阶段，采取不同的措施，帮助患者解决心理问题。在愤怒期时多予以谅解；悲痛期耐心规劝并防止其自杀，并为他们提供必需的社会支持；承受期积极帮助患者重塑自我形象，重新认识世界，重新设计未来，帮助患者在社会中找到自己应有的位置。

2. 文体治疗　文体活动可以提高患者的自信心和自尊心，增加患者运动系统的活动，使他们能以健全人的方式生活。如轮椅篮球、网球、保龄球等。

第四节　周围神经病损患者的康复

一、概述

（一）基本概念

周围神经一般分为脑神经、脊神经和内脏神经，由神经节、神经丛、神经干、神经末梢组成，多数为混合神经，包含感觉纤维、运动纤维及自主神经纤维。周围神经一端连于中枢神经系统的脑和脊髓，另一端借各种末梢装置连于身体各系统、器官。

周围神经病损是指周围神经的结构和功能障碍，临床上发病率较高，损伤后功能障碍比较严重。近年来，随着医学不断进步，周围神经病损的治疗效果大大提高，但功能障碍的恢复离不开康复治疗。积极的、合适的康复处理不仅能预防或减轻并发症，而且能促进神经的修复与再生，最快地恢复实用的功能，减少残疾的发生。

（二）病因

周围神经损伤的原因有多种，开放性损伤、牵拉伤和骨折脱位造成的损伤是临床上最常见的原因。常见的原因有以下几个方面：

1. 切割伤　如刀割伤、电锯伤、玻璃割伤等。

2. 牵拉损伤　如产伤等引起的臂丛损伤。

3. 压迫性损伤　如骨折脱位等造成的神经受压。

4. 火器伤　如枪弹伤和弹片伤。

5. 缺血性损伤　如肢体缺血挛缩，神经也受损。

6. 其他　如电烧伤、医源性损伤、肿瘤的放射性治疗、代谢性或结缔组织病等。

（三）临床表现

1. 运动障碍　弛缓性瘫痪、肌张力降低、肌肉萎缩、抽搐。日常生活、工作中某些功能性活动能力障碍，如臂丛神经损伤者，上肢运动障碍可不同程度地影响进食、个人卫生、家务活动以及写字等手精细动作，坐骨神经损伤者可出现异常步态或行走困难。

2. 感觉障碍　包括主观感觉障碍和客观感觉障碍。一般情况下，患者的主观感觉障碍比客观感觉障碍多而且明显，在神经恢复过程中，患者感到的灼痛、感觉过敏往往难以忍受。

1）主观感觉障碍　即在没有任何外界刺激的情况下出现的感觉障碍,又包括:

（1）感觉异常:如局部麻木、冷热感、潮湿感、震动感,以麻木感多见。

（2）自发疼痛:周围神经病损后最突出的症状之一,随损伤的程度、部位、性质的不同,疼痛的性质、发生时间、程度也千差万别,常见的有刺痛、跳痛、刀割痛、牵拉痛、灼痛、胀痛、触痛、撕裂痛、酸痛、钝痛等,同时伴有一些情感症状。

（3）幻肢痛:周围神经损伤伴有肢体缺损或截肢者有时出现幻肢痛。

2）客观感觉障碍　感觉丧失,深浅感觉、复合觉、实体觉丧失;感觉减退;感觉过敏,即感觉阈值降低,小刺激出现强反应,以痛觉过敏最多见,其次是温度觉过敏;感觉过度,少见;感觉倒错,如将热的误认为是冷的,也较少见。

3. 反射障碍　周围神经病损后,其所支配区域的深浅反射均减弱或消失。

4. 自主神经功能障碍　自主神经有刺激性病损时,出现皮肤发红、皮温升高、潮湿、角化过度及脱皮等;有破坏性病损时,则表现为皮肤发绀、冰凉、干燥无汗或少汗、菲薄,皮下组织轻度肿胀,指甲(趾甲)粗糙变脆,毛发脱落,甚至发生营养性溃疡。

二、康复评定

通过康复评定,了解周围神经病损的程度,做出预后判断,确定康复目标,制订康复计划及评定康复效果等,通常采用下列检查、评定方法。

（一）运动功能的评定

1. 观察或测量　畸形、肌肉萎缩、肿胀的程度及范围,必要时用尺测量对比。

2. 肌力和关节活动范围测定　可用徒手肌力检查法(按 0～Ⅴ级的肌力检查记录)和器械检查(包括捏力计、握力计、张力计、背腿胸测力计等)测定肌力。

3. 运动功能恢复情况评定　英国医学研究院神经外伤学会将神经损伤后的运动功能恢复情况分为六级(表 17-11),这种分法对高位神经损伤很有用。

表 17-11　周围神经损伤后的运动功能恢复等级

恢复等级	评定标准
0 级	肌肉无收缩
1 级	近端肌肉可见收缩
2 级	近、远端肌肉均可见收缩
3 级	所有重要肌肉能抗阻力收缩
4 级	能进行所有运动,包括独立的或协同的
5 级	完全正常

（二）感觉功能的评定

1. 感觉检查　检查内容包括浅感觉(触觉、温觉和痛觉)和深感觉(位置觉、两点分辨觉及形体觉)。

2. 感觉功能恢复评定　对感觉功能的恢复情况,英国医学研究院神经外伤学会也将其分为六级(表 17-12)。

表 17-12　周围神经损伤后的感觉功能恢复等级

恢复等级	评定标准
0 级	感觉无恢复
1 级	支配区皮肤深感觉恢复
2 级	支配区浅感觉和触觉部分恢复
3 级	皮肤痛觉和触觉恢复,且感觉过敏消失
4 级	感觉达到 S_3 水平外,二点辨别觉部分恢复
5 级	完全恢复

（三）腱反射检查

包括肱二头肌、肱三头肌、桡骨膜反射、膝腱反射、跟腱反射等。

（四）自主神经检查

检查方法常采用出汗试验。

（五）日常生活活动能力的评定

日常生活活动（ADL）能力评定包括躯体的日常生活活动（PADL）能力和工具性日常生活活动（IADL）能力评定。常用的标准化 PADL 评定有 Barthel 指数、Katz 指数、PULSES 评定、修订的 Kenny 自理评定等;常用的 IADL 评定有功能活动问卷（FAQ）、快速残疾评定量表（RDRS）等。

（六）电生理学的评定

对周围神经病损,电生理学检查具有重要的诊断和功能评定价值。常用的方法有以下几种。

1. 强度-时间曲线检查　这是一种神经肌肉兴奋性的电诊断方法。通过时值测定和曲线描记判断肌肉为完全失神经支配、部分失神经支配及正常神经支配。它可对神经损伤程度、恢复程度、损伤的部位、病因进行判断,对康复治疗有指导意义。

2. 肌电图检查　通过针极肌电图检查,可判断神经受损的程度是神经失用或轴突断离或神经断离。通过纤颤电位、正锋波数量减少、出现多相新生电位可判断神经再生。神经传导速度测定,对损伤以外的神经病具有极为重要的价值。在肌肉获得神经支配的早期,往往看不到明显的肌肉收缩或肢体运动,此时可用肌电图来测定。肌电图一般可比肉眼或手法检查早 1～2 个月发现肌肉重新获得神经支配。

3. 体感诱发电位检查　体感诱发电位（SEP）是刺激从周围神经上行至脊髓、脑干和大脑皮层感觉区时在头皮记录的电位,具有灵敏度高、对病变进行定量估计、对传导通路进行定位测定、重复性好等优点。对常规肌电图难以查出的病变,SEP 可容易做出诊断,如周围神经靠近中枢部位的损伤、在重度神经病变和吻合神经的初期测定神经的传导速度等。

三、康复治疗

（一）病损早期的康复措施与方法

一般为发病后 5～10 天,病损早期的康复主要是针对致病因素除去病因,消除炎症、水肿,减少对神经的损伤,预防挛缩畸形的发生,为神经再生准备一个好的环境。治疗时应根据不同病情进行有针对性的处理。

1. 运动疗法 运动疗法是周围神经病损的重要康复治疗方法,应注意在神经损伤的急性期,动作要轻柔,运动量不能过大。具体有以下措施。

（1）保持功能位:周围神经病损后,为了预防关节挛缩,最大程度地保留损伤处功能,应将损伤部位及神经所支配的关节保持良好的姿势,在大多数情况下,应保持其在功能位。

（2）被动运动:为了保持和改善关节活动度、防止肌肉挛缩变形以及保持肌肉的生理长度和肌张力、改善局部循环,治疗师可直接借助器械的力量进行受累处的被动运动,或患者用健康部位帮助患处运动。每天至少 3 次,每个关节各轴向活动由 5～10 下/次逐渐增加到 10～20 下/次。

（3）主动运动:如神经病损程度较轻,肌力在 2～3 级以上,在早期也可进行主动运动。注意运动量不能过大,尤其是在神经创伤、神经和肌腱缝合术后。

2. 物理因子的应用 早期应用短波、微波透热疗法(无热或微热量,每日 1～2 次),可以消除炎症、促进水肿吸收,有利于神经再生。应用热敷、蜡疗、红外线照射等,可改善局部血液循环、缓解疼痛、松解粘连、促进水肿吸收。治疗时要注意温度适宜,尤其是有感觉障碍和局部血液循环差时,容易发生烫伤。若患者感觉丧失,或治疗部位机体内有金属固定物时,应选脉冲短波或脉冲微波治疗。

3. 矫形器 周围神经损伤后,由于神经修复时间很长,容易发生关节挛缩。因此早期就应使用矫形器(夹板)将关节固定于功能位。在损伤早期使用夹板,可以防止挛缩等畸形发生;在恢复期使用,可以矫正畸形和助动。

（二）病损恢复期的康复措施与方法

急性期炎症水肿消退后,即进入恢复期。此期康复的重点在于促进神经再生、保持肌肉质量、增强肌力和促进感觉功能恢复。

1. 促进神经再生 对保守治疗与神经修补术后患者早期应用超短波、微波、紫外线、超声波、磁疗等可促进水肿消退、炎症吸收,改善组织营养状况,有利于受损神经的再生过程。

2. 运动疗法 根据病损神经和肌肉瘫痪程度,编排训练方法,运动量由助力运动—主动运动—抗阻运动顺序渐进,动作应缓慢,范围应尽量大。

3. 电疗法 可选用 NES 或肌电生物反馈疗法,后者效果更好,并能帮助患者了解在神经支配早期阶段如何使用肌肉。

4. 作业疗法 根据功能障碍的部位及程度、肌力和耐力的检测结果,进行有关的作业治疗。比如 ADL 训练、编织、打字、做木工、雕刻、缝纫、刺绣、做泥塑、修理仪器、进行文艺和娱乐活动等。治疗中不断增加训练的难度与时间,以增强肌肉的灵活性和耐力。应注意防止由于感觉障碍而引起机械摩擦性损伤。

5. 促进感觉功能的恢复

（1）周围神经病损后,对有麻木等异常感觉者,可采用直流电离子导入疗法、槽浴、低频电疗法、电按摩及针灸等治疗。

（2）对实体感缺失者,当指尖感觉有所恢复时,可在布袋中放入日常可见的物体(如手表、钥匙等)或用各种材料(如纸、绒布、皮革等)卷成的不同圆柱体,用患手进行探拿,以训练实体感觉。

（3）此外,可用轻拍、轻擦、叩击、冲洗患部,让患者用患手触摸各种图案、擦黑板上的粉笔字及推挤装入袋中的小球等方法来进行感觉训练。

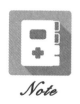

6. 心理治疗　周围神经病损患者,往往伴有心理问题,主要表现有急躁、焦虑、忧郁、躁狂等。可采用医学教育、心理咨询、集体治疗、患者示范等方式来消除或减轻患者的心理障碍,使其发挥主观能动性,积极地进行康复治疗;也可通过作业治疗来改善患者的心理状态。

四、常见周围神经病损的康复

1. 桡神经损伤

1)病因　常见原因为肱骨上部骨折、腋杖压迫、上肢置于外展位的手术、肱骨干中下1/3骨折或髁上骨折、用臂当枕头或臂垂挂椅边睡觉、桡骨颈骨折以及陈旧性骨折致大量骨痂生成等或外伤直接损伤该神经。

2)临床表现　受损部位不同,产生不同临床表现的桡神经麻痹。高位损伤:即在腋下区桡神经发出分支至肱三头肌以上部位受损时,产生完全的桡神经麻痹,上肢各伸肌皆瘫痪;肱三头肌以下损伤时,伸肘力量尚保存,肱桡肌、桡侧腕长伸肌、肘后肌及前臂部伸肌瘫痪;肱桡肌以下损伤时,部分旋后能力保留前臂区损伤时,各伸指肌瘫痪;腕骨区损伤时,只出现手背区感觉障碍。

3)康复治疗

(1)早期治疗:早期采取正确的康复治疗极为重要,此期的治疗原则是:针对致病因素,消除病因,及早消除炎症、水肿,减少神经损害,防止肢体挛缩变形,促进神经再生,防止肌肉萎缩,使神经传导功能、肌力、耐力及运动协调得到恢复,外伤感染时及时控制,以减少对神经的损害,适当地配合药物治疗。具体方法有:

①保持良好的体位,防止挛缩,为防止挛缩,最好把损伤的手及前臂保持良好体位,用夹板功能位固定,将肢体抬高。

②被动活动和按摩肢体:在麻痹后即应做被动活动。如果在被动运动时出现肿胀、疼痛、炎症等,应改做极轻微的运动,以防止肌肉挛缩变形,保持肌肉正常张力相关节活动范围。在运动和按摩时不宜使肌肉疲劳,尤其麻痹肌不能过度伸展。

③物理因子治疗:对于镇痛、消炎、增强局部血液循环,改善神经、肌肉的营养状态有良好的作用。方法:超短波治疗主要作用于较深层的组织。电极分别置于胸前、后臂丛神经分布区域,采用对置法,无热至微热量,每次 15 min,每日一次,10~20 次为一个疗程。分米波、微波治疗主要作用于肌肉,均按臂丛神经走行,使用长型辐射器,每次 8~10 min,根据反应和需要可增加到 15 min,每日一次,20 次为一个疗程。a.紫外线治疗:沿臂丛神经通路分区照射,用 1~2 度红斑量,每日或隔日照射一次,分区每日交替照射,按紫外线常规照射,10~15 次为一个疗程。b.温热治疗和水疗:热敷、蜡疗、红外线照射等,借温热作用改善局部血液循环,缓解疼痛,松解粘连,促进水肿和积液的吸收。c.激光治疗:用氦—氖激光或高能量激光器照射,沿神经走行之表浅部位选取穴位或痛点照射,可消除炎症、止痛,促进神经再生。

(2)恢复期治疗:炎症、水肿消退,即进入恢复期,此期着重防止肌肉萎缩、促进神经再生、增强肌力、恢复神经正常功能。治疗措施如下:

①物理因子治疗。治疗种类有以下方法:

a. 温热治疗:包括蜡疗、红外线、电光浴等,可促进局部血液循环,改善局部营养,辅助功能恢复。

b. 直流电碘离子导入、超声波和音频电疗:可软化瘢痕,松解粘连。采用直流电,新斯的明、士的宁等药物导入,可提高肌肉收缩力和张力。

c.电刺激疗法:用低频电激治疗仪,阴极置于病肌运动点,采用单极法或双极法,电流强度以引起病肌明显收缩为准,每日治疗次数、时间等同前。

d.肢体涡流浴:此法综合了温度和机械刺激,对改善病肢血液循环有良好效果,每次治疗 5~20 min.水温调节在 38 ℃左右。水中运动疗法:治疗时温度 37.5~38.5 ℃,每次 10~20 min。

e.作业疗法:根据肌力和耐力评定,进行作业疗法的训练。如手功能很差,可练习编织、打字、做木工、雕刻、缝纫、刺绣、做泥塑和修理简单仪器等,目的是增加关节的灵活性、肌力的协调性和耐力,并且加强提高患者的兴趣和主动性训练。

②矫形器使用。

a.上臂型损伤:采用外展支架,保护患肢,手部戴外展矫形器;同时可按摩患肢各肌群。被动活动患肢各关节,预防肘关节内收、内旋及拇指内收挛缩。腋下垫一棉纱卷支撑,手部用指外展夹板,为预防伸腕挛缩,需戴伸腕夹板,并用手关节掌屈训练器训练。

b.下臂型损伤:用矫形器使腕关节保持在功能位,做患侧腕关节、掌指关节、指间关节的被动活动。

c.全臂型损伤:患肢各关节被动运动及配合其他康复治疗,如患肢功能不能恢复,应训练健肢的代偿功能,必要时手术探查,以明确损伤情况。

2.尺神经损伤

(1)病因:尺神经损伤的原因可为颈肋、肱骨髁上骨折、肱骨内上髁骨折、肘关节脱位、腕部切割伤及枪弹伤等。

(2)临床表现:尺神经在上臂区损伤时,尺侧腕屈肌、指深屈肌(无名指、小指)、小鱼际肌、骨间肌及第 3、4 蚓状肌功能丧失;在腕部损伤时:小指及环指尺侧半感觉消失,小鱼际肌、骨间肌萎缩,各指不能做内收、外展动作,小指、环指掌关节过伸、指间关节屈曲而呈"爪形"畸形。

(3)康复治疗:同桡神经损伤。为防止第四、五掌指关节过伸畸形。可使用折曲板,使掌指关节屈曲至 45°,亦可佩戴弹簧手夹板,使蚓状肌处于良好位置,屈曲的手指处于伸展状态。训练方面应做手指分开、并拢、伸展练习。

3.正中神经损伤

(1)病因:肱骨髁上骨折、肘关节脱位、肩关节脱位、腕部锐器切割、腕部骨质增生等可致正中神经损伤。

(2)临床表现:上臂正中神经受损时,前臂旋前肌、屈腕(桡侧)肌、屈拇肌、屈中指及食指深肌功能丧失,大鱼际肌萎缩,出现"猿手"畸形;拇指不能对掌,桡侧三个半指感觉障碍;损伤平面位于腕关节时,出现拇指对掌功能丧失、大鱼际肌萎缩及桡侧三个半指感觉障碍。

(3)康复治疗:同桡神经损伤。为矫正"猿手"畸形,防止肌肉挛缩,应运用矫形器,使受累关节处于功能位,佩戴对指长夹板以支撑腕关节,进行拮抗肌被动运动。不全麻痹时使用对指短夹板,做手指伸展、抓握练习。

4.腕管综合征

(1)病因病理:多为特发性,或由外伤、遗传性、解剖异常等所引起,或继发于类风湿关节炎,主要病变为正中神经在腕横韧带下受压。孕妇中 15% 可出现本病,但产后即可消失。

(2)临床表现:患者多为年轻人或中年人,夜间手有异常感觉,优势手常感疼痛麻木,大鱼际肌无力,叩击腕横韧带区常引起感觉异常(Tinel 征)。电诊断测定经腕点的运动和感觉功能,可显示远端潜伏时明显延长而上段正中神经传导速度正常。

(3)康复治疗:①一般疗法:腕部支托、口服非固醇类抗炎类药物、皮质激素局部注

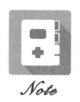

射,有时服用利尿剂也可使症状短时消失。②肌无力的代偿:拇对掌、外展肌无力影响抓握功能,有时会使所持物品下落。严重的肌无力需配用对掌支具,将拇指置于外展位,以便使拇指掌面能与其他各指接触。③感觉丧失与疼痛的治疗:使用 TENS 表面电极于疼痛区域,可使神经永久性部分损伤继发的疼痛缓解。如患者已产生反射性交感神经营养不良,可用上肢 TENS 与手部按摩、冷热水交替浴及腕、指关节助力与主动关节活动范围练习。④手术:多数需进行手术松解,其成功率高、并发症少。

5. 坐骨神经损伤

(1)病因:坐骨神经的总干和终支延伸于整个下肢,在大腿上部位置分为终支(腓神经和胫神经),因此,总干的损伤远比其终支的损伤为少见。腰椎间盘后外侧突出、脊椎骨折脱位、脊椎关节病,脊椎结核等可压迫、损伤坐骨神经根;臀部肌内注射部位不当或注射刺激性药物、髋关节脱位、骨盆内肿瘤、骶骨或髂骨骨折等均可损伤坐骨神经。

(2)临床表现:在臀部平面以上损伤时,有膝关节屈曲障碍、踝关节与足趾运动丧失、足下垂、小腿外侧和后侧及足感觉障碍;在股部平面以下损伤时,出现腓神经与胫神经支配肌瘫痪。

(3)康复治疗:配用支具(如足托)或矫形鞋,以防治膝、踝关节挛缩及足内、外翻畸形等。

6. 腓神经损伤

(1)病因:腓神经损伤在下肢神经损伤中最多见。膝关节外侧脱位、膝外侧副韧带撕裂伤、腓骨头骨折、小腿石膏固定太紧、手术时绑膝带过紧、臀部肌内注射等可引起腓神经损伤。

(2)临床表现:损伤后,患足不能背伸、外展,足下垂并转向内侧,足趾下垂,不能背伸,出现"马蹄内翻足",行走时呈"跨阈步态";小腿前外侧及足背感觉障碍。

(3)康复治疗:除了与桡神经损伤康复治疗相同外,还应特别注意预防陈旧性关节挛缩、弓足、足内翻、趾屈曲畸形等。可用足托或穿矫形鞋使踝关节保持在 90°位,如为神经断裂,应尽早手术缝合,对不能恢复者,可行足关节融合术及肌腱移植术。预防弓足、内翻足,可佩戴小腿矫形器或穿矫形鞋。运动疗法:做踝背伸、足趾伸展的训练,以及足跟着地、足尖提起练习。对不能恢复的病例可行关节制动术。

(张海霞)

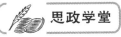 **能 力 检 测**

1. 简述偏瘫患者健侧卧位抗痉挛体位。
2. 简述偏瘫患者急性不稳定期(卧床期)康复方法。

思政学堂

要重视重点人群健康,保障妇幼健康,为老年人提供连续的健康管理服务和医疗服务,努力实现残疾人"人人享有康复服务"的目标,关注流动人口健康问题,深入实施健康扶贫工程。

——2016 年 8 月 19 日至 20 日,习近平在全国卫生与健康大会上的讲话

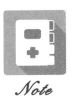

自测题

主要参考文献

ZHUYAOCANKAOWENXIAN

[1] 王维治.神经病学[M].2版.北京:人民卫生出版社,2013.

[2] 吕传真,周良辅.实用神经病学[M].4版.上海:上海科学技术出版社,2014.

[3] 刘鸣,谢鹏.神经内科学[M].2版.北京:人民卫生出版社,2014.

[4] 蒋雨平,王坚,蒋雯巍.新编神经疾病学[M].上海:上海科学普及出版社,2015.

[5] 孙红梅,申国明.神经解剖学[M].北京:人民卫生出版社,2016.

[6] 张同华,于淑文.脑脊液检查在神经系统疾病诊断中的价值[J].中国实用神经疾病杂志,2016,19(13):114-115.

[7] 侯效民,王卫民,邱伟文.颈椎侧方穿刺脑脊液检查的临床意义[J].浙江医学,2010,32(6):822-824.

[8] 郝勇,朱宣,李则挚,等.神经系统辅助检查教学体会[J].中国保健营养,2013,23(4):1995-1996.

[9] 贾建平,陈生弟.神经病学[M].7版.北京:人民卫生出版社,2013.

[10] 皮厚山,肖慧,陈自谦.PET/MR发展历程及潜在的临床应用价值[J].功能与分子医学影像学杂志(电子版),2016,5(1):879-883.

[11] 中国医师协会超声医师分会.血管和浅表器官超声检查指南[M].北京:人民军医出版社,2011.

[12] 贾建平,陈生弟.神经病学[M].8版.北京:人民卫生出版社,2016.

[13] 黄如训.神经系统疾病临床诊断基础[M].北京:人民卫生出版社,2015.

[14] 宋晓征,张天照.急性脊髓炎的治疗进展[J].医学综述,2012,18(14):2213-2215.

[15] 马明逸.急性脊髓炎患者的护理[J].中国实用神经疾病杂志,2010,13(16):59-60.

[16] 胡勇,尹宗生,杨庆国,等.慢性脊髓压迫症的围手术期康复治疗[J].中国康复医学杂志,2006,21(1):73-74.

[17] 李洪梅,范国光.磁共振扩散张量成像在脊髓压迫症中的应用[J].国际医学放射学杂志,2009,32(1):19-21.

[18] 尹卫宁,游潮.脊髓空洞症发病机制研究进展[J].中国现代神经疾病杂志,2009,9(2):117-119.

[19] 何俐,陈小燕.脊髓空洞症的诊断和治疗进展[J].中国全科医学,2007,10(12):960-961.

[20] 马辉,张驰,叶斌.脊柱脊髓疾病的康复与护理知识问答[M].上海:第二军医大学出版社,2014.

[21] 饶明俐. 神经病学. 人民卫生出版社,2015.

[22] 吴江,贾建平. 神经病学[M].3 版. 北京:人民卫生出版社,2015.

[23] 南登崑. 康复医学[M].5 版. 北京:人民卫生出版社,2013.

[24] 中华医学会神经病学分会脑血管病学组. 中国脑血管一级预防指南[J]. 中华神经科杂志,2015,48(8):629-639.

[25] 贾建平,苏川. 神经病学[M].8 版. 北京:人民卫生出版社,2016.

[26] 奇思赫姆·伯恩斯. 神经精神疾病治疗原理与实践[M].2 版. 任歆,译. 北京:人民军医出版社,2013.

[27] 郭华. 常见疾病康复学[M]. 北京:人民卫生出版社,2016.

[28] 张绍岚,何小花. 疾病康复[M]. 北京:人民卫生出版社,2014.

[29] 吴江. 神经病学[M].2 版. 北京:人民卫生出版社,2012.

[30] 许贤豪. 神经免疫学[M]. 武汉:湖北科学技术出版社,2000.

[31] Dubowitz V. Muscle disorders in childhood [M]. 2th ed. London: Saunders,1995.

[32] Johnson RT,Griffin JW. Current therapy in neurologic disease[M].5th ed. Louis,Mo:Mosby,1997.

[33] Meriggioli MN,Howard JF,Harper CM. Neuromuscular junction disorders [M]. New York:Marcel Dekker,2004.

[34] 吕传真. 神经病学[M].3 版. 上海:上海科学技术出版社,2017.

[35] 陈生弟. 神经病学[M].2 版. 北京:科学出版社,2011.

[36] 冯加纯,肖波. 神经病学[M]. 北京:高等教育出版社,2016.

[37] 毕晓莹. 神经内科疾病的精神心理障碍[M]. 上海:上海科学技术出版社,2015.

[38] 程序. 神经、精神系统疾病诊疗技术[M]. 北京:科学出版社,2015.

[39] 江开达. 精神障碍药物治疗指导[M]. 北京:人民卫生出版社,2016.

[40] (美)美国精神医学学会. 精神障碍诊断与统计手册[M].5 版. 张道龙,等,译. 北京:北京大学出版社,2016.

[41] 方贻儒. 抑郁障碍[M]. 北京:人民卫生出版社,2012.

[42] 张克让,刘志芬. 抑郁障碍规范化诊疗及临床路径[M]. 北京:科学出版社,2017.

[43] 李凌江,马辛. 中国抑郁障碍防治指南[M].2 版. 北京:中华医学电子音像出版社,2015.

[44] [美]戴维·H. 巴洛. 焦虑障碍与治疗(心理咨询与治疗译丛)[M].2 版. 北京:中国人民大学出版社,2012.

[45] 黄晓琳,燕铁斌. 康复医学[M].5 版. 北京:人民卫生出版社,2013.

[46] 肖献忠. 病理生理学[M].3 版. 北京:高等教育出版社,2013.

[47] 陈孝平,汪建平. 外科学[M].8 版. 北京:人民卫生出版社,2013.

[48] 卫芳盈. 病症康复学[M]. 北京:高等教育出版社,2006.

[49] 张通. 脑卒中的功能障碍与康复[M]. 北京:科学技术文献出版社,2006.

[50] 朱镛连,张皓,何静杰. 神经康复学[M].2 版. 北京:人民军医出版社,2010.

[51] 周天健,李建军. 脊柱脊髓损伤现代康复与治疗[M]. 北京:人民卫生出版社,2006.